之宝贝书系91

婴幼儿营养必备大百科

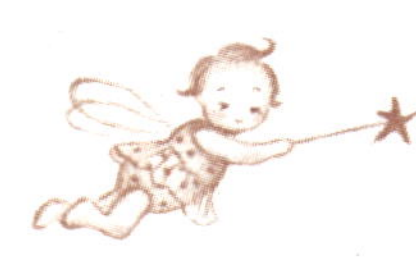

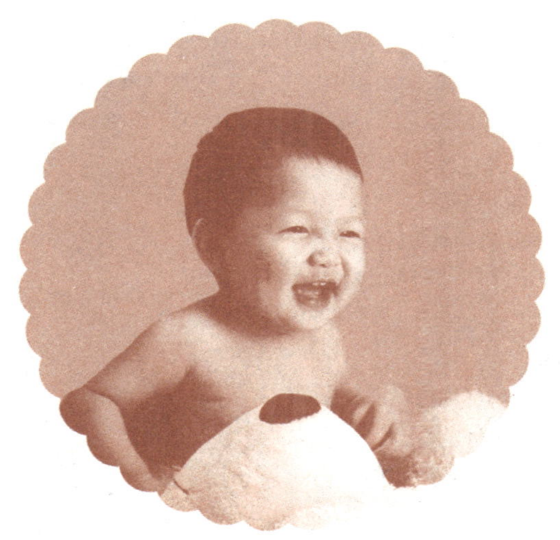

孙树侠 编著

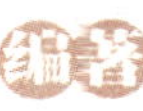

中国妇女出版社

图书在版编目（CIP）数据

婴幼儿营养必备大百科 / 孙树侠编著.—北京：中国妇女出版社，2011.3

ISBN 978-7-5127-0158-8

Ⅰ.①婴… Ⅱ.①孙… Ⅲ.①婴幼儿-营养卫生 Ⅳ.①R153.2

中国版本图书馆CIP数据核字（2011）第029449号

婴幼儿营养必备大百科

作　　者：孙树侠　编著
责任编辑：李　里
责任印制：王卫东
出　　版：中国妇女出版社出版发行
地　　址：北京东城区史家胡同甲24号　　邮政编码：100010
电　　话：（010）65133160（发行部）　　65133161（邮购）
网　　址：www.womenbooks.com.cn
经　　销：各地新华书店
印　　刷：北京振兴华印刷有限公司
开　　本：170×240　1/16
印　　张：26
字　　数：338千字
版　　次：2011年4月第1版
印　　次：2011年4月第1次
书　　号：ISBN 978-7-5127-0158-8
定　　价：38.80元

目录

第一章 均衡营养保证宝宝健康

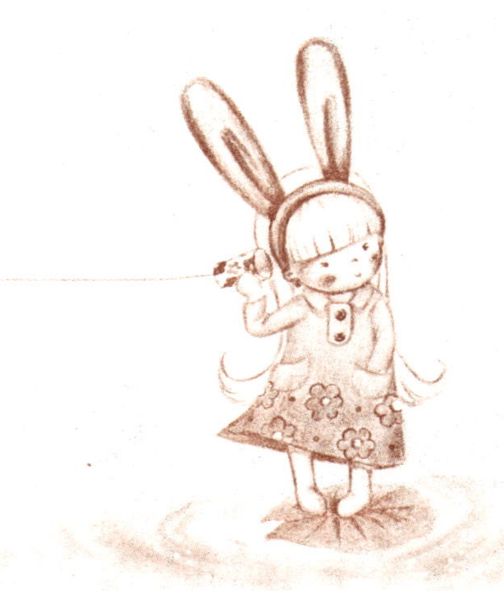

第二章 全方位解读宝宝的“营养源泉”

第三章 0～3岁宝宝同步营养方案指导

2～3个月宝宝的营养方案

4~6个月宝宝的营养方案

7～9个月宝宝的营养方案

10～12个月宝宝的营养方案

1～2岁宝宝的营养方案

2~3岁宝宝的营养方案

第四章 为宝宝的健康保驾护航

宝宝常见疾病及饮食调养

营养不均衡导致的疾病

营养疾病及预防调理

宝宝饮食的宜与忌

第五章 打造营养益智的宝宝餐

泥糊汁水更美味

粥羹面汤好营养

益智菜谱更聪慧

钙铁锌均衡营养

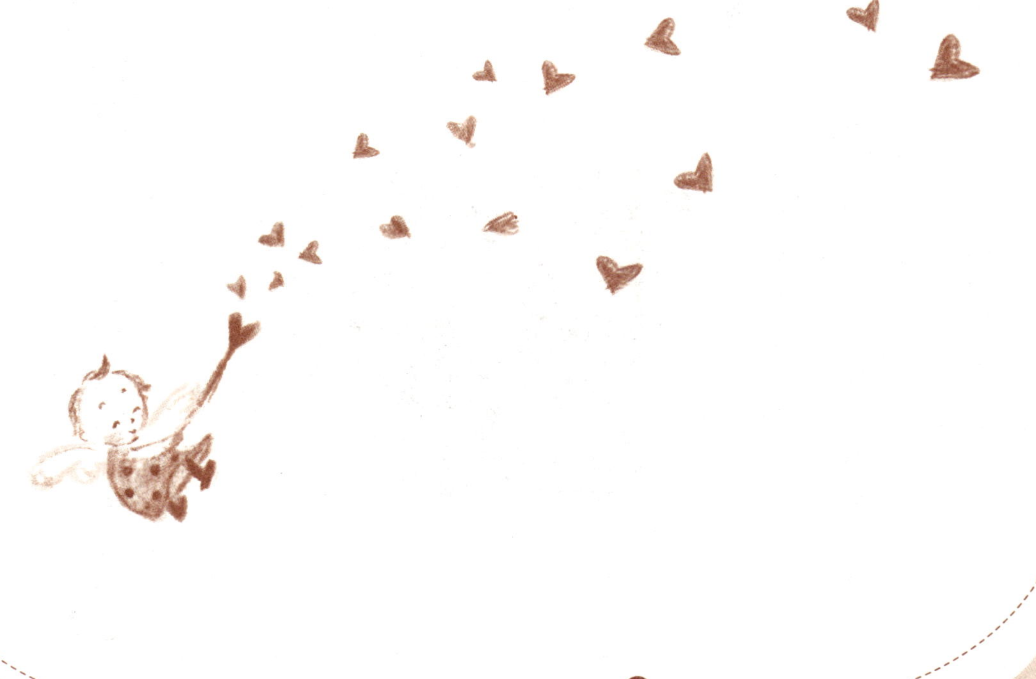

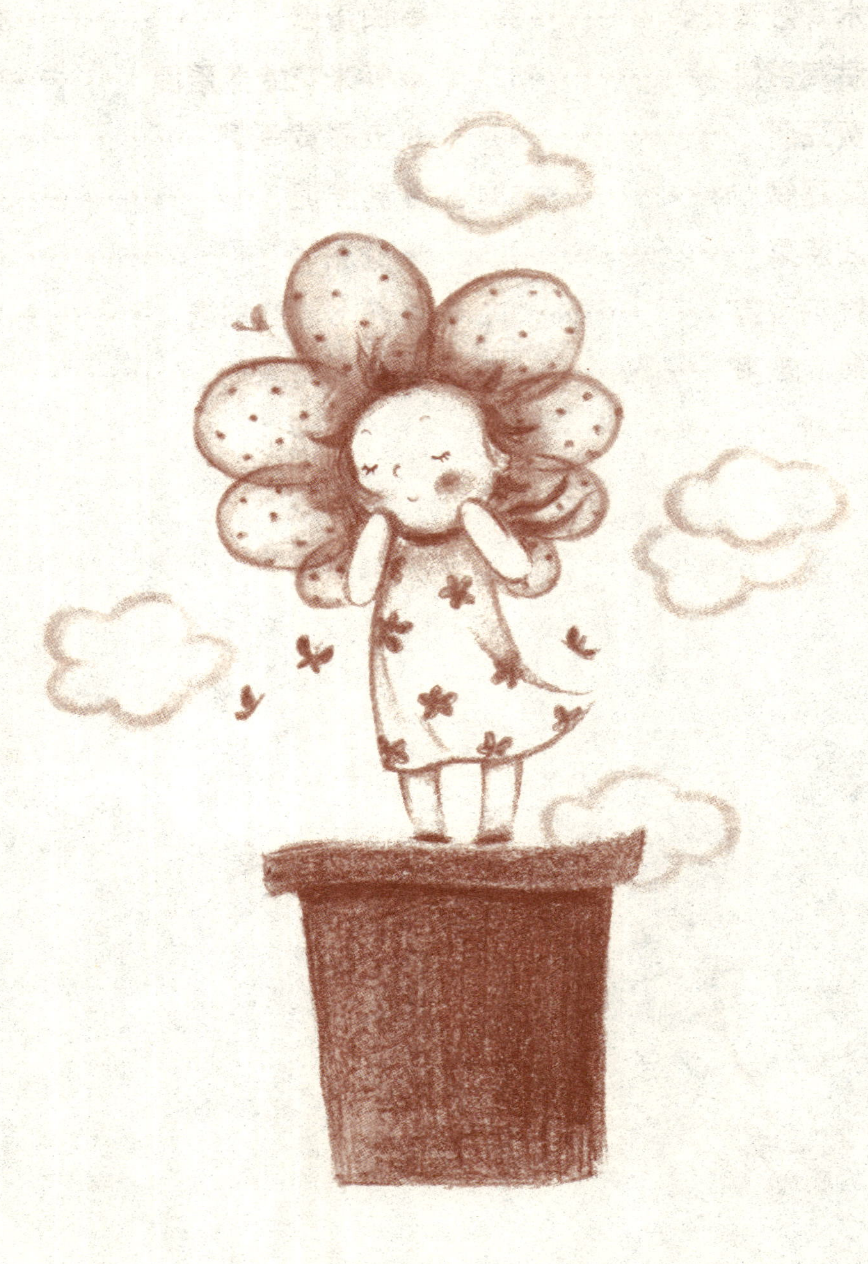

THE ONE

第一章

均衡营养保证宝宝健康

智慧的父母一定不会让宝宝饮食不当。父母一定要掌握均衡宝宝营养的原则和方法，根据宝宝的发育特点制订出科学的饮食营养策略，明智地喂养，引领宝宝走向健康。

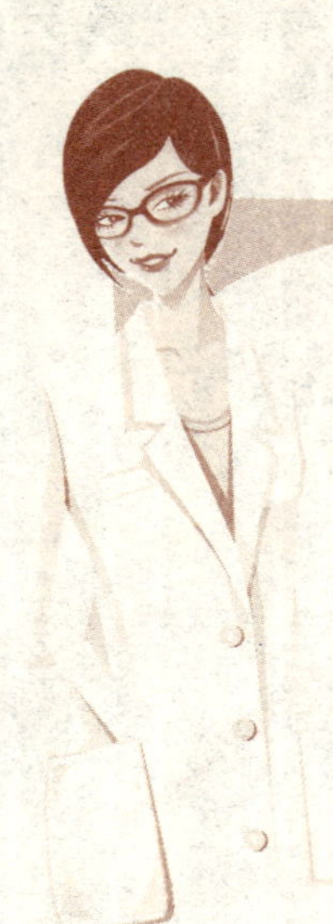

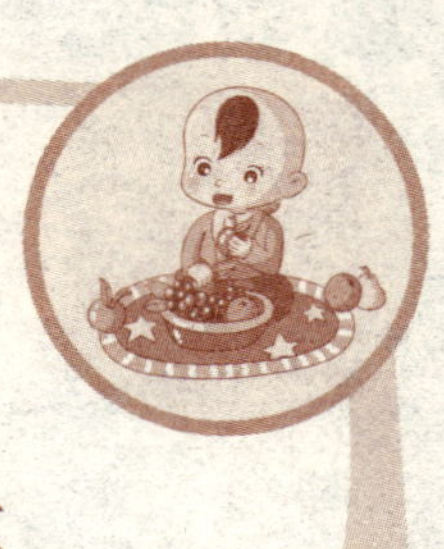

均衡的营养让宝宝更健康

宝宝智力发展的基础是大脑

遗传对宝宝的智力存在一定影响，但真正挖掘出遗传的潜力并不容易。宝宝的智力更多的是与怀孕前、怀孕期间、出生后前几个月的营养息息相关。比如体质弱的宝宝易沉默寡言、不爱活动，但如果给予其丰富的营养，情况便会有所好转。

其实，智力的基础是大脑发育，宝宝出生后至3岁期间是脑部发育的关键时期，在这期间能否给宝宝提供充足、均衡的营养，决定了宝宝脑部功能是否健全，进而决定了宝宝智力发育的程度。

一个人的聪明程度由大脑许多部位的发育水平所决定，而最关键的是大脑皮层，它是人们进行思考和逻辑推理的部位。大脑皮层有多个脑叶，分别接收语言、思考、记忆、触觉、听觉、视觉等信息。

童年时期，人的大脑皮层逐渐变厚，而到了成年时期，大脑皮层逐渐变薄。这说明童年是一个人大脑发育的关键时期。此外，由于大脑的发育具有不可逆转性，如果父母在这一时期忽略了宝宝的营养，未能及时补充相应的营养，将会给宝宝的智力造成伤害，这也许会影响其一生，即使日后努力改善也很难弥补。

营养是宝宝大脑发育的保障

蛋白质、脂肪是大脑的主要构成成分，此外还有碳水化合物、矿物质以及维生素，它们不仅是身体所需的营养素，还是大脑发育的基本条件、维持大脑功能所必不可少的物质。这些营养素能否充分供给，决定了大脑结构与功能是否健全。

蛋白质是脑细胞的主要成分，如果缺少蛋白质，就会使得大脑的脑细胞数目减少，降低大脑酶的含量与活性，影响大脑发育；脂肪影响宝宝神经系统的生长和发育；碳水化合物是大脑神经细胞活动的热能来源；矿物质与维生素对脑细胞的功能起着加强的作用。

宝宝出生后，正常情况下，大脑的神经细胞很快就会增加到所需的数目。如果宝宝在这期间缺乏营养，脑细胞增长便会迟缓，对大脑造成的伤害也就最大，且脑细胞缺乏的时间越早，损害也越大，对于宝宝一生的智力将有持续性的影响。

免疫力是宝宝健康的保卫者

人体80%的疾病与免疫力有关。也许父母都注意到了，体质虚弱、营养不良的宝宝经常会发生一些感染，而体格健壮、营养充足的宝宝就会很健康。这是因为免疫力与饮食营养有着密切的关系。父母要想减少病菌对宝宝的伤害，除了帮助宝宝建立外在的健康环境，更应该注重增强宝宝的内在免疫力。这样即使宝宝偶尔患病，也能尽快恢复健康。

当细菌和病毒侵入身体时，人体内的淋巴组织会产生一种抗体，它可以对抗病毒和细菌，或者把这些病毒和细菌转化为对人体无害的物质，从而避免感染。

但是，这种抗体并不是平白无故就可以生成的，它需要充足的营养。抗体是一种蛋白质——免疫球蛋白，如果体内蛋白质、热量少，蛋白质来源不足，就会导致免疫球蛋白减少，使机体抵抗力严重下降。而当宝宝营养充足时，体内的淋巴组织就会迅速行动，快速地制造出许多不同的抗体，来有效对抗病菌和病毒的威胁。

白细胞、淋巴细胞是宝宝体内抗体的主要成分，它们能有效杀灭病毒病菌，阻止病毒繁殖。

均衡的营养是宝宝的免疫之源

均衡的营养是宝宝的免疫之源。所以，要想有足够的抗体，宝宝还是要靠“吃”。新生儿主要食用母乳，这是最好的营养、抗体来源，事实证明，食用母乳的宝宝抵抗力要强于食用牛奶的宝宝。宝宝开始吃辅食以后，父母在遵循均衡膳食原则的同时，也要给宝宝添加富含免疫成分的食物。

蛋白质参与制造与免疫相关的抗体；核苷酸是体内供应能量的主力军；维生素A能增强各组织表层的抗病能力，降低感染性疾病的发生；胡萝卜素能够在体内转化为维生素A；维生素C是最好的抗生素，能够预防感染，抑制细菌的生长，消除病毒病菌的毒性，还有加速身体复原的作用；维生素E能增加抗体，清除病毒细菌；锌可以直接抑制病毒增殖；充足的铁可以加强免疫功能，维持体内淋巴细胞数量与质量的稳定；食物中的多糖类物质，也可以提高人体的免疫功能。

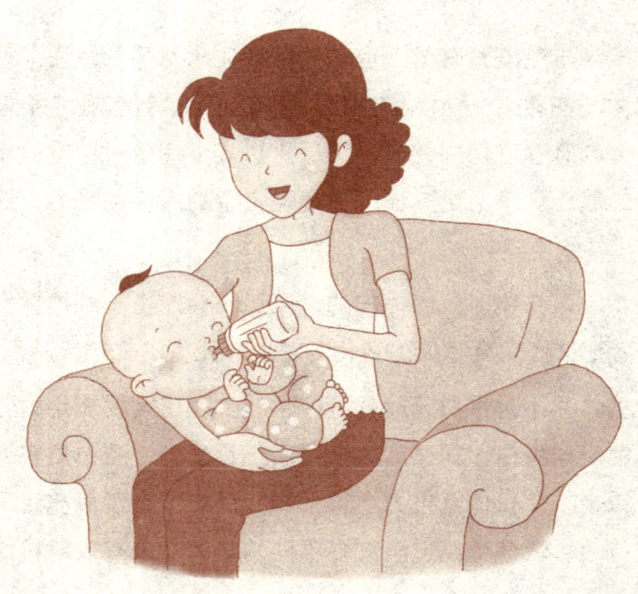

均衡的营养保障宝宝骨骼发育

均衡的营养决定宝宝的骨骼发育，宝宝的骨骼发育又决定宝宝的体型和外貌。许多父母缺乏育儿知识，仅仅关注宝宝长大后的坐姿、走姿，而忽略宝宝的营养，等宝宝长大后出现骨骼发育异常时虽然追悔莫及，却仍旧不知道这和营养不良有关。

在迅速生长发育的幼儿期，宝宝骨头里的钙、磷等无机盐含量少，有机物含量多，所以骨骼一般呈硬度小、弹性大、柔软、不容易骨折和断裂的特点，但却容易发生变形。此外，这个时期里，宝宝的各个器官功能还没有定型，容易发生变化。因此这时就更要注意宝宝营养的全面性，从而保持其健美的体形。

如果宝宝的饮食中缺乏骨骼发育所需的营养，那么骨骼发育异常会随着年龄的增加而愈加明显，一些背部、腿部的骨骼异常可能在宝宝的成长过程中不易被察觉，却能使宝宝在日后甚至成年后受到背痛及足部问题的困扰。相反，如果宝宝骨骼发育好，比如胸腔处的骨骼发育好，会使胸腔容积扩大，从而有足够的肺活量，使他不容易发生呼吸道感染，血液循环也会更好。

脸部骨骼的发育不良会使宝宝出现如脸型狭窄、拉长；前额凸起、凹陷；下巴倒缩、嘴巴突出等情况。不管是哪一种异常都会影响宝宝的容貌。当宝宝脸部骨骼小且发育不正常时，宝宝的鼻窦容易发炎，引起头痛。

因此，父母要保证让宝宝在日常生活中获得合理营养，如供给足量的蛋白质、脂肪、碳水化合物、维生素、无机盐以及各种微量元素等。让宝宝从小拥有健美的体形，身体各个部位得到正常发育，不仅使其外形美观，而且有利于全身健康，特别是内脏器官能得到健康发育。

均衡的营养使宝宝拥有好性格

有的父母感叹自己的宝宝爱哭闹，固执任性 脾气暴躁，或孤僻内向、胆小懦弱等，不如别人家的宝宝的性格好。事实上，除了天生的因素，宝宝的性格也与所摄取的营养是否均衡充足有关联。父母应该在发现问题后，更多地关注一下宝宝的“饭碗”。

宝宝的饮食不仅决定了他的体格是否强壮，还决定了他的性情是否平和。跟踪调查结果表明，婴幼儿的哭闹、少儿的忧郁，以及各年龄段人们的暴躁易怒，都可能与婴幼儿时期不良的营养状态有关。事实证明，在饮食上做了调理之后，如给宝宝添加了有营养的食物，宝宝的健康和脾气可能会得到显著的改善。在宝宝的成长期给予充足的营养，可使他性格更健全、活泼、可爱。

宝宝缺乏富含钙、镁的食物，会任性、易哭闹、脾气大。因为钙对神经刺激的传导有帮助，宝宝缺钙会因神经不能松弛而变得精神紧张、脾气暴躁。同样，缺乏镁也会对神经活动传导造成干扰，使宝宝变得暴躁和紧张。

宝宝长期缺乏B族维生素，会变得好动、马虎粗心、注意力不集中。而含铅、铝高的食物会加重宝宝的这一情况，重金属一旦进入宝宝的体内，很难排出，还会使宝宝出现智力减退、记忆力下降等情况。

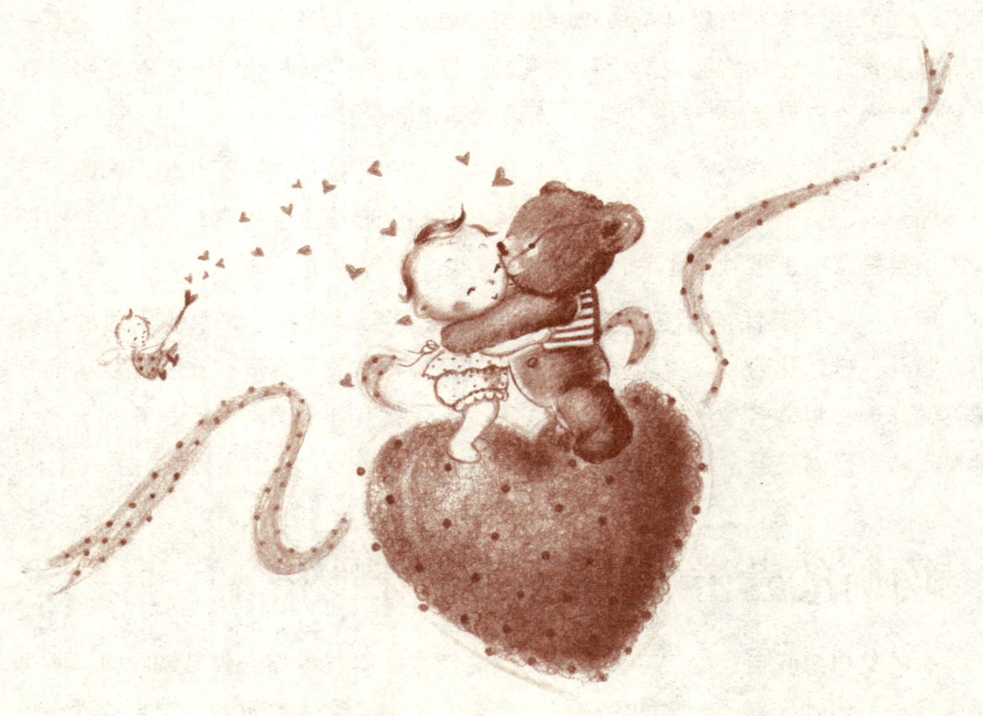

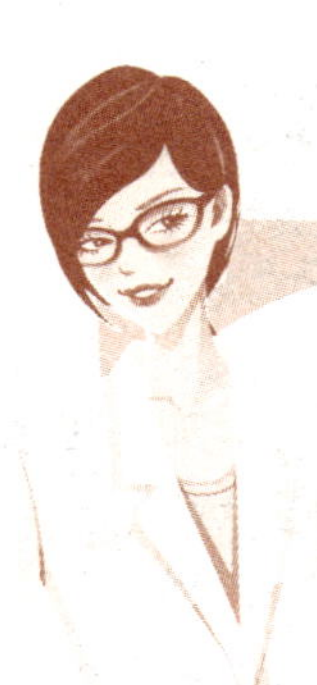

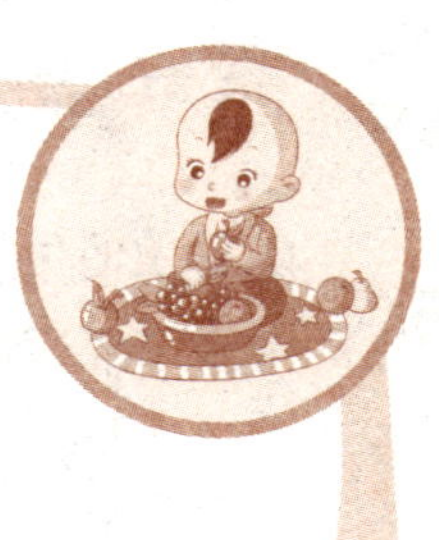

宝宝健康的饮食策略

树立正确的营养观念

万物皆有规则，营养更是如此。宝宝的营养不是简单地以吃得少、吃得多、吃得好来衡量，而更应该吃得对。这需要父母首先建立正确的营养观念，学好均衡营养这门功课，按照科学的营养知识给宝宝进食，使宝宝茁壮成长，更加健康、更加聪明。

为了保证宝宝有一个健康的体魄，妈妈必须在怀孕期间甚至怀孕前，直到宝宝出生后，都要给他提供足够的营养。

如果宝宝有均衡充分的营养，这些营养便可为宝宝一生的健康打下基础，包括智力、体力和免疫力等。反之，营养不良不但会影响宝宝的生长发育，而且会对宝宝的智力、骨骼、性格等方面产生深远的影响。比如出现逐渐消瘦、精神委靡、神经衰弱、皮肤干燥、骨骼肌退化、机体抵抗力低、成为传染病的易感者等。

虽然3岁以下宝宝所需的营养成分不同于成人，但一些父母常会为宝宝准备简单的、类似成人的食物，而忽略为宝宝准备适合他们的食物。加上一些父母工作繁忙，无法精心照料宝宝，可能在不经意间就导致了宝宝营养不均衡。

避免出现营养过剩

随着人们生活水平的提高，以及当今父母对宝宝的重视程度的增加，营养不良的宝宝已经逐渐减少，取而代之的是肥胖、增长过快或营养不均衡的宝宝在增多，出现了营养过剩的问题。

宝宝在婴儿时期的生长速度是一生中最快的，因此更加需要全面均衡的营养来支持。一些父母生怕自己的宝宝营养不够而影响生长发育，便使劲给宝宝补充营养，忽略了科学营养、营养均衡的重要性，使宝宝出现了营养过剩、过偏的情况。

蛋白质过量

0～3岁的宝宝各个器官发育都不完善，有时无法承担过多营养素的代谢任务。比如，宝宝长期摄入过多蛋白质，无法被身体吸收的剩余蛋白质便会转换为脂肪，使宝宝出现肥胖症状。此外，这些剩余蛋白质还会因无法排出体外，而破坏宝宝体内营养素的平衡，导致宝宝容易出现发烧、呕吐、腹泻等情况，严重的还会导致高氮血症，对宝宝的智力发育造成影响。

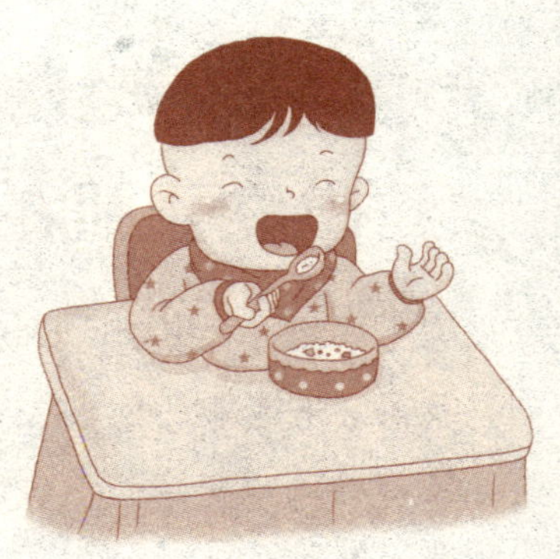

脂肪过量

宝宝摄入过多脂肪，这些脂肪便会在身体中堆积而出现肥胖。肥胖宝宝在日后的成人期患高血压、高血脂、糖尿病的风险也会大大增加。

维生素过量

维生素是保持人体健康的重要活性物质，父母除了给宝宝食用富含维生素的食物外，还可以在医生指导下给宝宝辅助喂些维生素药物。一般来说，均衡摄入含有维生素的食物，多晒太阳，适量补充维生素制剂，可以满足宝宝对维生素的需求。如果额外添加过多的维生素，会因宝宝身体无法承受、吸收而发生呕吐、厌食、焦躁等维生素中毒现象，父母要特别注意。

甜食不可过量

糖类可以为宝宝的身体提供正常运作的大部分热量，有保持体温、促进新陈代谢、维持大脑和神经系统功能正常的作用。因为口感好，甜食总是深受宝宝的喜爱。但父母一定要控制并减少宝宝对糖、饼干等甜食的摄取量，因为宝宝已经从日常膳食中得到了足够的糖类，不需要再额外补充。这些甜食给宝宝提供的更多是热能，而并非宝宝所需的蛋白质、维生素、矿物质等物质。这些甜食不仅会影响宝宝的生长发育，妨碍牙齿生长，还会使其中的碳水化合物在代谢过程中转化为脂肪，易导致宝宝肥胖，并诱发多种疾病。

垃圾食品要防范

许多垃圾食品非但不会对宝宝的生长发育有帮助，还会影响宝宝的健康。这些垃圾食物无疑都有共同特点：高糖、高脂，而蛋白质、纤维素、矿物质含量都很低。如炸薯条和炸薯片、炸鸡和可乐等食物，或者高热量、营养素少的点心，因其含有过多油脂（大多是反式脂肪酸，对儿童尤为不利）、盐分和糖分，较高的香精、色素、防腐剂，对宝宝的胃肠道有损伤，有的还有致癌作用。一些高糖的碳酸饮料，会带走体内的钙，影响宝宝的骨骼生长。有的宝宝还会因为吃了垃圾食品而造成饮食不规律，影响正餐的食欲，导致厌食。

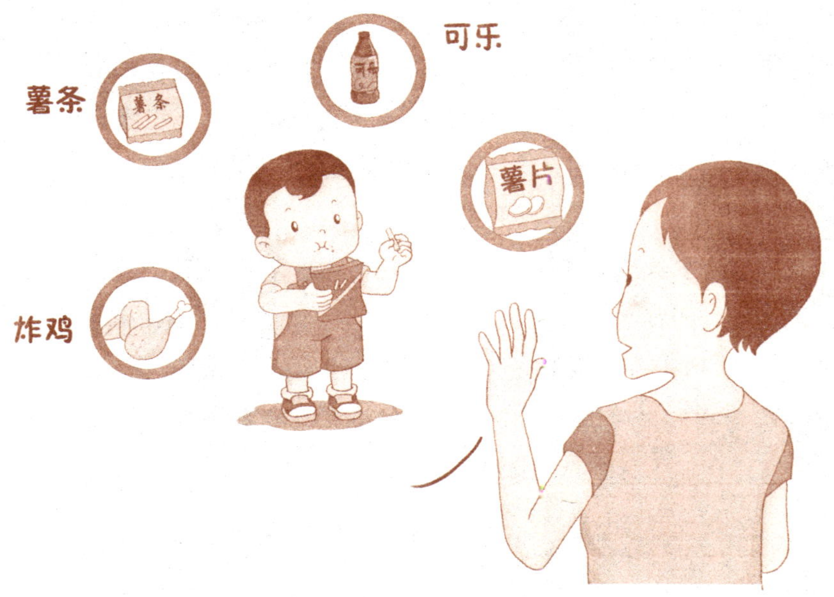

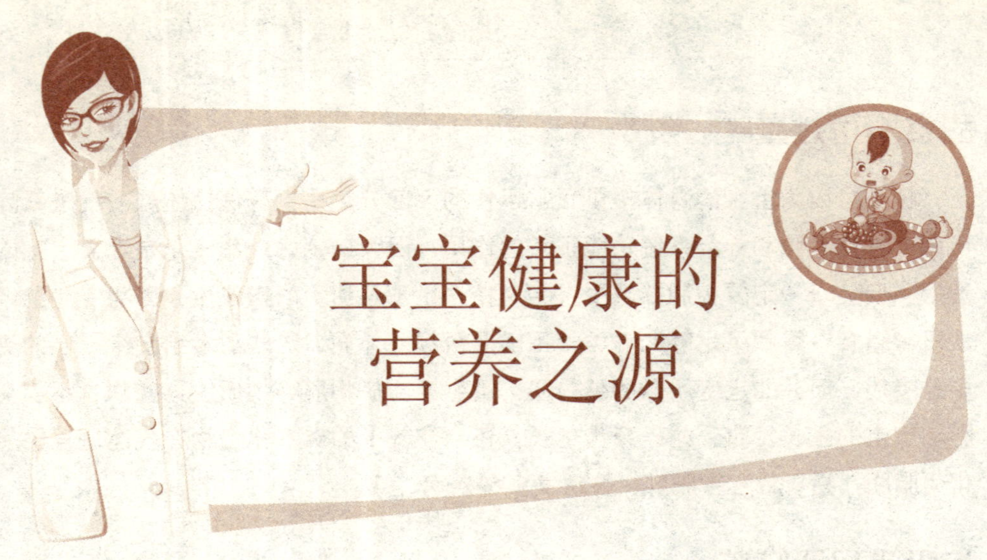

宝宝健康的营养之源

谷物

宝宝的营养素并非来自辅助药物，也并非单纯来自奶制品与肉类。事实上，五谷杂粮与水果蔬菜、豆制品也应该是宝宝餐桌上的主角，因为这些食物不仅可以为宝宝提供正常需求的营养物质，还能避免奶制品与肉类摄取过多给宝宝身体造成脂肪、胆固醇过高等问题。因此，父母应该纠正对宝宝饮食的错误理解，把正确的、适宜的食物合理地安排在宝宝的食谱中，以满足宝宝的营养需要。

大米、小麦、杂粮、薯类等被称为谷类食物，是我们传统膳食中的主食。谷类食物含有碳水化合物、蛋白质、膳食纤维以及维生素等营养物质，主要供给人体热能。

父母应在宝宝的饮食中多添加些谷物中的，如大麦、燕麦、小米、全麦面包等粗粮。因为这些粗粮含有多种碳水化合物，对于正在成长的宝宝来说，是能量的主要来源，它们不仅营养丰富，也容易被吸收。

但是谷类食物如过度加工，或是烹饪过度，都会损失其中的无机盐和维生素。因此，父母在加工制作中，要注意把握尺度。

肉类

肉类营养丰富，富含蛋白质、脂肪纤维素和矿物质，可供给人体需要的绝大多数营养素。其中，肉类蛋白质的氨基酸有着很高的营养价值。

肉类中，瘦肉的蛋白质要高于肥肉，肥肉的脂肪要高于瘦肉。瘦肉中的铁，可以预防宝宝缺铁性贫血。但肉类的碳水化合物含量比较低，而且摄取过多，其脂肪容易导致宝宝出现肥胖等症状，因此父母要注意让宝宝从豆类、谷物、蔬菜、水果中获取更多的营养。在给宝宝做肉类食物时，父母要注意精细加工，并给宝宝辅助食用素果类食品。

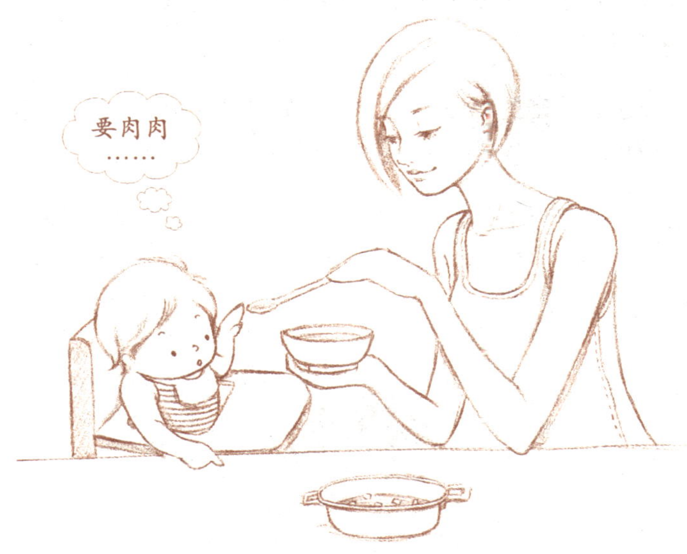

蔬菜

蔬菜是维生素和纤维素的食物来源，此外还含有宝宝身体所需的钙、磷、钾、铁等矿物质。这些矿物质可参与构造宝宝身体各组织，起到调节身体各种功能的作用。纤维素可以促进宝宝肠蠕动，有利于帮助宝宝把体内的有害物质及时排出。蔬菜有绿叶蔬菜和普通蔬菜两种。绿叶蔬菜，如油菜、菠菜、芹菜等，其中维生素C和胡萝卜素的含量要高于普通蔬菜。胡萝卜素可促进宝宝生长发育，增强身体免疫力。

父母在选择蔬菜时，一定要注意选择新鲜的，因为新鲜与否决定了蔬菜的营养素是否丰富。当然，一种蔬菜不可能包括身体所需的所有营养素，因而父母最好做到多样搭配，让宝宝每天食用两三种；同时在烹调时少放盐和调料，并尽量缩短时间，从而保证其营养素不流失。

适合宝宝食用的新鲜蔬菜及其功效有：

◆ 西红柿：清热解毒，消积止渴，含有大量的维生素C。

◆ 胡萝卜：含有大量的维生素A，能保护角膜和视力。

◆ 菠菜：其蛋白质、核黄素及铁、磷等无机盐含量较许多蔬菜高，这些成分对视力有保护作用。

◆ 小白菜：含有丰富的胡萝卜素、核黄素、维生素C、钙、纤维素等，特别值得一提的是含有大量的B族维生素，对预防口腔炎、湿疹等很有效。

◆ 白萝卜：有这样一种说法，称“冬吃萝卜夏吃姜，不劳医生开药方”。白萝卜能促进胃肠蠕动，帮助消化；具有消食顺气、清肺止咳、化痰等功效。

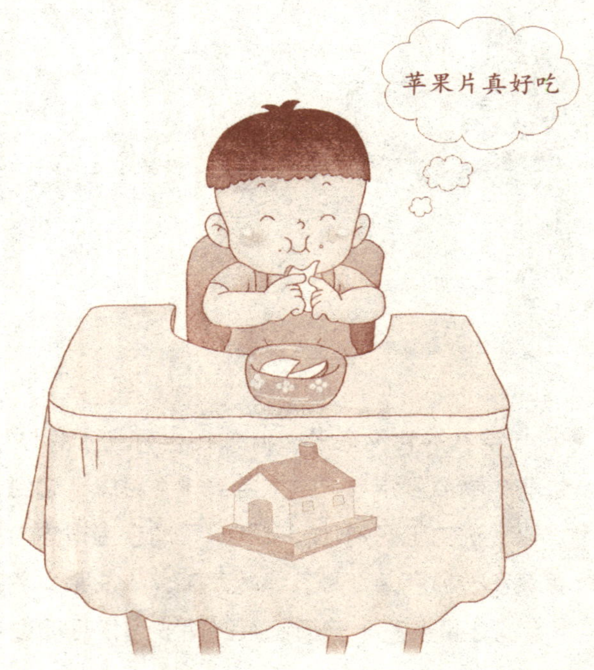

水果和坚果

水果有着与蔬菜类似的营养素，含有膳食纤维、矿物质、维生素C和胡萝卜素等。水果含有糖类，因此带有甜味，宝宝比较喜爱。但由于水果中的物质不能给宝宝提供充足全面的营养素，父母要注意不能用水果完全代替蔬菜和主食。适合宝宝食用的新鲜水果主要有以下几种：

◆ 苹果：芳香脆甜，富含纤维物质，具有止渴、润肺、除烦、解暑等功能；苹果中含有大量的有机酸，能促进胃肠消化，调理胃肠，防止积食。

◆ 梨：富含维生素和水分。具有止咳、化痰、退热、降火等作用。对一些呼吸道感染疾病，尤其是咳嗽痰多、食积肺热的患儿，在疾病的恢复期食用，还是很有疗效的。

◆ 香蕉：具有清热解毒、润肺、滑肠等作用，对缓解便秘效果良好。

◆ 橘子：口味甘甜，有润肺、止咳、止泻、利小便、开胃、消渴等功能。

◆ 葡萄：酸甜适口、生津止渴、开胃消食，是体弱贫血者的滋补佳品。

◆ 柚子：味道甜酸适中。含有非常丰富的蛋白质、有机酸、维生素以及钙、磷、镁、钠等人体必需的元素。具有化痰、健胃、清肠、润肺、补血、利便、健脾等功效。

◆ 猕猴桃：含有蛋白质、胡萝卜素、脂肪、糖、钙、磷、铁、镁、钠、钾及硫等，具有一定的药用价值，适用于消化不良、食欲不振、呕吐及维生素缺乏等症。但容易腹泻的宝宝要慎重食用，一些易患感冒，容易腹泻的宝宝最好少吃或不吃柚子和猕猴桃。

坚果不仅可口，而且营养丰富，含有蛋白质、碳水化合物、维生素E、B族维生素、钾、镁、磷、钙、铁、锌、铜等营养成分。对于增强宝宝体质、促进生长发育、预防疾病有很好的效果。同时，坚果中的脂肪富含人体所必需的脂肪酸，是优质的植物性脂肪，为宝宝大脑和视网膜的发育提供了良好保证。

由于坚果不容易被消化，且有可能造成宝宝窒息，所以对于小于2周岁的宝宝，父母可以把坚果磨碎，放在其他食物里喂给宝宝。这样不仅利于宝宝的消化，也利于其营养物质的充分吸收。2周岁以上的宝宝便可以吃整粒的坚果了，但父母也要注意加以看护，以免发生意外。

爱心小叮咛

冬季最好的水果当然要数梨了。梨有生津止渴、止咳化痰、清热降火、养血生肌、润肺去燥等功能，尤其对肺热咳嗽、小儿风热、咽干喉疼、大便燥结症较为适宜。另外，适合宝宝食用的水果还有柚子、苹果、橘子、香蕉、山楂等。

豆类及豆制品

豆类中含有比较齐全的营养成分，蛋白质含量高。比如，大豆脂肪中的不饱和脂肪酸不同于动物脂肪的胆固醇，含有的亚油酸、亚麻酸，对宝宝大脑发育十分有利，此外大豆还含有丰富的矿物质和维生素。

豆类中营养价值最高的是大豆，但大豆中的碳水化合物在体内不易消化，容易引起肠胀气和腹泻。大豆含有皂角素，可刺激胃黏膜，所以，如果给宝宝食用没有煮熟的黄豆或豆浆时，易使宝宝产生恶心、呕吐、头晕、头痛、腹胀、腹泻等症状。

豆制品，如豆腐、豆腐干、豆浆、豆芽等，营养丰富、容易被消化和吸收，同时去除了大豆中对身体不利的成分，因此可以给宝宝适当补充。

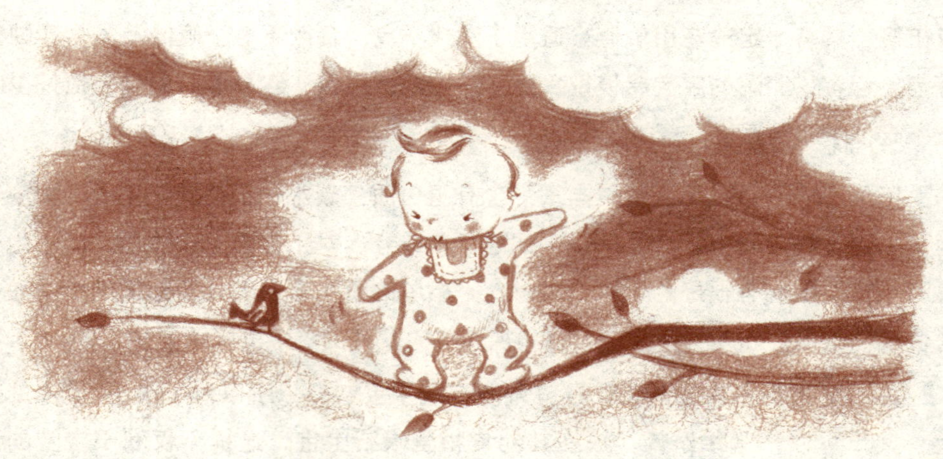

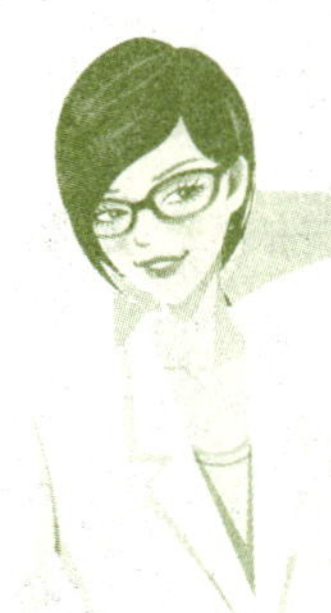

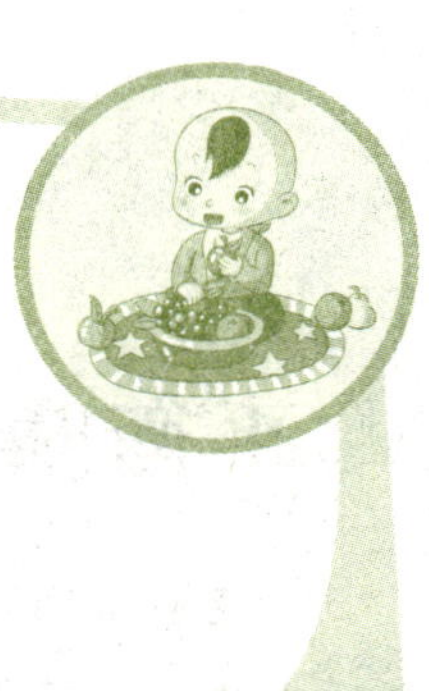

宝宝吃得好，妈妈更放心

让宝宝健康的饮食秘诀

要想1～3岁的宝宝吃得好，父母就要掌握以下必知的健康饮食知识，从而更好地为宝宝的健康护航。

◆ 烹饪时尽量少放盐。

◆ 烹饪肉之前把含脂肪较高的肥膘切掉。

◆ 纯的木糖醇是最好的食糖代用品。

◆ 尽量补充一些鸡肉和鱼肉，牛肉、猪肉、羊肉可以适量吃。

◆ 选择全麦面粉和谷物，因为它们含有更多的纤维。

◆ 尽可能食用纯天然烹调原料和无公害食品。

◆ 在调味汁、汤或其他需要奶油的食谱中，可以使用罐装脱脂奶替代。

◆ 不宜给宝宝食用水果调味酸奶，应给宝宝食用纯酸奶，可加入新鲜水果或天然水果制品。

◆ 购买食品前要仔细查看标签上的营养成分、保质期等。

◆ 少给宝宝吃含有反式脂肪酸的食品，如蛋糕、饼干、曲奇、起酥面包等。

平衡膳食的新理念

大多数人对营养充足的理解就是宝宝吃得饱，不挑食，长得胖。实际上正常的生长发育不仅仅是上述几方面，还应该包括对宝宝实施合理的营养安排，保证宝宝各种营养素的摄取，从而达到营养的均衡。具体可参照如下标准：

蛋白质、脂肪、碳水化合物三大营养素供应比例分别为12%～15%、30%～35%和50%～60%。其中，蛋白质中的动物蛋白应占1／2以上，不饱和脂肪酸占脂肪总量的1／3。

让宝宝适当补充新鲜的蔬菜和水果，保证矿物质与维生素的需要量。

一天保证三餐和点心（零食）的供给，其比例为：早餐30%、午餐35%、点心15%、晚餐20%。

如果能够按照不同年龄的生理需求达到上述要求，这种膳食就称为平衡膳食。在调配时，可以通过荤素搭配、米面搭配、配些奶制品和豆制品等来达到上述要求。

◎ 婴幼儿每日各类食物参考摄入量（克）

年龄	粮食	牛乳	豆制品	鱼、肉、禽	蛋	蔬菜	水果	油	糖
1岁～2岁	125～150	250～500	15～25	75～85	50	65～75	50	10～15	10
2岁～3岁	150～175	250～500	30～50	85～100	50	75～100	50	10～15	20
3岁以上	175～250	250～500	30～50	100～125	50	100～200	50	10～15	20

爱心小叮咛

所谓平衡膳食，是指膳食的搭配必须满足和适合人体对各种营养素的需要。对于婴幼儿来说，平衡膳食就更为重要。要根据婴幼儿的不同年龄、生理需要适当地调配食物，避免发生某种营养成分过少或过多的情况，从而达到平衡膳食的基本标准。

科学安排进餐时间和食量

宝宝每日的进餐次数一般为5次，即三餐两点。除早、中、晚三餐以外，在早、中两餐中间和午睡以后，各加1次水果或点心。

每餐进食量应该根据宝宝的需要合理安排。早晨宝宝起床以后，食欲一般都很好，要吃好早餐，为上午半天的活动供给足够的营养。午餐要吃得种类多一些，量也要多一些，主要是为下午的活动提供足够的能量。晚餐应该吃得清淡一些，量也不要过多，这样有利于睡眠。

◎ 1～2岁食谱举例

	春	夏	秋	冬
早	鲜豆瓣泥粥	白粥、咸蛋	蛋花粥	赤豆泥粥
午	烂饭	红烧牛肉末	烂饭	肉末黄芽菜煨面
	肉末碎菜胡萝卜	番茄洋葱面	炒肝末豆腐	鸡汁土豆泥
	蛋花汤	绿豆泥汤	豆沙酥饼	枣泥粥
晚	烂饭	烂饭葱油炒蛋	碎胡萝卜	烂饭
	鱼丸烧豆腐	碎鸡毛菜	肉末荠菜煨饭	鲜肉末胡萝卜
	碎豆苗	碎豆腐干	蔬菜汤	土豆泥汤

◎ 2～3岁食谱举例

	春	夏	秋	冬
早	豆浆、松糕	豆浆	豆浆	豆浆
	肉末荠菜	馒头	碎笋片	花卷
	豆腐干末	豆腐脑	葱油菜包	山芋
午	菜饭	热拌面	烂饭	咸鲜肉片煨饭
	豌豆炒蛋	肉丝香干拌绿豆芽	洋葱猪肝粉皮	青菜油豆腐细粉汤
	菜肉包子	西瓜、饼干	土豆泥饼	豆沙包
晚	烂饭	烂饭	鸡毛菜肉末	烂饭
	红烧土豆牛肉	肉丸冬瓜番茄汤	小馄饨	黄芽菜

爱心小叮咛

1～3岁的宝宝已经有自己选择食物的倾向，这种“听其自然”的择食方法可以在父母的适当调整下自动达到平衡，强迫宝宝吃不喜欢的食物，容易引起宝宝的逆反心理。

合理搭配，饮食不单一

众所周知，没有任何一种食物可以包含宝宝需要的全部营养素。蛋类、鱼类的营养成分比较丰富，但是缺乏维生素C和糖类，需要用蔬菜、谷物和水果来补充。

奶制品中蛋白质、糖和脂肪含量充足，但缺铁较多，只喝奶很容易出现缺铁性贫血，还要从鸡蛋和动物肝脏中补充铁。

因此，给宝宝调配饮食，一定不能太单一，要注意各种食物搭配食用，如一日三餐都给宝宝喝奶，宝宝会感到很乏味，营养也不够全面；又如黄豆，虽然营养比较丰富，但要是天天吃，宝宝就会觉得很厌烦。要想办法变换花样，让宝宝喜欢吃。每天吃的蔬菜，最好是带些颜色的蔬菜，烹调时注意色、香、味，利用宝宝的好奇心，做一些让宝宝感到很新奇又有趣的食物，引起宝宝的兴趣，从而刺激宝宝的食欲。

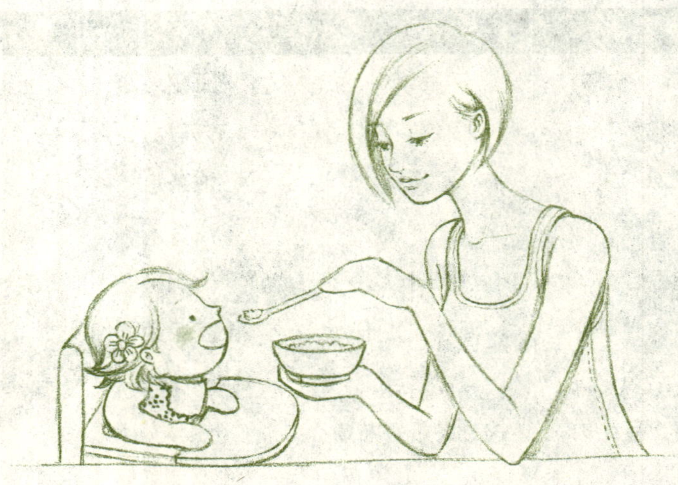

食物的品质很重要

3岁以内的宝宝，咀嚼和消化机能尚未发育完善，消化能力较弱，不能充分消化吸收辅食内的营养，因此，供给的辅食或饮食应保证碎、软、烂、细。要将食物尽量切碎、烧烂。

父母可以这样做：

◆ 带叶子的蔬菜要切成小碎块；

◆ 瓜果类、根茎类可以切成细丝、碎丁；米饭、面条要煮得比成年人的软一些；

◆ 馄饨、饺子皮要小而薄；

◆ 做鱼的时候一定要择净鱼刺，剥掉鱼皮；

◆ 尽量少给宝宝吃油炸食品，以免引起消化不良。

培养宝宝良好的习惯

和父母同桌进餐

10个月的宝宝可以开始与父母一起吃饭了。在宝宝面前放一份饭菜，宝宝会很高兴地跟大人一起吃饭，这种愉快的心情对提高其食欲很有好处。

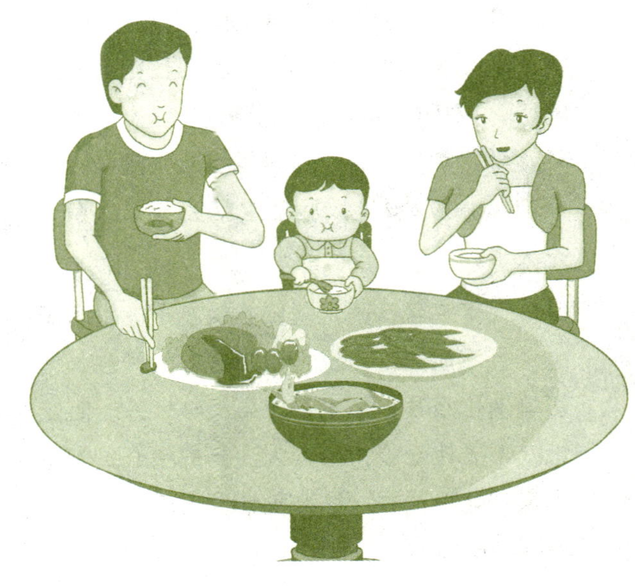

通过认识餐桌上父母与自己不同的饭菜，可以激发宝宝吃各类辅食的兴趣。只要是宝宝感兴趣的菜肴，都可以给宝宝尝一点，以增加其味觉体验。

宝宝自己吃饭时，不可避免地会把饭菜搞得到处都是，但随着年龄的增长，情况会逐渐有所改善。父母要耐心地跟宝宝一起吃饭，营造愉快的进餐氛围，这样还可以增进一家人的感情。

培养良好的饮食习惯

吃得慢点，嚼得细点。教育宝宝进餐时充分咀嚼食物，不要着急。宝宝细嚼慢咽时能更好地感觉到是否吃饱了，这样能防止宝宝吃得太多，并能帮助宝宝更好地品尝食物。

边吃边看电视不可取。这样吃饭，会使宝宝难以有吃饱的感觉，从而导致吃得过多。还可能将看电视与吃东西联系起来，使宝宝每次看电视就会想到要吃零食，这个习惯还会影响家庭成员间的交流。因此，父母最好跟宝宝一起，在家里固定的餐桌上吃饭。

婴幼儿时期是人一生中性格和习惯形成的重要阶段，在此期间培养良好的饮食习惯是十分重要的，而父母在培养宝宝饮食习惯中起着主导的作用。父母不仅要告诉宝宝为何要这样做，而且要以自己的行动影响宝宝，以收到显著的效果。

培养良好的进餐习惯

要想宝宝身体好，必须从小就让其养成良好的进餐习惯。要养成自食的习惯。从几个月大就可以让宝宝自己抱着奶瓶吃奶，1岁时可练习拿杯子喝水，1岁多就可开始学习拿勺吃饭。自食能引起宝宝极大的兴趣。一般2岁半以后宝宝就完全可以自己吃饭了。

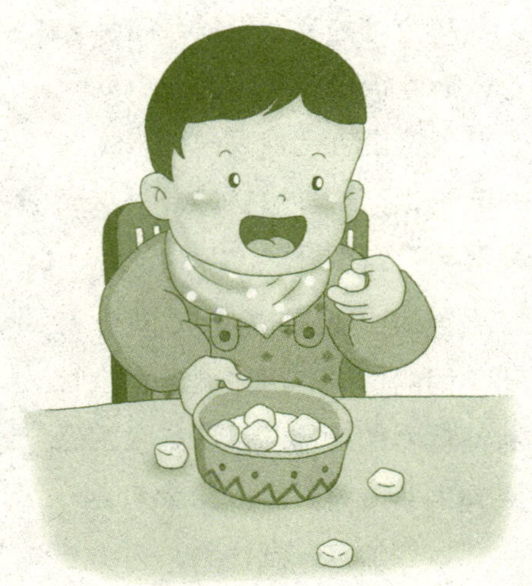

让宝宝坐在固定餐位吃饭，不能跑来跑去，也不能边吃边玩，否则进餐时间过长会影响消化吸收。如果在饭桌上与大人一起吃饭，不要让他成为全桌人注意的中心。如果大家都吃得很香，这种气氛也会感染宝宝，增加他的食欲。

少吃零食，特别在饭前1小时不能吃。因为有的零食营养价值低，也影响宝宝的食欲。只吃零食不好好吃饭，会造成营养缺乏症。

不要暴食，好吃的东西要适量给吃，特别对食欲好的宝宝要有一定的限制，否则会因过食过饱而导致肥胖或胃肠道疾病。

另外，父母还应注意宝宝的饮食质量，因为饭菜的色、香、味俱全会大大增加宝宝的食欲。

让宝宝学会使用杯子

当宝宝的小手已经能抓握东西的时候，父母不妨试着让宝宝使用杯子。具体要做到以下几点：

◆ 选用安全的杯子。虽然杯子时时握在父母手中，但宝宝仍有可能过来抢夺，或不耐烦地摔掉杯子，所以选择的杯子最好是摔不破的，而且是比较轻便的。但不要选择普通塑料杯子或纸杯，因为这类杯子含有化学成分且消毒不达标。

◆ 选用宝宝喜爱的杯子。在给宝宝使用杯子前，父母先选择几个杯子，然后分别拿给宝宝用。在用的过程中，就可以发现宝宝喜欢哪个杯子，以后就拿这个杯子让宝宝使用。别小看杯子的作用，如果宝宝喜欢这个杯子，那么，宝宝学习使用杯子的兴趣就大，学得就快，否则，宝宝就会拒绝使用杯子。比如，有尖嘴形设计的杯子，这种杯子虽然有助于宝宝从吸奶瓶转换到啜饮的阶段，但有些宝宝却十分厌恶这种杯子，一来可能因为吸取不易，二来可能宝宝希望和父母一样直接就杯而饮，不必经由尖嘴部分。

◆ 让宝宝尽量舒服。让宝宝坐在爸爸或妈妈的腿上，或让他坐在婴儿车或高椅上，但四周一定要围好，要让宝宝既感到舒服，又有安全感。同时准备一个防水的围兜兜住宝宝胸前，也为自己准备好一条防水的围裙，这样就不怕沾上水了。

◆ 选择合适的饮品。宝宝开始使用杯子时，喝的东西最好从水开始，以免洒落。熟练以后也可喂母乳、婴儿配方奶或稀释的果汁。有些宝宝接受杯中的果汁，却不喝杯中的牛奶。有些宝宝则完全相反。

◆ 一次啜饮一些的方法。用杯子喂宝宝时，杯中先倒一点儿水或饮料，喝完再倒，这样既好喂又不至于从宝宝的嘴边流出。步骤是：先把杯子拿到宝宝嘴边，倒些进入宝宝嘴里，然后拿开杯子，让宝宝有机会咽下口中的水或饮料。如此做直到宝宝摇头、推开杯子为止。

◆ 鼓励宝宝参与。用杯子喂宝宝时，宝宝肯定会和爸爸或妈妈抢抓杯子，似乎在说“我自己也能来”，这时候父母就应让宝宝试试，不要怕宝宝打翻杯子，这是宝宝学习使用杯子的必经过程。

让宝宝学会使用小勺子

一般来说，妈妈开始用小勺喂饭时，宝宝往往不习惯，以往只要嘴唇一吸，乳汁就到嘴里了，而现在却要面对一个硬邦邦的勺子，且不说食物的味道和质地发生了变化，仅是小勺本身就足以让宝宝反感。因而，宝宝就会拒绝吃食而哭闹，有的宝宝还会用手推拒。遇到这种情况时，父母可在每次给宝宝喂奶前，先试着用小勺喂些食品或在吃饭时顺便喂些汤或水。慢慢地宝宝觉得小勺中的东西很好吃，一旦形成了条件反射，再喂时，宝宝就比较容易接纳小勺了。

父母用小勺给宝宝喂食，不仅是让宝宝吃到食物，关键是要引导宝宝主动地去学习吃食物。让宝宝在不断品尝到新的滋味的过程中，激发出吃饭的热情。宝宝只有接受了小勺，才能吃出乐趣。

在宝宝已经接受小勺以后，父母还要帮助宝宝学会使用小勺。具体方法是让宝宝拿一把勺，妈妈也拿一把勺，边给宝宝喂饭，边教宝宝怎样用勺。开始宝宝持勺不分左右手，妈妈没有必要紧张，两手并用有助于宝宝左右脑的发育。

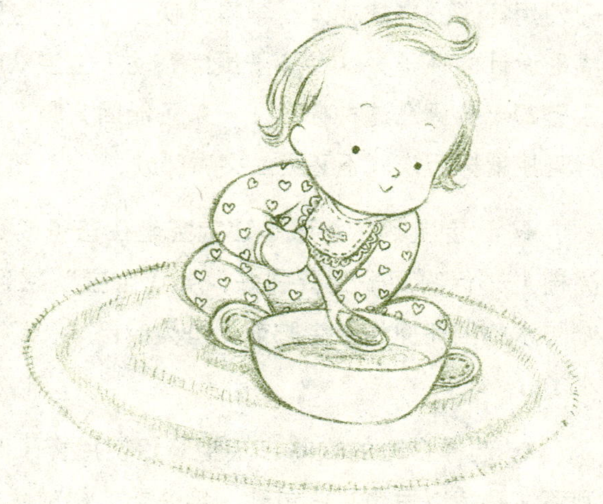

THE TWO

第二章

全方位解读宝宝的“营养源泉”

父母不仅要关心宝宝的一日三餐，而且也要全方位地关注能使宝宝健康的“营养源泉”，这些“营养源泉”是保证宝宝健康的重要物质基础。父母可依此为宝宝制订科学的饮食计划，从而均衡宝宝的营养，让宝宝吃得更科学，更健康。

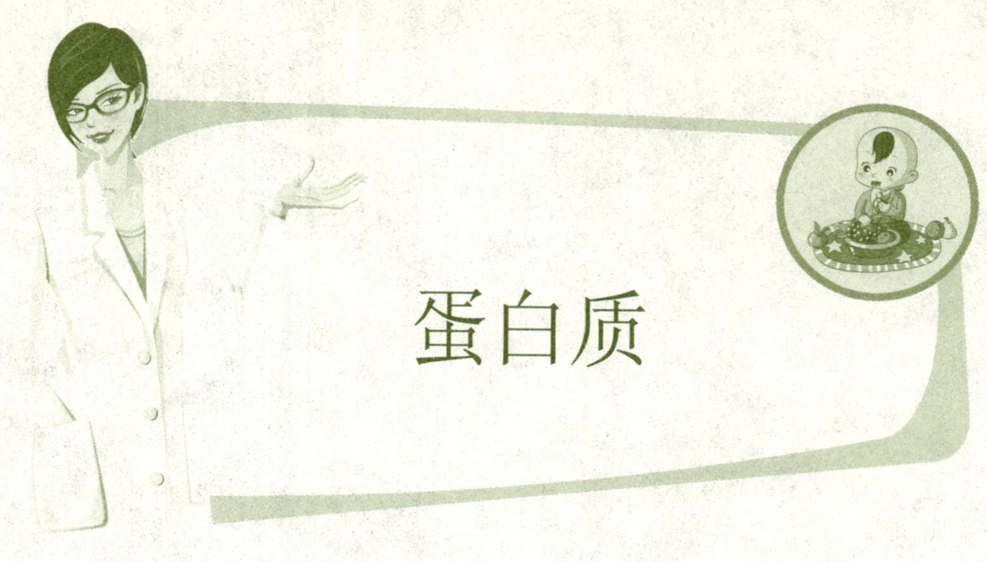

蛋白质

✉ 营养解读

蛋白质是构成人体组织细胞的重要成分，它对于神经系统的发育起着非常重要的主导作用。人体内的多种免疫球蛋白也都是由蛋白质构成的，婴幼儿的生长发育较快，不仅完善机体组织需要蛋白质，而且生长发育也需要蛋白质，所以宝宝需要的蛋白质比成人更多。每克蛋白质能提供热量4千卡，宝宝每天由蛋白质提供的热量占每日总热量的8%～15%。

蛋白质由20余种氨基酸组成，其中9种氨基酸是宝宝机体生长发育所必需的。如果必需氨基酸供给不足，就不能合成人体需要的足够数量的蛋白质。而如果蛋白质摄取不足，不仅会导致宝宝机体营养不良，影响宝宝的体质和神经发育，同时还会使宝宝的抵抗力降低，引发疾病。

缺乏蛋白质时，宝宝往往表现为生长发育迟缓、体重减轻、身材矮小、偏食、厌食，同时，对疾病抵抗力下降，容易感冒，破损的伤口不易愈合等。

✉ 功能解读

- 是构成细胞、组织和器官的主要材料，婴幼儿的生长发育离不开蛋白质。
- 对维持体内酸碱平衡和水分的正常分布有重要作用。

◆ 在宝宝体内新陈代谢过程中起催化作用的酶、调节生长和代谢的各种激素以及有免疫功能的抗体都是由蛋白质构成的。

◆ 当食物中蛋白质的氨基酸组成和比例不符合宝宝身体的需要，或者摄入蛋白质超过身体合成蛋白质的需要时，多余的蛋白质就会被氧化分解，为身体提供热能。

✉ 食物来源

奶、蛋、鱼、瘦肉等动物性食物蛋白质含量高、质量好；大豆含有丰富的优质蛋白质；谷类含有约10%的蛋白质。

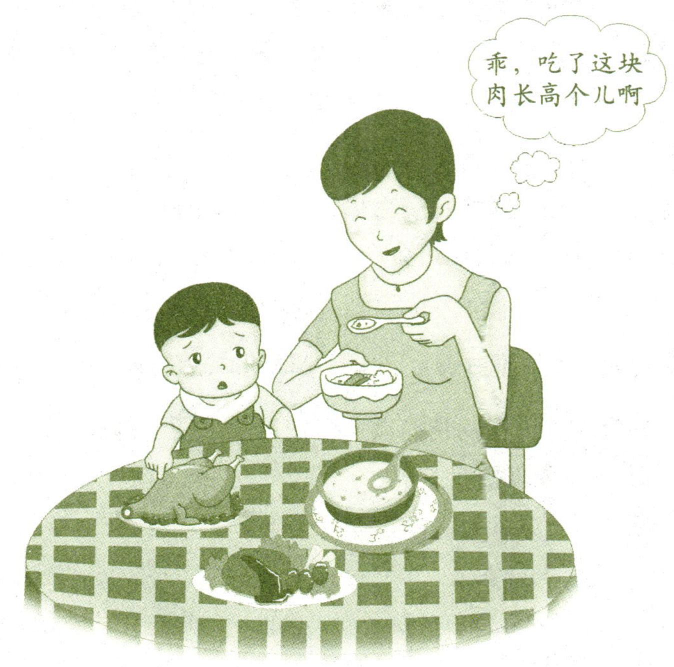

孙教授解答热线

◎ 宝宝不吃肉怎么保证得到足够的蛋白质

◆ 通过其他食物补充蛋白质。虽然肉是补充蛋白质的首选食品，但宝宝不吃肉也不必过于担心，因为奶类、豆制品、鸡蛋、面包、米饭、蔬菜等其他食物中也含蛋白质，如果每日平均喝2杯奶、吃3～4片面包、1个鸡蛋和少量蔬菜，折合起来的蛋白质总量也有30～32克，基本上能满足宝宝的生长需要。

◆ 肉食一定要做得软、烂、鲜嫩。大部分宝宝之所以不爱吃肉，是因为肉比别的食物咀嚼起来费力，因此肉食加工时一定要精细。

◎ 蛋白质吃得越多越好吗

在人体所需要的7大营养素中，毫无疑问蛋白质是最主要的，但蛋白质并非吃得越多越好。蛋白质吃得过多，有以下几方面的弊端：

◆ 增加了肝脏的负担。由于胃和小肠来不及消化、吸收，过多的蛋白质完好无损地进入结肠，而结肠中所寄生的大量细菌会将蛋白质分解成许多对人体有害的胺类、硫化氮和氨气等，部分胺类和氨气可被肠壁吸收入血液中，从而增加了肝脏的负担。

◆ 加重肾脏的负担。过多的蛋白质即使被消化吸收，因来不及被利用，也只能用于氧化，而蛋白质氧化以后会产生很多的尿素、尿酸，会进一步加重肾脏的负担。

◆ 引发疾病。过多的蛋白质会引起肾小球动脉硬化症。

◆ 影响钙的吸收。过多的蛋白质可促使钙从小便中排泄，因此经常吃高蛋白饮食的人容易发生骨质疏松症。

爱心小叮咛

由于母乳蛋白质氨基酸的组成优于牛奶，使得母乳蛋白质容易被吸收利用，所以母乳喂养的宝宝每日每千克体重需要蛋白质2克，牛奶喂养的宝宝每日每千克体重需要蛋白质3.5克。婴幼儿的肝、肾功能较弱，如果突然大量摄入高蛋白质食物后，极容易造成消化吸收障碍，此时在肠道细菌的作用下，会产生大量的含胺类毒物，导致血氨骤然升高，并扩散到脑组织中，进而引起脑组织代谢功能发生障碍，也就是蛋白质中毒症，因此，一定要注意蛋白质的摄入量。

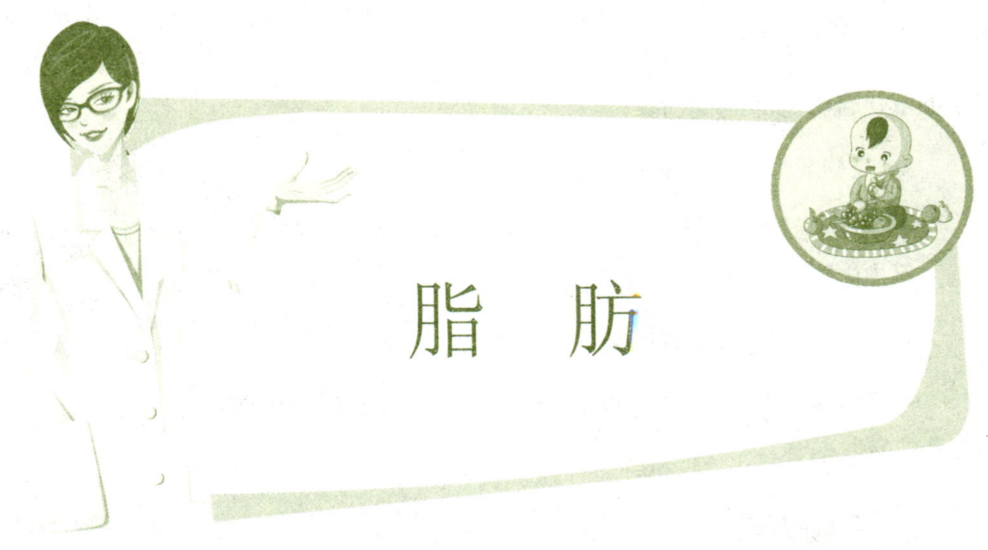

脂　肪

营养解读

脂肪是供给机体能量的主要营养素，也是人体组织和细胞的重要成分。脂肪分布在身体的各个部位，尤其在细胞膜、神经组织中含量最高。脂肪的主要功能是供给热量及促进脂溶性维生素A、维生素D、维生素E、维生素K的吸收，减少体热散失，保护脏器不受损伤。每克脂肪能提供热量9千卡，脂肪提供的热量占每日总热量的35%～50%。

某些脂肪酸在体内不能单独合成，需要由外界食物提供，被称为必需脂肪酸，如亚麻酸，它对婴幼儿的神经系统发育十分重要。

脂肪组织容易消耗，供给不足时人会很快出现消瘦症状，长期脂肪摄入不足可引起生长停滞、营养不良及维生素缺乏症。婴儿每日每千克体重需要脂肪4克，脂肪摄入量不足时，宝宝身体消瘦，面无光泽，还会造成脂溶性维生素A、维生素D、维生素E、维生素K的缺乏，从而发生相应的疾病。而且，宝宝的视力发育会受到严重影响，表现为视力功能较差，出现弱视等倾向。

功能解读

◆ 为宝宝身体提供热量，单位脂肪在体内分解产生的热量比同单位蛋白质或碳水化合物高1倍多。

◆ 是构成细胞膜的重要物质。

◆ 皮下脂肪有维持正常体温的作用，内脏器官周围的脂肪垫有缓冲外力冲击、保护内脏的作用。

◆ 提供宝宝生长发育所必需的脂肪酸。

◆ 有些脂肪中含有维生素A、维生素D、维生素E，并且脂肪还能促进这些维生素的吸收。

食物来源

猪肉、牛肉、羊肉、鸡肉、鸡蛋、大豆、花生仁、核桃仁、芝麻、葵花子、松子仁等。

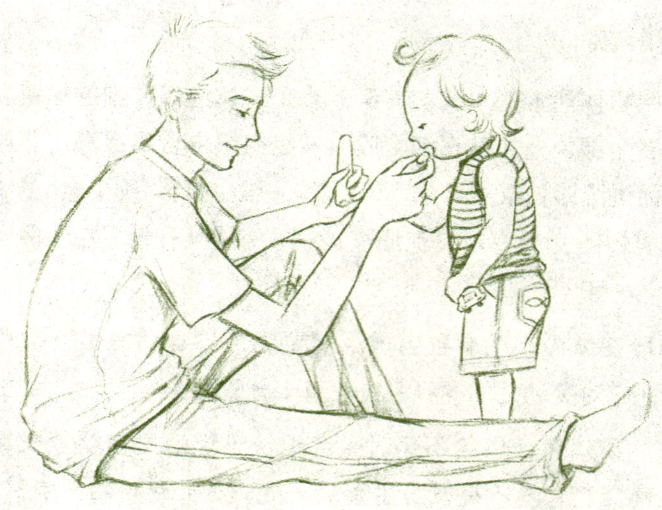

孙教授解答热线

◎ 宝宝什么时候应该多摄入脂肪

在冬季，身体需要较多的热量保暖；活动量大的时候，宝宝热量消耗得多，这都是应该给宝宝适当补充高脂食品的时候。

◎ 宝宝胖是健康的表现吗

胖宝宝惹人喜爱，而且常常长得比较高大，因此，人们常认为胖宝宝比一般宝宝更健康，但事实并非如此。

肥胖会带来如下问题：

◆ 严重的肥胖会影响呼吸，使二氧化碳在体内潴留，因此胖宝宝喜欢睡觉；呼吸困难、缺氧、二氧化碳潴留会使宝宝心肺功能不全，甚至引起猝死；肥胖宝宝的体重超常，容易发生扁平足和膝内翻；肥胖儿臃肿，行动不便，容易受到同伴们的取笑，因此常常自卑、孤僻、不合群；肥胖还会影响内分泌功能，引起性早熟；肥胖宝宝的皮下脂肪过多，使皮肤的皱褶加深，容易造成皮肤溃烂。

◆ 小时候肥胖长大以后往往也较胖。研究表明，从小就开始的肥胖不仅脂肪细胞肥大，而且脂肪细胞多，而脂肪细胞一多，减肥就很困难，因此小时候肥胖的人长大以后往往也较胖，成年后很容易出现高血压、高血脂、冠心病、糖尿病和胆囊炎。

爱心小叮咛

一般来说，碳水化合物所产生的热量应占食物总热量的50%～60%为好，若按重量计算，碳水化合物应是蛋白质和脂肪重量的4倍左右，太多或太少都不利于健康。长期进食高脂肪食品的宝宝，会有肥胖、维生素缺乏、智力发育较同龄儿缓慢、运动能力差等表现。

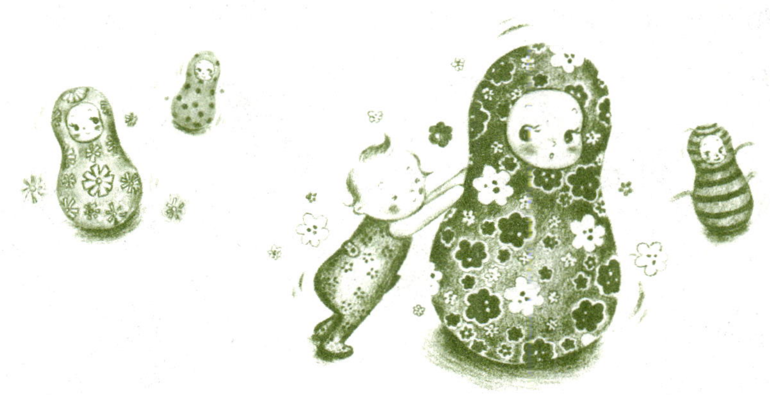

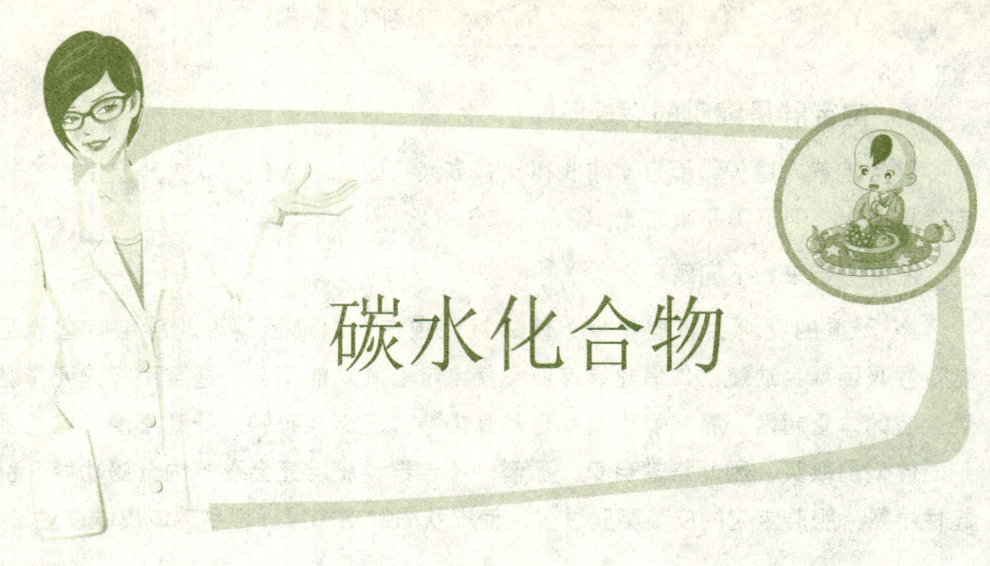

碳水化合物

✉ 营养解读

碳水化合物是人体需要量最大的一种营养素，能为宝宝的身体提供热量。婴幼儿需要碳水化合物比成人多，1岁以内的宝宝每日每千克体重需要12克碳水化合物。

膳食中缺乏碳水化合物时，宝宝会显得全身无力、精神疲乏不振，有的宝宝还会出现便秘现象。由于热量不足，会引起体温下降，宝宝表现为在正常的温度下也畏寒怕冷。如果长期得不到足够的碳水化合物，宝宝的身体发育会迟滞甚至停止，体重也会下降。

✉ 功能解读

◆ 提供宝宝身体正常运作需要的大部分能量，起到保持体温、促进新陈代谢、促使肢体运动和维持大脑神经系统正常功能的作用。

◆ 碳水化合物含有的一种不被消化的纤维，有吸水和吸脂的作用，有助于宝宝大便畅通。

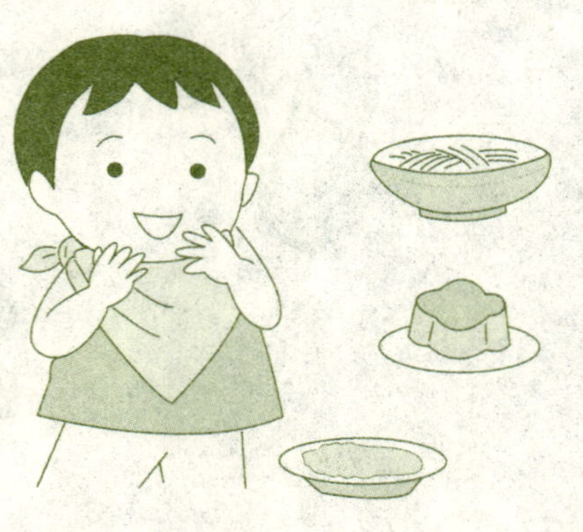

✉ 食物来源

碳水化合物的主要食物来源有：蔗糖、谷物（如水稻、小麦、玉米、大麦、燕麦、高粱等）、水果（如甘蔗、甜瓜、西瓜、香蕉、葡萄等）、坚果、蔬菜（如胡萝卜、红薯）等。

孙教授解答热线

◎ 糖等于碳水化合物吗

碳水化合物是由碳、氢、氧3种元素所构成的一类化合物，由于其分子中氢原子和氧原子的比例与水分子中的一样，都是2：1，所以被称为碳水化合物。日常人们所说的糖，大多是指蔗糖，也包括一些具有甜味的碳水化合物，如葡萄糖、麦芽糖等。所以，严格地说，糖只是碳水化合物中的一种。

婴幼儿饮食中的糖类多为乳糖和蔗糖，乳糖来源于各种奶类。初生的宝宝能消化、吸收乳糖，但对蔗糖消化能力较差。

◎ 新生儿需要喂糖水吗

◆ 母乳喂养的宝宝不需要喂糖水。因为母亲奶水里含有足够宝宝生理需要的糖和水分。即使是炎热的夏天，母亲的奶水也可以为宝宝解渴，而不需要再给宝宝喝水。

◆ 混合喂养和人工喂养的宝宝也不能喂含高浓度糖的奶和水。新生儿吃高糖的奶和水，易厌食、腹泻、消化不良，以致发生营养不良，所以配制的牛奶、奶粉，一定要按比例放糖，千万不要放糖太多。

◆ 高浓度的糖会增加宝宝坏死性小肠炎的发病率。这是因为高浓度的糖会损伤新生儿的肠黏膜，糖发酵后产生大量气体造成肠腔充气，肠壁不同程度积气，会使肠黏膜与肌肉缺血坏死，严重者还会引起肠穿孔。患此病的宝宝会出现腹胀、呕吐，大便先为水样便，后出现血便等症状。

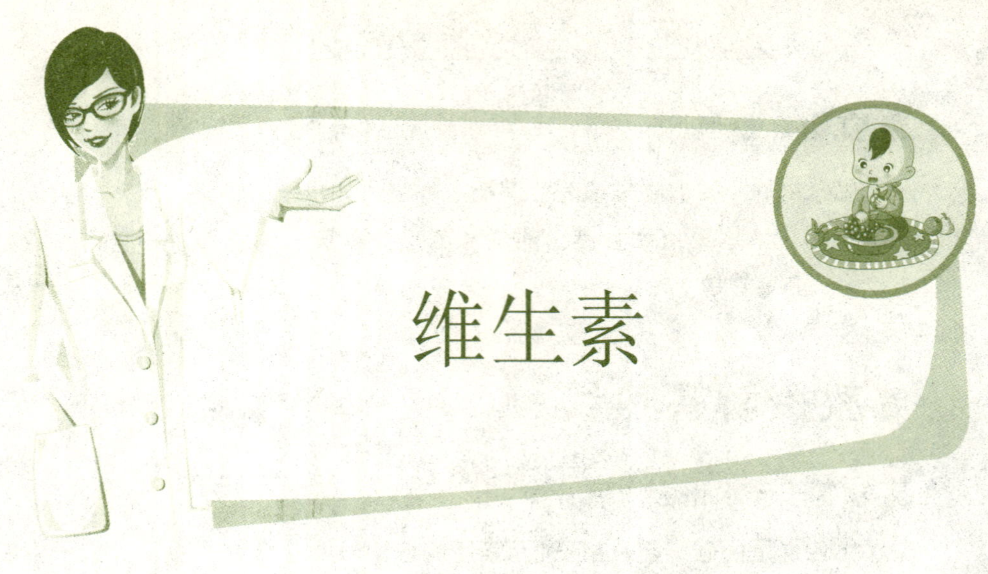

维生素

维生素对调节体内各种代谢过程和生理活动，维持正常生长发育极其重要，是机体必不可少的营养物质。机体对维生素的需要量很少，但大多数维生素不能在体内合成，必须从食物中获取。

维生素分为两大类，第一类维生素A、维生素D、维生素E、维生素K，可以贮存在体内，无须每日摄取。第二类B族维生素和维生素C，需要每日摄入，没有毒性，摄取多一些也没有关系，如果不足会发生维生素缺乏症，引起各类机体功能障碍。

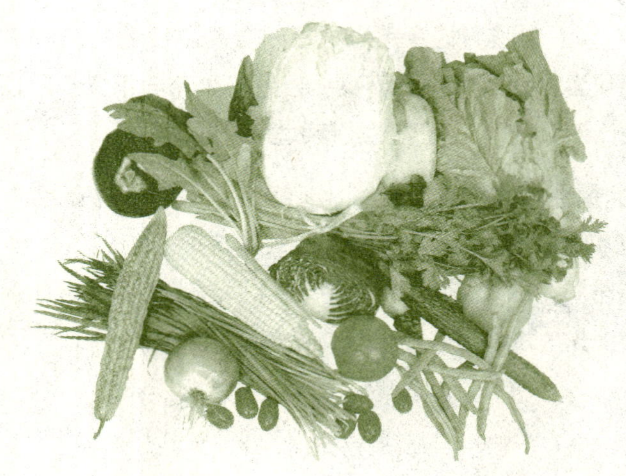

◎ 各种维生素的作用和食物来源

维生素种类	作　用	食物来源
维生素A	维持视觉功能，保持皮肤和黏膜细胞的完整性，促进骨骼的生长发育，增加机体的抵抗能力	动物肝脏、牛奶、鱼肝油、胡萝卜、番茄
B族维生素	维持神经、心肌活动功能，调节胃肠蠕动，促进发育	谷类、豆制品、花生
维生素B_2	维持皮肤、口腔和眼睛黏膜的健康，预防发生疾病	肝、鸡蛋、乳类、蔬菜
维生素B_6	参与神经、氨基酸和脂肪代谢	肝、肾、肉类、动物食品
维生素B_{12}	促进细胞和细胞核的成熟，促进血液红胞生长，参与神经组织代谢	动物肝、肾、肉类、动物食品
叶酸	参与核苷酸的合成，促进神经系统发育，缺乏则导致神经管畸形	绿叶蔬菜、动物肝和肾、肉类、鱼、乳类
维生素C	维持血液和神经系统的稳定性，防止出血，促进骨骼发育，增加免疫力	各种水果和新鲜蔬菜
维生素D	调节钙磷代谢，维持骨骼、牙齿发育	鱼肝油、动物肝、蛋黄，日光照射也可形成
维生素K	维持血液系统稳定性	动物肝、蛋、豆类、青菜

维生素A

营养解读

维生素A是脂溶性物质，可以贮藏在体内。维生素A有两种，一种是维生素A醇，是最初的维生素A形态，只存在于动物性食物中；另一种是β胡萝卜素，在人体内可以转变为维生素A，从植物性和动物性食物中都能摄取。

缺乏维生素A的宝宝皮肤干涩、粗糙、浑身起小疙瘩，形同鸡皮；头发稀疏、干枯、缺乏光泽；指甲变脆，形状改变；眼睛结膜与角膜（俗称黑眼仁）也易发生病变，轻者眼干、畏光、夜盲，重者黑眼仁混浊、形成溃疡，最后可能因穿孔而失明。

功能解读

◆ 促进牙齿和骨骼正常生长。

◆ 保护表皮和黏膜，使其不易受到细菌伤害。

◆ 调节上皮组织细胞的生长，防止皮肤黏膜干燥角质化。

◆ 调适适应外界光线的强弱，以降低夜盲症的发生；治疗眼球干燥与结膜炎等疾患。

◆ 增强对疾病的抵抗力。

◆ 具有抗氧化作用，可以中和有害的自由基。

食物来源

动物性食品，如鱼肝油、肝脏、奶油、全脂乳酪、蛋黄等；植物性食品，如深绿色有叶蔬菜、黄色蔬菜、黄色水果等。

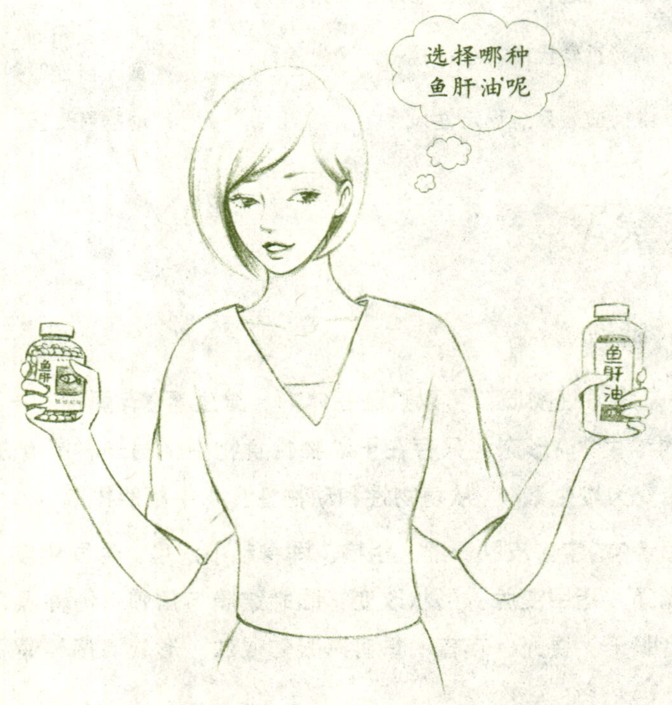

孙教授解答热线

◎ 怎么给宝宝添加维生素A

维生素A的添加应在医生指导下进行，要谨慎选择剂型，并根据宝宝年龄及时调整药量及服药期限。一些婴儿食品中已有强化维生素A，如果再需要给宝宝服用，也需要相应减少维生素A剂的添加量。

爱心小叮咛

婴幼儿维生素A的日需要量为400微克，不可超量，否则会引起中毒。中毒后表现为食欲不振、易于激动，严重的会导致毛发脱落、肝脾肿大、皮肤干燥、奇痒难忍、皲裂等。

维生素C

✉ 营养解读

维生素C是水溶性物质，富含维生素C的食物很多，所以正常哺喂的食物基本可以满足宝宝身体对维生素C的需要。1岁以内的宝宝每日所需维生素C量为40～50毫克。

维生素C缺乏时机体抵抗力减弱、易患疾病，表现在宝宝身上最常见的是经常性的感冒。维生素C还参与造血代谢等多项过程，缺乏时表现为出血倾向，如皮下出血、牙龈肿胀出血、鼻出血等，同时伤口不易愈合。

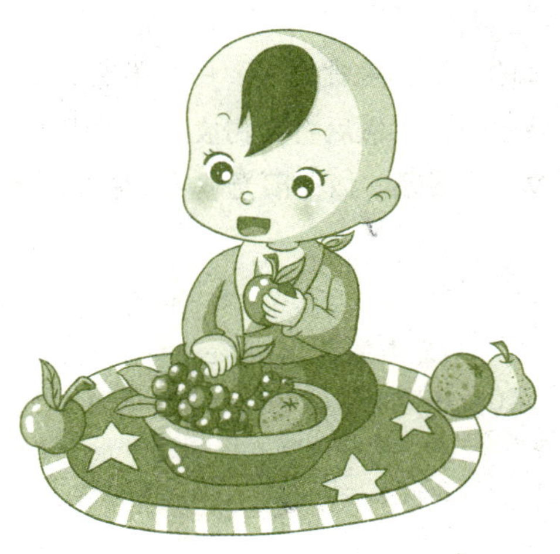

✉ 功能解读

◆ 维持细胞的正常代谢，保护酶的活性。

◆ 促进氨基酸中酪氨酸和蛋氨酸的代谢，使蛋白质细胞互相牢聚。

◆ 改善铁、钙的吸收和叶酸的利用率。

◆ 改善脂肪和类脂，特别是胆固醇的代谢，预防心血管病。

◆ 促进牙齿和骨骼的生长，防止牙龈出血。

◆ 增强机体对外界环境的抗应激能力和免疫力，减弱许多能引起过敏症物质的作用。

◆ 促进骨胶原的生物合成，利于组织创伤口更快愈合。

◆ 预防坏血病。

食物来源

富含维生素C的水果有猕猴桃、枣类、柚子、橙子、草莓、柿子、石榴、山楂、荔枝、杧果、无花果、菠萝、苹果、葡萄等；蔬菜中苤蓝、雪里红、苋菜、青蒜、蒜苗、香椿、苦瓜、尖椒、甜椒、荠菜等的维生素C含量也较多。

孙教授解答热线

◎ 烹饪时怎样减少维生素C的损失呢

维生素C极易因烹饪而流失，所以应注意：不要将食品切得太细；尽量采用蒸的办法，煮食物时，用水不要过多，以减少维生素C的浸出；用水煮时，应先将水烧开，然后将食物放入，将锅盖紧，减少氧的进入；烹调时间尽量要短；食物不要曝晒，以免阳光破坏食物中的维生素C。

爱心小叮咛

因为维生素C不能在人体内储存，所以每天都应摄入一定量的维生素C；维生素C对热度很敏感，烧煮菜肴的时间应尽量缩短，因为时间越长损失越多。

维生素D

营养解读

维生素D是一种脂溶性维生素，存在于部分天然食物中。人体受紫外线的照射后，体内的胆固醇能转化为维生素D。婴幼儿生长发育较快，对维生素D的需求量相对较大。

缺乏维生素D会导致小儿佝偻病的发生，其体征按月龄和活动情况而不同，5～6个月龄的宝宝可出现肋骨外翻、肋骨串珠、鸡胸、漏斗胸等，1岁左右宝宝学走时，会出现O型腿、X型腿等体征。

功能解读

- 提高机体对钙、磷的吸收，使血浆钙和血浆磷的水平达到饱和程度。
- 促进身体生长和骨骼钙化，促进牙齿健全。
- 通过肠壁增加磷的吸收，并通过肾小管增加磷的再吸收。

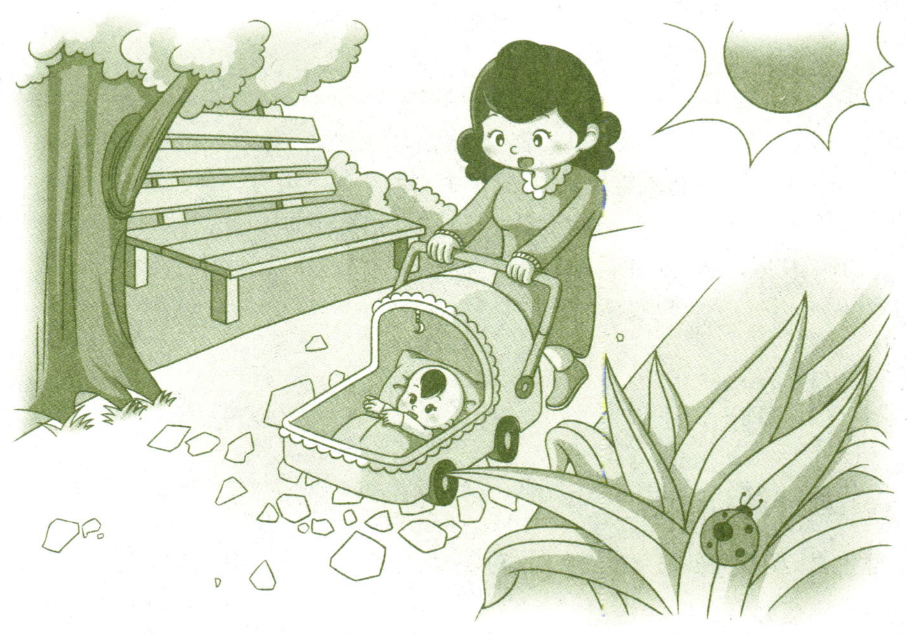

◆ 维持血液中柠檬酸盐的正常水平。

◆ 防止氨基酸通过肾脏损失。

食物来源

天然的维生素D来自于动物和植物性食物，如鱼肝油、鱼子、蛋黄、奶类、酵母、干菜等。人体皮下组织中，有一种胆固醇经日光中紫外线的直接照射后，也可以转变为维生素D。

孙教授解答热线

◎ 多晒太阳能补充维生素D吗

阳光是天然的维生素D产生的促进者。如果暴露着晒太阳，每平方厘米皮肤半小时可产生20个国际单位的维生素D。宝宝每天户外活动2个小时，足够满足自身一天对维生素D的需要。进入冬季，宝宝的户外活动较少，可以让宝宝在暖和的房间里开着窗晒太阳（隔玻璃窗晒无效）。晒时不要“捂”，要让宝宝充分接受大自然促使产生的维生素D。

爱心·小叮咛

母乳中维生素D的含量较低，需要给宝宝专门添加，每天添加量约为400国际单位，不可过量。过量摄入维生素D会导致中毒，早期表现为厌食、恶心、倦怠、烦躁不安、低热、呕吐、顽固便秘和体重下降；后期会出现惊厥、血压升高、心律不齐、尿频、夜尿，甚至脱水等症状。宝宝户外活动较多时，要适当减少添加量。

维生素E

营养解读

维生素E具有天然抗氧化功能，对婴幼儿来说，维生素E对维持机体的免疫功能、预防疾病起着重要的作用。

缺乏维生素E的宝宝，主要表现为皮肤粗糙干燥、缺少光泽，容易脱屑以及生长发育迟缓等。

功能解读

◆ 促进蛋白质更新合成。

◆ 调节血小板的黏附力和聚集作用。

◆ 降低血浆胆固醇水平，预防动脉粥样硬化。

◆ 抗衰老，能维持正常生殖机能。

食物来源

各种植物油（麦胚油、棉子油、玉米油、花生油、芝麻油）、谷物的胚芽、绿色植物、肉、奶、蛋等都是维生素E良好的来源。

爱心小叮咛

婴幼儿期维生素E的每日推荐供给量为：0～6月龄为3毫克，7～12月龄为4毫克。过量摄入维生素E会导致中毒，表现为视力模糊、皮肤皲裂、口角炎、呕吐、胃肠功能紊乱、腹泻和一些类似于流感的症状，有的宝宝还会出现免疫功能下降、易患病和伤口不易愈合的现象。

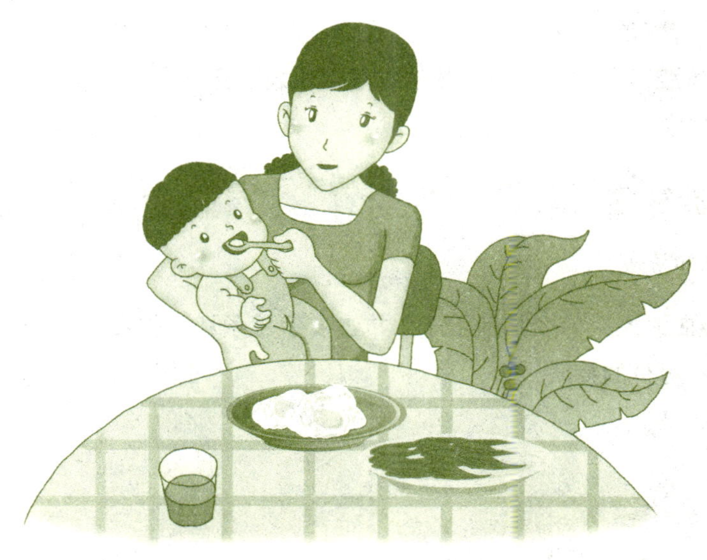

孙教授解答热线

◎ 哪些宝宝需注意补充维生素E

◆ 部分新生儿。有的新生儿（主要是早产儿）体内维生素E水平较低，可引起溶血性贫血，必须补充维生素E。

◆ 人工喂养的宝宝。母乳中维生素E的含量为每升2～5毫克，配方奶粉含量仅为母乳的1/10～1/2，因此人工喂养宝宝时要注意维生素E的补充。

◆ 饮用以氯消毒的自来水的宝宝。如果宝宝平日饮用的是以氯消毒的自来水，就必须多摄取维生素E。

维生素K

营养解读

维生素K又叫凝血维生素，在自然界中分布广泛，地球上的动物（包括人类）肠道内微生物均可以合成维生素K。自然界目前已经发现的维生素K有两种：存在于绿叶植物中的维生素K_1，来自于微生物的维生素K_2。另外，人工也合成了两种：维生素K_3和维生素K_4。对人体健康最重要的是维生素K_1和维生素K_2。

缺乏维生素K的宝宝，身上容易因轻微的碰撞而发生淤血；严重缺乏维生素K的宝宝会在口腔、鼻子、尿道等处的黏膜部位发生无故出血。更严重的甚至出现内脏及脑部出血。

功能解读

◆ 控制血液凝结。

◆ 是凝血酶原、转变加速因子、抗血友病因子和司徒因子4种凝血蛋白在肝内合成时必不可少的物质。

食物来源

维生素K多存在于鱼、鱼子、动物肝脏、蛋黄、奶油、干酪、肉类、奶、水果、坚果、蔬菜及谷物等食物中，肠道内的大肠杆菌也能供给人体所需要的维生素K。

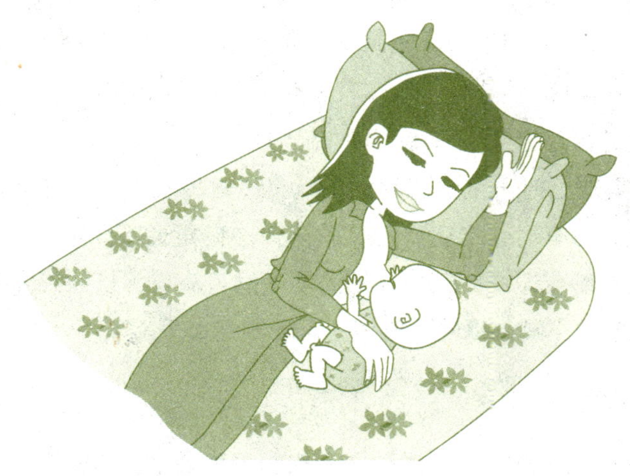

孙教授解答热线

◎ 如何让宝宝不缺维生素K

人体自身不能制造维生素K，只有靠食物中天然元素或肠道菌群合成。而维生素K难以通过胎盘吸收，所以，宝宝体内没有多少维生素K可利用。母乳中维生素K的含量是牛奶的1/4，不能完全满足宝宝的生理需要。所以，宝宝一出生，医生就会常规给予补充维生素K。

维生素K在绿叶蔬菜中含量丰富，哺乳妈妈要适当补充绿叶蔬菜，奶中的维生素K多了，宝宝就不易缺乏维生素K了。

爱心小叮咛

婴幼儿时期的宝宝每天需要10～20微克的维生素K。如果妈妈在怀孕期间曾经使用抗结核药、抗凝药、抗惊厥药等药物，生出的宝宝往往容易患有维生素K依赖凝血因子缺乏症，并且发病早，病情重，应及时发现，给予治疗。

B族维生素

营养解读

B族维生素是水溶性物质，主要参与人体的消化吸收功能和神经传导功能。B族维生素可分为维生素B_1、维生素B_2、维生素B_6、维生素B_{12}等。

维生素B_1缺乏会引起消化不良，有时还会引起手脚发麻及多发性神经炎和脚气病；维生素B_2缺乏时，宝宝容易出现口臭、睡眠不佳、精神倦怠、皮肤"出油"、皮屑增多等，有时会产生口腔黏膜溃疡、口角炎等严重症状。维生素B_6和维生素B_{12}是神经细胞代谢所必需的物质，缺乏时可表现出皮肤感觉异常、毛发稀黄、精神不振、食欲下降、呕吐、腹泻、营养性贫血等。

功能解读

◆ 维生素B_1：在人体中与磷酸结合，能刺激胃蠕动，促进食物排空而增进食欲，并具有营养神经、维护心肌、消除疲劳等作用。

◆ 维生素B_2：是构成黄酶的辅酶，参加新陈代谢，能促进细胞的氧化还原。

◆ 维生素B_6：是机体内许多重要酶系统的辅酶，是宝宝正常发育所必需的营养成分。

◆ 维生素B_{12}：是宝宝身体制造红血球和保持免疫系统正常的必要物质。

食物来源

维生素B_1食物来源于谷类、豆类、干果及动物内脏、瘦肉、蛋类、蔬菜等；维生素B_2食物来源于动物内脏、禽蛋类、奶类、豆类及新鲜绿叶蔬菜等；维生素B_6食物来源于小麦麸、麦芽、动物肝脏与肾脏、大豆、甘蓝菜、糙米、蛋、燕麦、花生、胡桃等；维生素B_{12}食物来源于动物肝脏、牛肉、猪肉、蛋、牛奶、奶酪等。

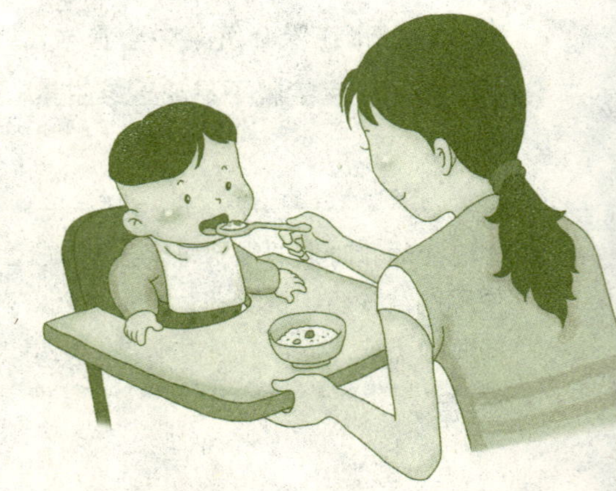

孙教授解答热线

◎ 怎样尽可能保留食物中的B族维生素

维生素B_1、维生素B_2、维生素B_6容易氧化，所以相应的食物宜采用焖、蒸、做馅等方式加工；维生素B_1和维生素B_2在碱性条件下会分解，而在酸性环境中可耐热，所以可以在烹调时适量加一点醋。

爱心小叮咛

各种B族维生素之间具有协同作用，一次摄取全部的B族维生素，要比分别摄取效果更好。由于B族维生素都是水溶性的，多余的部分不会贮藏于体内，而会完全排出体外，所以，需要每天补充。

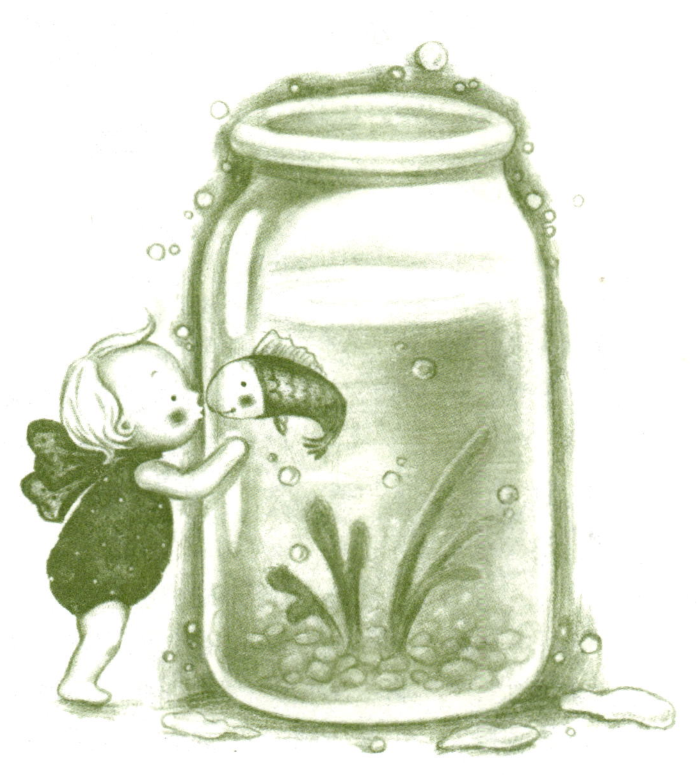

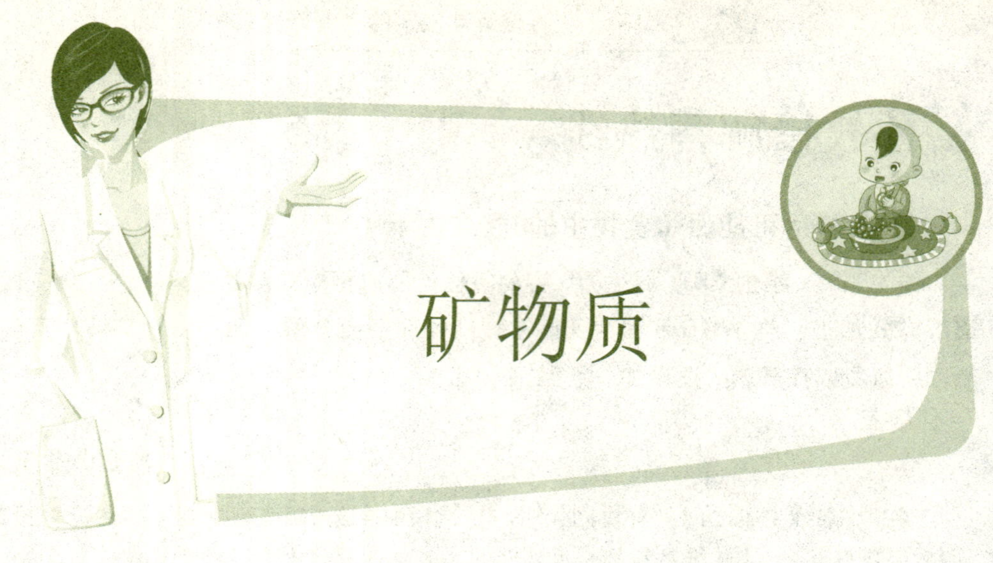

矿物质

矿物质是人体身心的调控员，包括常量元素和微量元素，是构成人体各组织的重要材料，下面介绍几种常见的矿物质。

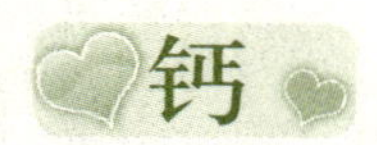

钙

营养解读

钙是人体内含量最多的矿物质，大部分存在于骨骼和牙齿之中。钙和磷相互作用，制造健康的骨骼和牙齿；钙还和镁相互作用，维持健康的心脏和血管。一般6个月内的宝宝每天需要300毫克钙；7～12个月的宝宝每天需要400～600毫克钙。

宝宝缺钙时，常表现为多汗（与温度无关），尤其是入睡后头部出汗，使宝宝头颅不断摩擦枕头，久之颅后可见枕秃；精神烦躁，对周围环境不感兴趣；夜间常突然惊醒，啼哭不止；出牙晚，前囟门闭合延迟；前额高突，形成方颅。缺乏维生素D和钙常会出现串珠肋，即肋软骨增生，各个肋骨的软骨增生连起似串珠样，常压迫肺脏，使宝宝通气不畅，容易患气管炎和肺炎；缺钙严重时，肌肉肌腱均松弛，表现为腹部膨大、驼背，1岁以内的宝宝站立时有X型腿、O型腿等现象。

✉ 功能解读

◆ 是构成骨骼、牙齿的主要成分。

◆ 降低神经肌肉的兴奋性和维持心肌的正常收缩。

◆ 降低毛细血管和细胞膜的通透性。

◆ 参与凝血过程。

✉ 食物来源

海产品，如鱼、虾皮、虾米、海带、紫菜；豆制品；鲜奶、酸奶、奶酪等奶制品；金针菜、胡萝卜、小白菜、小油菜等蔬菜；另外，鸡蛋中含钙量也较高。

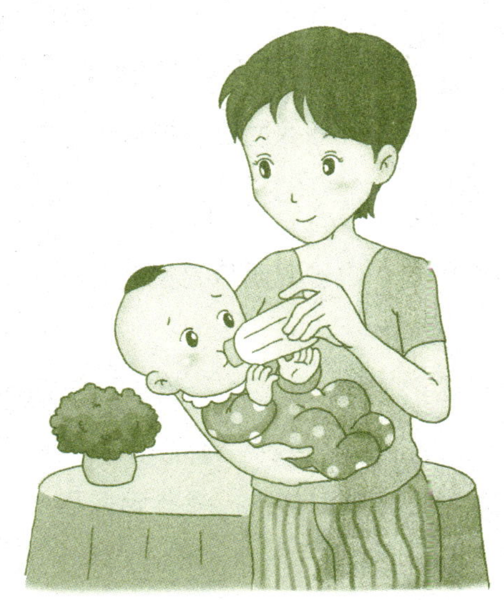

孙教授解答热线

◎ 每个宝宝都要补钙吗

宝宝生长速度很快，钙的需要量相对较多，但我国居民每天膳食中钙的摄入量往往达不到推荐的摄入量标准。因此，主张宝宝从出生后2周起，便应该在医生指导下额外补充1/3推荐量的钙剂，而且至少要一直补充到2岁。

◎ 如何选择钙剂

判断钙剂的好坏，除考虑卫生学指标，如细菌含量、重金属（铅、汞、镉）是否超标等，主要有以下参考标准：

◆ 含钙量：不同的钙制剂含钙量相差很大，如碳酸钙含钙40%，而葡萄糖酸钙仅9%，一般情况下应当在医生指导下选用含钙多的钙制剂。

◆ 溶解度：溶解是吸收的前提，应选择溶解度大的钙剂。溶解度大的钙剂有氯化钙、乳酸钙、葡萄糖酸钙等。

◆ 吸收率：吸收率高低是判断钙剂好坏的重要标准，在排除影响因素之后，钙剂的吸收率越高越好。

◆ 口感：口感也是选择钙剂的重要条件之一。碱性过大的钙盐（氢氧化钙、氧化钙）不仅口感差，而且会刺激胃黏膜，消耗大量胃酸。

◆ 价格：给宝宝补钙是一个长期的过程，在购买前要测算一下“钙价比”。

◎ 为什么补了钙还是缺钙

令很多妈妈非常困惑的是：自己明明给宝宝补钙了，可宝宝还是缺钙，这是为何呢？

这是因为没有正确地给宝宝补钙，可以参照以下方法给宝宝补钙：

◆ 补钙的同时补鱼肝油。单纯补钙并不能增加宝宝对钙的吸收，钙要在维生素D的帮助下才能被顺利地吸收到体内。由于日常膳食中所含的维生素D并不多，而宝宝每天的钙需要量是400国际单位，因此2岁以下的宝宝每天还要补充适量的鱼肝油。

◆ 多晒太阳。皮肤中的脱氢胆固醇能在紫外线的照射下，转变成维生素D，因此，最好能带宝宝多参加户外活动，并多晒太阳。

◎ 哪些因素会影响钙的吸收

影响钙剂吸收率的因素很多。人体缺钙后钙吸收率便增高，反之则不高；年龄越小，肠壁通透性好，吸收率也较高；餐后服用钙剂可使胃液分泌增加，胃的排空减慢，因此吸收率较高；一次大剂量口服时的吸收率不如分次小剂量服用；

一些膳食因素对钙的吸收影响极大，如植酸、草酸、纤维素等均可影响钙的吸收，而维生素D、氨基酸、乳糖等则可协助钙吸收。

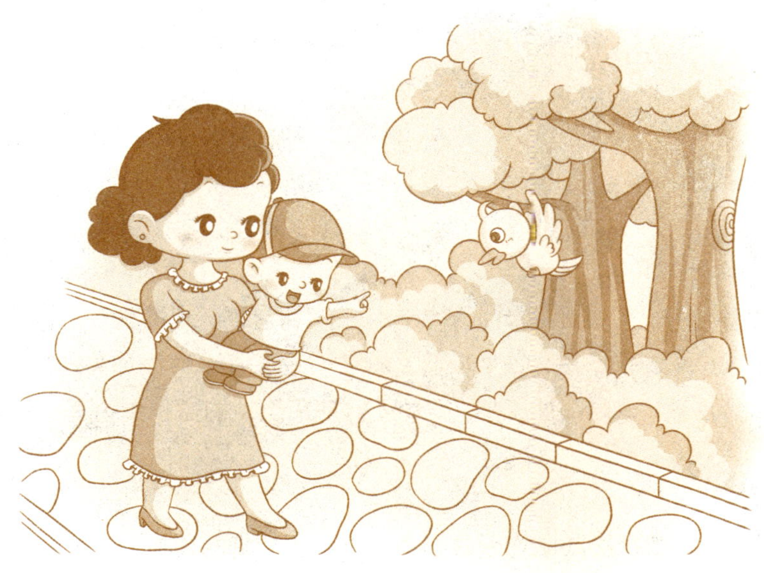

◎ 给宝宝补钙过量会导致尿路结石吗

补钙过量容易导致宝宝尿路结石。高蛋白、高热量、低纤维素食品、相对高温环境及饮水不足，都是形成尿路结石的因素；而宝宝如果钙剂服用得过多，必然会导致食欲减退和大便干燥，这就埋下了隐患，也就是说，患尿路结石的危险性也会有所增加。

其实，防止宝宝缺钙，最重要的是使宝宝日常饮食均衡，即使发现宝宝有轻微缺钙现象，可以在饮食中适当搭配小鱼、虾皮、豆制品、绿色蔬菜等，因为这些食品中含有丰富的钙，宝宝经过这样的饮食调理后，对钙的需求量就基本能

爱心小叮咛

补钙一定要遵医嘱。给宝宝过量补钙会导致钙中毒，中毒患儿可出现呼吸深而有力、烦躁不安、恶心呕吐、嗜睡、口唇发白或青紫等症状，严重的可发生昏迷，抢救不及时，甚至会危及宝宝生命。

够满足。如果宝宝缺钙比较严重，出现枕秃、佝偻病症状而需要补钙时，也应在医生的指导下进行补钙。还要注意多给宝宝饮水，以稀释尿液，防止形成尿路结石。而且在补钙的同时，还应给宝宝补充维生素D。这样做的目的是，促进钙质经肠道吸收，减少经尿路排泄的次数和量，从而减少形成尿路结石的危险。

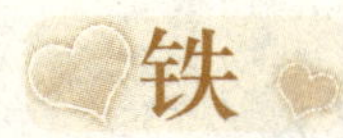

铁

营养解读

铁是造血原料之一。宝宝出生后体内储存有自母体获得的铁，可供3～4个月之需。由于母乳、配方奶粉中含铁量较低，如果4个月后不及时添加含铁丰富的食物，宝宝就会出现营养性或缺铁性贫血。婴幼儿时期每天铁的需求量为10～12毫克。

功能解读

◆ 与蛋白质结合形成血红蛋白，在血液中参与氧的运输。

◆ 构成人体新陈代谢必需的酶，参与各种细胞代谢的最后氧化阶段及二磷酸腺苷的生成。

食物来源

富含铁的食物有：动物肝脏、心、肾，蛋黄，瘦肉，黑鲤鱼，虾，海带，紫菜，黑木耳，南瓜子，芝麻，黄豆，绿叶蔬菜等。另外，动植物食物混合吃，铁的吸收率可以增加1倍，因为富含维生素C的食物能促进铁的吸收。

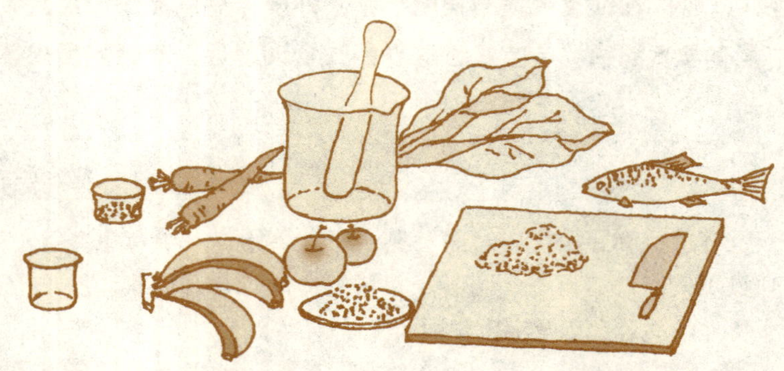

✉ 缺乏表现

铁元素缺乏最直接的危害就是造成宝宝缺铁性贫血。患缺铁性贫血的宝宝常常表现为疲乏无力，面色苍白，皮肤干燥、角化，毛发无光泽、易折、易脱，指甲条纹隆起，严重者指甲扁平，甚至呈“反甲”；易患口角炎、舌炎、舌乳头萎缩；一些患缺铁性贫血的宝宝有“异食癖”，如喜食泥土、墙皮、生米等；约1/3患缺铁性贫血的宝宝可出现神经精神症状，易怒、好动、兴奋、烦躁，甚至出现智力障碍。

孙教授解答热线

◎ 宝宝缺铁的原因有哪些

宝宝缺铁的原因是多方面的，最常见的有：

◆ 先天储存铁不足。早产、双胎、胎儿失血及母亲患有严重的缺铁性贫血，都有可能使胎儿缺铁。

◆ 铁摄入量不足。单纯用乳类喂养而不及时添加含铁较多的辅食，宝宝容易缺铁。

◆ 生长发育快。婴儿期宝宝发育较快，早产儿体重增加更快。随体重增加血液量增加较快，如不添加含铁丰富的食物，尤其是早产儿很容易缺铁。

◆ 铁流失过多。正常宝宝每天排泄的铁比成人多。出生后2个月内由粪便排出的铁比由饮食中摄入的铁多，由皮肤损失的铁也相对较多。

◎ 红枣、赤豆等红色食物是不是补血佳品

食物补血功效的大小，完全取决于它所含铁质的多少以及吸收率的高低。红枣、赤豆色泽红艳，民间认为它们具有较好的补血功效，但实际上并非如此。红枣、赤豆含铁量并不高，且豆类的表皮中含有较多的植酸，可与铁质结合成不溶于水的植酸铁，因此铁吸收率低，仅3%左右（加工成豆制品则吸收率可提高到7%左右）。可见，红枣、赤豆并非补血佳品。

◎ 为什么喂铁剂时不能同时喂配方奶

由于母乳或配方奶中容易缺乏铁质，易造成宝宝缺铁性贫血，有些妈妈在宝宝4～5个月时就开始补铁，或是有意识地给宝宝增加含铁的食物，比如蛋黄、肝泥等，或是干脆用医生开的铁剂，但有时为了方便喂食，妈妈会将含铁的食物或铁剂溶入配方奶中喂给宝宝，殊不知这样做不利于铁剂的吸收。因为配方奶中富含磷酸盐，会与食物或铁剂中的铁成分发生化学反应，使铁发生沉淀而不利于宝宝吸收。

爱心小叮咛

咖啡、奶类、植物纤维素等都会抑制铁的吸收。茶、菠菜含有鞣酸，易与铁形成难溶性的混合物，所以通常所说的吃菠菜补铁是不科学的。铁质在酸性环境中容易被人体吸收，所以建议喂宝宝铁剂或含铁食物时，适当喂一些稀释的橙汁。

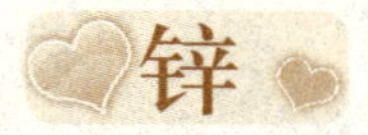

锌

✉ 营养解读

锌是人体生长发育、生殖遗传、免疫、内分泌等重要生理过程中必不可少的物质。母乳所含的锌利用率比较高，配方奶喂养的宝宝就应该尽早添加富含锌元素的辅食。另外，辅食添加应充足，喂养要适当，以免引起宝宝缺锌。关于锌的摄入量，1～6个月的宝宝每天为3毫克，7～12个月的宝宝每天为8毫克。

缺锌会导致宝宝味觉变差、厌食，智力减退，生长发育迟缓及性晚熟等，有的还有异食癖、皮肤色素沉着、发生皮炎等现象。此外，锌缺乏还会使宝宝免疫力降低，增加腹泻、肺炎等疾病的感染率。患有佝偻病和贫血的宝宝多有缺锌现象。

✉ 功能解读

◆ 参与酶的合成与激活。

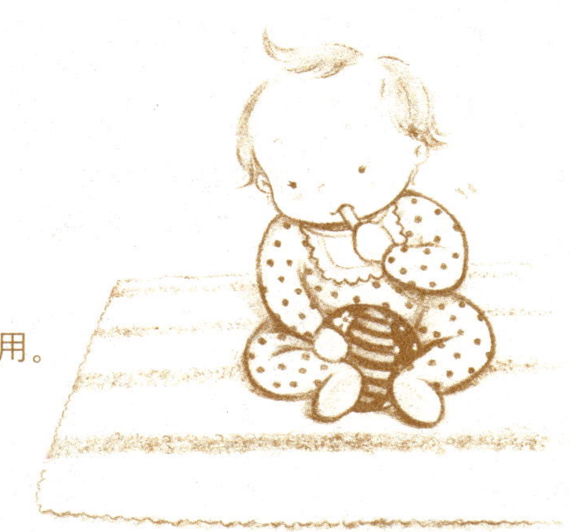

◆ 加速生长发育。

◆ 维持正常食欲。

◆ 维持正常的免疫功能。

◆ 促进伤口愈合。

◆ 对维生素A的代谢及视力发育具有重要作用。

◆ 维持大脑的正常发育。

◆ 促进和维持性机能。

食物来源

含锌量高的食物有牡蛎、蛏子、扇贝、海螺、海蚌、动物肝脏、禽肉、瘦肉、蛋黄及蘑菇、豆类、小麦芽、酵母、干酪、海带、坚果等。一般说来，动物性食物含锌量比植物性食物更多。

孙教授解答热线

◎ 如何判断宝宝是否缺锌

一般说来，宝宝缺锌常有异食、厌食、生长缓慢等方面的表现：

◆ 异食。宝宝喜欢吃不能吃的东西，如泥土、火柴杆、煤渣、纸屑等。

◆ 厌食。胃口差，不想进食，或进食量减少。

◆ 生长缓慢。体重、身高、头围等发育指标明显落后于同龄宝宝，显得矮小。

◎ 补锌需注意哪些问题

给宝宝补锌，无论是食补还是药补，为取得理想效果，以下几点必须注意：

◆ 注意补锌的季节性。夏季由于气温高，宝宝食欲差，进食量少，随之锌的摄入量必然减少，加上大量出汗所造成的锌流失，补锌量应当高于其他季节。

◆ 谨防药物干扰。四环素可与锌结合成络合物，维生素C则与锌结合成不溶性复合物，类似药物还有青霉胺、叶酸等。补锌时应尽量避免使用这些干扰补锌结果的药物。

◆ 食品要精细。竹笋、燕麦等食物中粗纤维多，麸糖及谷物胚芽含植酸盐多，而粗纤维及植酸盐均可阻碍锌的吸收，因此补锌期间的食物更应当精细些。

◆ 补锌莫忘同时补充钙与铁。由于钙、铁、锌有协同作用，因而在补锌的同时补充钙与铁两种元素，可以促进锌的吸收与利用。

爱心小叮咛

补锌过多可使宝宝体内维生素C和铁的含量减少，并且抑制铁的吸收和利用，从而引起缺铁性贫血。锌元素过多还会抑制吞噬细胞的活性，使免疫力下降。由此导致的体内锌、铜元素的比值增大还会影响胆固醇的代谢，使血脂增高。母乳喂养的宝宝，一般不需要特别补锌。

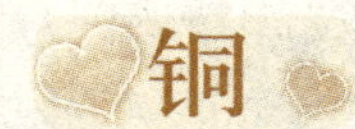

铜

营养解读

铜是人体必需的微量矿物质，存在于红血球内外，可帮助铁质传递蛋白，在血红素形成过程中扮演催化的重要角色。而且在食物烹饪过程中，铜元素不易被破坏掉。

铜缺乏症主要见于6个月以上的宝宝，一般表现为缺铜性贫血，症状特征与缺铁性贫血相似，如肤色苍白、头晕、精神委靡，严重时可引起视觉减退，反应迟钝，动作缓慢等。部分缺铜的宝宝还有食欲不振、腹泻、肝脾肿大等症状。缺铜性贫血还会影响骨骼的生长发育，发生骨质疏松，甚至出现自发性骨折和佝偻病。

功能解读

◆ 帮助铁质的吸收，形成血红素，提高活力。

◆ 促使酪氨酸被利用，成为毛发和皮肤色素的要素。

✉ 食物来源

含铜丰富的食物有动物肝脏、肉类、鱼类、螺、牡蛎、蛤蜊、豆类、核桃、栗子、花生、葵花子、芝麻、蘑菇、菠菜、香瓜、柿子、杏仁、红糖等。

孙教授解答热线

◎ 铜有助于宝宝长高吗

据专家研究，超过同龄宝宝平均身高的宝宝，其铜的摄入量也高，而低于平均身高的宝宝，铜的摄入量相对也低。一般来说，后者铜的摄入量要比前者少50%～60%。为什么会出现这种现象呢？原来，当体内的铜缺少时，酶在细胞里的活性会降低，蛋白质代谢缓慢，结果阻碍和抑制了骨组织的生长。因此，要想宝宝身高发育正常，妈妈就要注意调配膳食，增强富含铜的食物的摄入。

◎ 如何预防宝宝缺铜

虽然硫酸铜价格低廉，但极易因食用过量而引起中毒，所以实际上很少使用。防止宝宝缺铜的最好方法是吃富含铜的食物。

一般来说，贝类食物（如牡蛎、赤贝等）以及坚果（如核桃、花生、榛子等）含铜最丰富，其次是动物的肝和肾、谷类的胚芽以及豆类。蔬菜和母乳中含铜较少。

宝宝患慢性腹泻时容易缺铜，特别是用配方奶哺喂和母乳喂养后期的宝宝，更要注意防止铜的缺乏。只要常吃动物性食物，特别是海产品，基本上能从日常膳食中获得足够的铜。

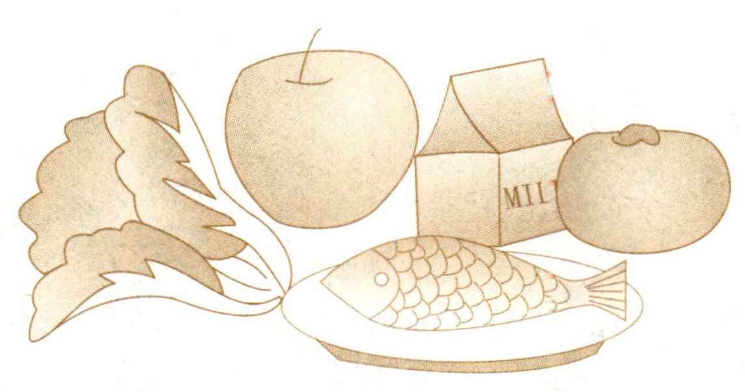

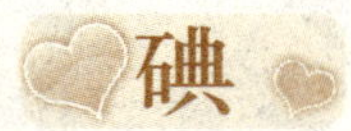

爱心小叮咛

婴幼儿时期的宝宝每天需铜约1毫克，摄入不可过量，否则会出现中枢神经系统抑制症状，如嗜睡、反应迟钝等，严重的会使宝宝智力低下。

碘

营养解读

碘是人体必需的微量元素，也有人称之为智力元素，国际医学界的检测结果显示，人类智力的损害中有80%是因为缺碘导致的。0～3岁是脑细胞发育的关键时段，此时碘营养是否充分，直接影响到宝宝一生的智力水平。

功能解读

人体内80%的碘存在于甲状腺中，碘的功能主要通过甲状腺激素表现出来，不仅对调节机体物质代谢必不可少，对机体的生长发育也非常重要。

1岁以内的宝宝缺碘，可引起克汀病，表现为智力低下，听力、语言和运动障碍，身材矮小，上半身比例大，有黏液性水肿，皮肤粗糙干燥，表情呆滞，两眼间距宽，鼻梁塌陷，舌头经常伸出口外等症状。

食物来源

含碘丰富的食物有黄豆、红豆、绿豆、红枣、花生米、豆油、豆芽、豆腐干、百叶、菜油、鸭蛋等，海带、紫菜、海蜇、蛤蜊、虾皮、鱿鱼等海产品含碘尤为丰富。

孙教授解答热线

◎ 宝宝缺碘了怎么办

如果宝宝缺碘，除应适当食用一些富含碘的天然食品外，还可通过以下途径补充：

◆ 母乳喂养。母乳喂养的婴幼儿含碘水平高出其他方式喂养的1倍以上。母乳喂养时期只要供给母体足够的碘，宝宝就不会发生碘缺乏，对哺乳期的妈妈每天至少要供给200微克碘，才能保证母婴两人的碘需要量，可以有效地预防碘缺乏对母婴的危害。

◆ 配方食品。从配方食品中给宝宝补碘也是安全、直接、有效的方式。宝宝吃下营养美味的食物（如婴幼儿营养米粉、高品位婴儿专用奶粉）的同时，也获取了足量的“碘”元素。

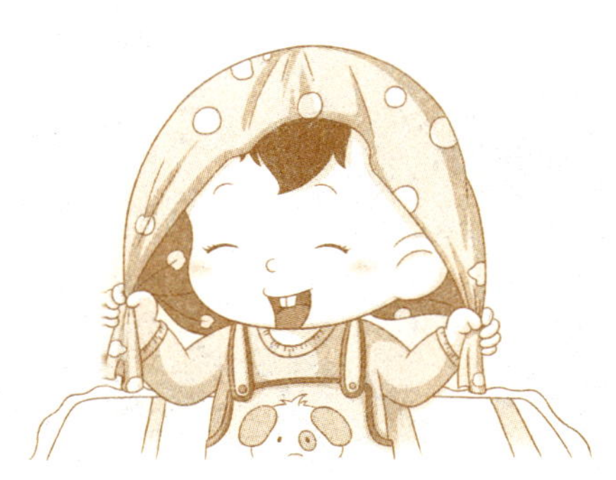

◆ 合格碘盐。正确食用碘盐，就可以吸收足够的碘。食盐加碘是一种持续、方便、经济、生活化的补碘措施，但是不要误认为补碘就要多吃碘盐，小于1岁的宝宝每日给予1～1.5克碘盐就能满足需要。

爱心小叮咛

除了日常饮食补碘外，千万不要给宝宝盲目使月药物补碘。如果怀疑宝宝缺碘，最好去医院检查，在医生的指导下补充碘制剂。一般来说，1～6个月的宝宝每日为40微克，7～12个月的宝宝每日为50微克。宝宝对碘的摄入量并不是越多越好。碘对甲状腺肿的流行有明显的双向性，摄入不足会引起低碘甲状腺肿，而摄入过高时，也会引起高碘甲状腺肿。

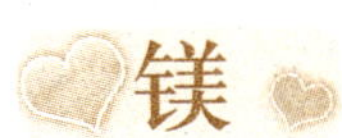

镁

营养解读

镁是人体生化代谢过程中必不可少的元素。婴幼儿的血中镁含量虽然很少，但对维护中枢神经系统的功能、抑制神经、肌肉的兴奋性、保障心肌正常收缩等都起着十分重要的作用。

镁元素缺乏会使宝宝发生低镁惊厥症，症状与低钙惊厥相似。轻症仅表现为眼角、面肌或口角的搐动，一般不容易引起妈妈的注意。典型发作为四肢强直性抽搐；也有的是双眼凝视，伴阵发性屏气，或阵发性呼吸停止，伴下肢强直；还可能是一侧面肌及肌体抽动或者交替发生。发作期还会有肤色青紫、出汗、发热等症状。

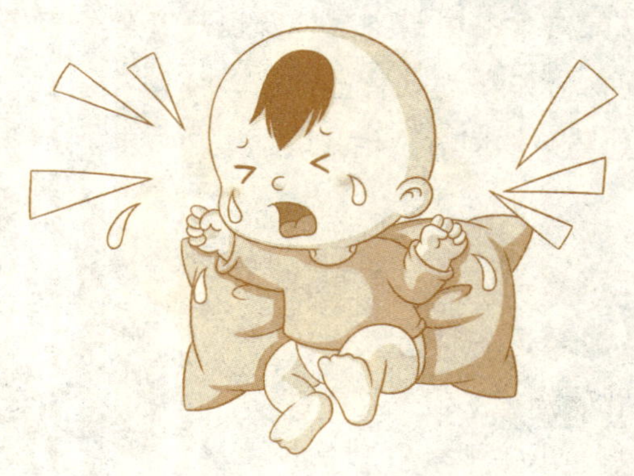

✉ 功能解读

◆ 参与体内所有能量代谢，激活和催化300多个酶系统，包括葡萄糖的利用、脂肪、蛋白质和核酸合成等。

◆ 保持细胞内钾的稳定，维持心肌、神经、肌肉的正常功能。

◆ 保护骨骼健康。

✉ 食物来源

富含镁的食物有绿叶蔬菜、水果、海带、紫菜、豆类、燕麦、玉米、坚果类、花生、芝麻等。

孙教授解答热线

◎ 低镁惊厥与喂养方式有关吗

低镁惊厥与喂养方式有一定的关系，主要见于人工喂养的宝宝。这是因为母乳中磷和镁1.9：1的比例合理，而牛奶中磷和镁75：1的比例会使宝宝产生高磷血症。血液中磷、钙、镁是相互影响的，磷的含量增高，钙和镁的含量就会降低。科学研究证实，血中镁含量降低，血钙含量也下降。临床资料也证实低镁症患儿中有2/3同时伴有低钙血症。

爱心小叮咛

婴幼儿时期每天需要摄入镁30～100毫克。给宝宝添加辅食时应注意：精细食品在加工过程中会损失较多的镁；动物性食品中含有丰富的磷及磷化物，会阻碍胃肠对镁的吸收；宝宝偏食，不爱吃绿叶蔬菜，也会导致镁元素摄入量不足。

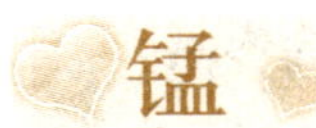

锰

营养解读

锰元素是人体软骨生长中不可缺少的辅助因子，是人体内多种酶的组成成分，在细胞代谢中起重要作用，与人体健康关系密切。1岁以内的宝宝每天需锰0.5～1.5毫克。

锰元素缺乏对婴幼儿最大的危害是干扰大脑正常功能的发育，使宝宝智力减退，容易患多动症，诱发癫痫等。同时，缺少锰元素还会使宝宝生长发育迟缓，骨骼出现畸形。

功能解读

◆ 促进骨骼的生长发育。

◆ 保护细胞中腺粒体的完整。

◆ 保持正常的脑功能。

◆ 维持正常的糖代谢和脂肪代谢。

◆ 可改善机体的造血功能。

✉ 食物来源

含锰丰富的食物有糙米、粗粮、鸡肝、牛肝、猪肾、鱼子、蟹肉、核桃、莴苣、花生、马铃薯、生姜、干菜豆、大豆、葵花子、小麦、大麦等。

孙教授解答热线

◎ 为何豆奶不宜作为喂养宝宝的替代品

豆奶作为婴幼儿喂养的最佳替代品，多年来一直无人质疑，但近年来陆续有研究指出这样的喂养方法实际上是给宝宝“添病”。

豆奶和大豆代乳品中的锰含量高于母乳50倍，过量的锰元素将会影响6个月以下宝宝的脑发育，从而使日后患注意力缺陷、多动症的可能性增加。所以，最好是母乳喂养，如不得已，则应选择适合的婴儿配方奶，尤其对6个月以下的宝宝更要注意。

爱心小叮咛

植物性食物中含锰虽较多，但吸收率较低，所以，不能让宝宝养成偏食的坏习惯。锰元素摄入过量会导致中毒，早期表现为疲乏无力、头昏、头痛、失眠、步态不稳等，较重时会出现言语障碍、智力低下、情绪不稳定等。专家指出，一般通过食物摄入的锰都是安全的，但要防止宝宝在含锰化合物较多的环境中玩耍。

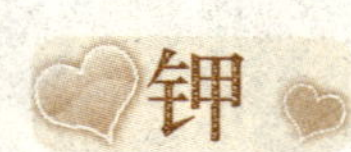

钾

✉ 营养解读

钾元素是人体细胞内最主要的阳离子，它的大部分功能都是在与钠的协同作用中发挥的，因此维持宝宝体内钾、钠离子的平衡，对生命活动有重要意义。无论是母乳还是牛奶中，都含有丰富的钾，宝宝的吸收率可达90%以上，因此，一般不易产生钾缺乏症。

宝宝体内钾缺乏可引起心跳不规律和心跳加速、心电图异常、肌肉衰弱和烦躁，严重的将导致心跳停止。其实，宝宝很少因为膳食的原因引起钾的缺乏，而多是由于腹泻、呕吐以及服用利尿药而使钾大量流失所致。

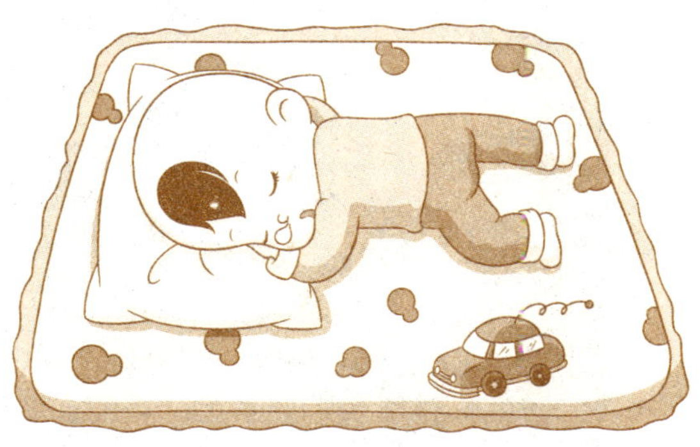

✉ 功能解读

◆ 调节细胞内适宜的渗透压和体液的酸碱平衡。

◆ 参与细胞内糖和蛋白质的代谢。

◆ 有助于维持神经系统健康、心跳规律、协助肌肉正常收缩。

✉ 食物来源

钾广泛存在于食物中，肉类、家禽、鱼类、各种水果和蔬菜类都是钾的良好来源，如橘子、香蕉、紫菜、西红柿、鲜蘑菇、马铃薯粉、海藻、大豆粉、葵花子、麦麸和牛肉等含钾都比较丰富。

孙教授解答热线

◎ 什么时候宝宝需要补钾

夏日出汗多的宝宝需补钾，这是因为夏季炎热，空气中湿度较大，比较闷热，宝宝活动量一大便会出许多汗。如果出汗后的宝宝出现了四肢无力、疲惫嗜睡等症状，就表明宝宝出现了钾流失，这时候就应该给宝宝适量补充钾了。

爱心·小叮咛

婴幼儿钾的日供给量为500～1000毫克。人体中多余的钾需要通过肾脏代谢排出，婴幼儿时期宝宝的肾脏功能比较弱，应该避免一次性过量食用富含钾的食物，否则会加重肾脏负担。

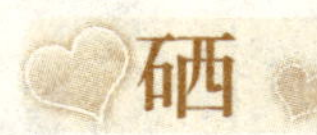

硒

营养解读

硒是维持人体正常功能的重要微量元素。有专家研究微量元素与宝宝智力发育的关系时发现，先天愚型患儿血浆硒浓度较正常值偏低。婴幼儿每日硒的必需摄入量为10～20微克，母乳中硒的含量基本可以满足宝宝生长发育的需要，而配方奶粉中硒含量仅为母乳的5%，所以配方奶粉喂养的宝宝容易缺硒。宝宝缺硒易患假白化病，表现为牙床无色，皮肤、头发无色素沉着以及贫血。

功能解读

◆ 有保护、稳定细胞膜的作用。

◆ 对汞、镉、铅等重金属有解毒作用。

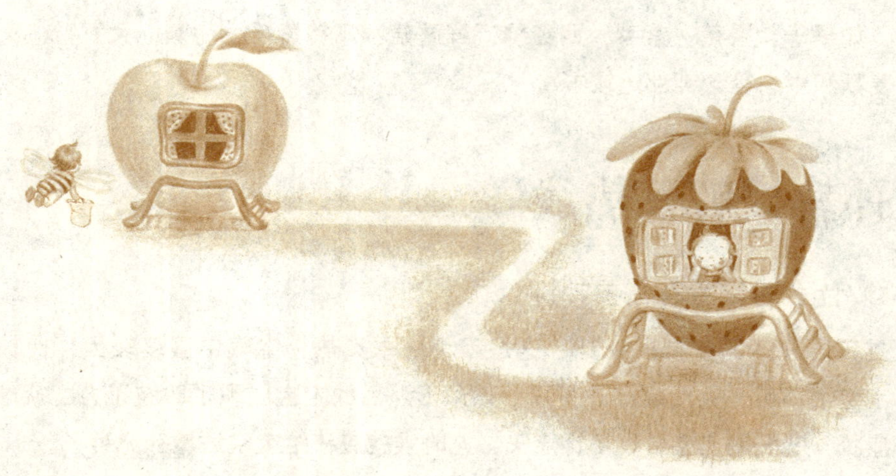

◆ 有保护心血管和心肌健康的作用。

◆ 有助于宝宝视力的发育和提高。

食物来源

硒含量丰富的动物食品有猪肾、鱼类、虾类、海蜇皮、驴肉、羊肉、鸭蛋黄、鹌鹑蛋、鸡蛋黄、牛肉；硒含量丰富的植物食品有松蘑（干）、红蘑、茴香、芝麻、大杏仁、枸杞子、花生、黄花菜、豇豆等。

孙教授解答热线

◎ 各种矿物质和微量元素的作用和食物来源

矿物质种类	作　用	食物来源
钙	构成骨骼和牙齿的主要成分，凝血因子之一，降低神经和肌肉的兴奋性	乳制品，蛋类，豆类
磷	构成骨骼、牙齿、细胞核蛋白、各种酶的主要成分，促进糖和脂肪代谢，维持酸碱平衡	乳类、豆类、肉类
铁	构成血红蛋白、肌红蛋白、各种酶的主要成分，帮助氧运输血	肝、蛋黄、豆类、肉类、绿叶蔬菜
铜	促进红细胞、血红蛋白的生成、增加铁的吸收，与各种酶关系密切	肝、鱼、肉、谷类、坚果、豆类
锌	促进蛋白质合成，参与免疫反应，缺乏可出现身材矮小、食欲差、贫血、皮炎、肠炎等	鱼、肉、谷类、禽、麦胚、豆类
镁	构成骨骼和牙齿成分，细胞代谢过程的重要因子	谷类、豆类、肉类、乳类、坚果
碘	甲状腺激素的主要成分，缺乏引起智力低下	海带、紫菜、海鱼等

◎ 给宝宝多补充一些硒好不好呢

硒元素过量会干扰体内的甲基反应，导致维生素B_{12}、叶酸和铁代谢紊乱，如果不及时治疗会对宝宝智力发育有不良影响。增加饮食中蛋白质和维生素的摄入量，多给宝宝吃牛奶、大豆、蛋、鱼和植物油等食品，可以增加硒的排泄，降低硒的毒性。

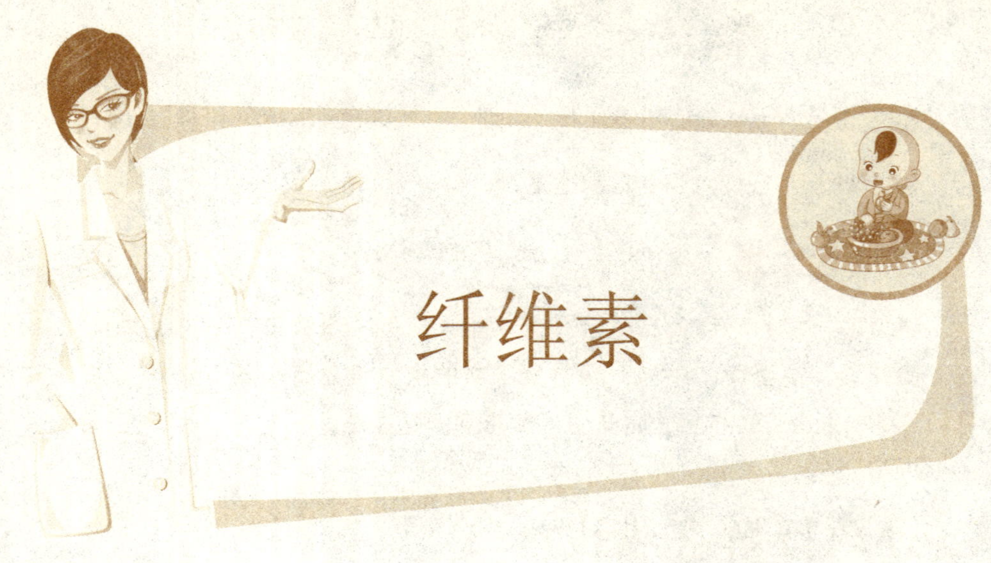

纤维素

营养解读

纤维素来源于膳食纤维，身体缺少膳食纤维成了诸多疾病产生的直接或间接原因，因此，它对于人体的重要性已经得到越来越多人的认可，被认为是除了蛋白质、脂肪、碳水化合物等6种营养素之外的第7种。

宝宝自6个月能够接触半流质食品的时候，父母就应该注意给宝宝添加含有纤维素的食物，让宝宝从这时逐渐适应纤维素，这对保护宝宝肠道、避免肥胖有不可或缺的功效。

功能解读

纤维素不被肠道直接消化和吸收，但可以被肠道细菌分解，继而被人体吸收利用。它对于促进肠道蠕动、保持正常的消化功能是大有裨益的。宝宝在1岁左右是建立排便规律的重要时期，这时，父母就应注意逐步给宝宝添加膳食纤维了。

膳食纤维有很好的吸水性，可避免大便干燥，促进肠道的正常蠕动，加快排泄，保护消化功能，不仅对厌食的宝宝、患便秘的宝宝大有帮助，还可以预防肠道疾病。如果父母给宝宝吃的食物太过精细，如牛奶、肉汤和鸡蛋等缺乏纤维素的食物，由于对肠道蠕动的刺激少，使食物通过宝宝肠道的速度过慢，便有可能使一些致癌物质在肠道里增加停留时间，加大感染风险。

因此，父母要注意不要给宝宝吃过于精细的食物，或只吃肉类而不吃素食，应荤素搭配，避免宝宝出现肠道疾病。此外，纤维素在胃肠中占据空间较大，使宝宝有饱腹感，可避免发生肥胖现象。

一些成年后易患的疾病，大多可以从婴幼儿时期就开始预防。比如纤维素可降低人体内的胆固醇含量，也可以预防糖尿病。

食物中的纤维素可以通过改变肠道运转时间，减慢人体对糖的吸收速度，降低患糖尿病的可能性。同时，这些纤维素还可以和胆酸在肠道中结合，使人体对胆固醇的吸收减少。

食物来源

鱼肉、家禽肉、蛋类、奶制品中没有纤维素，纤维素仅存在于粗粮、麸皮、蔬菜、水果、豆类等素食中。

爱心小叮咛

生活中父母要注意从不同的食物来源中获得纤维素，而不要只是从单一或少数食物中获得，食物应尽量适量多样。

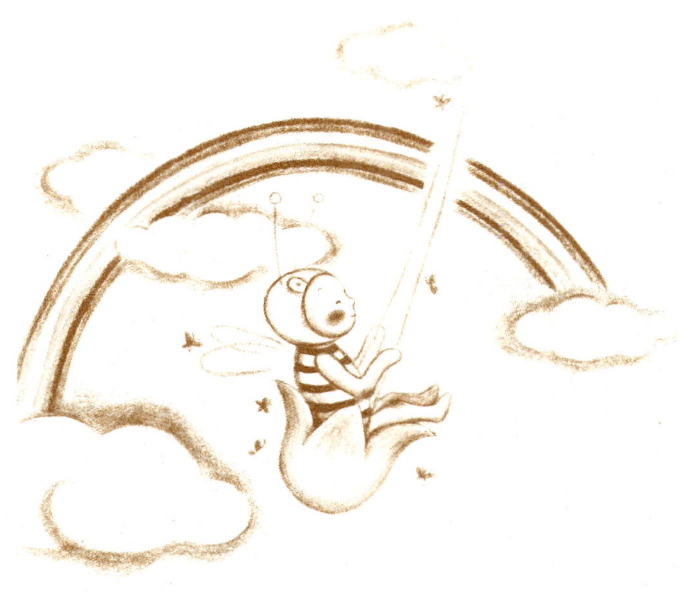

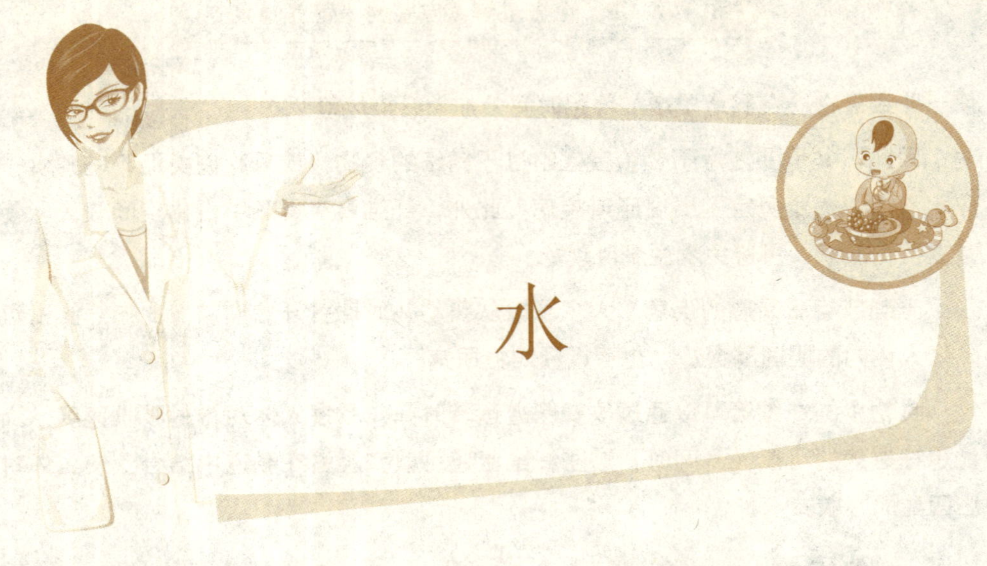

水

营养解读

水是人体不可缺少的营养素，人体的各种生命活动都离不开水。婴幼儿正处在迅速生长发育的时期，水的需求比成人更多。1岁以下的宝宝每日每千克体重需水量为125～150毫升，以后每长3岁，每千克体重需水量减少25毫升。

婴幼儿期的宝宝缺水时，会表现为睡眠不安，不明原因地哭闹。如果是在炎热的夏季，还会有体温升高的现象。

功能解读

◆ 是构成体内细胞的主要成分。

◆ 是体内一切代谢反应的媒介。

◆ 是输送养分和排泄废物的媒介。

◆ 可以调节体温，起到润滑的作用。

◆ 可以提供一些矿物质和微量元素。

✉ 食物来源

宝宝每天需水量的60%～70%来自于饮食，30%～40%靠饮水补充。

孙教授解答热线

◎ 到底喝什么水好呢

有的妈妈愿意给宝宝买饮料喝，认为饮料营养丰富，宝宝愿意喝。这种认识是不对的，且不说饮料中的添加剂、防腐剂对宝宝身体有伤害，单说饮料中糖分过多，就会影响宝宝的食欲，使宝宝到正餐时间不想吃饭，日久天长，身体会逐渐消瘦。其实白开水才是最好的饮品，因为它口感清爽，不甜腻，不影响食欲，对宝宝生长发育很有利。

◎ 怎样给宝宝补水

婴幼儿皮肤结构较差，加上活动时容易出汗，肾脏浓缩尿液的功能不完善，因此对水的需求量比成人更大。怎样给宝宝补水呢？按每日每千克体重计算，1岁以内宝宝每日每千克体重约需水150毫升。如果宝宝体重为6千克，1天需水量为900毫升，再减去一天的奶中所含的水量，假定为750毫升，那么其余150毫升为应补充的水分。另外，还需注意补充水的时间应安排在两次喂奶之间。

爱心小叮咛

1岁以内的宝宝尚不知道主动喝水，妈妈不要等到宝宝渴急了，才给宝宝喂水。因为当有口渴的感觉时，宝宝体内的细胞已经脱水了。提倡让宝宝定时定量饮水，这样有利于保持体内经常性的水平衡，从而维护机体功能和新陈代谢。

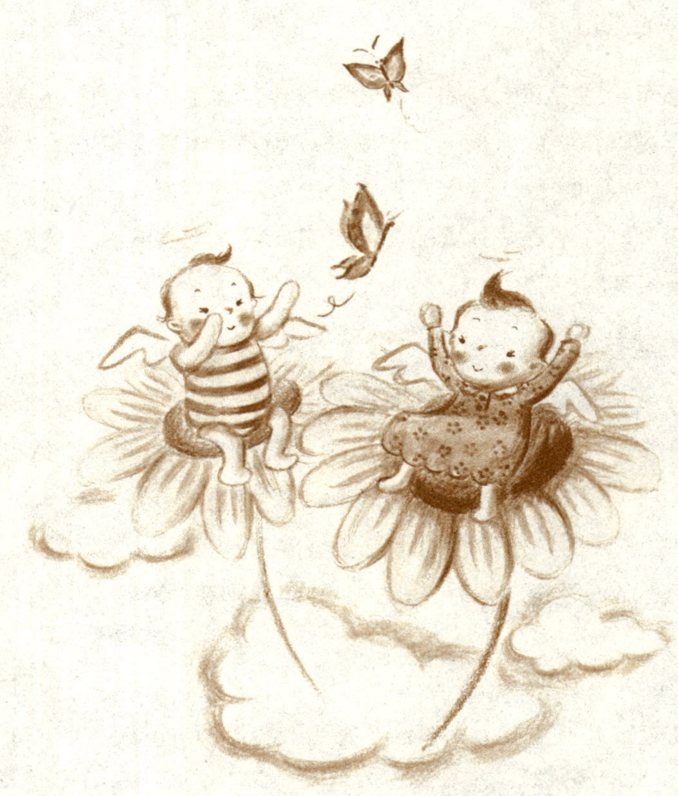

THE THREE

第三章

0～3岁宝宝同步营养方案指导

0～3岁是宝宝身体发育最为关键的时期，此时宝宝的营养状况不仅关乎健康，而且还决定其日后的智力和性格。因此，父母要重视宝宝各个年龄段对营养的需求，及时补充最科学、最均衡的营养，为宝宝的体能和智能打下坚实的基础。

0～28天 宝宝的营养方案

宝宝的营养需求

对于新生儿来说，最理想的营养来源莫过于母乳了。母乳中的各种营养无论是数量比例，还是结构形式，都最适合宝宝食用，是这一阶段宝宝唯一的食物。如果母乳不足或完全没有，就要选择相应阶段的配方奶粉，定时定量地哺喂。配方奶粉中的营养成分与母乳十分接近，基本能满足宝宝的营养需要。

新生儿，特别是冬季出生的宝宝，比较容易缺乏维生素D，为预防佝偻病，也应同时适量补充维生素A，出生两周后就可以在医生指导下开始给宝宝喂含有维生素A、维生素D的鱼肝油和适量钙剂，每天1次。

本阶段常见营养问题

母乳的营养成分

母乳含有宝宝生长发育所需要的各种营养物质。尽管科学家与营养学家不遗余力地改良乳制品，使其营养价值尽量接近母乳，但它们始终无法取代母乳的地位。母乳所含的成分有以下几种：

◆ 蛋白质。母乳中乳白蛋白占总蛋白的70%以上，与酪蛋白的比例为2：1。而配方奶乳白蛋白与酪蛋白的比例为1：4.5。乳白蛋白可促进糖的合成，在胃中遇酸后形成的凝块小，利于消化。而配方奶中大部分是酪蛋白，在宝宝胃中容易结成硬块，不易消化，且会使大便干燥。

◆ 氨基酸。母乳中含牛磺酸较配方奶多。牛磺酸与胆汁酸结合，在消化过程中起重要作用，它可以维持细胞的稳定性。

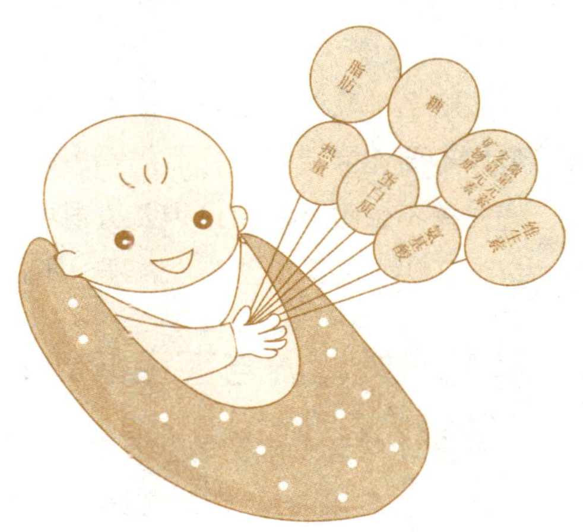

◆ 乳糖。母乳中所含乳糖比配方奶含量高，对宝宝大脑发育有促进作用。母乳中所含的乙型乳糖有间接抑制大肠杆菌生长的作用。而牛乳中含甲型乳糖，能间接促进大肠杆菌的生长。另外，乙型乳糖还有助于钙的吸收。

◆ 脂肪。母乳中脂肪球少，且含多种消化酶，加上宝宝吸吮乳汁时舌咽分泌的舌脂酶，有助于脂肪的消化，对缺乏胰脂酶的新生儿和早产儿更为有利。此外，母乳中的不饱和脂肪酸对宝宝大脑和神经的发育十分有益。

◆ 无机盐。母乳中钙和磷的比例为2：1，易被宝宝吸收，对防治佝偻病有一定作用。而牛奶中钙和磷的比例为1：2，不易被宝宝吸收。

◆ 微量元素。母乳中锌的吸收率可达59.2%，而配方奶中锌的吸收率仅为42%。母乳中铁的吸收率为45%～75%，而配方奶中铁的吸收率仅为13%。此外，母乳中还含有丰富的铜，对保护宝宝娇嫩的心血管有很大作用。

正确的哺乳姿势

妈妈哺乳前应洗净双手，并用温水擦洗乳头。然后将宝宝抱于怀中，让宝宝的头部枕在妈妈的臂弯上，取坐位哺乳最为适宜，宝宝的头部可稍高，因为这样母子都不费力，还可防止宝宝吐奶。

哺乳时妈妈要将乳头和大部分乳晕送入宝宝口中，宝宝下嘴唇略外翻，使乳晕下方尽可能全部进入宝宝口中，使宝宝舌头能从下至上裹住乳头和乳晕。这样随着宝宝吸吮时舌头由前向后呈波浪性运动，嘴唇或松或紧有节奏地运动，可以很好地刺激妈妈乳晕部位的神经敏感区，这是促使泌乳的最好信号。

喂完奶后，妈妈可先将宝宝头部向上贴着妈妈胸部竖起抱一会儿，并用手轻轻拍拍宝宝的背部，这样可使宝宝腹内的空气排出而不带出刚吸入的母乳，减少吐奶。

晚上哺乳时，妈妈可让宝宝稍稍侧躺，自己也对着宝宝侧躺进行哺喂。晚间最好不要让宝宝仰卧，而妈妈用胳膊支撑着自己俯身给宝宝哺喂——因为万一妈妈支撑不住睡着了，这种姿势很可能会压着宝宝造成窒息。另外，也不要让宝宝口含乳头（或橡皮乳头）入睡，不仅不卫生，也容易导致宝宝窒息或呕吐。

哺乳妈妈营养与宝宝营养的关系

母乳中含有丰富的营养物质，可供宝宝吸收利用，但随着宝宝的成长，妈妈应根据宝宝的需要来合理地摄取食物，如宝宝偏瘦，妈妈就要吃一些脂肪含量高的食物，比如鸡、鸭、鱼肉，这样可以提高乳汁的脂肪含量；如果宝宝偏胖，妈妈应该适当补充新鲜的蔬菜和水果，这样乳汁中的维生素和矿物质含量会相应提高，能补充宝宝需要的多种维生素，从而均衡营养。

妈妈要经常观察宝宝的身体情况，并对自己的饮食作出调整，但不能因为宝宝身体出现某种情况而改为进食单一，这样结果会适得其反。要合理搭配饮食，这样才能使乳汁的营养结构更适合宝宝。

妈妈乳汁不足怎么办

乳房是人体一个精密的育儿器官，宝宝吮吸乳头会刺激妈妈体内分泌出一种叫做“催乳素”的物质，进而促使乳房泌乳。宝宝吃奶的次数越多，强度越大，这种刺激也就越强，产生的乳汁也就越多。那么，有哪些原因可造成乳汁不足？该如何处理呢？

首先是产后早期采用了奶瓶喂养，或新生儿吸奶次数少，导致宝宝不愿或不会吸吮妈妈的乳头，而宝宝对乳房刺激不力，会造成妈妈乳汁分泌减少。防治的办法是在新生儿出生的半小时内就让其吸吮妈妈的乳头以刺激泌乳。

其次是过早使用了奶粉等代乳品。有些妈妈担心宝宝满月后生长发育快，乳房的产乳量不够，便加用了配方奶粉，或晚上喂母乳、白天喂配方奶粉。这样势必减少喂母乳的次数，导致母乳分泌量减少，甚至使母乳喂养失败。正确的方法应该是增加宝宝吸乳的次数，促使母乳增多。同时，哺乳期女性应多喝汤水，增加营养，一般2～3天后母乳量就会增多，足以满足宝宝的需要。

第三个常见的原因是精神因素。事实上99%的妈妈都会有足够的母乳喂养自己的宝宝，但很多妈妈总感觉自己的乳汁不足。有些妈妈产前过分紧张，吃不下，睡不着，精疲力竭，造成产程延长，影响了产后泌乳；有些妈妈的情感比较脆弱，容易受到不良刺激的影响，常因一些小事感到伤心、焦虑、抑郁、烦躁，这些都会严重影响正常的泌乳功能。所以家人在此时应特别给予关心、体贴、照顾，妈妈本人也应学会调适自己的心理，时时保持愉快的心情，这对于保证乳汁充足是至关重要的。过于疲劳、睡眠不足或营养不足，也会影响乳汁的分泌，因此妈妈应保证每天有充足的睡眠时间，避免体力过度消耗，同时要加强营养。若经过上述处理乳汁仍然不足，可以在医生指导下服用中药调理。

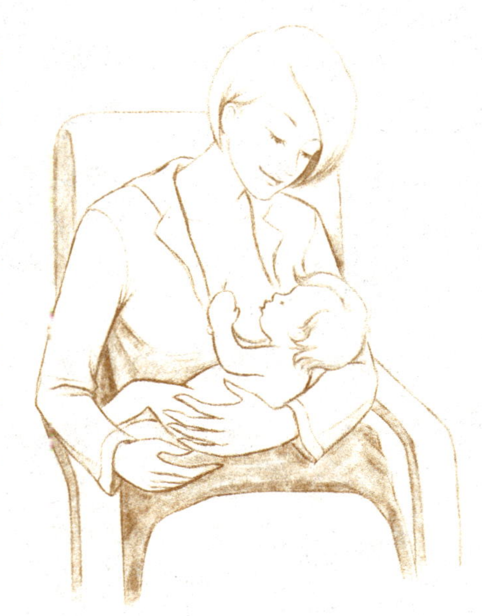

哺乳的妈妈应如何注意营养

◆ 蛋白质：膳食中蛋白质供应不足将影响泌乳量，并使母体处于负氮平衡状态。妈妈应在正常蛋白质供给量的基础上，每天增加蛋白质25克。

◆ 脂类：脂类与宝宝大脑发育有关，对于宝宝中枢神经系统的发育特别重要。必需脂肪酸有增加乳汁分泌的作用，所以妈妈应多食用一些必需脂肪酸含量较多的植物油。

◆ 热能：在哺乳期间，妈妈的热能需要量较正常时期需求量大，哺乳期应在原有基础上增加800卡的热量。若营养不良会直接导致泌乳量减少。

◆ 维生素：妈妈摄取的许多维生素对保持乳汁营养成分稳定，维持健康和促进乳汁分泌有重要作用，如维生素B_1有促进乳腺分泌乳汁的功能；维生素B_2能够促进身体的氧化过程；维生素C能保护血管壁细胞，促进铁质的吸收；维生素D是促使骨骼正常发育的必需营养成分。所以，只有妈妈膳食合理，宝宝才不会因为缺乏营养而影响发育。

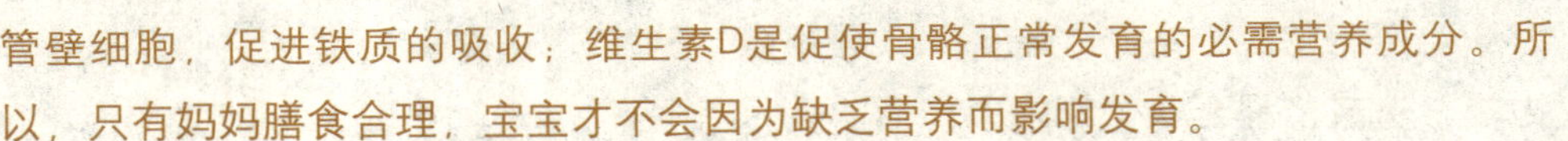

◆ 无机盐：钙、铁、锌、碘这几种无机盐对于哺乳期的妈妈来讲是最值得注意的。在这个阶段很容易造成这几种物质的缺乏。例如锌，如果妈妈在分娩后营养不良，锌的含量就会降低，容易引起宝宝贫血、抵抗力下降。

哺乳妈妈应该吃什么

哺乳期妈妈每日的泌乳量为500～1000毫升，多者可达2000毫升。为了泌乳的需要，妈妈每日应保证摄入3000～4000卡热量，而这些热量均需从食物中获取。因此，哺乳期妈妈的饮食营养应合理均衡，做到菜肴荤素搭配、粮食粗细搭配，应适当多补充些肉、鱼、蛋、奶、豆制品、新鲜蔬菜及时令水果等。具体每日各种食物的摄入量约为：粮食0.5千克，肉类0.25千克，牛奶0.25～0.5千克，蛋2只以上，豆制品若干，蔬菜0.5千克，水果0.25～0.5千克。此外，还应在医生指导下服用适量的钙剂和鱼肝油。

为了保证乳汁的分泌量充足，哺乳期妈妈宜多食带汤的炖菜，如炖母鸡汤、排骨汤、牛肉汤、猪蹄汤等。为了避免发生消化不良及胃肠道感染，宜少食煎、炸等不易消化的食品，少食凉拌菜及冷荤。哺乳期妈妈食量应比孕期还大，且每日除三餐之外，还应有2～3次加餐。

哺乳妈妈应该喝什么

妈妈在哺乳期间会消耗大量的水分，所以补水对于妈妈来说尤为重要。充足的液体有助于乳汁的分泌，也能将妈妈体内的废物排出体外。妈妈可以多喝一些白开水、新鲜的果汁、蔬菜汁、奶以及营养丰富的各种汤类。但哺乳妈妈不能喝含有咖啡因的饮料，如茶、咖啡等。咖啡因具有兴奋作用，会引起宝宝中枢神经的兴奋，对宝宝健康不利。

哺乳妈妈多喝汤好吗

鸡、鸭、鱼肉，还有猪蹄汤、鸡汤、鱼汤这些富含蛋白质的汤类，妈妈喝后会分泌出丰富的乳汁，有益于宝宝的生长发育。但这些汤富含动物脂肪，妈妈吃多了会使乳汁中的脂肪含量过高，宝宝吮吸后容易出现便秘、肚子胀等消化不良性疾病；可能使宝宝的大便呈油性或伴有奶瓣，不易排出。所以说，妈妈要合适、科学地摄入营养，在进补这些营养成分高的食物时，也要适当补充一些新鲜的蔬菜、水果、谷类等，使自己体内的酸碱度平衡，乳汁的营养更全面，才更有益于宝宝身体的健康。

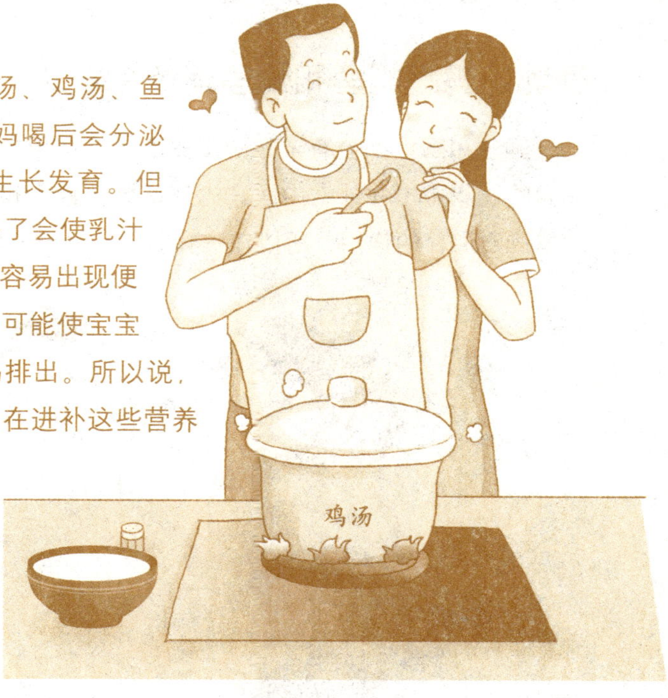

哺乳的妈妈饮食有哪些禁忌

◆ 酒精。酒精进入血液，能通过乳汁进入宝宝体内。因此哺乳妈妈应避免喝酒。另外，哺乳妈妈也一定不要抽烟，以免影响到宝宝的身体健康。

◆ 辛辣食品和咖啡因。应当避免洋葱、大蒜及其他辛辣食品，以免引起宝宝胀肚或胀气。因为这些食物被母体的消化系统吸收，会改变奶的味道和酸碱度。如果注意到某一食物使宝宝肠胃不适，妈妈就不要吃。

◆ 只含热量的食品。尽量不要食用油腻或过甜的食物，如油炸薯片、糖及蛋糕。这些食物通常含的热量较高，但缺乏营养，只能提供短暂的能量。

鸡蛋对哺乳妈妈有什么好处

鸡蛋中含有丰富的营养，蛋白质、氨基酸、矿物质的含量都很高，易被哺乳期妇女吸收，且蛋白质和卵磷脂能促进宝宝的脑组织发育，还可以修补分娩时损伤的组织器官。但哺乳期的妈妈不宜每日吃得过多，一般不超过3个，最好按照餐数将鸡蛋分开吃，以免一起吃3个不易吸收和消化。

哺乳妈妈吃鲤鱼和鲫鱼有什么好处

鲤鱼和鲫鱼都含有丰富的蛋白质，这些蛋白质能促进子宫的收缩，有助于将体内的恶露排出体外。中医理论还认为，鲤鱼和鲫鱼能促进产妇分泌乳汁，还有利尿排毒滋补的作用，所以在哺乳时适当补充鲤鱼和鲫鱼是大有好处的。

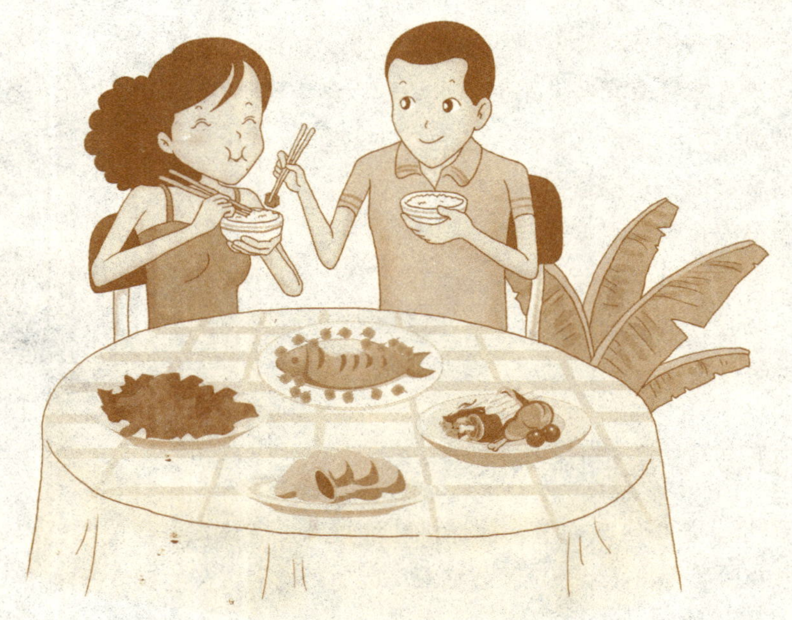

吃水果对哺乳妈妈有什么好处

水果含有丰富的维生素，适当吃些水果可以中和乳母体内的酸碱度，还可以防止宝宝得干眼病、皮肤病，以及大便干燥等。但水果属于生冷食物，妈妈不宜吃得过多，特别是冬季，水果会伤脾胃，不利于分泌乳汁。这时可以选择一些做熟的蔬菜来代替水果。

产后哺乳的妈妈需要吃人参滋补吗

人参是一种大补元气的药材，具有补脾益肺，生津益血，安神增智的功效，对产妇因分娩时身体过度劳累或失血过多而造成的身体虚弱有改善作用。但人参不是对所有人都有好处，如果产妇是自然分娩，并且恢复得一切都正常，就不适合服用人参，如果服用会起到适得其反的效果；但如果产妇的身体素质不好，体弱多病，那就可以在医生的指导下适当地吃一点儿人参，以增强体质。

吃老母鸡对哺乳妈妈有什么好处

民间传统认为老母鸡具有活血调经、益气催乳、暖胃补虚的作用，有利于产妇分娩后身体的康复和乳汁的分泌。长期的生活实践证明，哺乳期间吃老母鸡对产妇确实有好处。但哺乳期吃老母鸡也是有讲究的，在产后的头一星期不宜吃老母鸡，因为老母鸡内含的雌激素会导致产妇体内的雌激素和孕激素含量降低而使乳汁分泌减少。生产一周后再吃不但不会有影响，还可以增强产妇体质。

哺乳的妈妈为什么要补钙

很多妈妈认为自己在怀孕期间补充了大量的钙　足以供给产后的需要，而把更大的精力关注到给宝宝补钙上，其实这是不对的。分娩以后妈妈处于比较虚弱的状态，产后的妈妈消耗了大量的能量，因此产后钙的需要量比怀孕期间还要多。而且很多妈妈都坚持母乳喂养，平均每天丢失钙约300毫克，所以在哺乳期间每天补钙至少要1500毫克。如不注意补钙，机体会动用妈妈自身的钙储备，以满足宝宝的需要。此时妈妈如不及时补充钙，很容易引起抽筋、牙齿松动、骨质疏松等症状，钙流失也会非常严重，同时还会引起肌肉、韧带、结缔组织劳损。

哺乳妈妈如何补钙

◆ 建议哺乳妈妈产后每天喝牛奶至少250毫升，以补充乳汁中所需要的钙。如果对乳糖不耐受，可饮用适量酸奶。

◆ 在妈妈的饮食中，要多选用豆类或豆制品，一般来讲摄取100克左右豆制品，就可摄取到100毫克的钙。同时，可适当补充乳酪、海米、芝麻、西蓝花及甘蓝等含钙丰富的食物。

◆ 建议妈妈多去户外晒太阳，并做产后保健操，以促进骨密度恢复，从而增加骨硬度。

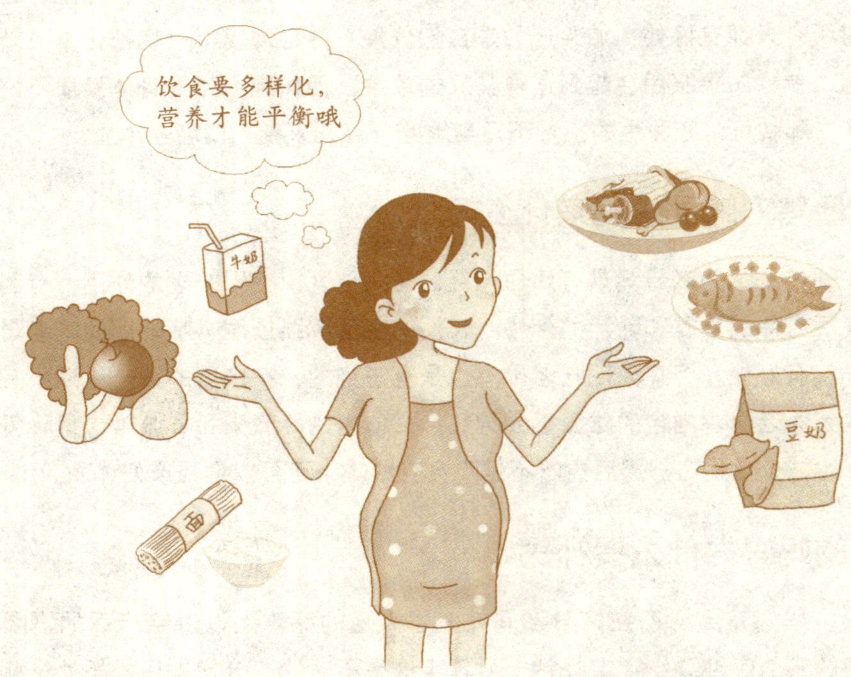

母乳中有哪些营养成分

母乳是宝宝最好的食物，乳蛋白和酪蛋白的比例最适合新生儿和早产儿的需要；母乳中半胱氨酸和氨基牛磺酸的成分都较高，有利于新生儿大脑的发育；不饱和脂肪酸的含量也较高，且易吸收；母乳中钙和磷比例适宜；糖类以乳糖为主，有利于钙质吸收。

母乳能增强宝宝的抗病能力，丰富的分泌型免疫球蛋白A，可以增强宝宝呼吸道抵抗力；母乳中溶菌素高，巨噬细胞多，可以直接杀灭新生儿肠道内的有害病菌；母乳中的乳糖有助于乳酸杆菌、双歧杆菌生长；乳铁蛋白含量也多，能够有效地抑制大肠杆菌的活性及其生长，保护肠黏膜，使黏膜免受细菌侵犯，增强胃肠道的抵抗力。

母乳稀薄是否影响宝宝的营养

刚生完宝宝的妈妈，第一次分泌的母乳呈黄色而且有点呈颗粒状，看上去并不稠。于是有些妈妈开始担心自己的乳汁能不能提供给宝宝充足的营养，其实这是没有必要的。

母乳的颜色和浓度有个体差异，并且还会根据妈妈的体质而有所变化，但是不论浓还是稀都不会影响其营养成分，而且第一次分泌的母乳含有很多免疫成分和特殊营养成分，更要多喂给宝宝。因此，与其担心母乳的稀薄，不如重视母乳的量是否充足。

建议隔几天测量1次宝宝的体重，如果宝宝想吃母乳的时间间隔只有几个小时，而且体重每天增加20～30克，妈妈就可以放心地完全用母乳喂养宝宝了。

母乳喂养对宝宝有哪些好处

- 充足、完备的营养有利于宝宝身体的发育。
- 减少宝宝过敏、呼吸道感染和腹泻的概率。
- 有利于增进妈妈和宝宝的感情。
- 有利于培养宝宝健全的个性。

为什么母乳喂养的宝宝抵抗力强

专家多年研究发现，母乳喂养的宝宝具有更强的抵抗疾病的能力，即便得病，也能较快康复。母乳使宝宝的成长更容易、更顺利，这是因为：

- 宝宝能在母乳中得到较多的人类抗病因子。

◆ 人类乳汁中的抗体是其他动物乳液所不能替代的。

◆ 产后的初乳含有的抗病因子对宝宝的抵抗力具有强化作用。

为什么母乳喂养能促进宝宝生理机能的健康

母乳中含有适合宝宝身体需要的营养成分，如蛋白质、脂肪、碳水化合物、维生素以及钙、磷、铁等矿物质和微量元素。而且母乳中所含的各类酶最有利于宝宝消化吸收人类所特有的食物营养。母乳中的活性因子也能更好地促进宝宝的骨骼、大脑神经细胞、内脏和肌肉的生长发育。最重要的是，母乳具有自动调节性和可变性。随着宝宝的成长，母乳会随着宝宝对食物营养成分需求的变化而变化。所以母乳对宝宝的有利因素是其他食品所替代不了的。

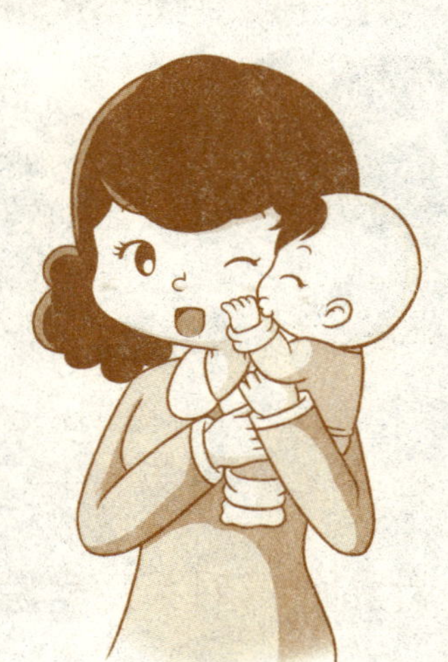

为什么母乳喂养能增进母子感情

母乳喂养时，宝宝躺在妈妈的怀里，能感受到妈妈的体温和有节奏的心跳，伴随着妈妈轻柔的话语和温柔的爱抚，宝宝会处在一种放松、幸福的状态，这有利于宝宝心理和情感健康，也能增进母子之间的感情。

为什么母乳喂养有利于培养宝宝的健全个性

由于在母乳喂养中妈妈和宝宝几乎天天在一起，宝宝对妈妈就会产生一种依赖感，从而感到安定自足。这不仅有利于宝宝心理的健康成长，也能给宝宝定下一个良好的性格基调，有利于宝宝个性的健全发展，对以后他步入社会都有促进作用。

母乳喂养对社会的好处有哪些

◆ 母乳喂养可节省人工喂养的人力、物力和财力。

◆ 由于母乳喂养的宝宝患病概率低，减少了去医院就诊的次数，从而减轻医院的压力。

◆ 可以推迟妈妈对节育药物和器具的使用。

母乳喂养能提高宝宝智商吗

科学家经过研究发现，母乳可以提高宝宝智商。母乳中含有对大脑发育有特别作用的牛磺酸——这是一种宝宝必需的氨基酸，其含量是牛奶的10～30倍。

同时，授乳本身也是对宝宝大脑的良性刺激，母子肌肤相亲的交流是奶瓶难以比拟的。哺乳妈妈心情好产生的奶水充足，对哺乳十分有利。

有研究表明，母乳喂养可以使宝宝的智商显著提高。美国麻省理工学院的坦恩营养组织对早产儿做了一个前瞻性测验，结果发现一组喂母乳的宝宝的智商得分高于喂配方奶粉组的宝宝。美国儿科学会认为最好坚持母乳喂养6～12月，并建议4～6个月后开始添加辅食。

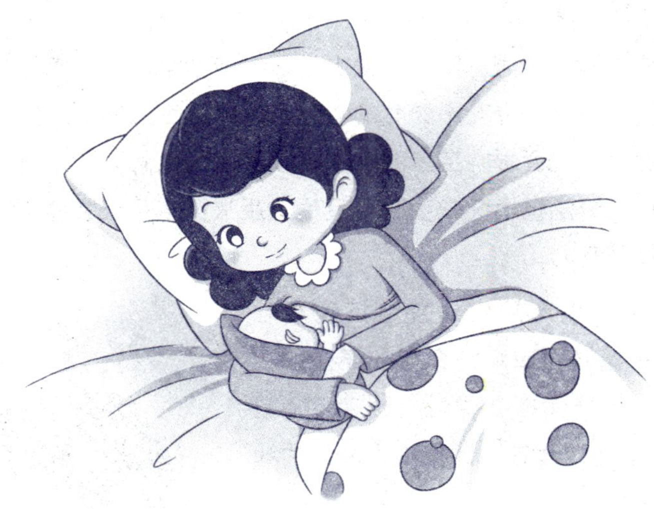

母乳喂养可以减少宝宝焦虑症吗

医学研究人员称，母乳喂养时，宝宝和妈妈身体的接触有助于减少宝宝焦虑；母乳喂养可以影响宝宝体内的压力反应因素；母乳喂养还具有长时间的镇静效果。研究人员对母乳喂养和配方奶喂养的10岁宝宝如何应对父母婚姻问题进行了研究，发现母乳喂养的宝宝比用其他乳品喂养的宝宝更容易适应紧张的环境。

为什么说母乳喂养是最好的补钙方式

对于刚出生的宝宝来说，母乳喂养是最好的补钙方式，通过乳汁传递给宝宝的钙质，可以让宝宝充分吸收。虽然每100毫升母乳含钙只有34毫克，远远少于配方奶（配方奶中含钙125毫克），但母乳中钙和磷比例为2：1，与配方奶相比更易于宝宝的骨骼成长。但有时乳母的钙摄入不足，就可能造成宝宝缺钙。所以为了保证母乳喂养效果，母亲需在哺乳期间补充钙剂。乳母的钙供给量标准为1200～1500毫克/日。这样，宝宝通过母乳，就能间接、高效地补充钙质。

可以给新生儿喂糖水吗

对早产儿及吸吮能力较差的宝宝，出生后4小时喂糖水，可预防低血糖。但是如果经常给宝宝服用含高浓度糖的乳和水，宝宝易腹泻、消化不良、食欲不振，以致发生营养不良。

宝宝天生具有吸吮能力，所以宝宝出生后，要尽量做到早喂母乳，这样能够有效地刺激母乳的分泌。母乳中含有的水分足以保证宝宝需要，使宝宝不会感到口渴。如果喂糖水，就会影响宝宝的食欲，减少宝宝吸吮时的力度，使乳头缺乏一定的刺激，母乳分泌量也会减少。而且用奶瓶喂糖水，还会使宝宝对奶瓶产生错觉而拒绝吸吮母乳。

此外，糖水还很容易引起宝宝打嗝和肚胀。宝宝喝含高糖的乳和水，会增加坏死性小肠炎的发病率。因此实在必要时，给宝宝哺喂5%～10%的糖水比较适宜，即按成人品尝的味觉，略有甜度即可。

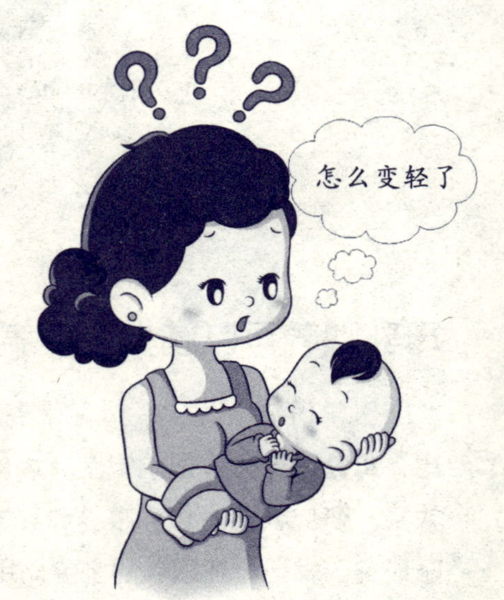

宝宝体重下降有危险吗

一般将新生儿的体重下降称为“生理性”体重下降，这是由于宝宝出生后吃奶较少，身体通过皮肤蒸发了一些水分，再加上每天还会排出胎便和尿液，这是一种正常的现象。父母不要误以为是宝宝病了而过于忧虑。只要注意合理喂养，宝宝很快就会增重的。

另外，哺乳妈妈不要因开始母乳较少，而匆忙放弃母乳喂养的尝试，这样将使宝宝失去吃母乳的机会。

妈妈也不要担心自己的宝宝体重下降而强迫他多吃奶，这样会造成宝宝对吃奶的抗拒，甚至厌恶吃奶。

有人认为，体重下降过多，脱水过多，可能导致发热。为了防止这种情况，有时采取给宝宝喂水的方法，但是纯母乳喂养的宝宝只吸食妈妈的奶就足够了，一般不需额外添加水分。

怎样看出宝宝是否吃饱

人工喂养，可以根据每次吃奶量的多少看出宝宝是否吃饱了，而如果采用母乳喂养，主要通过宝宝体重的增长和行为表现来判断宝宝是否吃饱。母乳充足时，开始喂奶的5～7分钟内，宝宝几乎就吃了2/3，这是因为宝宝饥饿时吮吸有力。但后一半时间也很重要，因为前期分泌的奶水分较多，后期分泌的奶富含蛋白质和脂肪，可以供给大部分热量。有些宝宝哭闹，是因口渴，吃过前奶就入睡，这时妈妈可以摸摸宝宝的小手小脚，让他醒来吃足了再睡，一般宝宝吃饱后又能睡3个小时左右。所以，如果宝宝吃奶时间较长，也能入睡，这是因为累，并不是吃饱了。如何判断宝宝是否吃饱了，可以从睡眠的时间来判断，没有吃饱的宝宝睡眠时间短或者不久又会哭闹着要吃。

一般情况下，宝宝吃饱就会有满足的表情，很安静，体重增长较快，每日排出黄色软便。若没有吃饱，宝宝常有不满足的表情。如有哭闹不安、四处张望、体重不增或增长慢、大便色泽偏绿等表现，便是没吃饱。

爱心小叮咛

新生儿的胃是通过进食逐渐撑大的，因此父母不必担心宝宝会吃不饱。幼小的宝宝这个时期也懂得饥饱，父母要顺应宝宝的需要。

按需哺乳很重要

在宝宝刚出生后的几天内母乳分泌量较少，妈妈不宜在固定时间喂奶，可根据需要调节喂奶次数，实行按需哺乳。妈妈乳汁较少时，给宝宝吃奶的次数应相应增加，这样一方面可以满足宝宝的生理需要；另一方面通过宝宝吸吮的刺激，也有助于泌乳素的分泌，继而乳汁量也会增加，乳汁分泌充足后吃奶间隔就可以相应延长。

假如在固定时间喂奶，宝宝会因饥饿而哭闹，时间长了宝宝哭累了，等到了喂奶时间反而会因困乏疲劳而嗜睡，吃奶也不多，且哭闹会使宝宝胃内进入许多气体，吃奶后较易引起呕吐。一般来讲，宝宝大多知道自己的需要，奶供过于求时，宝宝会拒而不受；奶供不应求时，则会提前醒来。父母应顺其自然，不必因宝宝推迟吃奶时间而过分担忧。

人工喂养是怎么回事

妈妈患有疾病难以哺喂宝宝，或妈妈没有母乳，需要添加配方奶粉及其他代乳品来哺喂的方式称为“人工喂养”。

人工喂养的乳类主要有配方奶粉、豆奶粉、米粉等为主。其中，配方奶中的蛋白质、脂肪、糖、维生素及微量元素等比较接近母乳，口味香甜，市场供应量充足，完全能够满足宝宝的需要，因此大多数父母在人工喂养时选用配方奶粉。

配方奶粉的优点：配方奶粉是将液体（鲜）牛奶经过加工，添加或改变其中的某些成分，使奶粉更容易消化和吸收，其成分更接近母乳。另外，配方奶粉还根据宝宝各个时期身体发育的需要，搭配适合其年龄段的营养成分，可以适合宝宝的生长发育。

人工喂养需要准备哪些用具

对于不能母乳喂养的宝宝，只能进行人工喂养。这时，需要准备下面这些哺乳用具：

◆ 奶瓶6～7个，用于喂水、喂奶。

◆ 奶嘴6～7个。

◆ 奶瓶刷1个，玻璃奶瓶可以选择尼龙材质的，而塑料奶瓶则可以选择海绵材质的，以防出现划痕。

◆ 奶瓶无菌保存盒1个，将奶瓶和奶嘴消毒后收纳在里面可以避免二次污染。

◆ 恒温调奶器1个，可以使冲调奶粉的水温保持恒定，无论宝宝何时喝奶都很方便。

◆ 暖奶器1个，可以用来加热奶、粥、果汁、汤等，外出回家时就能立即食用。

◆ 奶瓶清洗剂1瓶，宝宝的奶瓶和奶嘴在清洗时要特别注意，需选用专门针对婴儿奶瓶的天然清洗剂比较好。

◆ 奶瓶消毒器1台，可选择奶瓶、奶嘴都可以消毒的消毒锅，比较常用的是蒸汽式消毒锅。

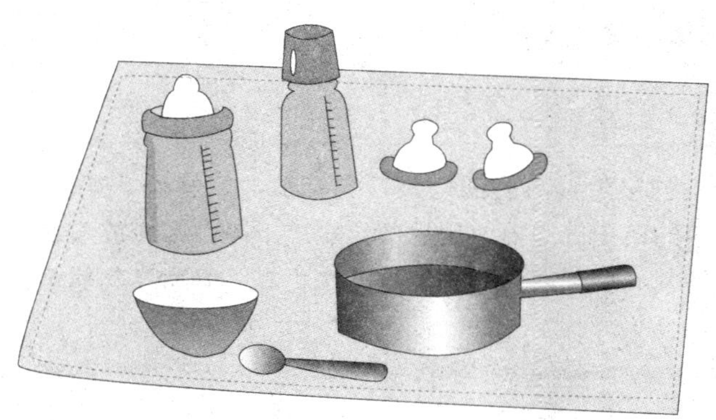

怎样选择奶嘴

选择奶嘴应根据宝宝的食量而定。通常奶嘴分为小圆孔（慢流量）、中圆孔（中流量）、大圆孔（大流量）、十字孔（大流量）。一般来说，小圆孔奶嘴适合刚出生的宝宝使用，中圆孔奶嘴适用于喝水、喝牛奶，而大圆孔和十字孔奶嘴一般用于喝果汁、米粉等稠性流质。对于6个月以上的宝宝，可根据宝宝的食量选用大圆孔和十字孔奶嘴喝牛奶。

奶嘴还分为橡胶和硅胶两种质地。橡胶奶嘴的特点是有弹性，与母亲乳头接近，应1个月左右更换1次。硅胶奶嘴的特点是无橡胶气味，易吮吸，不易老化，耐热并且抗化学腐蚀，2个月左右更换1次即可。

同时，父母还应该鼓励宝宝用力吸奶，因此奶嘴孔并不是越大越好。如果奶嘴孔太大，宝宝容易呛着、呕吐。同时，宝宝吃奶的过程，也是锻炼肺活量、促进下颌运动的过程。

怎样选择奶瓶

给宝宝选择的奶瓶最好是直式的、耐高温的。现在市售的有玻璃奶瓶和塑料奶瓶两种，推荐在家使用玻璃奶瓶，因为它可以蒸煮消毒，容易洗刷干净，也可以放入微波炉消毒或加热牛奶，而不致产生不利健康的化学元素。但塑料奶瓶有便利携带、不易打碎的好处，所以最好买多个玻璃奶瓶，买一两个塑料奶瓶以备外出时使用。

玻璃奶瓶在倒入热开水时容易炸裂，最好买来后先放到锅里加水蒸煮一下，可以有效防止热胀冷缩造成的炸裂。

爱心·小叮咛

要注意奶具的卫生，所有的奶具，包括漏斗、杯匙、奶瓶、盖布、盖碗、奶嘴和夹奶嘴用的筷子等用前、用后都要刷洗干净，都应放入专用锅内煮沸消毒（煮10～15分钟）。玻璃用具要先倒入凉水再煮，奶嘴及其他奶具要等水烧开时再放入消毒。

怎样选择奶粉

为宝宝选择奶粉时，要根据宝宝的具体情况挑选适合的奶粉。早产儿身体各方面发育情况都与正常的宝宝不同，应挑选特殊配方的早产儿奶粉，并且必须在医生的指导下合理使用，待早产儿身体发育正常时再改为普通奶粉；对患有腹泻导致肠黏膜表层乳糖酶流失、有皮肤疾病的，可选择以牛乳为基础的无乳糖婴儿配方奶和以黄豆为基础的无乳糖配方奶；对于患有慢性腹泻或肠炎的，由于肠道

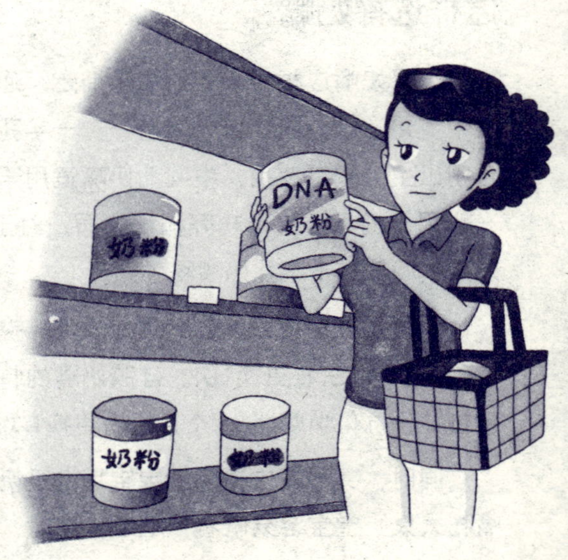

会有部分黏膜受损，导致多种消化酶缺乏，可选用水解蛋白配方奶粉；如果宝宝缺乏某种微量元素，最好选用富含此微量元素的相应配方奶粉；对于生长缓慢、偏食、体质弱或营养不良者，可选用有助增强其体质的奶粉。

如何判断奶粉的品质

父母在挑选婴幼儿奶粉时应该注意以下4点：

◆ 手感松软的。一般可以通过摇动罐体判断奶粉的品质，如果有撞击声，说明奶粉中有结块，已经变质。若是袋装奶粉，则可用手捏，如手感松软平滑，晃动时有流动感，则为合格产品。如手感凹凸不平，并有不规则大小的结块则为变质产品。

◆ 看营养列表上的营养成分是否均衡，是否接近母乳。

◆ 生产日期和保质期。一般罐装奶粉的制造日期和保存期限分别标示在罐盖或者罐体上，袋装奶粉的制造日期和保存期限分别标示在包装袋的侧面或者封口的地方。所以购买奶粉时务必仔细查看。

◆ 选择适合自己宝宝月龄段的产品。不同月龄的宝宝，所需要的营养成分有所不同，包装上提示有适用年龄段。

◆ 看清品牌厂家的质量保障。选择信誉好的品牌，对宝宝的健康也有保障。

如何冲调配方奶

在为宝宝调配配方奶的时候，请按说明书上的调配方法来进行，奶粉和水的比例已经过认真的计算，可以为宝宝提供适宜消化吸收的浓度。可以一次调配一瓶奶，也可以一次调配几瓶。并将调配好的奶放在冰箱冷藏，需要时取出（一次没有喝完的奶超过24小时就不要再喂给宝宝了）。

具体冲调方法如下：

准备好调配所需要的相关工具：奶瓶、塑料刀、配方奶粉罐中有刻度的勺子、漏斗、水壶等。将适量的经冷却处理的沸水（每次调配完几瓶配方奶后，就将暖瓶灌满）倒入经过消毒的奶瓶中。

用带刻度的勺子取精确分量的配方奶粉，使奶粉的表面与勺齐平。将奶粉倒入水中，盖上奶瓶的瓶盖，充分晃动瓶身，直到奶粉全部溶解。如果奶还太热无法马上哺喂，可将奶瓶放入冰箱内后部（不要靠近冰箱门），使奶快速冷却。

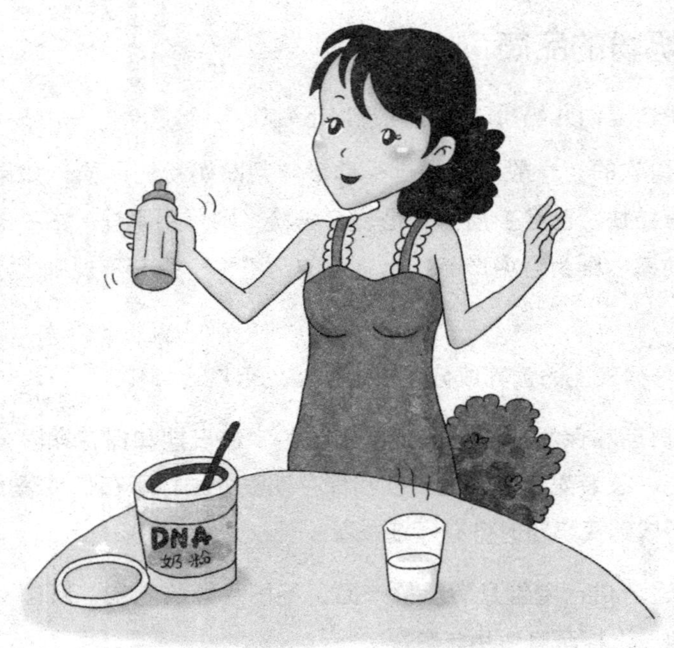

给奶嘴和奶瓶消毒

消毒宝宝使用过的奶嘴和奶瓶并不是一件轻松的事，具体流程如下：

◆ 清水浸泡奶嘴和奶瓶，用奶瓶刷蘸少许奶瓶专用清洗剂擦洗奶瓶内壁，洗掉全部奶渍，仔细清洗瓶子颈部及螺纹口处并彻底冲洗干净。

◆ 用奶嘴刷蘸少许专用清洗剂清洗奶嘴外侧，并将奶嘴翻过来，清洗内侧，再彻底冲洗干净。

◆ 在蒸锅内加入适量的水，水的深度要完全覆盖奶具。将清洗过的奶嘴、奶嘴套及奶瓶依次置入锅内煮沸。特别要注意，塑料奶瓶及橡胶、硅胶奶嘴最好放进煮沸的水里，玻璃奶瓶则可以放在没有煮沸的水里煮。

◆ 用奶瓶夹取出奶嘴和瓶盖等，放在干净的器皿上倒扣晾干，然后放置在通风、干燥的地方，盖上纱布或网罩。

引起宝宝牛奶过敏的原因

◎ 乳糖耐受不良

宝宝的肠道中缺乏乳糖酶，对牛奶中的乳糖无法吸收，所以会导致消化不良。通常此类患儿只有胃肠方面的不适，大便稀如腹泻般，如果停止喂牛奶，则症状很快就会改善。

◎ 牛奶蛋白过敏

宝宝对牛奶中的蛋白质产生过敏反应，每当吃下牛奶后，身体就会发生不适症状。婴幼儿多以牛奶为主食，是最容易发生牛奶过敏的时期。而胃肠最先接触到牛奶，所以牛奶过敏的症状以胃肠方面的不适为最多，如腹泻、呕吐、粪便中带血、腹痛、腹胀等。

当牛奶中的蛋白质被胃肠吸收后，随着血液运送到全身的各个器官部位，有的宝宝也会产生不同器官的过敏反应。但其他一些症状（如下所列），只要停止接触牛奶，这些身体上的不适马上就会消失：

皮肤方面：50%～70%的宝宝容易患上异位性皮肤炎、红疹、过敏疹等。

呼吸方面：20%～70%的宝宝容易患上气喘、气管炎、痰多、鼻炎、中耳炎等。

其他：如过敏性休克、肾脏症候群、夜尿、睡眠不安、眼结膜炎、眼皮红肿等。

若确定宝宝牛奶过敏，最好的治疗方法就是避免接触牛奶的任何制品。目前市场上有一些特别配方奶粉，如豆奶粉、羊奶粉等，可供对牛奶过敏的宝宝食用。这些奶粉的成分虽与牛奶不同，但却仍具有宝宝成长所需的营养，同时也可避免宝宝出现各种不适症状。

应对牛奶过敏的宝宝

宝宝喝牛奶后，发生呕吐、腹泻，出现荨麻疹甚至哮喘等现象，如停服牛奶后，以上现象就会消失，再服牛奶，又重新出现以上现象，这说明宝宝对牛奶有过敏反应，即牛奶蛋白过敏症。如果宝宝确实对牛奶过敏，就不宜再用牛奶哺喂，最好改以其他代乳食品，如羊奶、豆奶等来喂养宝宝。

有的宝宝对牛奶的过敏反应较轻，在少量饮用时，不会出现过敏现象。遇到过敏时，可试着停服牛奶2～4周，然后开始喂以少量牛奶，先喂10毫升，如未出现过敏现象，每隔几天增加5毫升，逐渐增加，找出不发生过敏反应的适用量，就可以继续饮用，不足的量再以其他代乳食品补充。

有些宝宝月龄增长后，对牛奶就不再有过敏反应了。一般在停用牛奶数月后，可再从少量开始，试着用牛奶喂养。如未发生任何过敏现象，再逐渐增加奶量。

为什么鲜牛奶不适合新生儿

刚出生的宝宝不适合饮用鲜牛奶。虽然鲜牛奶含有丰富的钙质和维生素，还含有充足的蛋白质，比母乳高出约3倍，是很好的乳品，但鲜牛奶中的蛋白质有80%是酪蛋白，酪蛋白在胃中遇到酸性胃液后，很容易结成较大的乳凝块，不容易被宝宝吸收。

此外，鲜牛奶还含有大量钙质，会使酪蛋白沉淀，也不利于宝宝的消化吸收。新生儿消化吸收功能原本比较弱，很难消化鲜牛奶。因此，不要给新生儿喂鲜牛奶。

水分是必需的营养需要

宝宝出生后，前3天需水60～120毫升/天，第4～7天需水180～300毫升/天，第2周需水360～450毫升/天。水分主要从尿液中排出，其次从粪便中排出，呼吸和出汗也会失去水分。新生儿摄入水量不足易发生脱水，过多又会引起水肿，因为宝宝肾脏的浓缩和稀释功能都还未成熟。由于出生后第1周排出的水分比摄入的水分多，体重会降低5%～9%，故早期适当喂哺可减少水分损耗。

有的宝宝在出生后第2～4天会因水分不足而发高烧，称为“新生儿脱水热”，主要症状为啼哭、烦躁、尿少，重者嗜睡。这时，妈妈除了给新生儿适当加喂水分，还要及时检查乳汁分泌是否不足，而且哺乳妈妈也应多喝些汤水来补充营养。

宝宝的味觉感知

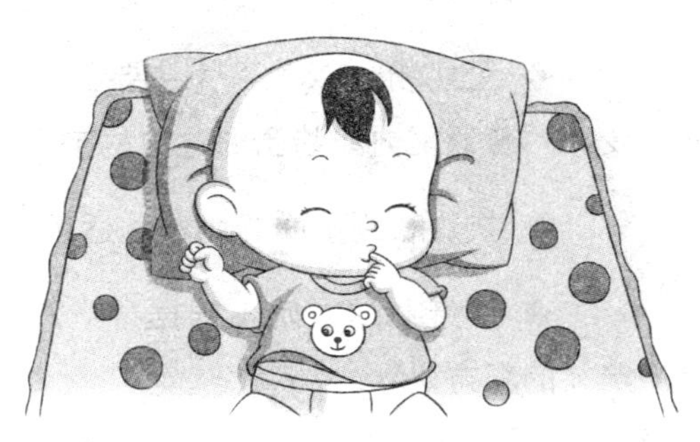

宝宝在出生后2小时就可辨别出酸、甜、苦、咸，其味觉已经十分灵敏了。一般的宝宝都比较喜欢吃甜食，当喂他带甜味的水时，他会很高兴地吸吮；而喂柠檬汁时，则表现出痛苦的表情而不愿下咽；当吃到苦的药味，就会一点点地往外吐。一般来说，宝宝不喜欢苦涩、酸咸的味道，而喜欢奶味、甜味。

早产儿的营养配方

中国每年大约有6%的新生儿是早产儿，这些特殊婴儿的生存及生命质量与适应的营养源及正确的喂养技术是密不可分的。根据国际准则，需要使用专用配方奶粉，并在受过严格训练的执业医生的指导下正确使用。早产儿的营养配方十分重要，如果不及时为早产儿补充适当的营养，会欠下营养债，日后无法弥补。因此，父母应该十分重视早产儿的营养配方，让宝宝更加健康地成长。

早产儿因为先天储备不足，抵抗力低下，生长发育需要跟上，尤其需要母乳喂养，以免因营养不足导致疾病和智力异常。

有关研究显示，相对于正常的宝宝，早产儿对蛋白质、钙、铜、铁、维生素的需求量更大，但如果过量会因无法吸收，而使身体负担加重，所以父母也要适量给宝宝补充。目前已经有比较适宜早产儿和低出生体重儿的配方奶粉，可满足母乳不足或无法获得母乳的早产儿生长发育所需。

同时，就算早产儿是母乳喂养，妈妈也要注意每天补充多种维生素，在帮助早产儿发育的同时，增强其机体抵抗力，预防疾病。

配方奶的种类

- 普通配方奶：以牛奶为原料制作的奶粉，适用于正常无疾病患儿。
- 特殊配方奶：将奶粉中的一些成分去掉，比如蛋白，再经过特别加工和处理而成。适用于对蛋白等成分不耐受或易引起过敏的宝宝，需经医生或营养师指导后方可食用。

◆ 豆奶粉：以黄豆为主要蛋白和糖原料而制作的奶粉，适用于对乳糖不耐受或对普通配方奶粉蛋白过敏的宝宝。

◆ 抗过敏或抗腹泻奶粉：适用于腹泻或对蛋白过敏的宝宝。

◆ 早产儿配方奶：根据早产儿生理特点和生长发育需要而配制的专用于早产儿的配方奶粉。

◆ 特殊疾病配方奶：针对某些特殊疾病需要而特殊加工制成的治疗奶粉，如治疗苯丙酮尿症的低苯丙氨酸奶粉。

最好在专业保健人员的指导下选择早产儿奶粉和特殊疾病奶粉。

如何选择奶粉

配方奶是营养学家根据母乳的营养成分，重新调整搭配奶粉中的酪蛋白与乳清蛋白、饱和脂肪酸与不饱和脂肪酸的比例，除去了部分矿物盐的含量，加入了适量的营养素，包括各种必需的维生素、乳糖、精炼植物油等物质后配制成的奶粉。

父母要根据宝宝的具体情况挑选适合的奶粉，现在人们可以从各种渠道购买奶粉，如商场、超市、网络等，无论选择哪种方式，都应该保存好发票等单据。在选择奶粉时还要注意：包装要完好无损，不透气；包装袋上要注明生产日期、生产批号、保存期限(用钢印打出的，没有涂改)。奶粉外观应是微黄色粉末，颗粒均匀一致，无结块，闻起来有奶香味，用温开水冲调后，溶解完全，静置后没有固体沉淀物。如果出现相反情况，说明奶粉质量可能有问题，要及时退货给厂家。虽然有的奶粉保质期比较长，但最好购买近期生产的奶粉。

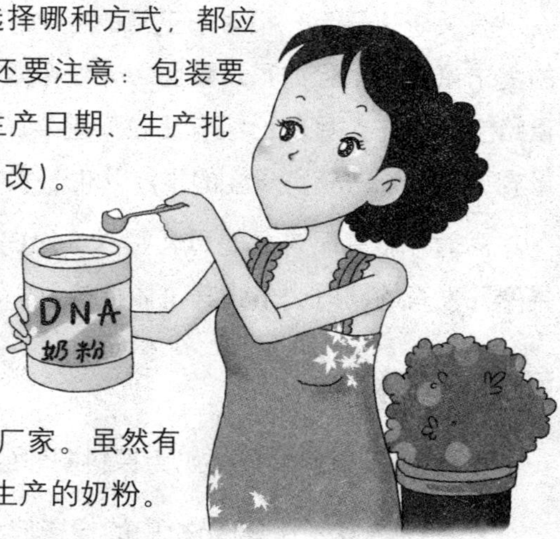

具有知名度的品牌奶粉当然好，但要防止冒牌

货，要从大超市、商场购买。因为这些地方的商品有质量保证，商品的保质周期较短，往往可以买到生产日期较近的奶粉。

如何更换奶粉

当宝宝食用奶粉不合适时，就需要更换奶粉。更换时需掌握下面这些方法：通常从普通奶粉换成特殊奶粉可一次性更换。鉴于特殊奶粉能提供给宝宝足够的营养，所以无须添加其他营养素，特殊情况一定要听取医生的建议。从特殊奶粉换成普通奶粉则要慢慢更替，每天用一勺普通奶粉替换一勺特殊奶粉。在这期间，如果宝宝大便出现异常，要重新全部换回特殊奶粉。正常情况下第二天可加至2勺，直至全部换掉。不同品牌的奶粉也可以替换，方法和从特殊奶粉换成普通奶粉相同。如果确定人工喂养，不妨在宝宝身体接受的情况下，为宝宝多选择一些不同品牌的奶粉，一方面不同品牌的奶粉成分含量不完全相同，可以保证宝宝营养更加全面均衡；另一方面也可以让宝宝品尝更多美味，增加营养。

爱心小叮咛

配方奶喂养的宝宝需要及时喂水。这样可使牛奶更易被消化和吸收，加速肠道蠕动，有利于排解粪便，防止大便干燥。

什么是混合喂养

用母乳同时与配方奶粉或其他奶喂养的方式叫“混合喂养”。混合喂养方法有以下两种：

◎ 母乳和奶粉同时喂

有时母乳喂养的宝宝会出现吃奶时间延长、喂奶时间间隔缩短或宝宝体重增加缓慢的情况，这可能是因为母乳不足造成的，父母需要给宝宝添加配方奶或其他奶制品来满足宝宝的需要。具体方法是：母乳喂养次数不变，每次先喂母乳，将两侧乳房吸空后，再用配方奶或其他奶制品补足母乳不够的部分，这样做有利于刺激母乳分泌。补充的乳量由宝宝食欲或母乳量的多少而定，即“缺多少补多少”。此法适用于4个月以内的宝宝。

◎ 母乳和奶粉分开喂

母乳和奶粉分开喂是指用配方奶或其他奶制品替代一次母乳量。母乳喂养到4～6个月时，因为某些原因必须断一顿母乳时，使用这种方法比较合适。

爱心小叮咛

4个月内的宝宝母乳量不足时，如用替代法喂养，会减少母乳哺喂次数，使对母亲乳头的刺激减少，乳汁分泌量减少。4～6个月宝宝用混喂法，宝宝会眷恋母乳，难以断奶。因此，要在适合的阶段选择适合的喂养方式。

如何用奶瓶给宝宝喂奶

抱起宝宝，拿起奶瓶，与宝宝面对面微笑对视，最好再打声招呼，比如“宝宝，现在开始吃奶啦”等，这样会使宝宝心情更愉快。

轻轻将奶嘴放入宝宝口中，同时协助宝宝用手扶住奶瓶。喂奶时，奶瓶要倾斜至奶液充满奶嘴为宜，如果奶液没有充满奶嘴，宝宝容易吸进空气，引起吐奶。

喂奶时间一般为10～15分钟，但个体差异很大，不一定严格遵循。喂奶完毕，可用专用消毒纸巾擦干宝宝嘴边的残留奶液。

喂完后轻轻将宝宝直立抱起，拍打其后背，当出现打嗝声，说明从胃内已排出气体，但有一些宝宝经反复拍打并不出现嗝声，这时不要着急，让他平躺数分钟后再抱起拍打其后背，直至打出嗝声。

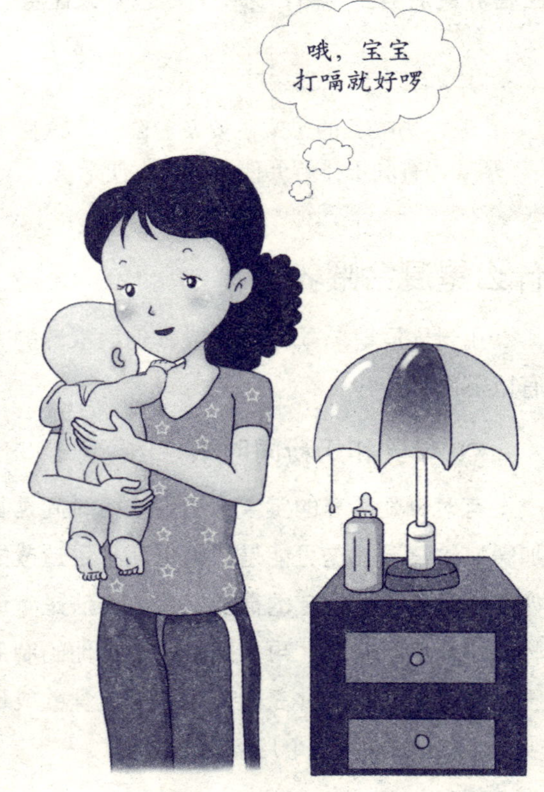

爱心小叮咛

将盛满奶液的奶瓶倒置，观察奶嘴滴奶情况；如果一滴接一滴流出，说明奶嘴流出顺畅；如果流出很慢，说明奶嘴流出不畅，要加大奶嘴上的奶孔；如果呈线状流出，说明奶嘴过大，应更换奶嘴。

可以给宝宝喂炼乳吗

甜炼乳是一种牛奶制品，是新鲜牛奶浓缩至原来容量的2/5，然后加40%的白糖制成的。有些妈妈可能会发现自己的奶水不够，而炼乳具有易存放、易冲调、宝宝爱喝等优点，因此就用炼乳代替配方奶让宝宝喝。她们认为炼乳同样是乳制品，与牛奶一样有营养。事实上，炼乳喂养宝宝有许多弊端，最主要的缺点是糖分太高。

甜炼乳含糖高达40%，当炼乳加水稀释后，糖的浓度和甜味下降了，但是蛋白质及脂肪含量也降低了，甚至比牛奶还低，不能满足宝宝生长发育的需要。若长期作为主食喂养，会造成宝宝体重不增，或越来越瘦。如果炼乳少加水，使蛋白质及脂肪含量接近牛奶水平，则糖的含量又太高，用这样的甜炼乳喂养宝宝会引起腹泻。所以，用炼乳代替奶粉让宝宝喝，不能满足宝宝的营养需要。即使宝宝暂时吃饱了，也会因为营养不均衡而影响发育。因此，不要用炼乳作为食物来喂养宝宝。

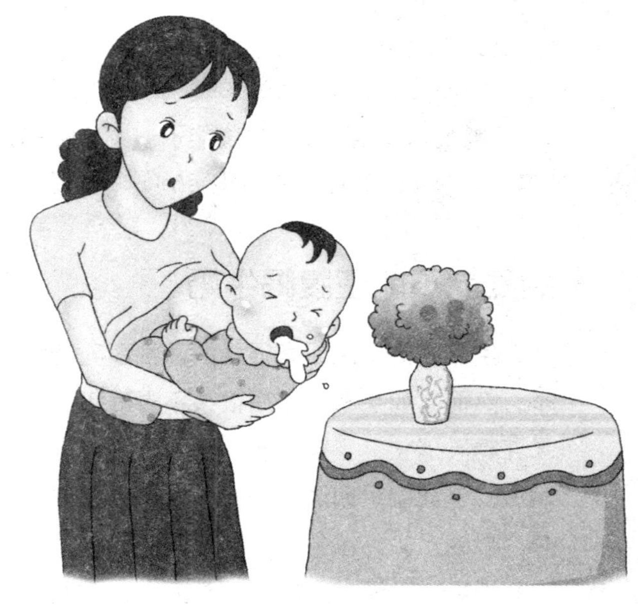

宝宝吐奶如何解决

婴儿期的宝宝吐奶是常见的现象。宝宝的吐奶问题并不是从第2个月才开始的，而是在刚出生后不久就开始了，并且男宝宝较女宝宝多见。有的宝宝吐奶很厉害，有的宝宝吐奶情况则相对轻些。

通常情况下，宝宝吃完奶后，妈妈刚把宝宝放到床上，有时甚至还没来得及让宝宝躺下，奶就从宝宝嘴角流出，但不是喷出。吐完奶后，宝宝的面部仍无任何异常或痛苦的表情。这种吐奶一般属于“溢奶”。

吐奶的主要原因是宝宝饿得久了，喂奶过急过快，使宝宝咽下了大量空气。由于气体轻，当宝宝平躺后，气体便会向上走，将奶一并带出。还有的就是宝宝胃的上口“贲门”较松弛，也是溢奶的一个原因。所以，在给宝宝吃完奶后，不要急着把宝宝放躺下，应该把宝宝的身体慢慢竖起，放到自己的肩头，然后用手轻轻拍拍宝宝的后背，一直到宝宝打嗝为止。这样宝宝肚子里的空气就排出来了，也就不会吐奶了。

如果上述两种方法都用过，宝宝还是吐奶，那就要观察宝宝其他方面是否正常，如果排除了其他原因，宝宝的大便也正常，就不必过分担心。因为习惯性吐奶一般到3个月，最迟5个月时，会自然好转。宝宝吐出的奶有时会流到耳朵里，父母应立即用柔软的棉布或棉签擦干净，以免引起耳炎。

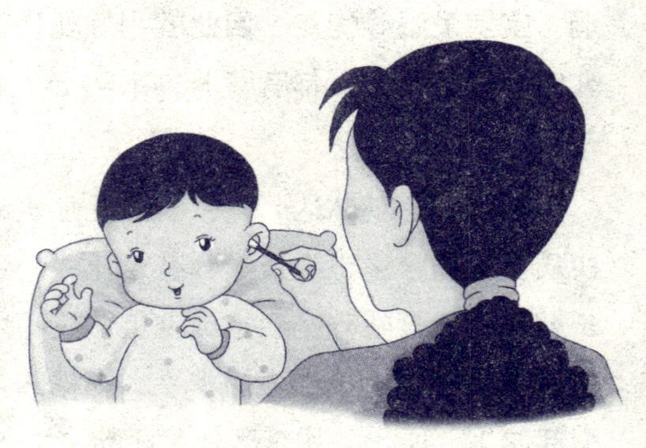

爱心小叮咛

喂奶后不要让宝宝平躺在床上，可把枕头或毛巾放于床单上，使宝宝躺下时，头部和胸部的位置较腹部为高，成30°～45°角，这样可减少吐奶现象。

到底能不能空腹喝牛奶

宝宝体内天生具有很强的活性“乳糖酶”，消化奶里面的乳糖可以说轻而易举。然而，如果断奶之后很久不再喝奶，慢慢地，乳糖酶就会“用进废退”，结果乳糖不消化，“穿小肠而过”，直接进入了大肠。这样一方面乳糖对肠道产生刺激，造成脱水和腹泻；另一方面大肠细菌有了这么好的营养，便疯狂地繁殖起来，导致产生大量气体，造成肠鸣和胀气。如此一来，当然会妨碍营养吸收了。空腹喝奶的时候，乳糖下得更快，症状就更厉害。

宝宝与成人不同。因为生下来就是空腹喝奶，所以消化乳糖的能力一直非常强。母乳中的乳糖比牛奶还要多，所以断奶后宝宝消化牛奶是轻而易举的事情，不可能发生空腹喝牛奶不吸收的问题。只要让宝宝一直经常喝奶，就无须考虑是否该在空腹时喝。饿的时候给宝宝喝牛奶，要比给他吃零食健康得多。

什么是母乳性腹泻

母乳喂养的宝宝排便次数比较多，一般为2～5次，大便呈黄色稀糊状。有时带有一些小颗粒，一些父母误认为是奶瓣，是没有消化所致，其实这些小颗粒是由于吸入母乳过多，其成分凝固所致。泡泡状大便也是一种很常见的喝母乳宝宝的排便表现，有一些宝宝几乎在每次哺乳后都要排便，但便量很少，粪质很稀。

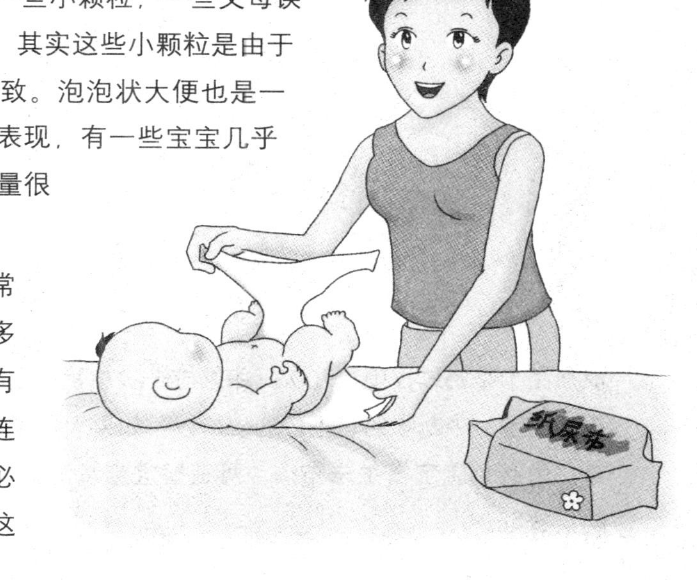

母乳引起的腹泻应视为正常现象，可能与吸入母乳量比较多或者妈妈食用大量蛋白和脂肪有关。只要宝宝胃功能好，没有连续拉稀，体重增长正常，就不必过于担心，出生2～3个月以后这种状况会逐渐减少的。

孙教授解答热线

宝宝一吃就拉怎么办

有时妈妈把尿布换得干干净净，再把宝宝抱起来吃奶，不料还没吃几口，宝宝就大便了，妈妈会认为不正常，就给宝宝吃药。遇到这种情况，不要急于换尿布，因为马上给宝宝换尿布不仅会打断宝宝吃奶，导致宝宝吃奶不成顿，还会导致宝宝把刚刚吃进的奶溢出来，加重溢奶现象。此外还会增加护理负担，因宝宝可

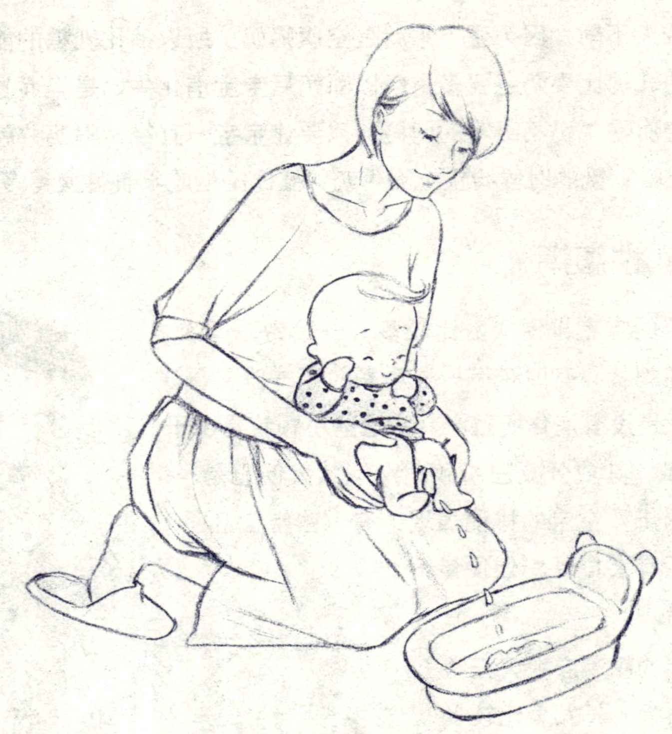

能在整个喂奶过程中拉几次，如果拉一次，就马上换，恐怕要换几次。这样一次次折腾宝宝，中断喂奶是不好的。所以，如果大便量不多，可等到宝宝吃完奶再换尿布。为避免宝宝发生尿布疹，可在替宝宝清洗臀部后，在患处涂抹一些护臀膏，防止臀红。

用微波炉热奶好不好

很多人认为，用微波炉热奶又快捷又不会溢出，十分方便。而且有些父母还在用手摸过奶瓶后，觉得温度合适便拿起来喂宝宝，结果经常烫伤宝宝。

微波是使食物分子激化而产热，但从外面触摸奶瓶却并不觉得烫。所以，用微波炉热过奶后，应先摇动奶瓶，使瓶内各部位温度均匀，然后把瓶中的奶滴到手背上试温。注意一定要先摇匀再试，因为瓶口部分的温度与瓶子中央的温度不同。50℃的液体足以使人皮肤烫伤，而宝宝的食管黏膜比皮肤更柔嫩，对于刚出生的宝宝来讲，45℃左右就足以引起烫伤。食管烫伤还会引起疤痕收缩，使食管变窄，使宝宝吞咽困难，给宝宝带来很大的痛苦。

所以，医生建议不要用微波炉整瓶地热奶，最好还是选用热水浸泡的方法热奶。

怎样护理宝宝的口腔

口腔与牙齿健康与否，直接关系着人一生的身心健康。特别是对宝宝来讲，口腔与牙齿的疾病与宝宝的全身健康有着密切的联系，而不同的育儿方法所导致的宝宝的全身健康状况，反过来又直接影响到其口腔与牙齿的健康。上述两者是相辅相成的，所以说，宝宝口腔保健是人生保健的第一步。

口腔具有摄取食物、咀嚼吞咽、语言、呼吸等多种非常重要的功能。刚出生的宝宝就具有吸吮、吞咽的能力，但这仅仅是一种原始反射的最初表现，随着宝宝的不断生长发育，其口腔发育将日趋完善。一些老人认为刚出生的宝宝口腔内有羊水、血等脏的东西，因此，喜欢用纱布或手帕给宝宝擦洗口腔，这样很容易擦破口腔黏膜而引起感染。其实，这个时期的宝宝口腔一般不需要特别清洗，因为这时口腔内尚无牙齿，口水的流动性大，可以起到清洁口腔的作用。

爱心小叮咛

给宝宝喂奶后可喂点温开水，将宝宝口腔内残存的奶液冲洗掉。如果确实需要清洗宝宝口腔时，可以用棉签蘸水轻轻地涂抹口腔黏膜，注意动作一定要轻柔。

宝宝患湿疹怎么喂养

湿疹是婴幼儿常见的一种过敏性皮肤病，常见于1～3个月的宝宝。病因较复杂，有时很难确诊，多种因素均可诱发。饮食方面，如食入牛羊肉、鱼、虾、蛋、奶等动物蛋白食物；气候变化方面，如日光、紫外线、寒冷、湿热等物理因素刺激；日常接触方面，如使用碱性肥皂或药物不当，接触丝毛织物等；机械性摩擦方面，如唾液和溢奶经常刺激皮肤等；喂养方面，如营养过高使胃肠道功能紊乱等；此外，家族中有过敏性鼻炎、鱼鳞病或哮喘等疾病史的，宝宝发病率也较高。

母乳喂养的宝宝，要避免哺乳过量，以保持其正常消化。哺乳妈妈应少食辛辣等刺激性食物及虾、蟹等“发”物。

人工喂养情况下，可选择针对湿疹的特殊奶粉，如羊奶、豆奶粉等，会使症状减轻。如果到了添加辅食的月龄，要逐渐加量，切忌过快，同时也要忌食辛辣刺激食物。洗澡时水温要适宜，过高会加重病情，过低易引起感冒。

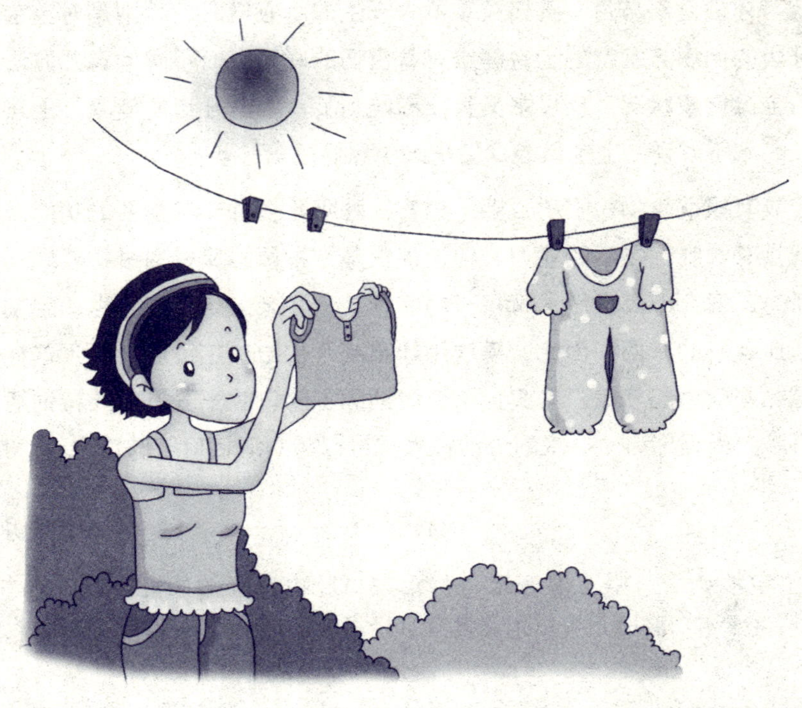

爱心小叮咛

做父母的应尽可能找出宝宝常见病的发病原因，并加以预防。避免冷热潮湿、机械摩擦等刺激，避免食用易过敏和刺激性食物，在医生指导下合理用药，千万不要自行用药。

“鹅口疮”是怎么回事

鹅口疮表面是层叠白斑，外观很像凝固的牛奶，通常出现在宝宝的双颊内侧，有时也会出现在舌头、上颚、牙龈等部位。新生儿出现的概率最大，尤其是服用抗生素后更易出现。

鹅口疮是由于白色念珠菌感染所致，通常是在宝宝通过产道时被感染的。当宝宝感染了这种霉菌时，由于平时受其他微生物的抑制，一般不会造成疾病，当这种平衡被打破时，就会出现相应症状。

如母体在怀孕期间激素发生变化，或宝宝使用抗生素后，都可以使这种霉菌大量繁殖，从而引起感染。这种感染有疼痛感，也会影响宝宝吃奶。若不及时治疗，有可能引起并发症。所以，如果发现宝宝有鹅口疮的体征时，应及时带宝宝到医院治疗。

爱心小叮咛

对于患有鹅口疮的宝宝要注意口腔卫生，喂奶前奶瓶要严格消毒，奶头也要洗净。在这之前哺喂者的手也一定要用肥皂涂抹并用清水冲净，宝宝的日常用品也要消毒。

预防宝宝排气特别多

宝宝吃奶比较急，尤其在饥饿大哭后马上喂奶，就会使宝宝肚子里存有很多气体，这些气体流动会刺激胃肠道，引起胃肠蠕动增强，从而出现排气多等症状。还有一些父母担心宝宝喝奶会呛着，总是用小号奶孔的奶嘴喂奶，这样不仅使宝宝吸奶费力，而且还会让宝宝吸入过多气体。宝宝肠道内气体淤胀，也会引起胃肠道的蠕动过多，使宝宝感到不舒服，甚至会出现肠绞痛，这时宝宝就会哭闹不安。预防的方法与溢奶的预防方法是相同的，主要是尽量让宝宝少吞入过量的气体。

宝宝不同性状的粪便表示什么

不同的喂养方式，会产生不同的粪便。一般来讲，母乳喂养的宝宝新生儿期的粪便呈鸡蛋黄色，有轻微酸味，每天排便3～8次，比吃配方奶的宝宝排便次数要多；吃配方奶的宝宝的粪便和吃母乳的宝宝的粪便相比，水分少，呈黏土状，且多为深黄色或绿色，每天排便2～4次，偶尔粪便中会混有白色粒状物，这是奶粉没有被完全吸收的缘故，不必担心；母乳和配方奶混合喂养的宝宝，因母乳和奶粉的比率不同，粪便的稀稠、颜色和气味也有所不同。母乳吃得多的宝宝，粪便接近黄色且较稀，而配方奶粉吃得多的宝宝，粪便中会混有粒状物，每天排便4～5次。

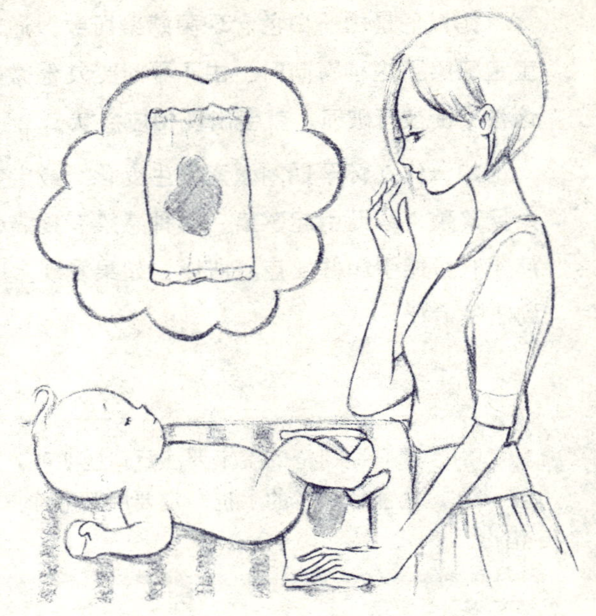

通过观察宝宝的大便还可以发现一些问题：大便臭表示蛋白质过多，消化不良；大便奶油状表示脂肪过多，原样排出；大便有奶瓣状表示有脂肪与钙或镁呈皂化物排出，可在医生指导下更换配方奶的种类。父母要注意观察宝宝每次排出的大便，发现宝宝粪便有异常，就要随时调理和治疗。

给宝宝喂药要注意什么

由于宝宝味觉尚未成熟，对味道不太敏感，根据这种特点，可把药研成细粉溶于温水中。如病情较重可用滴管或塑料软管吸满药液后，将管口放在宝宝口腔颊黏膜和牙床间慢慢滴入，并要按吞咽的速度进行。第一管药服后再滴第二管。如果发生呛咳应立即停止挤滴，并抱起宝宝轻轻拍后背，严防药液呛入气管；病情较轻者，可使用乳胶奶头，让宝宝自己吮吸服下，但要把沾在奶瓶上的药加少许开水涮净服用，否则无法保证足够的药量。也可将溶好的药液用小勺直接喂进嘴里。喂药时最好将宝宝的头偏向一侧，把小勺紧贴宝宝嘴角慢慢灌入，等宝宝把药全部咽下去，可再给宝宝喝少量的糖水。

喂汤剂中药时煎的药量要少些，以半茶盅为宜。每天分3～6次喂完，加糖调匀，温后倒入奶瓶喂服。

给宝宝喂药时应注意，不要将药和乳汁混在一起喂，因为两者混合后可能会出现凝结现象或者降低药物的疗效，甚至影响宝宝的食欲。

有些父母怕给宝宝喂药，觉得不但麻烦辛苦，而且宝宝可能会把药呕吐出来影响疗效，而打针输液既方便省事，疗效又有保证。因此，常常要求医生给宝宝打针。

其实不然，这些方法各有优缺点，具体采用哪一种方法，要根据具体病情和治疗需要来做出决定。

口服法虽然麻烦辛苦，但是非常方便、安全，药效维持时间也比较长。因此，如果口服、打针两者皆可，还是尽量采用口服为好。而一些消化道用药，口服可立即到达胃肠道，比注射法要绕道血液然后才能进入消化道要直接、快速得多，当然首选口服法。具体治疗方法要遵医嘱。

早产儿该如何喂养

早产儿由于体重不足，脏器发育不够成熟，从母体得到的储备也不足，喂养的难度较大。

母乳是宝宝最好的营养品，对早产儿来说更是如此。尽管提前结束妊娠，但妈妈乳汁中的营养成分并不缺少。用母乳喂养能增强早产儿的抗病能力，有利于身体器官尽快发育成熟。

早产儿由于口舌肌肉弱，有的不能吮乳。对于这种早产儿，开始时可用滴药管或滴乳管缓缓滴喂。待宝宝有能力吮乳时，可直接喂哺母乳。因此，对于早产儿，妈妈的期望值不要太高，不要期待宝宝能立即吸吮奶头，宝宝可能需要更多的时间和耐心来适应妈妈的乳头。这时候，妈妈要尽量避免用奶瓶来喂宝宝，因为身体虚弱的宝宝会很容易接受奶瓶而拒绝吸吮妈妈的奶头，影响日后的哺乳。

由于早产儿肝功能差，缺乏合成胆汁的能力，对脂肪消化吸收能力不足，对牛奶中的饱和脂肪酸不能消化和吸收，使之经常完整地从大便排出形成脂肪泻，或与钙结成皂块呈奶瓣样排出。所以，应选择母乳和除去饱和脂酸的配方奶。

爱心小叮咛

医学研究调查结果显示，母乳能比配方奶粉提供更多的宝宝视网膜及大脑灰质发育所需的成分，对早产儿特别有利。

早产儿有抗病能力吗

早产儿由于身体器官发育不完全，甚至有吸吮和吞咽缺陷，不能自己吃奶和饮水，而且胃容纳量也少，肠只能消化少量的食物。这样的早产儿常需通过胃管喂养，而且一次不能喂得太多。

刚出生的早产儿，由于没有自主调节体温的能力，如果室内的温度高，他就会发烧；如果室内的温度低，他的体温就会下降。早产儿的脉速、呼吸浅而快。

由于早产儿机体尚未充分发育，所以生活能力非常弱，对疾病几乎没有抵抗力。因此，防范感染特别重要，尤其是那些感染性疾病，如呼吸道、消化道、泌尿道感染、败血症、脑膜炎等，都有可能对早产儿的生命构成威胁。营养和生命需要的矿物质，需根据每天的血液检查严格控制。父母要在医生指导下对早产儿进行更细致的呵护和料理。

怎样给宝宝补铁

众所周知，缺乏铁质就会引起贫血，而引起贫血的原因，除了一般常见的原因外，主要是由于宝宝日渐长大，母体里带来的铁质及母乳中铁质的不足，也有出生后由于机体先天有缺陷或后天护理不当而引起的。

有些宝宝生下来就贫血，这种情况一般有下面4个原因：①可能因为脐带结扎过早导致红细胞不足而贫血；②可能因为血细胞本身有问题而贫血；③可能有遗传性疾病而贫血；④妈妈在怀孕时铁质吸收不充分，导致宝宝生下来就缺乏铁质。

另外，早产儿常会有铁质不足的现象，因为他没有充分的时间储存铁质就提前来到世间，属于先天不足而导致贫血。

对于上述原因引起贫血的宝宝，在日常护理中更要注意补铁。因此，要随时注意观察宝宝的身体状况，必要时要给宝宝做血红蛋白成分的检验，因为患有轻微贫血的宝宝从外表是看不出来的。如果检查发现宝宝血红蛋白过低，就表示患有贫血，应当及时补充铁质，多吃含铁量高的食物。

如何选择鱼肝油

选择不含防腐剂、色素的鱼肝油，避免宝宝蓄积中毒；选择不加糖分的鱼肝油，以免影响钙质的吸收；选择新鲜纯正口感好的鱼肝油，使宝宝更愿意服用；

选择不同规格的鱼肝油，有效满足婴幼儿成长期需求；选择单剂量胶囊型的鱼肝油，避免二次污染；选择铝塑包装的鱼肝油，避免维生素A、维生素D氧化变质；选择科学配比3：1的鱼肝油，避免维生素A过量，导致宝宝中毒；选择知名企业生产的品牌鱼肝油，相对比较安全可靠。

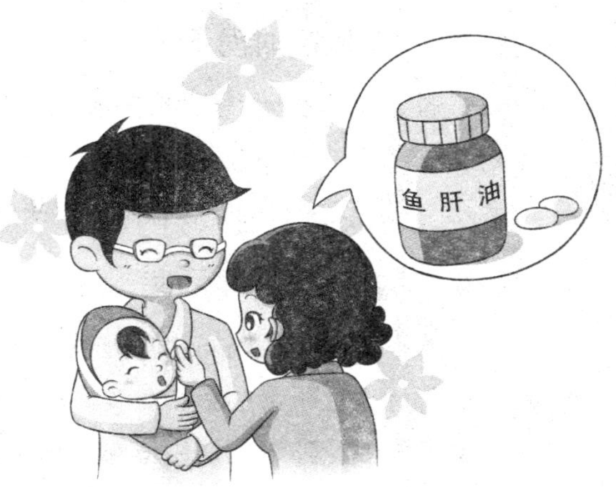

鱼肝油吃得越多越好吗

鱼肝油能提高宝宝的抵抗力，防止夜盲症和佝偻病，因此有些妈妈认为鱼肝油是补品，多多益善，其实不然。有些妈妈看见宝宝多汗，认为是缺钙引起的，不断给宝宝吃鱼肝油。还有的妈妈给宝宝同时服用不同品牌的鱼肝油制品。这些都会导致维生素A、维生素D过量而发生中毒。

一旦怀疑宝宝服用鱼肝油过量，除了立即停服鱼肝油制品和钙剂以外，应及时带宝宝去医院检查治疗，上述中毒症状往往在1周内便可明显缓解。

宝宝为何体重增长不足

宝宝体重增长不足，可能是生病了或身体出现不正常，也可能是得了肺部、尿路或其他部位的感染性疾病，也有少数情况是心脏有先天缺陷或智力障碍。如果宝宝生病，就应及时去医院检查治疗，排除疾病因素。除此之外，宝宝的体重增长不足主要还有下面几点原因：

◎ 母亲的喂奶次数过少

每天喂哺次数少于6次。有些妈妈一天仅喂奶1～2次，夜里则不喂奶；也有些妈妈想以延长喂奶间隔时间来储存更多的奶。

有些宝宝不经常吵着要吃奶，妈妈就认为宝宝一切“正常”，而事实上宝宝并没有得到足够的奶。有时，这些“正常”的宝宝存在神经性或其他方面的问题，从而造成了这种现象。

◎ 宝宝吸吮时间不够

一些宝宝仅吸吮了几秒钟就睡着了，尤其当宝宝吃奶时穿着过多，这种情况就更容易发生。但过一会儿，宝宝又会因为饥饿而惊醒、哭闹。

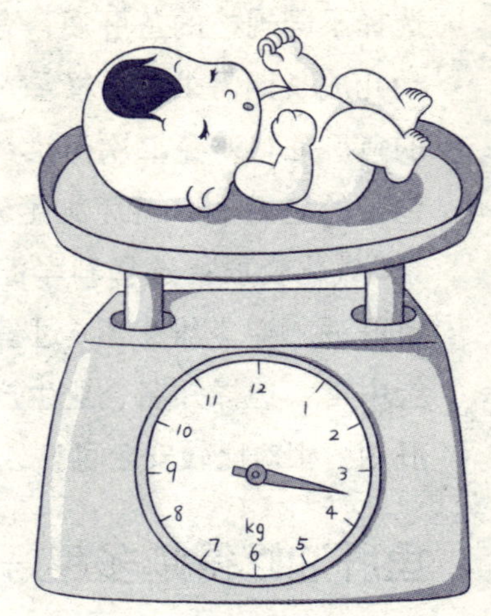

◎ 哺乳妈妈营养不良

营养不良的哺乳妈妈比营养良好的哺乳妈妈所产生的乳汁少且所含的脂肪量少。她们的宝宝可能因为生长需要量超过乳汁供应量，而出现体重增长不足。同时，为刺激促使产生足够的乳汁，这些宝宝可能会比营养好的妈妈的宝宝吸吮得更频繁。

怎样使用安抚奶嘴

安抚奶嘴有时也会给宝宝带来意外的伤害。因此，在使用安抚奶嘴时应特别注意以下几点：

◆ 不要把安抚奶嘴用绳子挂在宝宝的脖子上；

◆ 不要用附有金属或其他玩具的安抚奶嘴；

◆ 在宝宝睡着时要把安抚奶嘴拿掉；

◆ 要时常检查安抚奶嘴的安装是否牢靠；

◆ 不要随意用别的东西取代安抚奶嘴放入宝宝口中。

宝宝为什么啼哭

有的父母听见宝宝啼哭就慌了手脚，不知道该如何是好。这时可以从以下几个方面分析：

◎ 一边吃奶一边啼哭

看是否由于哺乳过程中，母乳不易吸吮或人工喂养时奶嘴开口太小。宝宝会先吞咽几口奶汁，然后间隔哭泣，哭几声后再吸吮。这时要确认啼哭的原因，母乳不易吸吮有可能是奶胀宝宝不易将乳晕含入口中，也有可能是奶流过猛，还有可能是母乳不足，这时，可以调整一下哺乳姿势。对于人工喂养的宝宝，可以将奶嘴开大一些，便于他吸吮。

◎ 饥饿或口渴

如宝宝哭声很有力度和规律，头部会左右转动，伴有吸吮和吞咽动作，妈妈可以把乳头放进宝宝口中，看看宝宝是否是因为饿了。如果宝宝毫不理会，继续啼哭，可能是其他原因。因为宝宝如果饿了或是渴了，就会立刻含住乳头。

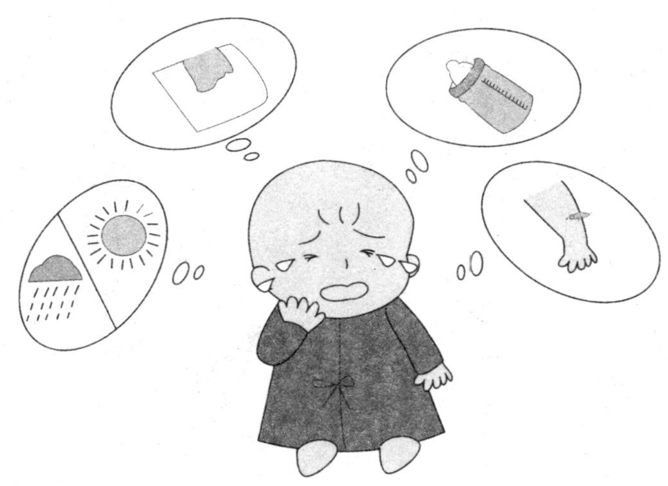

◎ 大小便前

哭声会比较急，往往突然出现。并且解便前，宝宝的面色涨红且呈用力状。这时，父母要立刻更换尿布，并且保持宝宝的皮肤清洁。

◎ 困乏

宝宝身体困乏，却又迟迟不能入睡，会一边啼哭一边用手揉眼睛或者鼻子。此时，妈妈应尽量使四周安静下来，轻轻拍宝宝，并随着哭声越来越轻，减慢拍的节奏，直至宝宝入睡。

◎ 发热

宝宝脸色泛红，哭声间隔时长时短，时大时小，有时有吸吮动作。若体温过高，哭声会逐渐变低，可能有短促的呻吟。

◎ 炎症和感染

患口腔炎、腹痛、湿疹、尿路感染、肺炎、中耳炎、胃肠炎等。宝宝会因为身体不适而啼哭不止。

◎ 非病理性因素

腹胀、体位不适、衣服过紧等也会导致宝宝啼哭，妈妈若及早发现，调整后，宝宝啼哭就会随之停止。

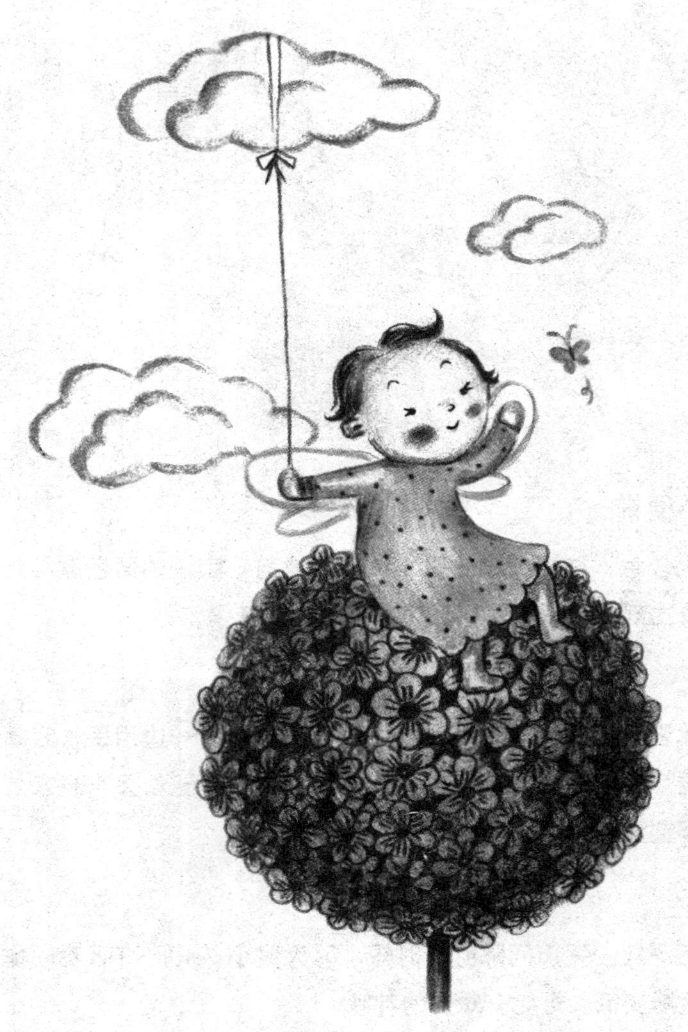

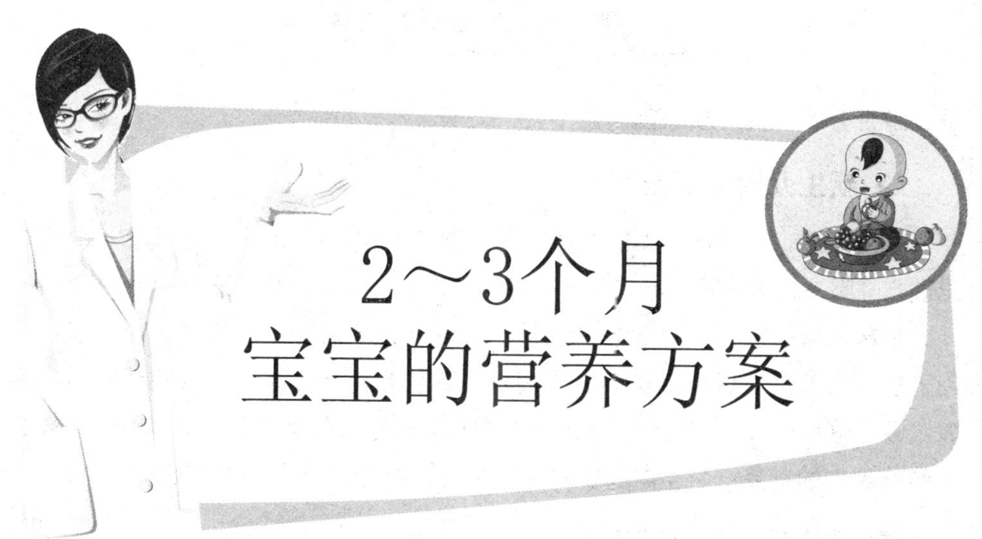

2～3个月宝宝的营养方案

宝宝的营养需求

这个月龄的宝宝，体内的铁、钙、叶酸和维生素等营养元素会相对缺乏，因此妈妈就应该注意满足宝宝成长所需的各种营养素。

健康饮食一日参考

这一阶段宝宝的主食为母乳或母乳加配方奶。2个月起每3小时哺喂1次，3个月后夜间减少1次。哺喂具体时间依宝宝实际情况而定。2～3个月起每次喂50～160毫升。母乳喂养的宝宝不需添加辅助食物，人工喂养的宝宝可以适量添加温开水，2～4个月后还可以适量添加菜汁、果汁、米汤。服用鱼肝油应遵医嘱，一般每天1次。

本阶段常见营养问题

母乳缺少的原因有哪些

很多原因都会引起母乳缺少，一些产妇在分娩后会产生不同程度的哺喂困难。综合分析，其主要原因有以下几个方面：

◎ 新生儿吮吸不及时

在分娩后，待医护人员处理好宝宝的脐带和羊水后，就可以将宝宝抱到妈妈那里进行哺喂。让宝宝及早吃到营养丰富的初乳，吮吸可以刺激乳房分泌出更多的乳汁。如果吮吸不及时，就会影响乳汁的分泌。几天后有些产妇乳汁分泌很多，但因乳房没有及时被吸空而影响乳汁再次分泌。在乳汁多时，宝宝因睡觉而不能及时吮吸，这样也会影响乳汁的分泌；在喂母乳前喂哺其他食物，如糖水、牛奶等，会影响宝宝的食量；宝宝吃得少，母乳的分泌就会减少，从而引起乳汁不足。

◎ 乳母没有足够的经验

如今年轻的妈妈都是第一次分娩，没有足够的育儿经验，所以在哺喂方面过于生疏，导致新生儿对乳房刺激减少，.从而引起乳汁分泌不足。

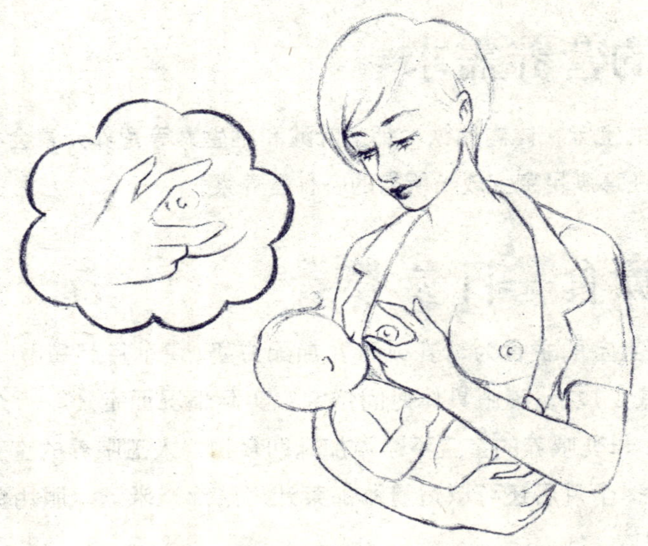

◎ 有乳腺疾病或自身不足

很多年轻女性因为自己的乳房偏小或平坦而做过隆胸手术，还有一些因为乳房疾病而开刀手术或使用过药物，在怀孕分娩后，就会或多或少影响乳汁的分泌。此外，有痛经、月经失调、乳房肿块、乳腺小叶增生症、流产史的女性也会出现乳汁减少的情况。

◎ 饮食不平衡

产妇由于饮食不平衡，如奶制品摄入不够，或荤素搭配不均衡，都能造成乳汁分泌减少。有的人认为产后马上就吃猪蹄汤、鲫鱼汤、老母鸡等高蛋白和高脂肪的饮食会对下奶有帮助，但这样的饮食会使乳汁过于浓稠，引起排乳不畅。还有一些产妇在哺乳期间食用过咸的食品，中医认为咸味会对母乳有收敛的作用。所以在哺乳期间以清淡饮食为主，并做到荤素搭配，合理膳食才能促进乳汁的分泌。

◎ 精神压力过重

在怀孕和分娩过程中，很多产妇会出现过度紧张、忧虑、惊恐等不良的精神状态，有时还会因为自己条件不足而失去母乳喂养的信心，久而久之就会出现疲劳、精神压抑、对宝宝的喂养没有信心等情况。这些不良情绪都会使乳汁分泌减少。另外，妈妈月经来潮等因素也会引起乳汁分泌减少。

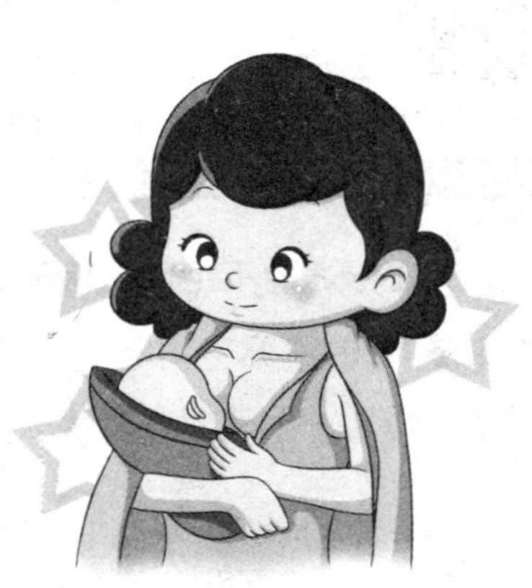

很多妈妈都会出现乳汁减少的情况，但只要保持良好心态，树立母乳喂养的信心，就一定能克服这些困难，让宝宝尽早吃饱母乳。

什么情况下应该进行人工喂养

近些年来，人们都开始重视母乳喂养，只要可能，很多妈妈都会采取母乳喂养。那么什么情况下只能人工喂养呢？

◆ 没有母乳或母乳分泌不足。有的产妇因为营养不良、身体极其虚弱或分娩时失血过多，导致没有母乳或不能分泌足够的乳汁来喂哺宝宝，只好采用人工喂养。

◆ 有严重疾病或其他传染病。妈妈如果患有心脏病、贫血、肾炎等疾病或肺结核、急性肝炎、艾滋病等急慢性传染病，就不适合母乳喂养。生病的妈妈如果仍然采取母乳喂养，一方面会对自己的身体造成很大伤害，另一方面也容易将疾病传染给宝宝。

◆ 因工作原因不能母乳喂养。有些妈妈因为工作需要，不得不离开宝宝而重返工作岗位，这样，就只能采取把母乳挤出带回家哺喂的方法。但如果妈妈要去外地工作，就只能选择配方奶粉来喂养宝宝。

人工喂养有什么优点

与母乳喂养相比，人工喂养更方便一些，只要将配好的奶粉准备好，家里其他的人都可以喂宝宝，妈妈就可以休息或者做其他的事情。人工喂养易于家人与宝宝之间建立感情。人工喂养还可以根据宝宝的需要，按照剂量调制乳汁，不用担心母亲生病或服用药物影响哺乳。

人工喂养有什么不足

人工喂养的不足现在越来越受到人们的关注，主要表现为以下几点：

◆ 营养成分不均衡。人工喂养的宝宝一般采用配方奶粉、米汤、蛋羹等食物取代母乳。尽管配方奶含有的营养成分丰富，但缺少母乳中特有的抗体和其他成分。

◆ 人工喂养的食物容易被污染。母乳是根据宝宝的需要而随时分泌的，乳汁中有很多活性的物质随时会被宝宝吸收，有利于宝宝的生长发育；而替代母乳的食物，在生产、运输、销售等过程中容易被污染，会对宝宝的健康带来不利的影响。

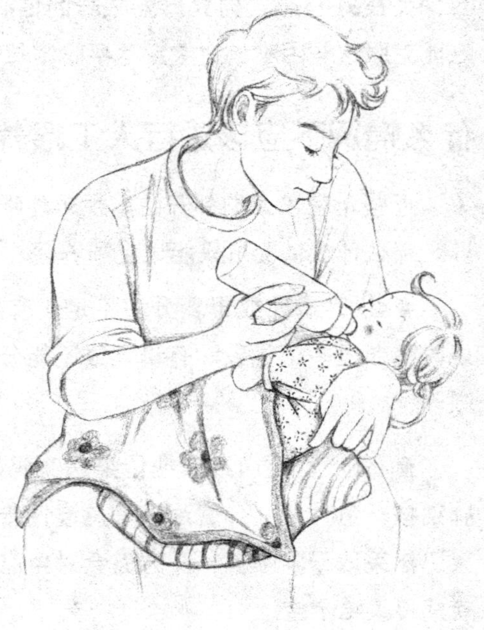

◆ 缺乏感情上的交流。乳母在母乳喂养的过程中，每天都与宝宝有肌肤、目光、声音上的交流，这便增强了母子之间的感情，而人工喂养更趋向于程序化，缺少情感交流。

◆ 人工喂养必须准备一些奶具，如奶瓶、奶嘴、奶刷等，每次喂完宝宝都需要清洗，比较麻烦，而且奶具在存放的过程中有可能被污染。

为什么人工喂养的宝宝容易营养不良

有关调查显示，婴儿营养不良的数量呈上升趋势。而大部分营养不良的婴儿，都是不科学的人工喂养造成的。

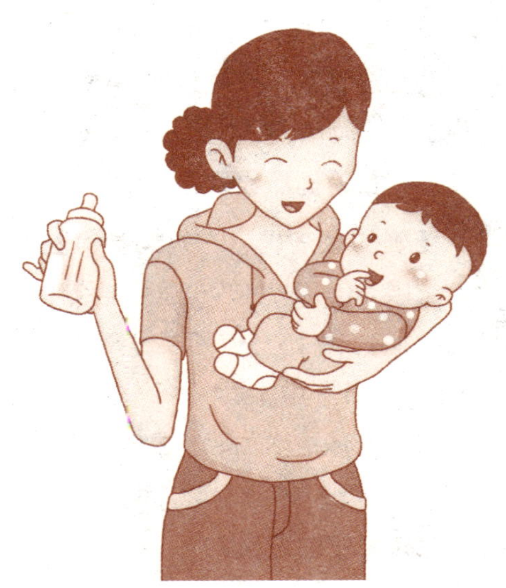

人工喂养宝宝的父母，往往缺少科学营养搭配的知识，在喂养宝宝时，不能及时、合理地添加辅食，造成宝宝锌、钙、铁等微量元素的缺乏。缺锌的宝宝不爱吃饭，头发枯黄；缺钙的宝宝容易患佝偻病，易受惊吓，爱哭闹；缺铁的宝宝容易患贫血。营养不良的宝宝往往形体消瘦，吃再好的奶粉也不长肉。

为什么人工喂养的宝宝抵抗力低、易生病

母乳喂养的宝宝一般不容易得病，这是因为母乳中含有很多活性物质和有利于成长的抗体。而配方奶粉虽然按照宝宝的营养需要，添加了一定量的营养素，但是无法复制母乳中的活性物质，无法增强宝宝抵抗疾病的能力。所以人工喂养的宝宝抵抗力就相对低，也易生病。

为什么人工喂养的宝宝容易肥胖或瘦弱

母乳的分泌量是根据宝宝每天的需要而分泌的，也就是说宝宝吃得越多，母乳就会分泌得越多。在这种情况下，宝宝不会因为吃得过多或过少而造成过胖或过瘦。而人工喂养的妈妈就容易掌握不好奶量而使宝宝肥胖，有的妈妈选择人工喂养的食物营养不全面，宝宝就会因吃不饱或营养单一而变得瘦弱。

母乳和牛奶不要混合喂

从第2个月以后，有的妈妈奶水就不足了，这时就要添加配方奶。对于混合

喂养，最重要的一点是，不可同时用母乳和配方奶粉混合着喂宝宝。也就是说，不能一次喂奶时既吃母乳，又吃配方奶，这样会导致宝宝消化不良或腹泻，久而久之，会影响宝宝的生长发育。

所以，要喂母乳就全部喂母乳，即使这次宝宝没吃饱，也不要马上喂配方奶，而是应该等下次喂奶时再喂。如果宝宝上一顿母乳没有喂饱，下一顿一定要喂配方奶；如果宝宝上一顿母乳吃得很饱，到下一顿喂奶时，妈妈感到乳房很胀，这一顿就仍然喂母乳。

正确的做法是：在妈妈觉得乳房最不发胀的时候(一般在下午4～6点)，可给宝宝喂150毫升牛奶，试着连续喂5天。如果5天后宝宝体重增加仍不到100克，就需再加1次牛奶，但不要过量地喂。如果每天喂6次奶，牛奶的量每次不应超过150毫升，日平均体重增长不应超过40克(第5天200克)；如果每天加2～3次牛奶，宝宝日平均体重增加30克左右，就可一直坚持下去。总而言之，随着宝宝需奶量的增加，加喂牛奶的次数也应该相应增加，但前提条件是要随时关注宝宝的体重，观察宝宝的表现。

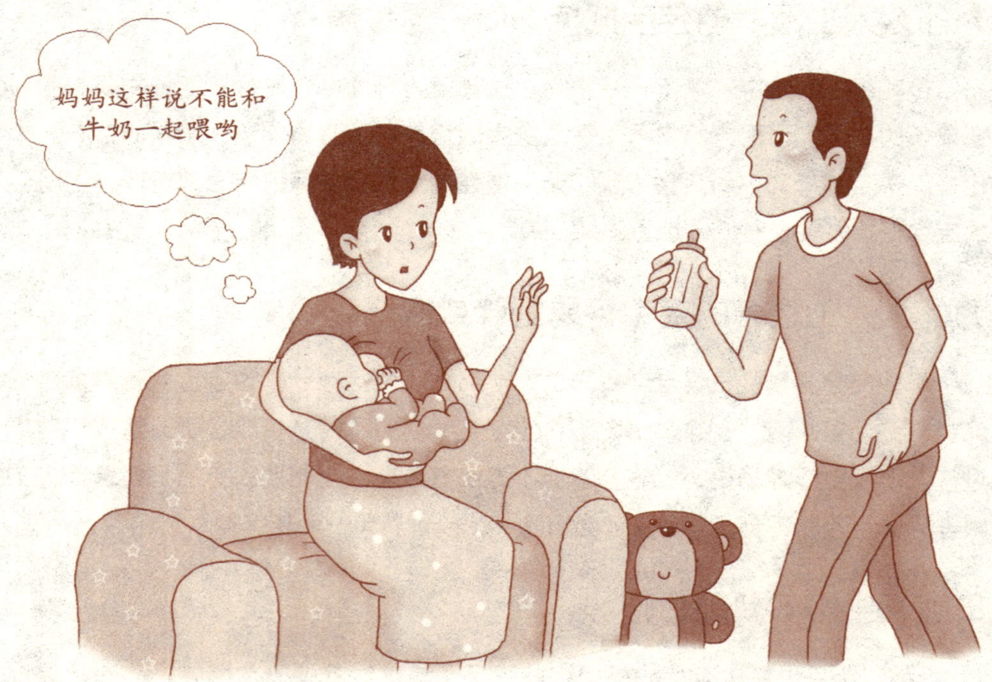

总而言之，应该以母乳为主，配方奶为辅。这样做有两个好处：一是有利于母乳的分泌，宝宝越吃母乳，乳汁分泌得越多；相反，妈妈的乳汁若不让宝宝常吃，就会越来越少。二是母乳仍然是宝宝的最佳食品。

把奶粉冲得浓一些好吗

许多妈妈都希望宝宝多吃一些，对于人工喂养和混合喂养的宝宝来讲，有时，妈妈看到近几天宝宝吃奶量减少，就故意不按说明的要求，把奶冲得浓一些。她们认为冲浓一些，宝宝就会多吃一些，其实，这样做适得其反。因为配方奶粉中含有较多的钠离子，如果奶的浓度过高，其中的钠离子也会增多。冲得过浓的奶是一种高渗液体，进入消化道要吸收许多消化液，冲稀才能消化。宝宝的消化腺体很不发达，不能释放出大量液体，部分太浓的奶液会引起超渗透负荷，使宝宝腹胀、呕吐或腹泻。若这些钠离子没有适当地稀释，而被宝宝大量吸收，就会使血清中的钠含量升高，导致血氮增高和血液中尿素增多，使肾脏负担过重，并会引起高血压、抽筋、甚至昏迷。宝宝吃奶减量时，应当考虑是否因为消化器官需要休息。

由此可见，宝宝不应喝过浓的配方奶。当然，也不应喝过稀的，以免引起营养不良。若给宝宝喂配方奶，要按说明上的要求冲奶。

如何判断牛奶温度是否合适

在家人哺喂宝宝时，一般人常用的方法是用手摸奶瓶，或者用嘴试尝一下，有的滴几滴在手背上，觉得不烫就可以喂宝宝了，其实这时牛奶的温度至少在50℃～60℃。温度过高会使宝宝口腔黏膜充血、潮红，甚至发生细小白色的溃破，引起程度不同的口腔黏膜灼伤。哺喂婴儿时，牛奶的温度应该与宝宝体温相近，以温热为宜。热好的牛奶装瓶后，滴几滴在自己的手腕上，如果

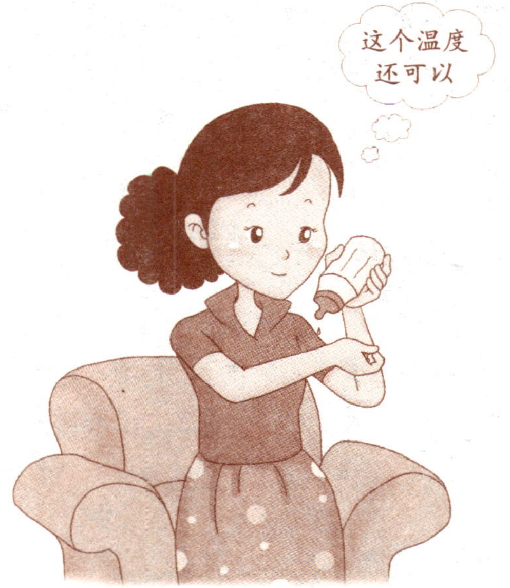

感觉不到烫，这个温度的牛奶便是刚好适合喂宝宝的了。

换奶粉是否会引起宝宝消化不良

换奶粉必须在宝宝完全健康的情况下进行。另外，奶粉不能直接换，否则可能因为奶粉口感不同、营养配方不同而引起宝宝出现厌食和消化不良的情况。换时可把两种奶粉混在一起，给宝宝用1～2周的时间来适应。刚开始混合时需要观察2～3天，如果宝宝无异常情况，再一点点增加新奶粉的含量，这样宝宝无论从口感还是从消化道上，都会比较容易接受。

为什么要给人工喂养的宝宝喂水

人们常用配方奶粉代替母乳喂养。而配方奶中所含的蛋白质和无机盐比母乳多，超过人体需要的盐分和蛋白质的代谢产物，要随着水分从肾脏排出体外。所以人工喂养的宝宝应该多喂水，如果水分不足，这些废物不能很好地排泄掉，积存在体内，将会对宝宝的生长发育产生危害。

吃奶时间缩短别担心

这个月龄的宝宝吸吮能力增强，吸吮速度加快，因此，吃奶的时间也要缩短。这是正常现象，可是有些妈妈却认为宝宝吃得快，是因为自己的奶少，不够宝宝吃了，其实这种担心是多余的。这个月龄的宝宝比新生儿更加知道饥饱，吃不饱他是不会入睡的，即使一时睡着了，也会很快醒来要奶吃。如果一天吃不饱，大便次数就会减少；即使次数不少，大便量也会减少。

不要把睡觉的宝宝叫醒喂奶

一到喂奶时间就叫醒熟睡的宝宝吃奶，这种做法是不妥当的。如果叫醒了本来不饿的宝宝，宝宝会很不合作地马马虎虎吃上几口，甚至烦躁地大哭，妈妈反而搞不清宝宝吃得怎样。虽然宝宝已具有了储存能量的能力，但父母并不容易发觉。

一般来讲，宝宝大多知道自己的需要，奶供过于求，宝宝会拒而不受；奶供不应求，宝宝则会提前醒来，妈妈应顺其自然，不必为宝宝推迟吃奶时间而担心。

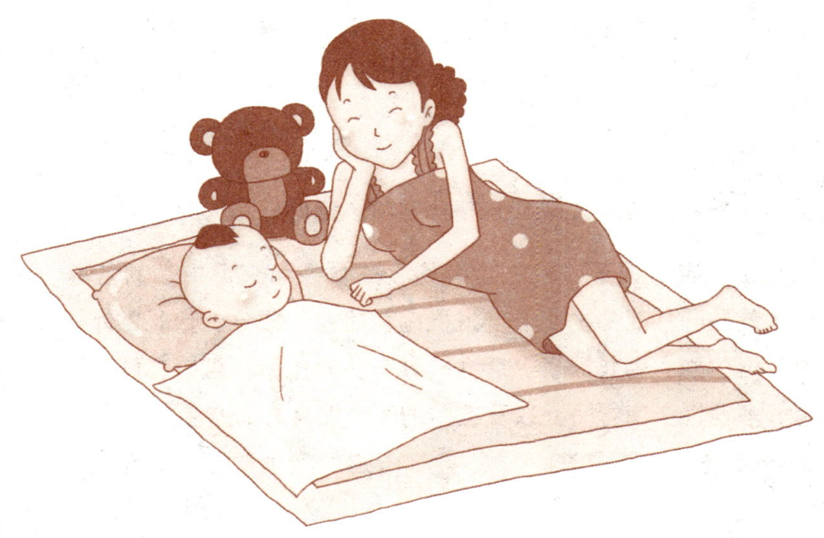

牛奶和米汤能掺在一起喂吗

很多父母习惯用配方牛奶加米汤喂宝宝，因为米汤的主要成分是碳水化合物，可以供给宝宝所需的能量。但是，100毫升米汤中仅含有10克左右糖，如果用米汤喂养宝宝，会造成蛋白质、脂肪等其他方面的营养供给不足，严重影响宝宝的正常生长发育，甚至导致营养不良以及脑部疾病。

另外，实验表明，将牛奶和米汤掺和在一起，会损失大量的维生素A。如果宝宝长期这样食用，会使维生素A摄取不足，导致发育迟缓、体弱多病等现象。所以，在哺乳或者喂奶后给宝宝喂少量米汤，适当补充身体所需的水分是可以的，但是不要把两者掺在一起喂宝宝。

爱心小叮咛

米汤要用质量好的大米来熬制，每500克水放入50克米，慢火熬煮，30分钟后滤去米渣即成。

宝宝发烧后为什么不爱吃奶

宝宝发烧后身体的交感神经活动增加，因此会出现唾液分泌减少，胃肠道功能减弱，消化酶分泌减低的现象，使宝宝食欲减退、腹胀、便秘等。此外，引起发烧的病原菌所分泌的毒素还可以直接作用于中枢神经系统，影响宝宝身体各个系统的正常生理功能，作用于消化系统则会出现食欲减退等症状，这些都是宝宝发烧后不爱吃奶的原因。

能给宝宝吃牛初乳或其他初乳营养品吗

专家指出宝宝可以通过补充含有初乳的食品而获得更多的营养。例如，初乳中的抗体就是一种能够提高宝宝抵抗病菌能力的成分。除此之外，牛初乳中的乳铁蛋白、溶菌酶、生长因子等活性成分有协同作用，可以在预防宝宝感冒、咳嗽、腹泻等多发性疾病方面，以及在促进生长发育方面产生良好效果。其实初乳最可贵的一点是，它不是药品，却具有一定的增强体质，防治疾病的效果。

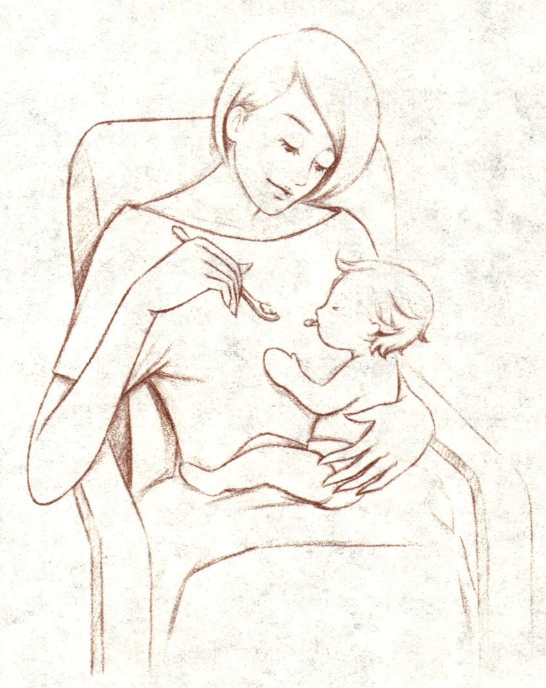

人工喂养的宝宝要添加的食品

喝配方奶的宝宝4个月内不需要添加任何食品，只喝奶就可以了。如果是牛奶或其他的奶类，可适当添加鱼肝油和钙片，以补充维生素D和维生素A。另外，还可以喂一些菜水、果汁，以补充维生素C，软化大便，使之易于排出。

喂养需要注意的问题

◎ 从自律喂奶到定时喂奶

对于这个月龄的宝宝，白天喂奶的时间会逐渐固定。早上6点左右喂第一次，9～10点喂第二次。从3个月左右开始，喂奶时间的间隔要逐渐拉长，以每天5次，每次约隔4小时来喂食，晚上睡觉后至早上起床可以不用喂食，这种有规则的喂食对以后的断奶十分重要。注意不要因大人的生活节奏和步调，而弄乱了宝宝的饮食习惯。在洗澡后或天气热时，还可喂一点儿白开水。

◎ 哺乳量剧减

3个月前后的宝宝的哺乳量有时会突然急剧减少，这是由于饱食中枢发育后产生的生理性停滞现象，不必过于担心。

◎ 适当喂宝宝自制果汁、菜汤和米汤等辅助食品

3个月左右的宝宝，可以适当添加些辅助食品。比如：果汁可在宝宝出汗或口渴时喂，每天喂的时间要固定；汤也一样，在固定的时间内喂；早上10点左右喂奶之后，用汤匙给宝宝喂食1匙的蔬菜汤。

要强性限定喂奶时间间隔吗

随着宝宝喝奶量的增多，每次喂奶间隔时间也相应变得长了，以前过3个小时就饿得直哭的宝宝，现在可以睡上4个小时，有时甚至睡5个小时也不醒。这说明宝宝喝进去的奶还没有完全消化吸收，也说明宝宝已经具备了储存能量的能力。妈妈没有必要再3小时就给宝宝喂一次奶。

如何调整好夜间喂奶的时间

对于这个时期的宝宝来说，夜间大多还要吃奶，父母如果发现宝宝的体质很好，就可以设法引导宝宝断掉凌晨2点左右的那顿奶。因此，应将喂奶时间做一下调整，可以把晚上临睡前9～10点钟这顿奶，顺延到晚上11～12点。宝宝吃过这顿奶后，起码在4～5点以后才会醒来再吃奶。这样，父母基本上就可以安安稳稳地睡上4～5个钟头了，不会因为半夜给宝宝喂奶而影响休息了。

刚开始这样做时，宝宝或许还不太习惯，到了吃奶时间就醒来了。妈妈应改变过去一见宝宝动弹就急忙抱起喂奶的习惯，不妨先看看宝宝的表现，等宝宝闹上一段时间，看是否会重新入睡，如果宝宝大有吃不到奶不睡的势头，可喂些温开水试试，说不定能让宝宝重新睡去。如果宝宝不能接受，那就只得喂奶了，等过一段时间再试试。一般白天奶水吃得很足的宝宝，夜间吃奶的需求并不大。

总之，在掌握宝宝吃奶规律的基础上，应适当调整夜间吃奶的时间，以保证妈妈的休息，妈妈休息好了，宝宝才会有充足的奶源。

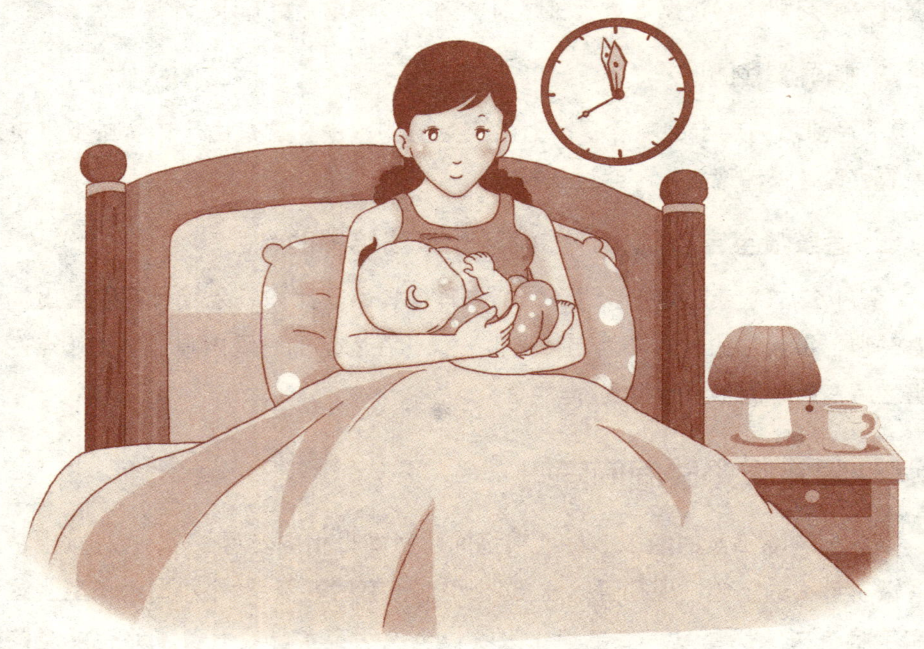

如何让宝宝摄入足够的维生素

宝宝对维生素的摄取有两个途径：一是来自母乳；二是为宝宝添加维生素制剂以及富含维生素的食物，像果汁、菜汁等。因此，用母乳喂养宝宝的妈妈，一定要注意营养，为自己，也为宝宝要摄取足够的维生素。

为了使吃母乳的宝宝能够摄取足够的维生素，首先，妈妈吃的主食不应全是精米白面，而应粗细粮搭配，以增加乳汁中的B族维生素。其次，妈妈每天要喝一定量的牛奶，这样对下奶和提高奶的质量都大有好处。还有，妈妈应适当补充含蛋白质、钙、磷、铁丰富的食品，如鸡蛋、瘦肉、鱼、豆制品等；适当补充含维生素丰富的各种蔬菜，如青菜、菠菜、胡萝卜等。菜汤能够使乳汁量又多营养又丰富，妈妈应多喝些菜汤，如鸡汤、鱼汤、排骨汤等。另外，哺乳妈妈要杜绝烟、酒、麻辣烫等辛辣刺激性的食物。在营养丰富的前提下，为了保证乳汁的分泌还需要有规律的生活，睡眠保持充足，情绪要饱满，心情要愉快。这样一来，宝宝的饮食也就有了可靠的保证。

妈妈如果用牛奶或配方奶喂养宝宝，也要及时给宝宝添加维生素制剂以及含维生素的食物，如鱼肝油（浓缩维生素A、维生素D滴剂）等。用菜汁喂宝宝时，妈妈要选用新鲜嫩绿色的菜叶而不是选用嫩菜心来煮水喂宝宝。

据专家研究分析：绿叶蔬菜的营养价值以翠绿色为高，黄色次之，白色较差，同一种蔬菜也是色深的营养价值高。嫩菜心要比外部的深绿色菜叶营养差得多。妈妈做菜汁时，应先把菜叶子洗净、切碎，放入干净的碗中，再放在锅内蒸煮，取出后将菜汁滤出。有一些能压出汁的蔬菜，如番茄，可直接做，不用蒸煮。做法是，选用新鲜成熟的番茄，洗净，用开水烫后去皮、去子，放入适量白糖，用勺背将汁挤出，滤出汁水，稍加温开水即可喂宝宝了。果汁也是吃配方奶的宝宝不可缺少的，市场上有专为宝宝做果汁的果汁机。在为宝宝做果汁的时候，妈妈要选新鲜的水果，比如苹果、桃、草莓等。果汁挤出来以后过滤，稍加温开水就可以喂宝宝了。

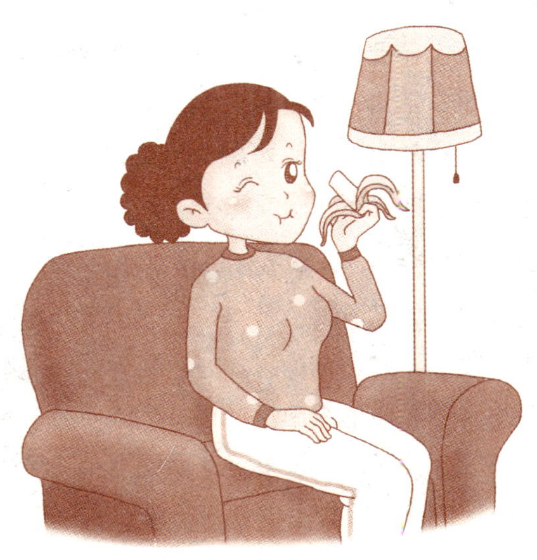

3个月大的宝宝需要加果汁吗

没有必要一定要给3个月的宝宝加果汁。只要保证宝宝摄取足够的水分就可以了。过多的果汁会影响宝宝正常奶量的摄入。5个月以后可以适量添加-一些水果汁，可以起到调节口味、增加宝宝饮食的乐趣。添加的量为：5个月大时添加50毫升，6个月大时添加60毫升，7个月大时添加70毫升，市场出售的果汁含糖比较多，大部分不适合宝宝饮用，最好自己动手做现榨的果汁给宝宝饮用。

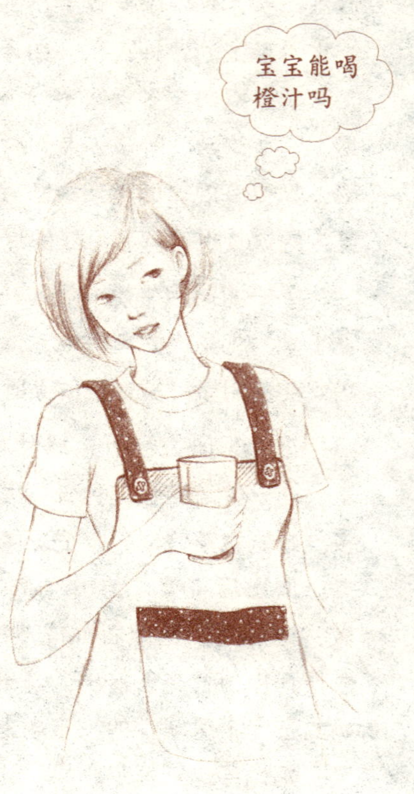

怎样给宝宝挑选果汁

宝宝从第2～3个月开始，就可以喝果汁了。用最好吃、最便宜、最新鲜的水果做成时令水果汁。春天可用橘子、苹果、草莓；夏天可用西红柿、西瓜、桃；秋天可用葡萄、梨；冬天可用苹果、橘子、柠檬。如何给宝宝挑选果汁呢？

◆ 最好自制果汁给宝宝吃。选用新鲜的橘子、橙子、葡萄等多汁水果，最重要的是要注意清洁卫生，不要让细菌侵入。为了预防细菌侵入，榨汁前，要把榨汁机用开水或消毒柜进行消毒，而且由于水果可能被喷洒过农药，所以榨汁前应削掉果皮。榨出的果汁不能直接装到奶瓶中，要先过滤，以免果肉堵塞奶嘴的孔。这样既经济又卫生，而且营养保存得更好。

◆ 购买瓶装水果原汁、橙子、椰子汁等成品果汁，可加少量温开水服用。这些果汁是用新鲜水果加糖加工而成，但在制作过程中，已损失大量维生素C，所以营养价值已大大降低，不如自制的果汁好。另外，因瓶装果汁中糖分过多，长期放置并反复开启后，空气中的细菌很容易进入汁中，在多糖的液体中繁殖，宝宝吃后可引起肠道感染。为了避免反复启盖而受污染，可采用分装的方法，将不用的果汁盖紧后冷藏。

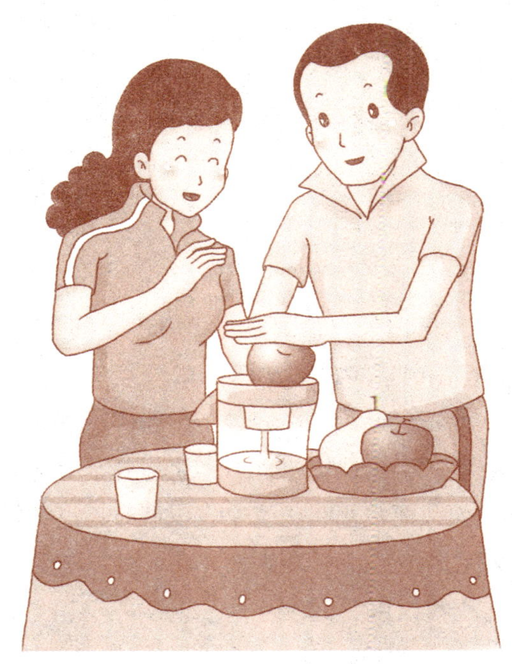

爱心小叮咛

每一个宝宝都有自己的脾气和喜好，对于食物也是一样。妈妈不要强迫宝宝吃某一种食物，否则会让宝宝对食物产生厌恶感。这个时期培养宝宝对食物有兴趣才是最重要的。

怎样给宝宝喂果汁

给宝宝喂原汁还是稀释过的果汁，要灵活处理。满月后的宝宝，不便秘时可在果汁中兑1倍的温开水喂给他喝。如果不加糖宝宝也愿意喝，最好就不要加；如果宝宝不太喜欢喝果汁，就可以稍加些糖；如果宝宝便秘，喝稀释的果汁无效时，可以改喂原汁，也可以适当增加量；如果宝宝特别喜欢喝果汁，且大便正常，每天也可以喂2次，量也可以逐渐增加。但是，在这个月龄的宝宝，1次的量不能超过50毫升（相当于1小勺）。

给宝宝喂果汁，要在吃奶1小时后进行，不可在喝奶后不久就给宝宝喂果汁。因果汁属弱酸性，在胃内能使牛奶中的蛋白质凝固成块，不易被吸收。

爱·心·小叮咛

在日光浴后要给宝宝喂些果汁或白开水，同时在日光浴时注意不要让宝宝着凉。

喝果汁的最佳时间

喂果汁最理想的时间是白天，最好在吃奶后1小时进行，因为这时候宝宝比较活跃和清醒。吃奶后1小时胃中的奶量已基本排空，属于半饥饿状态，较容易接受奶以外的食物。果汁不宜掺入奶中同饮，因为果汁在胃内能使乳汁中的蛋白质凝固成块，不易被吸收，会造成宝宝营养不足。开始时可先试用一种果汁，观察24小时宝宝的状态，如大便性质有无改变、皮肤有无过敏等。如无不良反应，可持续喂7～10天。然后更换另外一种果汁，再观察有何反应，如多种果汁均未发现有不良反应，即可交替饮用了。

怎样给宝宝选择围嘴

有的宝宝从3～4个月起就开始长牙了。由于宝宝的唾液分泌增多且口腔较浅，加之闭唇和吞咽动作还不协调，宝宝还不能把分泌的唾液及时咽下，所以会经常流口水。这时，为了保护宝宝的颈部和胸部不被唾液弄湿，可以给宝宝戴个围嘴。这样不仅可以让宝宝感觉舒适，而且还可以减少换衣服的次数。围嘴可以到婴儿用品商店去买，也可以用吸水性强的干净棉布、薄绒布或毛巾自己制作。值得注意的是，不要为了省事而选用塑料或橡胶制成的围嘴，这种围嘴虽然不怕湿，但对宝宝的下巴和手都会产生不良影响。宝宝的围嘴要勤换洗，换下的围嘴每次清洗后要用开水烫一下，最好能在太阳下曝晒消毒。

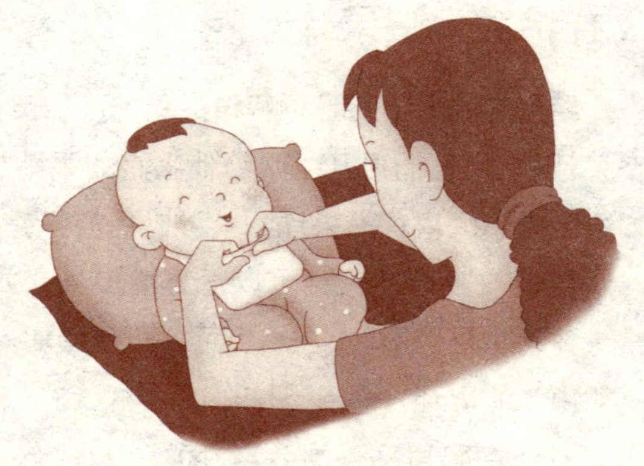

宝宝的菜汁中不能添加味精

科学研究表明，味精对婴幼儿，特别是3个月以内的宝宝生长发育有严重的影响。它能使婴幼儿血中的锌转变为谷氨酸锌随尿排出，造成宝宝体内缺锌，影响宝宝生长发育，并产生智力减退和厌食等不良后果。

有些妈妈认为宝宝的菜汁中加些味精，能使菜汁味道鲜美，增强宝宝的食欲。其实这样做结果会适得其反，造成宝宝厌食。因为锌具有改善食欲和消化功能的作用，在人体的唾液中存在的一种味觉素，是一种含锌的化学物质，它对味蕾及口腔黏膜起着重要的营养作用，而加味精导致缺锌可使味蕾的功能减退，甚至导致味蕾被脱落的上皮细胞堵塞，使食物难以接触味蕾而影响味觉，使宝宝品尝不出食物的美味而不想吃饭。因此，产后3个月以内的哺乳妈妈和婴幼儿菜汁内不要加入味精。

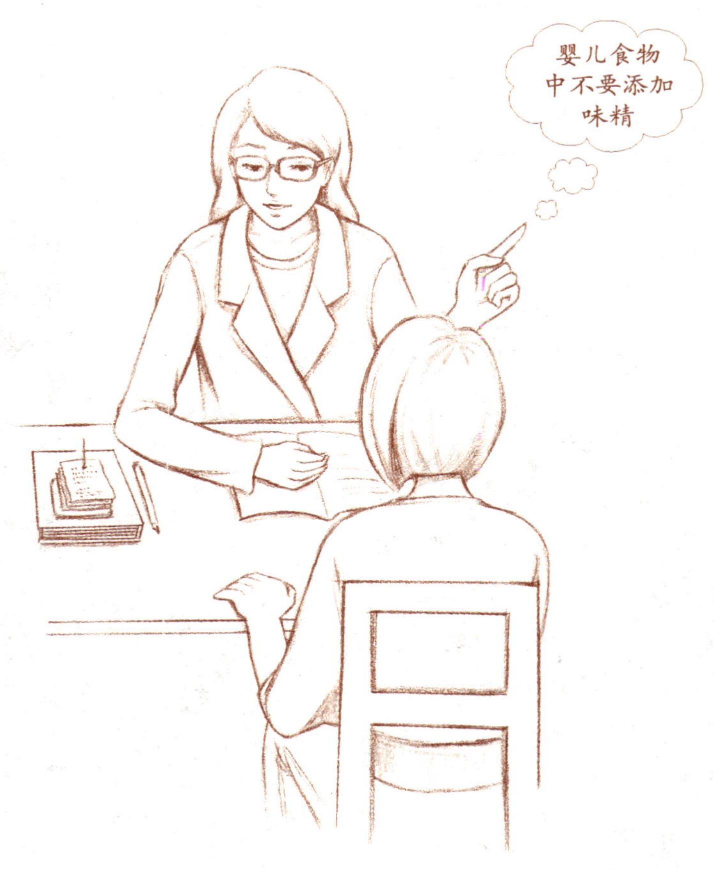

宝宝突然不喜欢喝奶是怎么回事

有的宝宝在2个月前一直很喜欢喝奶，但突然有一天就不爱喝了，这使妈妈或爸爸有些发懵，难道宝宝生病了？

宝宝出生后3个月时，奶的摄取量大，尤其是在开始讨厌奶之前的10天左右，会突然提高奶的饮用量，体重每天约增加40克。体重持续上升，进入第3个月后，大部分宝宝会变得不爱喝奶，即使改变奶的浓度或温度，也无法引起宝宝的食欲。其实，宝宝在满3个月以前，虽然喝了大量的牛奶，但是无法有效地吸收牛奶中的蛋白质。过了3个月以后，宝宝吸收蛋白质的能力增强，消化吸收的情况顺利，所以多出的养分会变成脂肪存于体内，因此身体会逐渐发胖。如果摄取了过多的奶，宝宝的肝脏和肾脏的负担过重，日久恐会导致机能失调。这对宝宝来说，是属于一种内部器官的调节性、自卫性反应，并不算是疾病。那些长期过量喝配方奶的宝宝，其肝脏及肾脏非常疲惫，最后会导致“罢工”，以厌食牛奶的方式体现出来。这也是宝宝为了预防肥胖症，而采取的自卫行动。科学研究表明，这类宝宝的发育状况，绝大多数符合标准，身体也没有任何异状。这只是宝宝身体功能不适应奶粉的一种反应而已，并不是什么疾病。

这时妈妈应该做的是，不要再继续喂宝宝喝不喜欢的配方奶，应多补充些果汁和水，让宝宝的肝脏和肾脏得到充分的休息。在一般情况下，经过10天或半个月的细心照料，宝宝就会再度喜欢上喝奶的。刚开始时，宝宝或许一天只能喝100毫升或200毫升，妈妈不要为此而担心，只要尽可能地满足宝宝对果汁和水的需要，就不会有什么问题。因为宝宝会根据自身的消化能力进食，从而使肝脏及肾脏得到充分的休息。在喂宝宝果汁、菜汁和水的同时，也可喂一些配方奶，但要调配得稀一些。

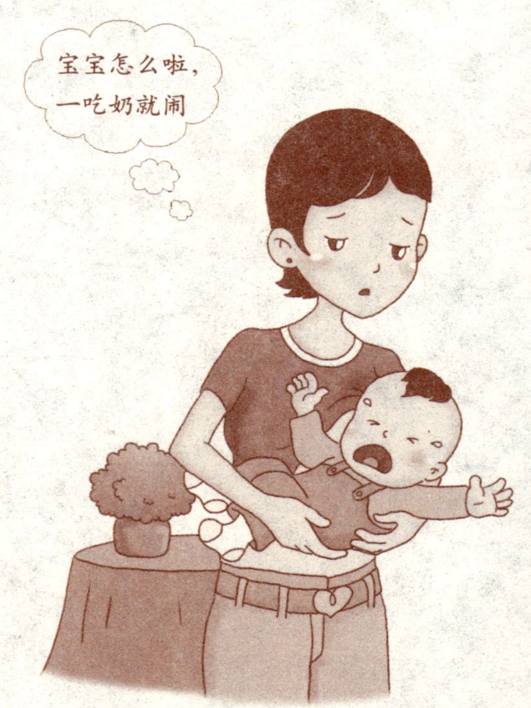

爱心小叮咛

如果父母一直强逼宝宝喝奶，不做适当调整的话，恐怕会使宝宝极端地讨厌牛奶。因此，父母应体谅宝宝的机体变化，千万不要心烦，让宝宝的肝脏和肾脏获得充分的休息。

宝宝睡眠时容易被惊醒是怎么回事

这个时期的宝宝睡眠时对日常的声音并不敏感　完全可以伴随着父母的说话声、走路声、适度的收音机或者电视机的声音睡得很沉。如果宝宝每次睡着后，睡眠时间很短，不足1小时，并且睡着后天气不热，而头发、衣服、枕头照样汗湿，听到一点声音就很快醒来，甚至还会被惊哭，可疑为佝偻病。遇到这种情况时，应带宝宝到医院检查。父母千万不可自作主张给宝宝服用钙片或维生素D制剂。因为维生素D制剂服用过量会引起中毒，从而影响宝宝的健康。

爱心小叮咛

在两顿奶中间，宝宝如果正在酣睡时，就不必硬将他弄醒来喂水或喂果蔬汁。如果天气不冷，满月后的宝宝可以多晒太阳，这样有助于宝宝身体对钙的吸收。

怎样让宝宝吃蛋黄

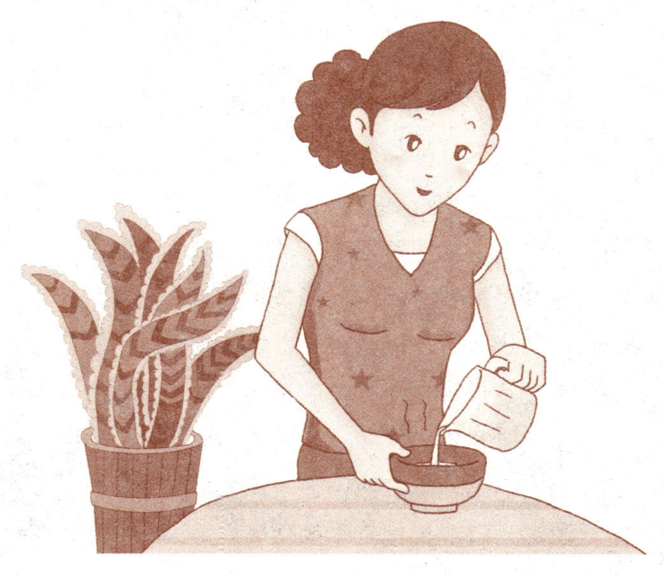

3～4个月的宝宝容易缺铁，如果不及时补充铁，极易患缺铁性贫血。这个时候，就应该给宝宝吃含铁较丰富，又易被宝宝消化吸收的食品，鸡蛋黄是最适合宝宝的。

鸡蛋黄有两种做法：一是将鸡蛋煮熟，取1/4蛋黄用开水或米汤调成糊状喂给宝宝；二是在奶锅中放入牛奶，然后打进蛋黄，边用小匙顺时针搅，边用小火慢慢地熬，最后成为蛋奶羹。

喂宝宝时，要用小勺喂，以锻炼宝宝用勺进食的能力。如果宝宝吃后，没有腹泻等不良反应，可逐渐增加蛋黄的量。

爱心小叮咛

4个月以内的宝宝吃咸食会增加肾脏负担。这个时期的“盐”，主要来自母乳和牛奶中含有的电解质；宝宝吃的菜汁中不应放盐。采用人工喂养或给宝宝喂菜汁、果汁的时候，要特别注意器具的消毒和食品的新鲜卫生。

孙教授解答热线

怎样判断宝宝的舌头发育是否异常

在给宝宝喂奶或宝宝打哈欠时，妈妈应注意观察宝宝舌头状况是否正常，并根据实际情况进行应对。一般宝宝的舌头常会出现两种异常情况：

◆ 沟纹舌。所谓沟纹舌，就是在宝宝的舌部出现深浅、长短不一的纵、横沟纹，一般无任何不适，但可出现刺痛感。目前，沟纹舌的成因虽然不明，但人们常认为是先天性的，而且可能与地理条件、维生素缺乏或摄入的食物种类等有关。沟纹舌随着年龄的增长可能逐渐加重，但不需要任何治疗。为防止宝宝出现沟纹舌，妈妈应经常注意保持宝宝的口腔清洁，比如在宝宝吃完奶或果汁后给宝宝喂点水，清洁一下口腔；还可用棉签蘸温开水轻轻擦拭宝宝的口唇。

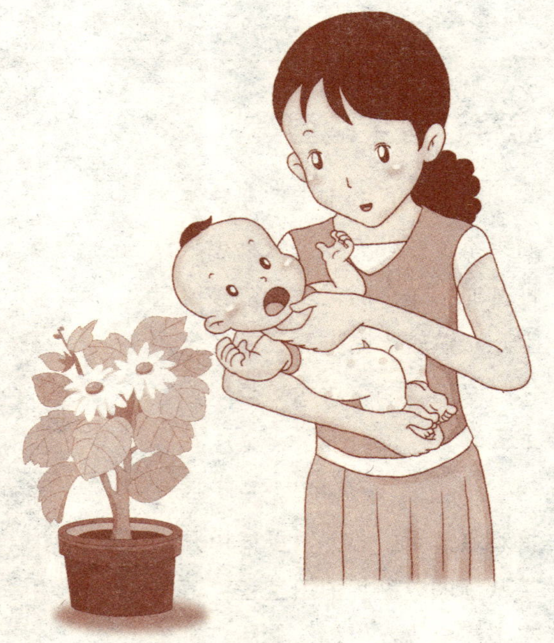

◆ 地图舌。所谓地图舌，就是宝宝舌面上会出现不规则的，红白相间的，类似地图形状的东西。地图舌的成因一般与疲劳、营养缺乏、消化功能不良、肠寄生虫、B族维生素缺乏有关，所以出现地图舌的宝宝一般体质都比较虚弱。患了地图舌的宝宝多无明显的不舒服症状，有的可能出现轻度瘙痒或对有刺激性食物稍有敏感，这种症状可长达数年，随着宝宝年龄的增长可自然消退。发生地图舌后，应注意口腔卫生，适当地给予口腔清洗。症状明显时，父母要带宝宝去医院就诊，在医生的指导下，服用B族维生素及锌剂也有一定疗效。

喂养不当会导致颌骨异常吗

所谓颌骨异常，主要指上颌骨前突或下颌骨前突，也就是人们常说的“天盖地”或“地包天”。这种情况一般发生在人工喂养的宝宝身上，主要原因就是使用奶瓶的方法不当。使用奶瓶喂宝宝时，如果经常将奶瓶压着宝宝的下颌骨，或让宝宝的下颌骨拼命往前伸去够奶瓶，久而久之就会影响宝宝下颌骨的发育，形成上颌骨前突或下颌骨前突。

宝宝会出现生理性贫血吗

2个月左右的宝宝，出现生理性贫血是正常的。这是宝宝在生长发育过程中的一种自然现象。造成这一时期的生理性贫血，是因为宝宝在胎儿期相对缺氧，红细胞生成增多，出生后进入正常环境，机体生成红细胞减少而造成的。主要表现在宝宝出生后1～8周以内，血红蛋白可逐渐下降到低于正常值，直至8周后停止。

宝宝出现生理性贫血，在保证正常营养的情况下，一般不需要治疗。等到宝宝百天后，机体内红细胞生成素增加，骨髓造血功能逐渐恢复，红细胞数和血色素就会缓慢增加，至6个月时就可恢复到正常值范围内。但如果超过这个时间，血红蛋白和红细胞计数仍不在正常范围内，那么，就有可能患有生理性贫血。

生理性贫血是可以预防的：一是要坚持母乳喂养。因为母乳中的铁质比配方奶中的铁质生物效价高，易被吸收，宝宝吃母乳可以有效减少生理性贫血的发生。二是早产儿、双胞胎或者怀孕期间妈妈患有缺铁性贫血的足月儿，应该从第2个月起就要补充铁剂。因为早产儿提前来到世间，吸收铁质的时间与足月宝宝相比相对要短；双胞胎因母体内的铁质又分成了两份，容易导致先天性的铁质不足。凡此类情况宝宝从母体中接收的铁质较少，一般过6周就差不多用完了。如果不马上给宝宝补充铁质，极易出现生理性贫血。

宝宝发生便秘怎么办

这个时期的宝宝，极易发生便秘。如果宝宝的大便次数减少，大便异常干硬甚至拉不下来，就会引起宝宝排便时哭闹不止。宝宝便秘的原因很多，最常见的是缺水。特别是人工喂养的宝宝，因为酪蛋白多，钙盐含量也高。在胃酸的浸染下易结成块，不易消化，容易导致宝宝“上火”，如果水分补充不足，就会引起便秘。

所以，为了防止宝宝发生便秘，父母应注意多给宝宝喂些水，特别是在天气炎热的情况下，更要不时地给宝宝喂水；也可在牛奶中少加些白糖，白糖可软化大便；还可以给宝宝适当喂些菜水、果汁等。如果宝宝便秘比较严重，粪便积聚时间过长，不能自行排出时，父母可在医生指导下使用小儿开塞露注入肛门，一般就能使宝宝顺利通便。但以上方法对宝宝均有一定的刺激，而且容易让宝宝机体产生依赖，最好不要常用。便秘严重时要及时请儿科医生进行诊治。

宝宝小便次数变少是什么原因

宝宝在新生儿期，小便次数很多，几乎10分钟就尿1次，父母每天要给宝宝更换十几块尿布，每次打开都是湿的。哺乳期的宝宝，每日进水量多但是膀胱容量小，每日排尿20次左右，随着宝宝慢慢成长，会逐渐变化至每天10次左右，至幼儿期结束，一般排尿在5次左右。

随着宝宝月龄的增加，进入第2个月以后的宝宝与新生儿期的宝宝相比，排尿次数逐渐减少了。父母就很担心，宝宝是不是缺水了？

要想判断宝宝是不是缺水，一是看季节，二是看宝宝的体征。如果是在夏季，天气热，宝宝可能会缺水分，症状为：宝宝不但尿的次数减少，而且每次尿量也不多，嘴唇还可能发干，这就证明缺水了，应该赶紧补水。

其实，宝宝的小便减少大多是由于宝宝逐渐长大了，膀胱容量也比原来大了，储存的尿液也多了，原来垫两层尿布就可以了，现在垫三层也会湿透，甚至能把褥子都尿湿。可以说，不尿便罢，一尿就会尿透。因此，宝宝小便次数少，并不是缺水了，而是宝宝长大了，父母应该高兴才是。

宝宝患了腹泻怎么办

宝宝到了3个月左右，可能会出现大便次数增多、粪便中混有硬块或多少带有黏液等情况，对于这种情况妈妈也不必过于担心，要仔细分析病因对症处理。

一般吃母乳的宝宝不会出现腹泻，如果出现腹泻，首先应考虑引起腹泻的其他原因，是否是由宝宝吃奶量增多造成的。要先测一下宝宝的体重，如果体重增长太快，就说明确实是母乳增加引起的。这时可在宝宝吃奶前先喝一些白开水以减少喝奶量，这样宝宝的大便次数会随之减少，腹泻状况也会得到改善。

对于用配方奶喂养的宝宝，只要奶瓶及奶嘴消毒严格，一般不会出现腹泻现象。如果宝宝有腹泻现象，但不发热、精神好，而且也爱喝奶，只要将奶的浓度调稀一些腹泻就会消除。

还有一种就是因妈妈患了感染性腹泻。如果妈妈不慎患了痢疾，在1～2天后宝宝也可能出现腹泻现象。一旦发生这种情况，即使宝宝的大便中没发现血或脓，也应及时带宝宝去医院检查治疗。

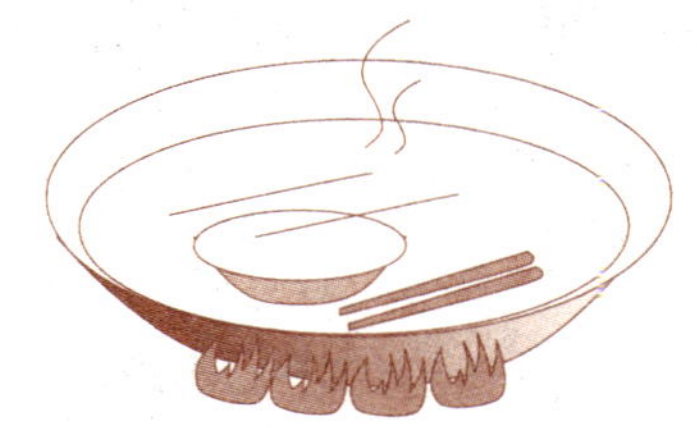

爱心小叮咛

宝宝腹泻时，可适量减少喂奶量，因为这时肠内的黏膜会变得粗糙，需要让肠道暂时休息一下。

如何培养宝宝规律性大小便

宝宝刚出生时，大便次数比较多，而且难以掌握规律。等到了3个月以后，每天的大便次数基本保持在1～2次，而且时间也基本固定。所以，从第3个月开始，就可以按照宝宝自己的排便规律，培养他按时大便的习惯。

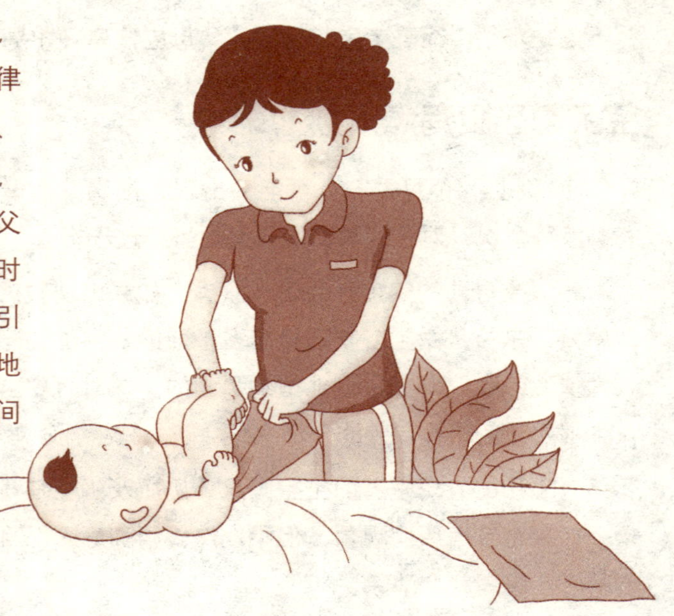

训练宝宝按时大小便，可以使宝宝的胃肠道蠕动规律化，通常只要宝宝的吃、喝、睡有规律，大小便稍加训练，就可形成规律。刚开始时，父母可以有意识地在宝宝排便时给予固定的声音（嘘或唏）以引导他排便，逐渐再固定排便地点和排便器皿。经过一段时间的训练，一般等4个月以后，如果发现宝宝有出现脸红、瞪眼、凝视等神态时，就应把宝宝抱到便盆前，并用“嘘、唏”的发音使宝宝形成条件反射，久而久之宝宝一到时间就会有便意，宝宝大小便的时间也就比较固定了。

肥胖儿和瘦小儿是因喂养不当造成的吗

宝宝的年龄越小，问题也就越多。母乳喂养的宝宝，问题相对地少一些，而人工喂养的宝宝问题就比较多了。

一是宝宝的食欲亢进，摄入过多的热量，逐渐成为肥胖儿，二是宝宝食欲低下，摄入热量不足，而成为瘦小儿。这两种情况与家族遗传有关，但更多是因喂养不当造成的。

大多数妈妈总是怕宝宝吃不饱，宝宝已经几次把奶头吐出来了，妈妈还是不厌其烦地把奶头硬塞入宝宝嘴里，无奈之下，宝宝只好再吃两口。这样时间长了，就有三种可能：其一是宝宝的胃被逐渐撑大，奶量摄入逐渐增加，成了肥胖儿。其二是由于摄入过多的奶，消化道负担不了如此大的消化工作，产生厌食现象，这样就造成宝宝食量的下降。其三是由于总是强迫宝宝吃过多的奶，宝宝不舒服，形成精神性厌食。这种情况在婴儿期虽然不多见，但一旦形成了，会严重影响宝宝的身体健康，所以一定要避免。

妈妈上班后怎么喂宝宝吃奶

很多妈妈上班后就开始混合喂养宝宝了。其实如果妈妈的奶很充足也可以在上班时间挤出来备用，继续母乳喂养，不过妈妈上班前要练习怎样挤奶。

首先，要有规律地挤奶。就像给新生儿喂奶那样，平均至少每3小时挤奶1次，次数频繁而短暂的挤奶比次数少而时间长要好，这样更能促进乳汁的分泌。

其次，要使用高质量的挤奶器。挤奶器可以使妈妈感觉更舒适，不会造成对乳头的损害，同时还可以模拟宝宝的吸吮对妈妈产生喷乳反射，促进乳汁的分泌。

最后，要注意挤奶器以及储奶容器的清洁。需要在每次使用前后都进行清洗并消毒。

通常，母乳放在冰箱的冷藏室里不得超过24小时，放在冷冻室里可以保存3个月，从冷冻室移到冷藏室的母乳就不要再放回冷冻室了。妈妈上班后也要定时挤奶，以免奶量减少。回到家后，要尽可能多地亲自喂宝宝。

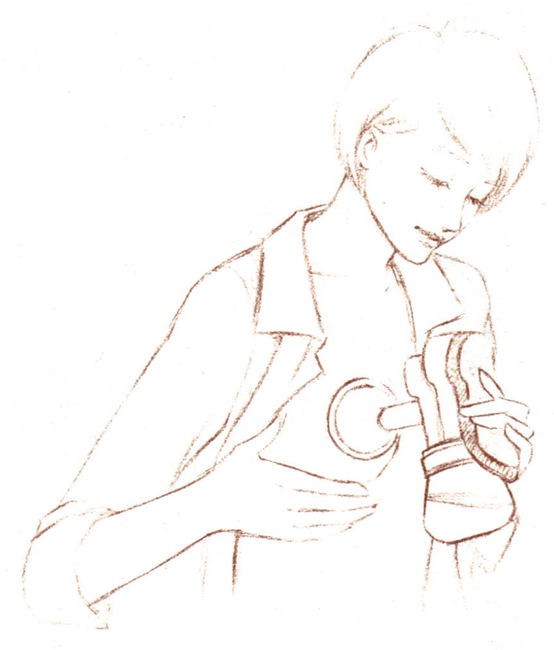

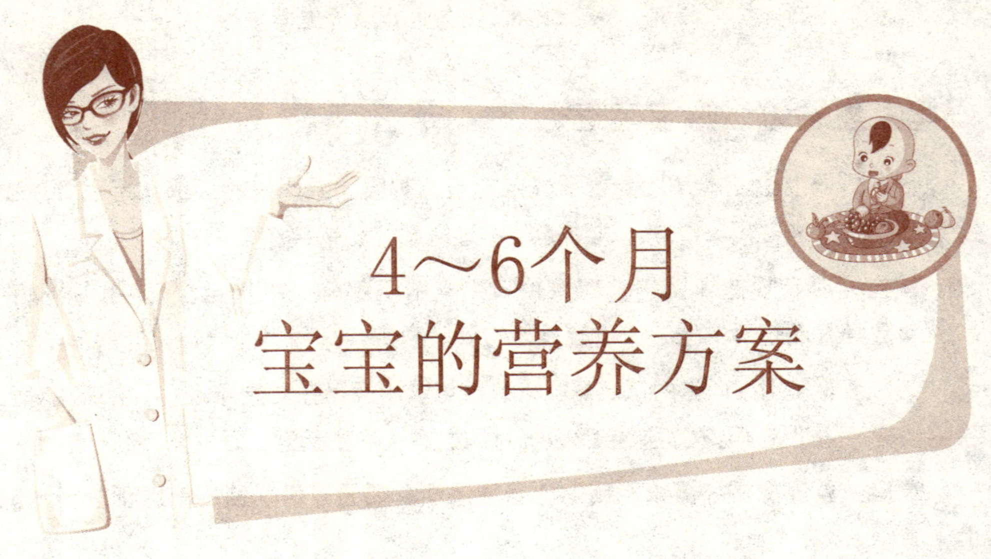

4～6个月宝宝的营养方案

宝宝的营养需求

此阶段的宝宝生长发育迅速，应当让宝宝尝试更多的辅食种类。在第4个月添加的果泥、菜泥和蛋黄的基础上，这个阶段可以再添加一些稀粥或汤面，还可以开始添加鱼肉。当然，宝宝的主食还应以母乳或配方奶为主，辅食的种类和具体添加的多少也应根据宝宝的消化情况而定。

从第6个月起，宝宝身体需要更多的营养物质和微量元素，母乳已经逐渐不能完全满足宝宝生长的需要，所以，依次添加其他食品越来越重要。除了前面介绍的几种辅食，这个阶段的宝宝还可以开始吃些肉泥、鱼泥、肝泥。其中鱼泥的制作最好选择平鱼、黄鱼等肉多、刺少的鱼类，这些鱼便于加工成鱼泥。

健康饮食一日参考

6：00　母乳或配方奶200毫升，饼干3～4块

9：00　1/3碗菜粥，可加入蛋黄或肝泥、肉末，少量鱼肉

11：00　米粉适量，牛奶150毫升

15：00 半个橘子、苹果或其他水果，牛奶150毫升

19：00 香蕉1/4个，1/3碗玉米粥，可加入半片切片面包或少量豆腐、红薯、土豆

21：00 母乳、牛奶或配方奶200毫升

爱心小叮咛

宝宝的热量是否充足，父母不必费心去计算，很容易就能看出来。如果宝宝体重、身高增长正常，说明宝宝摄取了足够的营养热量；如果宝宝很瘦小或发育很慢，在排除患病的情况下就有可能是热量不够。4～6个月的宝宝所需的热量多从母乳或配方奶粉中获得，从这个月龄开始可以部分从辅食中摄取，以后再慢慢地从固体食物中摄取。为了避免在这个时期里有的宝宝发生对异种蛋白过敏，出现湿疹、荨麻疹等疾病，父母在此阶段不要给宝宝喂鸡蛋清。

本阶段常见营养问题

什么是辅食

“辅食”又称为“离乳食品”“断奶食品”或“转奶期食品”，是指由单纯母乳或配方奶喂养过渡到成人饮食这一阶段内所添加的食品，并不是指宝宝完全断奶以后所吃的食品。

宝宝辅食包括流质、半流质、泥糊状、半固体、固体等一系列不同性状的食物，种类包括水果、蔬菜、谷物、肉类等，能训练宝宝的咀嚼、吞咽功能，满足宝宝对热能和各种营养素的需求。

什么时候开始添加辅食

给宝宝断奶并添加辅食的最佳时间一直是国际上争论的问题。世界卫生组织（WHO）建议：为了保证最佳的成长、发育和健康，婴儿在出生后头6个月应该进行纯母乳喂养。母乳是0～6个月婴儿最合理的“营养配餐”，能提供6个月内婴儿所需的全部营养。但在实际养育中，具体实施辅食添加时，往往该视宝宝的

情况掌握在4～6个月之间进行。

作为父母，需要决定怎样做对宝宝最好。如果觉得宝宝需要在6个月前添加辅食，要咨询一下儿科医生。通常添加辅食最佳时机的表现是：喂过奶后宝宝看起来仍然像没吃饱、还想吃的样子；以前可以睡一整夜，但现在半夜会醒来要吃的；体重增加减慢；对母乳或配方奶失去兴趣；看到成人吃饭会表现出有兴趣。

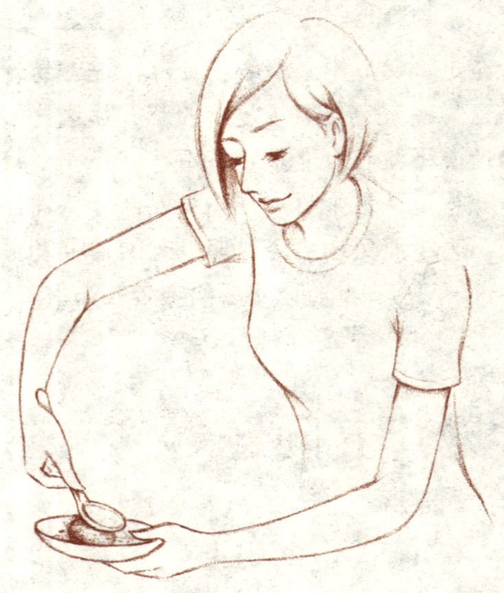

让宝宝接受辅食

◆ 示范如何咀嚼食物。当宝宝将食物用舌头往外推时，父母可以示范给宝宝看如何咀嚼食物并吞下去。不妨再多试几次，让宝宝有更多的学习机会。

◆ 勿喂太多或太快。按宝宝的食量喂食，喂食的速度不要太快，喂完食物后，应让宝宝休息一下，不要有剧烈的运动，也不要马上喂奶。

◆ 品尝各种新口味。常常吃同一种食物，会令宝宝倒胃口，饮食常变化才能刺激宝宝的食欲。在宝宝原本喜欢吃的食物中，加入新的材料、分量和种类均由少而多，便可增加食物摄取的种类，找出更多宝宝喜欢吃的食物。

◆ 隔一段时间再喂给宝宝。如果宝宝对某一种食物感到讨厌，可能只是暂时性不喜欢，可以试着隔一段时间再让宝宝吃吃看。

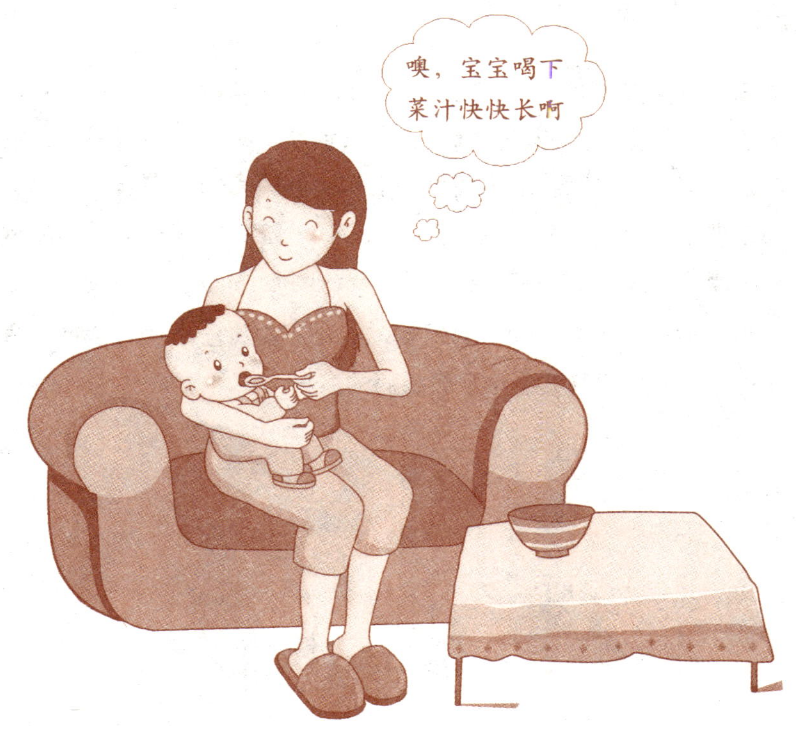

◆ 适当地顺其自然。如果宝宝真的不喜欢某些食物，就试着找出营养成分相似的替换食物。对宝宝而言，辅食是新鲜的东西，目前不接受的食物以后可能会接受，因此妈妈要有耐心多尝试一些。只要宝宝健康，且生长情形符合宝宝的生长曲线图，即使有时吃得少点儿也无须过于担心。

宝宝的辅食有哪些种类

根据不同性状，宝宝辅食可分为液体食物、泥糊状食物和固体食物三大类。液体食物主要指菜汁和水果汁。泥糊状食物可分为两大类：一是成品化泥糊状食物，包括米粉和瓶装泥糊状食物；二是家庭制作的泥糊状食物。固体食物是指比泥糊状食物更成型，但比成人固体食物更为细软的食物。

根据不同来源，婴儿食物分为植物来源性食物和动物来源性食物两大类。植物来源性食物，包括谷类食物，如米面、蔬菜、水果等；动物来源性食物，包括肉类、禽类、奶类、蛋类等。

怎样科学添加辅食

添加辅食的种类应以米、面、鱼、肉、蛋、水果和蔬菜为主，各类食物适当搭配。喂辅食时应根据宝宝的具体情况作适当调整，不能机械照搬。在宝宝不愿接受时，不能勉强。添加的辅食要新鲜、卫生。吃辅食的宝宝同时也要吃母乳或配方奶。为了使宝宝尽可能多吃些母乳或配方奶，应在吃完辅食后再加母乳。宝宝辅食味道宜清淡，应少放或不放盐，更不要放刺激性调味品。

在宝宝患病期间，不宜添加新的辅食，但也不应将已添加的食物随意终止，这样不但无益，反而会因营养不足延缓疾病的康复。

添加辅食的好处

◎ 满足宝宝生长所需的营养素

母乳是宝宝最佳的天然食品，4～6个月前的宝宝，单吃母乳或配方奶完全能满足他的营养需求。然而，4～6个月以后，宝宝对各种营养的需求大大增多，单纯的母乳或配方奶难以满足宝宝生长发育所需的热能和营养素了，此时就必须通过添加各种辅食来获得。

◎ **锻炼咀嚼、吞咽能力**

辅食一般为半流质或固态食物，宝宝在吃的过程中能锻炼咀嚼、吞咽能力。宝宝的饮食逐渐从单一的奶类过渡到多样化的饮食，可为日后断奶做好准备。

◎ **有利于宝宝的语言发展**

宝宝在咀嚼、吞咽辅食的同时，还能充分锻炼口周、舌部小肌肉。宝宝有足够的力量自如运用口周肌肉和舌头，对其今后准确地模仿发音、发展语言能力有着重要意义。

◎ **帮助宝宝形成良好的生活习惯**

从第4个月起，宝宝逐渐形成饮食、睡眠等各种生活习惯。因此，在这一阶段及时、科学地添加辅食，有利于宝宝建立良好的生活习惯，使宝宝终身受益。

◎ **开启宝宝的智力**

医学研究表明，利用宝宝眼、耳、鼻、舌、身的视、听、嗅、味、触等感觉给予宝宝多种刺激，可以丰富他的经验，达到启迪智力的目的。添加辅食恰恰可以调动宝宝的多种感觉器官，达到开发智力的目的。

爱心小叮咛

1岁以内宝宝每天所需营养：热能1100千卡；蛋白质35克；钙60毫克；铁10毫克；锌10毫克，以及各种维生素。

添加辅食四原则

有的父母认为添加辅食很简单，只要给宝宝吃一些软一点儿、稀一点儿的食物就可以了，也有一些父母却对辅食添加无所适从，不知从何做起。那么如何才能给宝宝顺利添加辅食呢？

◎ **从少到多**

一定要从少量开始。如添加蛋黄时，第一天要先加一点儿试一试。比如，蛋黄先煮熟，取出1/4个，捣成糊状，用小勺一点一点喂入宝宝口中，几天以后，宝宝习惯了，也没有什么不良反应，就可以增加到1/2个试一试。当宝宝长到

5～6个月龄时，就可以加1个蛋黄了。宝宝吃东西是要有一个适应过程的，如果发现宝宝不太愿意吃新的食物，不要勉强，可以稍微等几天之后再重新开始喂。

◎ 由稀到稠

如从米汤开始到稀粥，再逐渐增稠到软饭。

◎ 由细到粗

如增添绿叶蔬菜应从菜汤到菜泥，乳牙萌出后可试喂碎菜。

◎ 由单品种到多品种

添加辅食一定要从单一品种开始加起，等宝宝逐渐适应了这种食物再考虑添加另一种食物，不能同时加几种食物。如添加菜汤和米汤，这两种食物要一样一样地加，先加米汤，宝宝吃着没有问题了，再加菜汤。如果同时加两种以上的食物，容易引起消化不良，也难以分清到底是哪一种食物引起的反应。

添加辅食的时间

一般来说，宝宝在4～6个月时就可以开始添加辅食。但是4～6个月只是个大概的时间段，究竟是从第4个月就开始添加辅食还是等到第6个月时再添加，应根据宝宝的生长情况和妈妈泌乳状况的具体情况来决定。

◎ 观察体重

当宝宝的体重已经达到出生时的2倍时，就可以考虑添加辅食了。例如，出生时体重为3.5千克的宝宝，当其体重达到7千克时，就应该添加辅食了。如果出生体重较轻，在2.5千克以下，则应在体重达到6千克以后再开始添加。

◎ 观察奶量

如果每天喂奶的次数多达8～10次，或吃配方奶的宝宝每天的吃奶量超过1000毫升，则需要添加辅食。

◎ 观察发育情况

体格发育方面，宝宝能扶着坐，俯卧时能抬头、挺胸、用两肘支撑身体重量；在感觉发育方面，宝宝开始有目的地将手或玩具放入口内来探索物体的形状及质地。这些情况表明宝宝已经有接受辅食的能力了。

◎ 观察特殊动作

当小勺触及口唇时，宝宝表现出吸吮动作，并将食物向后送、吞咽下去。当宝宝触及食物或触及喂食者的手时，露出笑容并张口。

爱心小叮咛

添加辅食以后，一定要每天观察宝宝的大便，以便随时发现大便的异常。如发现大便突然变稀，便中还有颗粒状物，且有酸臭味，说明宝宝消化不良，应及时暂停添加辅食，待大便状况好转之后再重新从少量开始添加。

给宝宝添加辅食的四个禁忌

◎ 忌过早

有些妈妈认为越早添加辅食越好，可防止宝宝营养缺失。于是宝宝刚刚两三个月就开始添加辅食。殊不知，过早添加辅食会增加宝宝消化功能的负担。因为婴儿的消化器官还很娇嫩，消化腺不发达，分泌功能差，许多消化酶尚未形成，不具备消化辅食的功能。消化不了的辅食会滞留在腹中“发酵”，造成宝宝腹胀、便秘、厌食，也可能因为肠蠕动增加，使大便量和次数增加，从而导致腹泻。因此，4个月以内的宝宝忌添加辅食。

◎ 忌过晚

过晚添加辅食也不利于宝宝的生长发育。4～6个月的宝宝对营养、能量的需要大大增加了，光吃母乳或配方奶粉已不能满足其生长发育的需要。而且，宝宝的消化器官逐渐健全，味觉器官也发育了，已具备添加辅食的条件。同时，4～6个月后是宝宝的咀嚼、吞咽功能以及味觉发育的关键时期，过晚添加辅食，会使宝宝的咀嚼功能发育迟缓或咀嚼功能低下。另外，此时宝宝从母体中获得的免疫力已基本消耗殆尽，而自身的抵抗力正需要通过增加营养来产生，若不及时添加辅食，宝宝不仅生长发育会受到影响，还会因缺乏抵抗力而导致疾病。

◎ 忌过滥

宝宝开始进食辅食后，妈妈不要操之过急，不顾食物的种类和数量，任意给宝宝添加，或者宝宝要吃什么给什么，想吃多少给多少，任其发展，一来会造成宝宝消化不良。因为宝宝的消化器官毕竟还很柔嫩，有些食物根本消化不了，很容易会造成积食或营养不平衡，也可能养成宝宝偏食、挑食等不良饮食习惯。

◎ 忌过细

有些妈妈担心宝宝的消化能力弱，给宝宝吃的都是精细的辅食。这会使宝宝的咀嚼功能得不到应有的训练，不利于其牙齿的萌出和萌出后牙齿的排列；另外，食物未经咀嚼也不会激发宝宝产生味觉，既不利于其味觉的发育，也难以勾起宝宝的食欲，其面颊发育同样受影响。长期下去，不但影响宝宝的生长发育，还会影响宝宝的容貌。

别过早添加调味品

很多家长给宝宝做肉泥、菜泥等辅食时，习惯按照自己的口味给宝宝加点儿

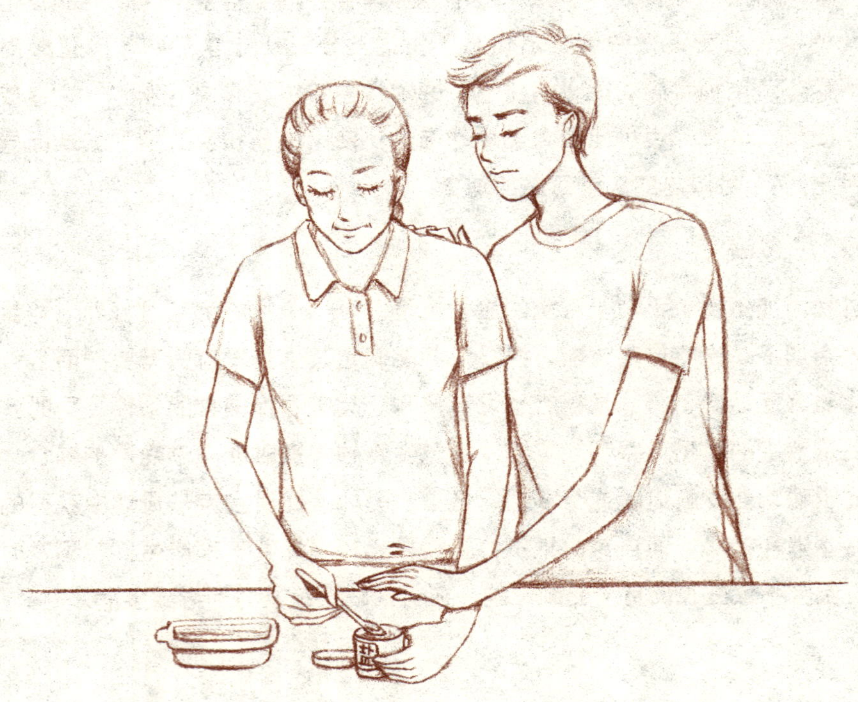

盐和调味品，觉得这样的食物很有味道，宝宝爱吃。其实，这是一种非常错误的做法。

因为宝宝的肾脏发育还不健全，如果辅食中的盐过多，会加重宝宝肾脏的负担。我国居民高血压高发与饮食中食盐的摄入量有关，如果从婴儿期就习惯吃较咸的食品，长大后的饮食也会偏咸，长期下去，患高血压的概率会大大增加。另外，婴儿的味觉正处于发育过程中，对调味品的刺激也比较敏感，宝宝常吃加调味品的食物，今后易挑食或厌食。

光吃母乳不吃辅食影响宝宝发育

随着月龄的增加，宝宝对各种营养的需求量逐渐增多，母乳就不能完全满足宝宝的需要了。长期吃母乳而不按时添加辅食的宝宝会消瘦苍白、体重增长缓慢，从而出现营养不足，严重的会影响宝宝一生的健康。

◎　易缺叶酸和维生素B_{12}

人体中维生素B_{12}和叶酸是细胞生长的必需物质，如果不足或缺乏，机体中的幼红细胞体积就会增大，造成巨幼红细胞性贫血，这通常是营养不足造成的。这种贫血会使宝宝出现拒食、吃饭时舌头震颤、脸无表情、不会哭笑、反应迟钝、脸色发黄、口唇苍白、头发干枯稀疏、头部虚肿、肝脾肿大、血小板减少等症状，会严重影响宝宝的身体和智力发育。

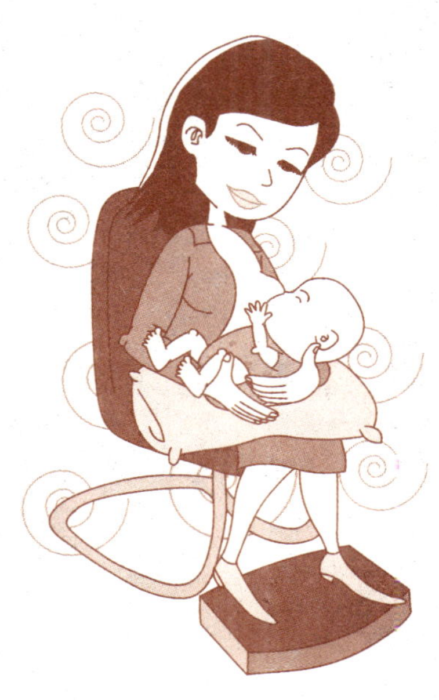

◎ 易缺维生素K

4～6个月的宝宝，如光喂母乳，还易缺乏维生素K，出现身体瘦弱、脸色苍白等症状，易患感冒，易腹泻，易得肺炎。

◎ 易缺钙

4～6个月的宝宝如果不及时添加辅食，易缺钙。症状是宝宝身体瘦弱，不结实，学会坐起或站立行走时间明显迟于其他宝宝，严重的会有软骨病症状。

◎ 易缺少蛋白质

由于4～6个月的宝宝身体生长极其迅速，而此阶段的母乳已偏稀、蛋白质含量不能满足其生长的需要，所以宝宝会因缺少蛋白质而生长缓慢，宝宝的大脑因得不到足够的营养而发育受阻，身体会显得无力。

◎ 易缺少热能

由于4～6个月左右的母乳所能提供的热能也很有限，宝宝会因热能不足而变得身体单薄畏寒，生长会由此受限。

添加辅食不要影响母乳喂养

在宝宝喂养中，父母还要注意，添加辅食的同时不能影响母乳喂养，而且还要及时更换辅食的品种。

母乳仍然是这个阶段宝宝最佳的食品，不要急于用辅食把母乳替换下来。对于一直不爱吃辅食的宝宝，此时有可能仍然不太爱吃辅食。但大多数母乳喂养儿到了4～6个月时，就开始爱吃辅食了。不管宝宝是否爱吃辅食，都不要因为辅食添加而影响母乳喂养。

爱心小叮咛

父母要对宝宝的断奶过程有正确的认识，添加辅食的目的是让宝宝逐渐习惯母乳、配方奶之外的食物，补充奶类营养素的不足，使宝宝逐渐过渡到一般饮食，并不是要强制宝宝停止喝奶，现在只是逐渐的适应和习惯过程。

根据宝宝的营养需求添加辅食

宝宝虽然还小，但对营养素的需求却非常大，且宝宝越小，对营养素的需求越大。同时，由于宝宝体内营养素的储备量相对较小，一旦某种营养素摄入不足，短时间内就会明显影响婴儿的发育进程。所以妈妈在添加辅食的时候，一定要根据宝宝的营养需求，及时适量地给宝宝补充营养。

一般来说，添加米粉或麦粉可提供热量，而选择含有黄豆粉、奶麦粉、豆麦粉、豆米粉等，在补充热量的同时还补充了蛋白质。动物肝脏、动物血是补充铁及蛋白质的最佳选择，这类食物中蛋白质含量高，铁质丰富且吸收率高。鱼、肉、大豆制品可以补充蛋白质。鱼类的纤维细、短嫩，容易消化，适合于刚开始添加荤菜的宝宝；猪肉、牛肉、羊肉等畜肉的纤维长、粗，但含有更多的铁、锌等微量营养素，适合于年龄较大的宝宝。

根据宝宝的消化能力添加辅食

宝宝出生时，其胃肠道功能还不完善，各种消化酶的分泌明显不足，无法完全消化、吸收乳类食品以外的食物。例如，宝宝唾液淀粉酶水平在3个月时才达到成人的1/3，而胰淀粉酶要到6个月以后才开始分泌，因此消化淀粉的能力差。宝宝对蛋白质、脂肪、维生素、矿物质等营养素的消化能力也是随着身体生长而

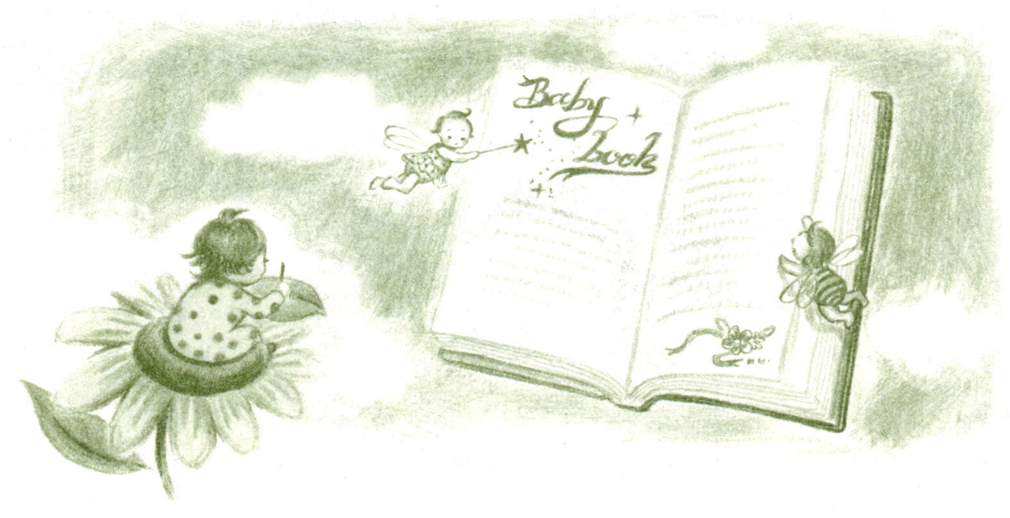

逐步成熟的，过早添加辅食反而有害。如某些蛋白质通过肠壁进入体内成为抗原，会诱发过敏反应。此外，肠黏膜对营养素的吸收能力、对有害物质的阻断作用也要随着宝宝生长进一步完善。因此，添加辅食时，应根据宝宝的消化能力，先添加谷类食品，然后再添加水果、蔬菜，最后添加肉类食品。

根据宝宝的发育水平添加辅食

不同月龄的宝宝，其咀嚼、吞咽的能力不同。一般来说，4～5个月的宝宝只能添加半流质状的、细腻嫩滑的辅食，如米粉糊、水果泥、菜泥等，其主要目的是让宝宝习惯用勺进食。

6～9个月宝宝的辅食可以稠厚一些，如肝泥、肝粉、面条、饼干、肉末、碎菜等，以训练宝宝的咀嚼和吞咽能力。10个月以上的宝宝，辅食以半固体、固体为主，如软饭、面包、馒头、碎肉、菜等，以便宝宝能获得足够的热量和各种营养素，并逐渐向成人饮食过渡。

宝宝生病时不要加辅食

婴幼儿在感冒发热或腹泻生病期间，身体处在高度敏感的状态，抵抗力低下，若这时再为宝宝添加辅食，就会加重其胃肠道负担，导致身体过敏或引发胃肠道疾病。1岁内的婴幼儿增加辅食应在身体状况良好的情况下进行，循序渐进，不能着急。新添加一种食物时，应严密观察宝宝有无不适或身体过敏的现象，如有上述症状，应停止喂食这种辅食。宝宝若出现严重休克、过敏症状，应及时送医院抢救治疗。

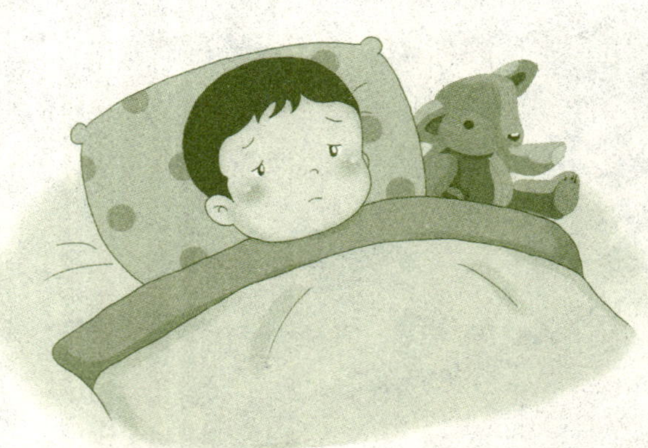

添加辅食的顺序

要按不同月龄，添加适宜的辅食品种。下表列出了推荐添加辅食的顺序及其能供给的营养素。

婴儿辅助食品添加顺序

月龄	添加的辅食品种	供给的营养素
2～3个月	鱼肝油	维生素A、维生素D
4～6个月	米粉糊、麦粉糊、粥等淀粉类	能量
	蛋黄、无刺鱼泥、动物血、肝泥、奶类、大豆蛋白粉、豆腐花或嫩豆腐	蛋白质、铁、锌、钙、B族维生素
	叶菜汁、果汁、叶菜泥、水果泥	维生素C、矿物质、纤维素
	鱼肝油	维生素A、维生素D
7～9个月	稀粥、烂饭、饼干、面包	能量
	无刺鱼、鸡蛋、肝泥、动物血、碎肉末、较大月龄婴儿奶粉或全脂牛奶、大豆制品	蛋白质、铁、锌、钙、B族维生素
	蔬菜泥、水果泥	维生素C、矿物质、纤维素
	鱼肝油	维生素A、维生素D
10～12个月	稀粥、烂饭、饼干、面条、面包、馒头等	能量
	无刺鱼、全蛋、肝泥、动物血、碎肉末、较大月龄婴儿粉或全脂牛奶、黄豆制品	蛋白质、铁、锌、钙、B族维生素
	鱼肝油	维生素A、维生素D

添加辅食需注意的事项

给宝宝添加辅食除应遵守先后、品种、数量等方面的原则外，还应注意以下事项：

◎ 遇到宝宝有不适要立刻停止

宝宝吃了新添加的辅食后，如出现腹泻，或便里有较多黏液的情况，要立即暂停添加该食品。在宝宝生病身体不适时，也应停止添加辅食，等宝宝恢复正常后再重新少量添加。

◎ 吃流质或泥状食品的时间不宜过长

不能长时间给宝宝吃流质或泥状的食品，这样会使宝宝错过训练咀嚼能力的关键期，可能导致宝宝在咀嚼食物方面产生障碍。

◎ 仍应保证足量的乳类

6个月以内，主要食品应该以母乳或配方奶粉为主，将其他食品作为一种补充食品。

◎ 添加的辅食要鲜嫩、卫生、口味好

给宝宝制作辅食时，不要注重营养忽视了口味，这样不仅会影响宝宝的味觉发育，为日后宝宝挑食埋下隐患，还可能使宝宝对辅食产生厌恶，影响营养的摄取。

◎ 培养宝宝进食的愉快心理

给宝宝喂辅食时，首先要营造一个快乐和谐的进食环境，最好选在宝宝心情愉快和清醒的时候喂食。宝宝表示不愿吃时，千万不可强迫宝宝进食。

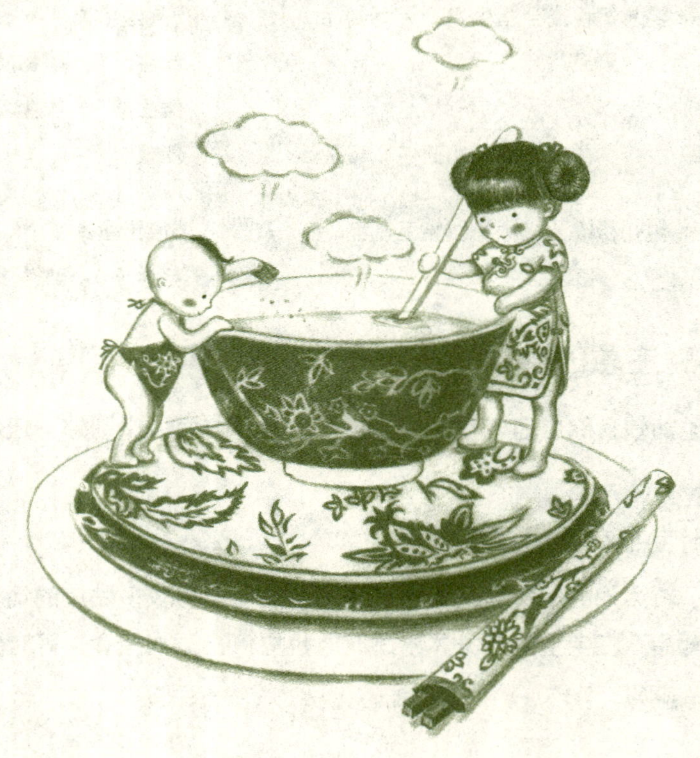

宝宝辅食的基本要求

◎ 食物品种多样化

不同种类的辅食所提供的营养素不同，当宝宝已经习惯了多种食品后，每天给宝宝的辅食品种就应多样化。例如，当宝宝已经习惯了粥和面条之后，两者可以交替吃；宝宝已经习惯了肝泥、鱼泥、豆腐、蛋黄之后，上述食物可以轮流吃。让宝宝吃多种辅食，可以达到平衡膳食的目的，不致造成某种营养素的缺乏。

◎ 食物形状多样化

宝宝每天的食物中应有流质（如果汁）、半固体（如小馒头、稠粥、烂饭）等多种质地的辅食，既可增进宝宝的食欲，也能让他适应不同烹调方法和质地的食品。

◎ 色、香、味俱全

宝宝的视觉、嗅觉已经充分发育，颜色鲜艳而又有香味的辅食能提高宝宝的食欲。例如，胡萝卜与青菜泥、虾仁蓉与菜泥放在一起，黄色的蛋羹上加些绿色的菜泥，既好吃又好看。宝宝的辅食味道宜淡，不能以成人的口味为标准。

爱心小叮咛

6个月是宝宝学习咀嚼和喂食的敏感期，应尽可能提供多种口味食物让宝宝尝试，并把多种食物自由搭配，可以满足宝宝口味的需要。

食用辅食的餐具

◎ 餐桌

给宝宝添加辅食前，需要准备一个宝宝餐桌。宝宝餐桌有可爱的图案、鲜艳的颜色，可以促进宝宝的食欲。

◎ 勺

给这个阶段的宝宝喂加辅食时，一定要用勺，而不能将辅食放在奶瓶中让宝宝吸吮。添加辅食的一个目的是训练宝宝的咀嚼、吞咽能力，为断奶做准备，如果将米粉等辅食放在奶瓶中让宝宝吸吮则达不到这个目的。刚开始添加辅食时，应每次只在匙内放少量食物，让宝宝可以一口吃下。由于母乳和配方奶中的营养成分完全能满足4～6个月以下宝宝的营养需求，因此刚开始添加辅食时，不要太关注宝宝吃进辅食的多少。

◎ 碗

大碗盛满食物会使宝宝产生压迫感，影响食欲；尖锐易破的餐具也不宜选用，以免发生意外。

爱心小叮咛

将食物装在碗内，用小勺一口口地喂，让宝宝渐渐适应成人的饮食方式。当宝宝具有一定的抓握能力后，可鼓励他自己拿小勺。

适合宝宝的辅食种类和特点

◆ 半流质淀粉食物：如米糊或蛋奶羹等，可以促进宝宝消化酶的分泌，锻炼宝宝的咀嚼、吞咽能力。

◆ 蛋黄：蛋黄含铁量高，可以补充铁剂，预防宝宝发生缺铁性贫血。开始时先喂1/4个为宜，可用米汤或牛奶调成糊状，用小勺喂食1～2周后增加到半个。

◆ 水果泥：可将苹果、桃、草莓或香蕉等水果，用勺刮成泥（市场上有卖专为婴幼儿吃的水果泥）喂宝宝，先由一小勺，逐渐增至一大勺。

◆ 蔬菜泥：可将土豆、南瓜或胡萝卜等蔬菜，经蒸煮熟透后刮泥给宝宝吃，逐渐由一小勺，增至一大勺。

◆ 鱼类：平鱼、黄鱼、马鱼等，此类鱼肉多、刺少，便于加工成肉末。鱼肉含磷脂、蛋白质很高，并且细嫩易消化，适合宝宝发育的营养需要。但不要过早添加，以免发生过敏。

爱心小叮咛

半岁以上、1岁以内开始添加辅食的宝宝，也要控制糖的摄取量，适当减少饼干等含糖食品，在两餐之间不吃或少吃糖果零食。

第一次如何添加辅食

许多妈妈都会有这样的困惑：第一次添加辅食应该选择哪一种食物、什么时间添加宝宝更易接受？一次喂多少比较合适呢？

◆ 第一次添加辅食首选米糊、菜泥和果泥。第一次给宝宝添加辅食，可以在宝宝的日常奶量以外适当地加一些米糊、菜泥和果泥。

◆ 宝宝第一次尝试辅食最理想的时间是两顿哺乳中间。尽管辅食能提供热量，但是乳汁仍然是宝宝最理想的食品。因此，妈妈应该在先给宝宝喂食通常所需奶量的一半后，给宝宝喂1～2汤匙新添加的辅食，然后，再继续给宝宝吃没有吃够的乳汁。这样，在一顿乳汁的中间，宝宝会慢慢习惯于新的食品，此后可渐渐增加辅食的数量和种类。

◆ 第一次给宝宝添加辅食不宜多。刚开始喂辅食，妈妈只需准备一勺的食物，用小汤匙舀一点点食物轻轻地送入宝宝的口里，让他自己慢慢吸吮、慢慢品味。

爱心小叮咛

开始时一次只能喂一种新的食物，等宝宝适应后，再添加另外一种新的食品。米糊一般可用市场上出售的婴儿营养米粉来调制，也可把大米磨碎后自己制作。购买成品的婴儿米粉应注意宝宝的月龄，按照产品的说明书配制米糊。果泥要用新鲜水果制作。菜泥在制作中不要加糖、盐、味精等调料。

掌握辅食的制作要点

辅食关系着宝宝的营养和健康，为此，在为宝宝准备辅食时，需掌握以下要点：

◎ 清洁

准备辅食所用的案板、锅铲、碗勺等用具应当用婴儿专用清洁剂充分漂洗干净，用沸水或消毒柜消毒后再用。最好能为宝宝单独准备一套烹饪用具，以避免交叉感染。

◎ 选择优质的原料

制作辅食的原料最好是没有化学物污染的绿色食品，尽可能新鲜，并仔细选择和清洗。

◎ 单独制作

宝宝的辅食一般都要求细烂、清淡，所以不要将宝宝辅食与成人食品混在一起制作。

◎ 用合适的烹饪方法

制作宝宝辅食时，应避免长时间烧煮、油炸、烧烤，以减少营养素的流失。应根据宝宝的咀嚼和吞咽能力及时调整食物的质地，食物的调味也要根据宝宝的需要来调整，不能以成人的喜好来决定。

◎ 现做现吃

隔顿食物的味道和营养都大打折扣，且容易被细菌污染，因此不要让宝宝吃上顿吃剩的食物。为了方便，在准备生的原料（如肉糜、碎菜等）时，可以一次多准备些，然后根据宝宝每次的食量，用保鲜膜分开包装后放入冰箱保存。但是，这样保存食品的时间也不应超过3天。

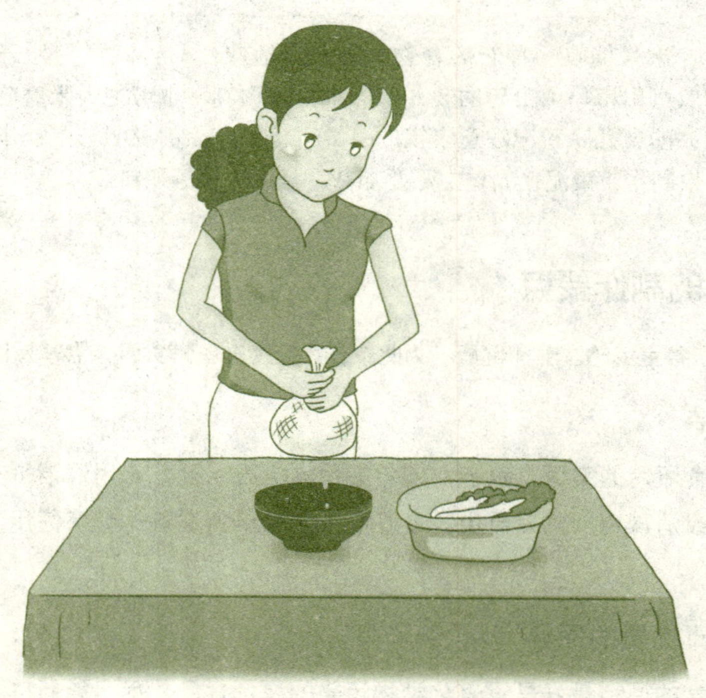

爱心小叮咛

不要随意在米粉中添加糖、巧克力等甜食。米粉口味甜了，但却并没有增加什么营养，反而会影响宝宝的味觉，容易使宝宝以后形成挑食的坏习惯，保持米粉自然的口味为最好。如果宝宝不喜欢直接吃米粉，可以买一些奶味比较浓的奶米粉，也可以和奶粉掺和着给宝宝食用，宝宝渐渐就会适应米粉的味道了。

怎样选择米粉

根据宝宝不同阶段身体发育的需要，宝宝米粉的添加也该分为几个阶段：

第一阶段是4～6个月的宝宝米粉，此阶段的米粉中主要添加蛋黄、蔬菜和水果，没有肉类食物，这样有利于宝宝的消化。

第二阶段是6个月以后，此时宝宝米粉里常可添加一些鱼、肝泥、牛肉、猪肉等，使之具有更全面的营养素。

妈妈选择米粉时，可以按照宝宝的月龄来选择不同配方的米粉。当然，除了注意宝宝的月龄，妈妈还可以根据自己宝宝的需要，挑选不同配方的米粉，如交替喂养胡萝卜配方和蛋黄配方的米粉等，保证宝宝营养合理、全面均衡。

米粉的添加时间

宝宝在出生后前3个月里唾液腺非常少，唾液腺中所含的淀粉酶和消化道淀粉酶也是相当少的，如果这个时候就给宝宝喂米粉，宝宝很不容易消化。一般来说，在宝宝4个月时，可以开始为他添加米粉，由少到多，逐量添加。米粉可以吃多长时间，并没有具体规定，等宝宝的牙齿长出来，可以吃粥和面条时，就可以不吃米粉了。

宝宝辅食米粉的种类

宝宝营养米粉是根据宝宝生长发育不同阶段的营养需要，以优质大米为主原料，以乳粉、蛋黄粉、黄豆粉、植物油、蔗糖及蔬菜、水果、肉类等为辅料，并特别添加了铁、锌、钙、碘等矿物质，经过粉碎、研磨、高温杀菌等多道工序，精制而成的宝宝补充营养食品，它营养卫生，容易消化吸收，适合做4个月及4个月以上的宝宝的辅食。

下面我们列出几种比较受欢迎的宝宝营养米粉配方和配料。

◆ 高蛋白营养米粉：脱脂奶、大米粉、白砂糖、乳脂、玉米油、碳酸钙、磷脂、多种维生素、硫酸锌、碘化钾等。

◆ 胡萝卜营养米粉：大米粉、白砂糖、胡萝卜泥、碳酸钙、磷脂、多种维生素、富马酸亚铁、硫酸锌、碘化钾等。

◆ 什锦水果米粉：大米粉、乳清蛋白、白砂糖、香蕉粉、苹果粉、磷酸氢钙、全脂奶粉、草莓粉、葵花子油、椰子油、豆油、维生素C、维生素E、电解铁、氯化镁、硫酸锌、烟酰胺、葡萄糖、维生素B_2、维生素A、维生素B_1、维生素B_6、碘化钾、叶酸、维生素D_3、生物素、维生素K_1、亚硒酸钠、维生素B_{12}等。

为宝宝购买米粉时的注意事项

◆ 尽量选择规模大、产品和服务质量好的品牌企业的产品。

◆ 注意包装上的标签标识是否齐全。外包装必须标明厂名、厂址、生产日期、保质期、执行标准、商标、净含量、配料表、营养成分表及食用方法等。

◆ 看营养成分表中的标注是否齐全，含量是否合理。营养成分表中一般要标明热量、蛋白质、脂肪、碳水化合物等基本营养成分；维生素类，如维生素A、维生素D、B族维生素；微量元素，如钙、铁、锌、磷等。

米粉的冲调方法

宝宝米粉的冲调方法很简单，可以用温水冲调米粉给宝宝吃，或用奶粉冲调米粉给宝宝吃。

◆ 用温水冲调：将适量的米粉倒入碗中（用广口平底碗，调配更方便），一边用小勺搅动米粉，一边把温水慢慢倒入碗内，不断用小勺搅动小碗中的米粉和温水，直至冲调成糊状，没有凝结块为止，静置15～30秒，待其充分吸水软化。

◆ 加奶冲调：先将适量温奶倒入平口碗中，再加入宝宝米粉后，静置15～30

秒，待其充分吸水软化。用干净汤匙搅拌，将奶与宝宝米粉充分混合成均匀、滑润的糊状，即可给宝宝喂食。

◆ 宝宝米粉和水的比例：没有严格的限制，可以根据宝宝的生长状况、身体需要与适应能力来制定。刚开始给宝宝加米粉的时候可以稍微冲调得稀一点儿，随着宝宝月龄的增加逐渐冲调得稠一些就可以了。

◆ 冲调米粉的合适水温：70℃～80℃。

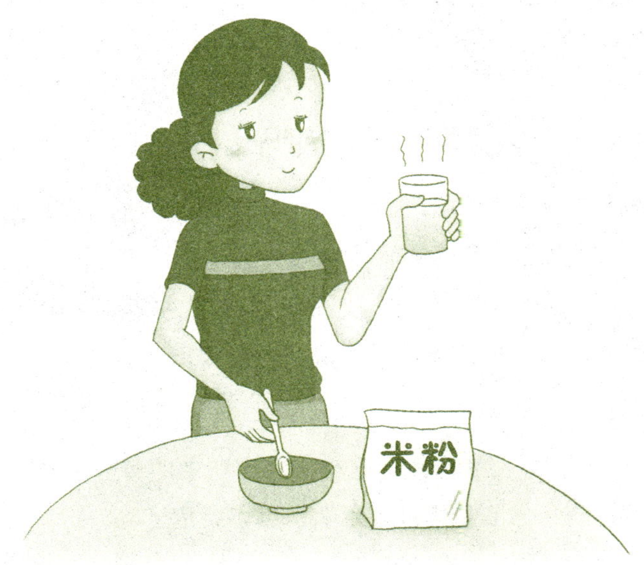

宝宝爱吃米粉，多吃有问题吗

米粉主要含碳水化合物，虽然碳水化合物是人体需要量最多的一种营养素，但吃得过多也不利于健康。

◆ 引起肥胖。过多的碳水化合物会在体内转变成脂肪，引起肥胖。

◆ 造成其他营养素的缺乏。宝宝过多摄入碳水化合物后就会少吃其他营养丰富的食品，不仅容易造成蛋白质、脂肪以及脂溶性维生素缺乏，而且会造成钙、铬等矿物质的缺乏。

◆ 导致免疫力低下。婴儿期的宝宝摄入过多碳水化合物，会导致其免疫力低下，容易感染各种传染性疾病。

◆ 果汁、蔬菜汁或菜汤冲调米粉：当宝宝到6～7个月时，可以根据宝宝的需要适当用一些果汁、蔬菜汁或菜汤冲调米粉，这样可以增加宝宝的食欲。

爱心小叮咛

冲调米粉不能直接用刚刚煮沸的开水，这样冲调出来的米糊中会有许多小凝块，不能冲调均匀，同时还会使米粉中的营养成分轻易流失；但如水温太低，米粉不溶解，混杂在一起会结块，宝宝吃了会产生消化不良。

宝宝可以只吃米粉不吃五谷杂粮吗

米粉是妈妈给宝宝添加的第一种也是最主要的一种辅食，但从营养的角度考虑，在宝宝长出牙齿后就应该考虑让宝宝吃一些五谷杂粮了。

◆ 米粉是由精制大米制成的，大米的很多营养在外皮中。在精制的过程中，包在大米外面的麸皮以及外皮中的成分都被剥离，最后剩下的精米的成分主要以淀粉为主。

◆ 米粉的营养不如天然的食物好。婴儿米粉中的营养是在后期加工中添进去的，也就是所谓的强化，强化辅食当然也可以给宝宝吃，但其吸收效果却不如天然状态的食物好。

◆ 五谷杂粮中维生素B_1含量最高。经常有许多妈妈诉说自己宝宝晚上常哭闹，白天胃口又不好，以为是缺钙，可是在补充鱼肝油、钙剂一段时间后，宝宝还是吵闹。其实宝宝不是缺钙，而是缺少维生素B_1，维生素B_1在五谷杂粮中含量最高，所以，给宝宝吃五谷杂粮是非常重要的。

爱心小叮咛

不是每个宝宝都必须要加喂米粉的。米粉的主要营养成分是碳水化合物，宝宝吃米粉，像我们大人吃饭一样，是为了消除饥饿，补充能量。有些食量大的宝宝可能须在生后4个月左右给加一些米粉，对于食量小的宝宝，只要奶量能够满足宝宝的食欲和营养需求，就没有必要额外添加米粉。

米粉、米糊能否替代配方奶粉

对婴儿来讲，配方奶粉最接近母乳的营养成分，它根据宝宝的需要添加了钙、铁、维生素D等成分，比普通的鲜奶具有更全面、更丰富的营养，可为缺乏母乳的婴儿提供较为全面、均衡的营养。而米粉、米糊所含的营养成分以碳水化合物为主，营养过于单一，满足不了宝宝成长的需要。因此，不能用米粉、米糊代替配方奶粉喂养婴儿。

给宝宝添加辅食要有耐心

对于一个习惯吃奶的宝宝来说，让宝宝适应辅食，是一个需要逐步学习和适应的过程，一般需要半年或更长的时间。

给宝宝添加辅食需要妈妈的耐心和细心。科学研究发现，一种新的食物往往要经过15～20次的接触之后，才能被宝宝接受。而且，宝宝接受某种半固体食物的时间还有个体差异，短的为一两天，长的要一周多。因此，当宝宝拒绝新食物，或对新食物吃吃吐吐时，妈妈不能采用强迫的手段，以免使宝宝对这种食物产生反感，也不要认为宝宝不喜欢这种食物而放弃添加，应该变换做法，在宝宝情绪比较好的时候反复地尝试。如果宝宝性格比较温和、吃东西速度比较慢，千万不要责备和催促，以免引起宝宝对进餐的厌恶感。

高脂肪食物要适量

吃配方奶粉或母乳的宝宝，一般可以得到所需的全部脂肪及胆固醇。大多数乳制品都应采用全脂的来喂食。注意脂肪的摄取须适量，不要太少但也不要过量，以免宝宝出现超重、消化不了或养成不良的饮食习惯。

怎样为宝宝选择豆类代乳品

大豆类代乳品的营养价值较其他谷物类代乳品更好，因为大豆蛋白质含量高，质量也优于其他谷物，氨基酸种类齐全，还含有较多的铁，但脂肪和糖的含量低，钙的含量也少，而且豆类还有一个不完善之处，就是豆蛋白不容易被消化和吸收，因此可以作为3～4个月以上宝宝的代乳品，3个月以下的宝宝因消化功能不好，最好不用此类代乳品。

◎ 豆浆

豆浆是用大豆制成的，大豆中有大量大豆蛋白和B族维生素，在大豆蛋白中含有人体所必需的各种氨基酸，其含量与牛奶、鸡蛋中蛋白的含量差不多。

豆浆喂养应注意以下几点：

◆ 豆浆中的脂肪和糖含量低，用豆浆喂养宝宝必须在其中另加植物油和糖，但是不要放红糖。

◆ 豆浆含钙量低，要额外补充鱼肝油和钙剂。尽管如此，用豆浆喂养的宝宝仍有可能发生因缺钙引起的佝偻病，应定期带宝宝到医院接受健康检查。

◆ 大豆中有一些成分不利于宝宝的消化和吸收，食用前要多煮沸几分钟，去除有害物质。

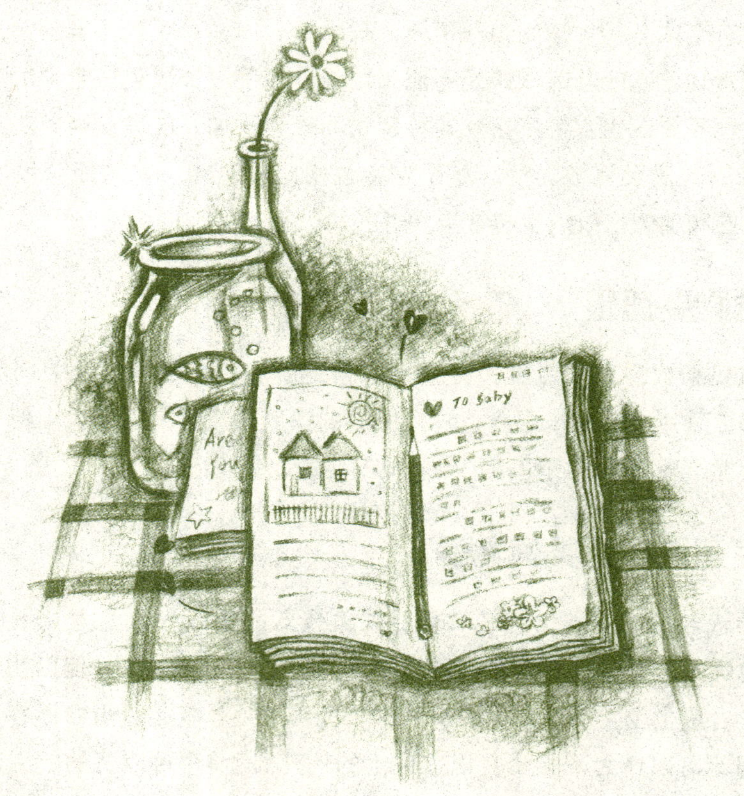

◆ 开始哺喂时，可将豆浆和水按1：1的比例稀释，如宝宝反应良好，无消化不良可逐渐减少水分。

◆ 豆浆的营养价值不如配方奶，但在缺乏母乳又无条件取得动物奶的情况下，豆浆就是宝宝最好的食品。

◎ 豆制代乳品

以豆粉为主要原料，添加多种营养素配成合理的代乳品，稀释后给宝宝食用。比如某种豆乳粉是这样配制的：大米粉45%、豆粉28%、蛋黄粉5%、豆油3%、蔗糖16.5%、骨粉1.5%、食盐0.5%、黄小米0.5%，这样搭配的代乳品基本具备了宝宝所需要的各类营养素，适合宝宝的需要。

宝宝过于依赖奶瓶怎么办

最好能在宝宝6个月大时就开始学习用水杯饮水，这样可以给宝宝充足的时间以适应没有奶瓶的日子。专家建议从宝宝1周岁开始，逐渐减少使用奶瓶的次数，最晚不要超过1岁半。

当宝宝索要奶瓶时，可以用玩具、游戏或零食来分散他的注意力。同时，如果父母在宝宝面前用水杯喝水，就可以给他做出很好的示范，宝宝也会因一时兴起而模仿大人的动作。

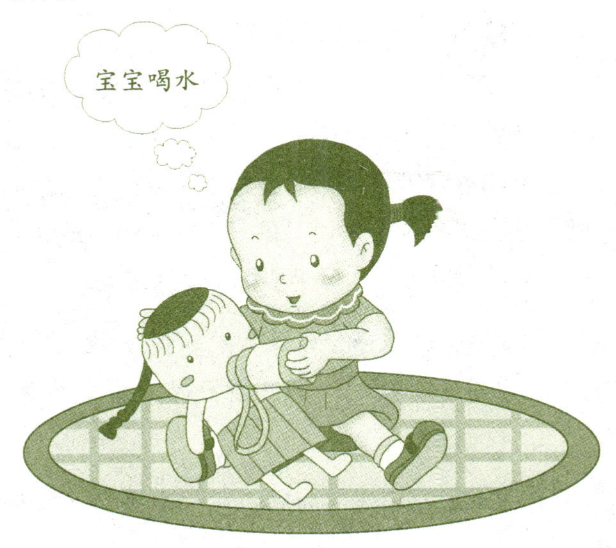

开始时，父母可以为宝宝选用方便水杯——因为宝宝在用这种水杯的吸管喝水时，感觉很像是在吮吸奶瓶。若干天或几周后，父母就可以逐渐用普通水杯替换方便水杯了。这期间千万别让宝宝对方便水杯产生依赖。如果长期让宝宝用方便水杯饮用含糖分的饮料，对宝宝牙齿造成的损害并不比奶瓶小。为避免此类情况的发生，开始时最好在用餐时间仍让宝宝用奶瓶喝牛奶或果汁，其余时间试用水杯喝。

怎样应对宝宝只喝奶不喝菜水

辅食添加是需要耐心的。不仅大人如此，宝宝也一样。喝配方奶或母乳会使宝宝很轻松就会有吃饱的感觉。吃辅食则需要一口一口吞咽和咀嚼，才能将食物咽下去，宝宝容易产生不耐烦的心理，尤其对一些性情比较急的宝宝更是如此。同样，让宝宝喝菜水也需要父母的耐心，不妨试着从第一口开始，一口一口耐心喂，一次不行，就试第二次、第三次。可以在喝奶前先喝菜水，然后再给喝奶，让宝宝觉得不吃辅食，妈妈是不会给喝奶的，这样逐渐宝宝就习惯了。

怎样应对宝宝不愿吃辅食

喂辅食时，宝宝吐出来的食物可能比吃进去的还要多，有的宝宝在喂食中甚至会将头转过去，避开汤匙或紧闭双唇，甚至可能一下子哭闹起来，拒绝吃辅食。遇到类似情形，妈妈不必过分担心和紧张。

◆ 宝宝从吸吮进食到“吃”辅食需要一个过程。在添加辅食以前，宝宝一直是以吸吮的方式进食的，而米粉、果泥、菜泥等辅食需要宝宝“吃”下去，也就是先要将勺子里的食物吃到嘴里，然后通过舌头和口腔的协调运动把食物送到口腔后部，再吞咽下去。这对宝宝来说，是一个很大的飞跃。因此，刚开始添加辅食时，宝宝会很自然地顶出舌头，似乎要把食物吐出来。

◆ 宝宝可能不习惯辅食的味道。新添加的辅食或甜、或咸、或酸，这对只习惯奶味的宝宝来说也是一个挑战，因此刚开始时宝宝可能会拒绝新味道的食物。

◆ 妈妈需弄清宝宝不愿吃辅食的原因。对于不愿吃辅食的宝宝，妈妈应该弄清是宝宝没有掌握进食的技巧，还是他不愿意接受这种新食物。此外，宝宝情绪不佳时也会拒绝吃新的食品，妈妈可以在宝宝情绪好时让宝宝多次尝试，慢慢让宝宝掌握进食技巧，并通过反复的尝试让宝宝逐渐接受新食物的口味。

◆ 妈妈要掌握一些喂养技巧。妈妈给宝宝喂辅食时，需注意：使食物温度保持为室温或比室温略高一些，这样，宝宝就比较容易接受新的辅食；勺子应大小合适，每次喂时只给一小口；将食物送进宝宝嘴的后部，让宝宝便于吞咽。

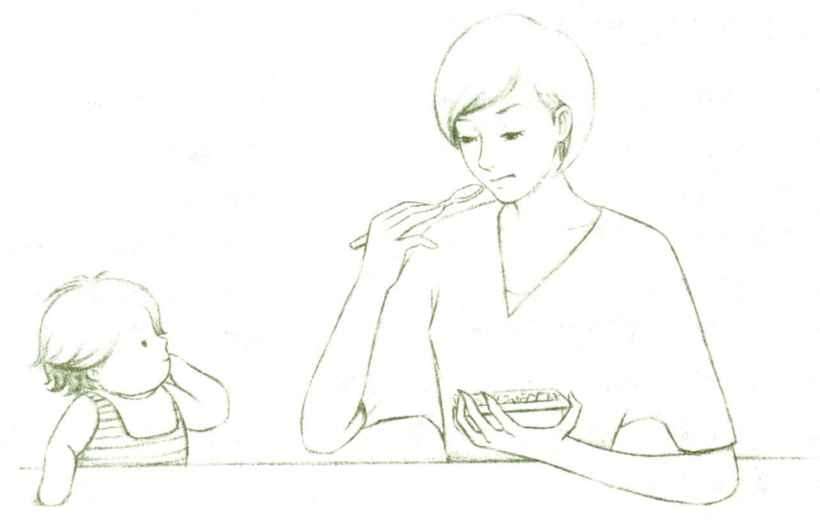

爱心小叮咛

喂辅食时妈妈必须非常小心，不要把汤匙过深地放入宝宝的口中，以免引起宝宝作呕，因此排斥辅食和小勺。

添加辅食前先让宝宝学会适应

妈妈可以先拿勺子给宝宝喂食，这也是让宝宝学会吃固体食物的关键，可以为添加辅食做个准备。

由于宝宝一直吃母乳、配方奶、果汁等流食，还不能习惯固体食物。妈妈也不用单独再去给宝宝烹制固体食物让宝宝“练勺”，试着把每天要喂给宝宝的牛奶或果汁倒在小勺里，喂给宝宝就可以了。

习惯了乳头和奶嘴的宝宝可能在开始时对小勺不适应，但经过一段时间的磨合，他会慢慢适应的。妈妈用勺喂一部分食物，剩下的用奶瓶喂就可以了。

爱心小叮咛

此阶段让宝宝习惯于食物味道并用汤匙试着喂食十分重要，所以父母要有耐心。宝宝如果不喜欢喝也不要过于勉强，要给他一段适应的时间。

辅食自己做好还是买成品好

自己做的辅食和市售的辅食各有其优缺点。市售的婴儿辅食最大的优点是方便，即开即食，能为妈妈节省大量的时间。同时，大多数市售婴儿辅食的生产受到严格的质量监控，其营养成分和卫生状况得到了保证。因此，如果没有时间为宝宝准备合适的食品，而且经济条件许可，不妨选用一些有质量保证的市售的婴儿辅食。但妈妈必须了解的是，市售的婴儿辅食无法完全代替家庭自制的婴儿辅食。因为市售的婴儿辅食没有各家各户独有的特色风味，新鲜度也不及自制的，所以当宝宝度过断奶期后，还是要吃家庭自制的食物，慢慢适应家庭的口味。在这方面，家庭自制的婴儿辅食显然有着很大的优势。因此，自制还是购买婴儿辅食，应根据家庭的情况选择。

如何挑选经济实惠的辅食

许多妈妈在选择市售的辅食时，认为价位高或进口的食品一定是最好的，因此常常求贵贪洋，花了不少冤枉钱不说，有时宝宝的营养状况反而亮起红灯。其实辅食并非越贵越好，了解一些必要的选购常识和方法，才能挑选到经济而实惠的辅食。

◆ 注意品牌和商家。一般而言，知名企业的产品质量较有保证，卫生条件也能过关，所以最好选择好的品牌、大的厂家生产的食品，以免影响到宝宝的健康。

◆ 价高不一定优质。虽然有些食品价位高，但营养不一定优于价位低的食品，因为食品的价格与其加工程序成正比，加工程序越多的食品营养素丢失得越多，但是价格却很高。

◆ 进口的不一定比国产的好。进口的婴幼儿食品，其中很多产品价格高是由于包装考究、原材料进口关税高、运输费用昂贵造成的，其营养功效与国产的也差不多。妈妈选购时要根据不同年龄宝宝的生长发育特点，从均衡营养的需要出发有针对性地选择，这样不用花太多钱也能收到很好的效果。

影响宝宝牙齿健康的因素有哪些

牙齿是健康的指标之一，但出牙早晚与智力无关。而有些状况，如佝偻病、营养不良、呆小病、先天愚型等，都会出现出牙延缓、牙质欠佳的情况。因此，父母要随时观察宝宝的出牙及牙齿情况。

钙质不仅为宝宝生长发育时所需要，而且，宝宝牙胚的发育生长也需要大量钙质和促进钙质吸收的维生素D。宝宝出生后如果没有及时补充鱼肝油和钙剂，又很少晒太阳，就容易得佝偻病，使出牙时间延迟。宝宝缺少维生素C时，会影响牙釉质的生长；缺氟时，牙齿易“蛀蚀”，但氟过多又会使牙釉质上出现棕褐色斑纹而且质脆易裂。人体氟的摄入主要来源于水，因此，父母要了解本地区水中氟的含量。另外，给宝宝常服某些抗生素，也会使牙齿变成棕黄色而且易“蛀”，比如四环素等，所以要尽量避免给宝宝使用该类抗生素。

有的宝宝出牙很晚，对于正常的宝宝来说并不意味着什么，所以父母不必担心。如果宝宝缺钙，或患有佝偻病，不仅出牙晚，而且还会有其他缺钙症状。但是，即使宝宝患了佝偻病之后，父母也不能为了让宝宝早出牙，而给宝宝吃太多的钙片或维生素D，一定要在医生的指导下合理添加。正确的做法是让宝宝多活动、多晒太阳，另外也可给宝宝吃一些稍硬的东西，以促进牙齿的萌出。

宝宝的出牙是有一定规律性的，牙齿的萌出是成对成双的，左右两侧同名的牙齿同时长出，下颌牙齿的长出早于上颌牙齿。

宝宝出牙的时间尽管有早有晚，但如果宝宝到了1岁半时仍是1颗牙都没长出来，父母就应带宝宝去医院检查，以确诊宝宝是否患有先天性缺牙症。

怎样保护宝宝的乳牙

一般来说，宝宝在6个月左右开始萌出第一颗乳牙。虽然乳牙萌出的早晚，在某种程度上会受到遗传和环境等因素的影响，但并不是说乳牙出得早宝宝就聪明，出得晚宝宝就不聪明。不过，乳牙长得好坏，会对宝宝的咀嚼能力、发音能力和后来恒牙的正常替换以及全身的生长发育带来一定的影响。所以，从宝宝开始萌出第一对乳牙开始，父母就要特别注意对宝宝乳牙的护理。

◆ 宝宝乳牙萌出的时候喜欢将手指放入口内吸吮、还会发生咬奶头、咬硬东西的现象。这时，就应该适当给宝宝吃一些如苹果、梨、面包干、饼干等食物，也可以给宝宝准备一个磨牙棒或者牙胶，让宝宝咬嚼以刺激牙龈，使乳牙便于穿透牙龈黏膜而迅速萌出。

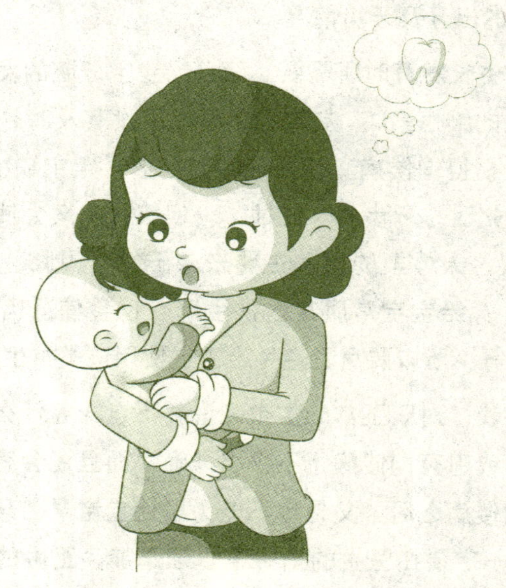

◆ 供给宝宝适量的营养物质。适量充分的钙、磷、氟、矿物质及维生素，特别是有助于维持牙床健康的维生素C；最好能限制含糖量多的食物，一天只能吃1～2次，而且最好是在进餐时与其他食物一起进食，以减少龋齿的诱发因素；同时，也要吃一些易消化又较硬的食物，以促进乳牙的生长。

◆ 从宝宝第一对乳牙萌出开始，餐后和睡前都应让宝宝适当饮些白开水以清洁口腔，或用温开水漱口。此外，还要带宝宝多晒太阳，增强宝宝身体的抵抗力，预防传染性疾病。

◆ 训练宝宝正确使用口杯。因为宝宝开始长牙后，使用奶瓶会使奶液渗透到牙齿根部，容易引起发炎或病变。训练时，可首先给宝宝一个空塑料杯，让宝宝先熟悉一下，再往杯中加入些清水或牛奶让他试喝。

舌苔的变化与宝宝的饮食有哪些关联

发育正常的宝宝，舌体颜色呈淡红，质软且活动自如，舌面上通常会有一层薄薄的舌苔，正常的时候干湿适中。但是，如果宝宝患病，舌苔在质和色上就会发生变化，父母要尽早发现，在治疗的同时合理地给宝宝调理饮食。

◆ 舌苔色白、厚、腻。多由寒湿引起，应吃一些除湿健脾胃、散寒的食品，少吃一些易导致腹胀以及食欲减退的食品，如过甜且有腻厚味的食品。

◆ 舌苔黄腻。主要由肠胃食物积滞所致，多是由发热、消化功能不好、感染引起，宝宝常有口干舌燥、大便干结等上火症状。父母可以给宝宝适当补充一些清热开胃的食物，如绿豆粥、梨、山楂等。

◆ 舌苔薄，色白。多见于风寒感冒初期，父母应给宝宝多选择性质偏温的饮食，如软食、汤面类。副食可选用胡萝卜、红糖等。选择果汁时也要少吃凉性的水果，如梨等。

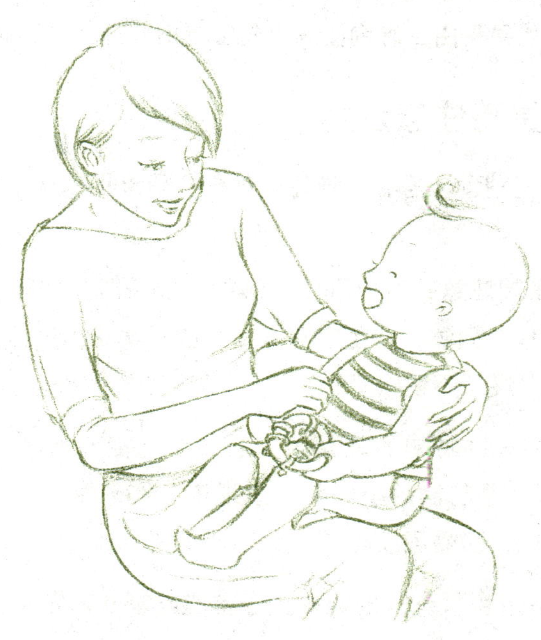

◆ 舌苔薄，有部分脱落。多由虚火或胃肠湿热所致。平时可多选用一些滋阴降火的食品，如梨、西瓜等，少吃一些偏温的食物。

孙教授解答热线

宝宝出牙早晚与营养有关吗

健康的宝宝，一般在出生6个月开始出牙。宝宝出牙的早晚取决于遗传因素、孕期营养及宝宝的营养。如果宝宝没有其他疾病，只要注意合理喂养，适当补充含钙丰富的食品，及时添加蛋黄等辅食，多晒太阳，宝宝的牙齿自然会长出来，即使迟一点儿出牙也没有关系。

部分宝宝骨骼发育较迟，出牙也可能较迟，这种情况一般是由缺钙引起的，因为钙质有助于骨骼的发育和长牙。如牛奶、蛋黄、豆制品、芝麻酱、虾皮、海带、果仁、绿叶蔬菜等，含钙都比较多。做菜加点醋也有助于食物中钙的溶解和吸收；鱼肝油和钙片，也是补充钙的一种方法。但鱼肝油服用过多，会引起维生素A或维生素D的中毒，盲目服用，反而对婴幼儿健康不利。正确的服用方法是在医生的指导下适量补充。如果是由于患佝偻病引起宝宝出牙迟，应到医院进行诊治。

宝宝吃辅食总是噎住怎么办

有时宝宝吃新的辅食会恶心、噎住，这样的现象是很常见的，妈妈不必过于紧张。

◆ 在喂哺时多加注意就可以避免。例如，应按时、按顺序添加辅食，从半流质到糊状、半固体、固体，让宝宝有一个适应、学习的过程；一次不要喂食太多；不要喂太干或太硬、不易咀嚼的食物。

◆ 给宝宝添加一些特制的辅食。为了让宝宝更好地学习咀嚼和吞咽的技巧，还可以给他喂一些特制的小馒头、磨牙棒、磨牙饼、烤馒头片、烤面包片等，供宝宝练习啃咬、咀嚼等技巧。

◆ 不要“因噎废食”。有的妈妈担心宝宝吃辅食时噎住，于是推迟甚至放弃给宝宝喂固体食物。有的妈妈到宝宝两三岁时，仍然将所有的食物粉碎后才喂给宝宝，生怕噎住宝宝。这样做的结果是宝宝不会“吃”，食物稍微粗糙一点就会噎住，甚至把前面吃的东西都吐出来。

◆ 抓住宝宝咀嚼、吞咽的敏感期。宝宝的咀嚼、吞咽敏感期从4个月左右开始，7～8个月时为最佳时期。过了这个阶段，宝宝学习咀嚼、吞咽的能力下降，此时再让宝宝开始吃半流质或泥状、糊状食物，宝宝就会直接咽下去，或含在口中久久不肯咽下，常常会引起恶心、噎住。

添加辅食如何把握宝宝的口味

从添加辅食开始就尽量给宝宝吃接近天然的食物。最初要建立健康的饮食习惯，这会让宝宝受益一生。

◆ 多让宝宝尝试口味淡的辅食。给宝宝制作辅食时不宜添加香精、防腐剂和过量的糖、盐，以天然口味为宜。

◆ 远离口味过重的市售辅食。口味或香味很浓的市售成品辅食，可能添加了调味品或香精，不宜给宝宝吃。

◆ 别让宝宝吃罐装食品。罐装食品含有大量盐和糖等，还有一些添加物等，不能作为宝宝的食品。

◆ 所有添加糖或人工甘味的食物，宝宝都要避免吃。“糖”是指再制、过度加工过的糖类，不含维生素、矿物质或蛋白质，它会导致肥胖，影响宝宝健康。同时，糖会使宝宝的胃口受到影响，妨碍吃其他食物。玉米糖浆、葡萄糖、蔗糖也属于糖，经常被用于加工食物，妈妈要避免选择标示中有此类添加物的食物。

爱心小叮咛

水果口感好，宝宝乐于接受，蔬菜则常被推向一边。实际上水果和蔬菜各有所长，如果全面衡量，蔬菜还要优于水果，其中所含的许多营养素是宝宝发育的“黄金”物。蔬菜还有促进食物中蛋白质吸收的独特优势，所以这两类食物都不可偏废。

为什么不能给宝宝多吃糖粥

由于宝宝喜欢甜味，有的妈妈便常常以糖代菜，给宝宝喂糖粥。有的妈妈还误认为糖粥是营养品，觉得吃糖粥的宝宝会长得白白胖胖的。

其实，糖粥中主要是碳水化合物，蛋白质含量低（尤其是植物蛋白质），缺乏各种维生素及矿物质。长期吃糖粥使宝宝看起来白白胖胖，但其实生长发育落后，肌肉松弛，免疫功能降低，容易发生各种维生素缺乏症、缺铁性贫血、缺锌等疾病。另外，长期吃糖粥还会导致宝宝龋齿。

宝宝什么时候开始吃咸食好

食盐中所含的钠和氯，是人体内必需的无机元素，可以起到调节生理功能的作用。那么，究竟什么时候开始给宝宝吃咸食呢？

因母乳、牛奶中均含有一定量的钠、氯成分，已能满足宝宝的生理需要。宝宝出生6个月后，其肾脏可以发育得较为完善，能将进入体内的多余的钠和氯等物质排到体外。根据这一生理特点，宝宝满6个月龄时可以开始吃咸食。

每日用盐量为：1岁以下的宝宝不应超过1克，月龄越小，用量应越少。1岁以后可逐渐增加到2克左右。2岁以上宝宝渐与成人同食，应注意口味不要过重。用盐量过大，易引起宝宝高血压及加重肾的负担。对活动大、出汗多的宝宝，可适当增加用盐量。

给宝宝吃面条的注意事项

喂宝宝的面条应是烂而短的，面条可和肉汤或鸡汤一起煮，以增加面条的鲜味，引起宝宝的食欲。喂时需先试喂少量，观察一天，看宝宝有没有消化不良或其他情况。如情况良好，可加多食量，但也不能一下子喂得太多，以免引起宝宝胃肠功能失调，出现腹胀，导致厌食。

父母可参照下面的标准来掌握给宝宝喂面食的一日用餐量：

◆ 4～5个月：1/2碗（150毫升的小碗）烂面加2勺菜汤。

◆ 6～7个月：2/3碗烂面，加3匙菜、肉汤。

◆ 8～10个月：中、晚各1/2碗面，菜、肉、鱼泥各2勺。

◆ 11～12个月：中、晚各2/3碗面，肉、鱼、菜泥各3勺。

爱心小叮咛

在给宝宝喂食面条时，如果面条较长，不易咬断或吞食，会引发宝宝呕吐，故应在烹调前切短或折短，面片应软而薄，使宝宝更容易食用。而且，在宝宝咀嚼、吞咽的能力还未完全养成的时候，要记得烹煮至熟透为止。

如何让宝宝喝适量的水

这个时期的宝宝，不仅吃母乳、配方奶，而且还添加了辅食。食物结构和种类的变化，使宝宝对水的需求也增加了。宝宝每天需要喝多少水才合适呢？其实，喂水量没有统一的规定，要因不同宝宝、不同地区、不同情况合理地给宝宝喂水。

许多父母认为，宝宝对水的要求大概与成人差不多，这是不正确的。宝宝的生理构造自有其特点。婴幼儿的尿液浓缩能力比成人差、利尿速度慢、排酸能力等也有限，这些实际存在的生理发育情况，是每一个父母都应该考虑的。如果是居住在北方，冬天由于天气多风、气候干燥、室内温度偏高等因素，要及时给宝宝补充水分。特别是在宝宝发热、腹泻、失水过多时，更需要适当减少食物营养素而多补充水分。只有依靠水的作用降低体温、补充液体，顺利地排泄有害物质，才能缩短病程，尽快恢复宝宝的身体健康。由此可见，饮水对于宝宝来说是非常重要的。

需要提醒的是，每次给宝宝喂水时，要本着“勤喂、少喂”的原则，不要硬性给宝宝规定喝水量，即使宝宝缺水严重也不要一次喂得太多，水温要适中不要太热，以免损伤宝宝的口腔黏膜。

如何不让宝宝在夜间吃奶

身高体重发育正常的宝宝从第5个月开始，就可以停掉夜里的一顿奶了，即晚上10点多喂饱之后，要一直睡到第二天早上6点左右，否则对宝宝养成良好的作息和饮食习惯不利。

妈妈首先可以把宝宝晚上临睡前的最后一顿奶延迟到11点左右，尽量喂饱宝宝。若宝宝在4小时之内醒来，可先哄一哄，喂点水，不要喂奶(即使晚上饿点也没关系，睡觉消耗能量较少)。若再次醒来，仍是不要立刻就喂奶，等到喂水哭闹时，再喂奶。奶粉也要冲得比平时稀一点儿，慢慢地，宝宝就会延长连续睡眠的时间，而断掉夜间的这顿奶了。

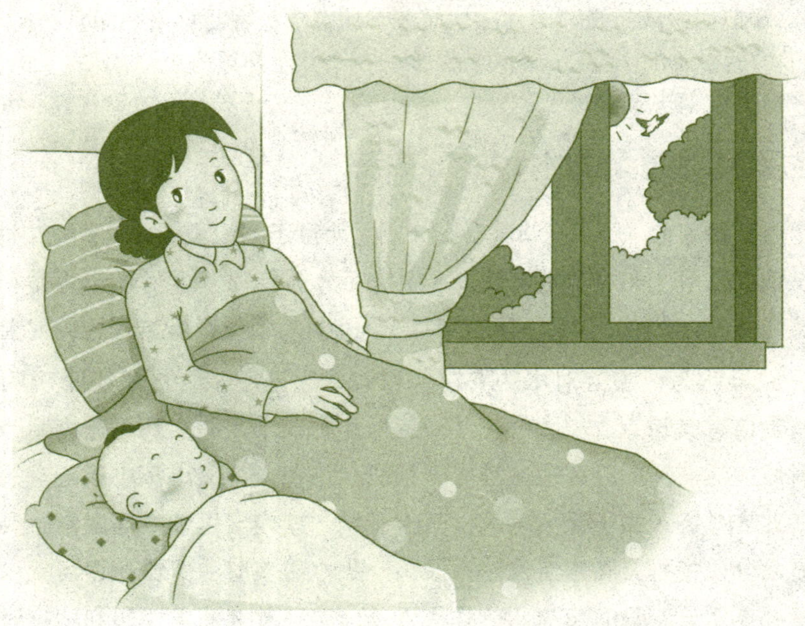

如何预防宝宝肥胖

研究发现，现在出生6个月左右的宝宝，超重比例竟达60%，而20年前只有3%左右。

有时宝宝已经进入梦乡了，父母还是硬要把他叫醒喂奶。很多年轻的父母很担心自己宝宝的营养是否充足，殊不知一个不满10个月的宝宝，如果营养过剩，以后得肥胖症的概率将达到4%。

专家给出一些小窍门，可以帮助宝宝既能获得均衡营养，又能“保持身材”：

◆ 喂奶要定时。有些宝宝胃口好，总是吃不饱，父母要根据不同月龄给宝宝安排喂奶的时间，并且时间要相对固定，这样可以监测宝宝的进食量。

◆ 用小勺喂食。在给宝宝喂辅食时，最好用小勺，这样可以适当锻炼宝宝的咀嚼和吞咽能力，养成良好的饮食习惯。

◆ 让宝宝运动。妈妈不要总是抱宝宝，此时已可以常让宝宝做翻身运动，七八个月大时就可以练习爬。如果宝宝开始出汗了，说明运动的目的达到了。

宝宝挑食怎么办

随着宝宝的逐渐长大，宝宝吃的辅食花样也逐渐增多起来，于是许多过去不挑食的宝宝现在也开始挑食了。宝宝对于不喜欢吃的东西，即使已经喂到嘴里也会用舌头顶出来，甚至会把妈妈端到面前的食物推开。

之所以这样，主要是因为宝宝的味觉发育越来越成熟，对各类食物的喜恶表现得越来越明显，而且有时会用抗拒的形式表现出来。但是，这个时期宝宝的“挑食”并不同于大宝宝的挑食。宝宝在这个月龄不爱吃的东西，到了下个月龄时可能就爱吃了，这是常有的事。所以，父母不必担心宝宝的这种“挑食”，而是要花点儿心思琢磨一下，怎样才能使宝宝喜欢吃这些食物。

为了改变宝宝挑食的状况，父母可以改变一下食物的形式，或选取营养价值差不多的同类食物替代。比如，宝宝不爱吃碎菜或肉末时，父母可以把它们混在粥内或包成小馄饨来喂。

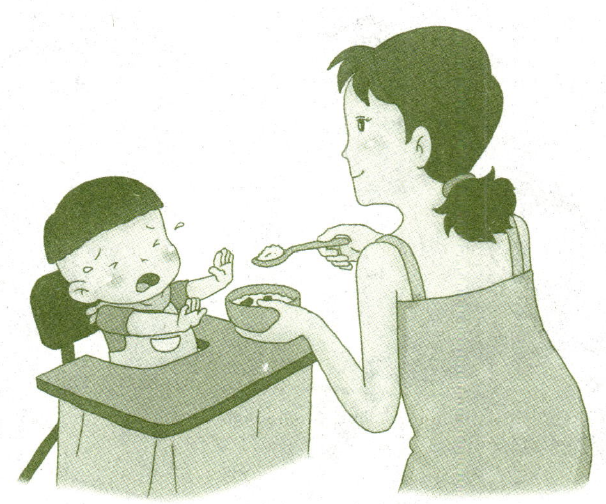

总而言之，要想方设法变着花样给宝宝吃。即使宝宝对变着花样做出的食物还是不肯吃，父母也不要着急。如果宝宝只是不爱吃食物中的一两样，是不会造成营养缺乏的。谷类食物品种很多，不吃其中的几种也是没有关系的。千万不可强迫宝宝，以免宝宝因此出现厌食症。宝宝这次不吃，可以过一段时间再试试看，也不能因为一次不吃，以后就再也不给宝宝吃了。

可以把咀嚼过的食物喂给宝宝吗

为了让宝宝吃不易消化的固体食物，许多妈妈会先将食物放在自己嘴里嚼碎后，再用匙或手指送到宝宝嘴里，有的甚至直接口对口喂。他们认为这样给宝宝吃东西容易消化些。实际上这是一种极不卫生、很不正确的喂养方法和不良习惯，对宝宝的健康危害极大，应当杜绝。

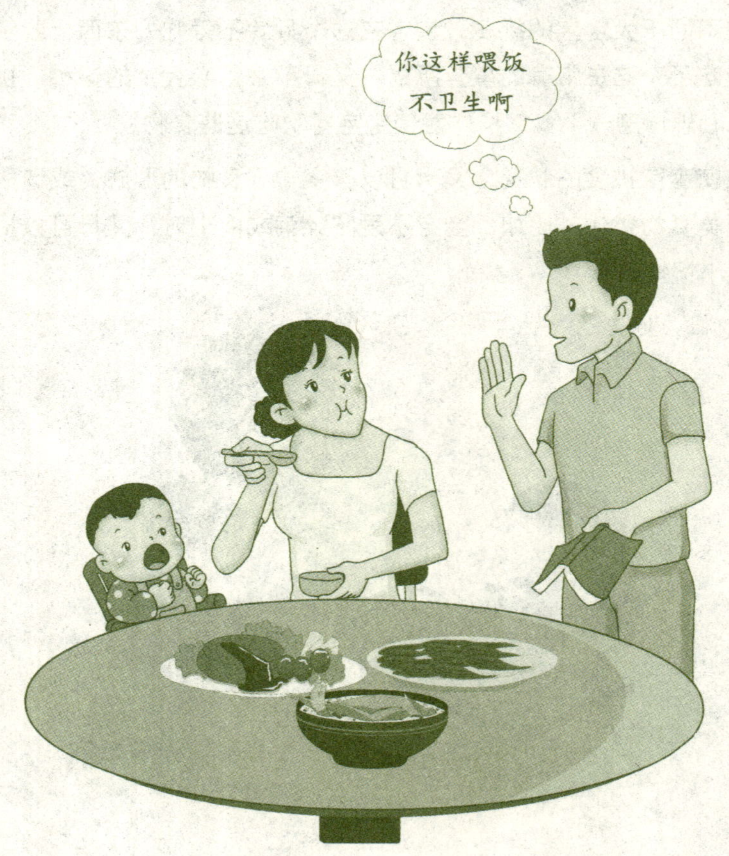

◆ 食物经嚼后，香味和部分营养成分已受损失。嚼碎的食糜，宝宝囫囵吞下，未经自己的唾液充分搅拌，不仅食不知味，而且加重了胃肠负担，造成营养缺乏及消化功能紊乱。

◆ 影响宝宝口腔消化液的分泌功能，使咀嚼肌得不到良好的发育。宝宝自己咀嚼可以刺激牙齿的生长，同时还可以反射性地引起胃内消化液的分泌，以帮助消化，提高食欲。口腔内的唾液也可因咀嚼而产生更多分泌物，更好地润滑食物，使吞咽更加顺利地进行。

◆ 可能会使宝宝感染某些呼吸道的传染性疾病。如果大人患有流感、流脑、肺结核等疾病，自己先咀嚼后再嘴对嘴地喂宝宝，很容易经口腔、鼻腔将病菌或病毒传染给宝宝。

◆ 可能会使宝宝患消化道传染病。即使是健康人，体内及口腔中也常常寄带一些病菌。病菌可以通过食物，由大人口腔传染给宝宝。大人因抵抗力强，虽然带有病菌也可能不发病，而宝宝的抵抗力差，病菌到了他的体内，就会发生如肝炎、痢疾、肠寄生虫等疾病。

宝宝老含着奶嘴睡觉行吗

尽量不要让宝宝含着奶嘴睡觉，特别是在宝宝牙齿萌出时期，这样会影响宝宝的牙齿发育，同时还会有因奶嘴堵塞而带来窒息的危险。

喂奶中间需要拔出奶嘴透气吗

如果宝宝吃得不是很急，没有必要喂奶中间拔出奶嘴让宝宝透气。但是如果宝宝吃得很急，甚至从口角流出奶液，则应该中途拔出奶嘴，让宝宝歇一歇，然后再接着喂，可能会更好一些。

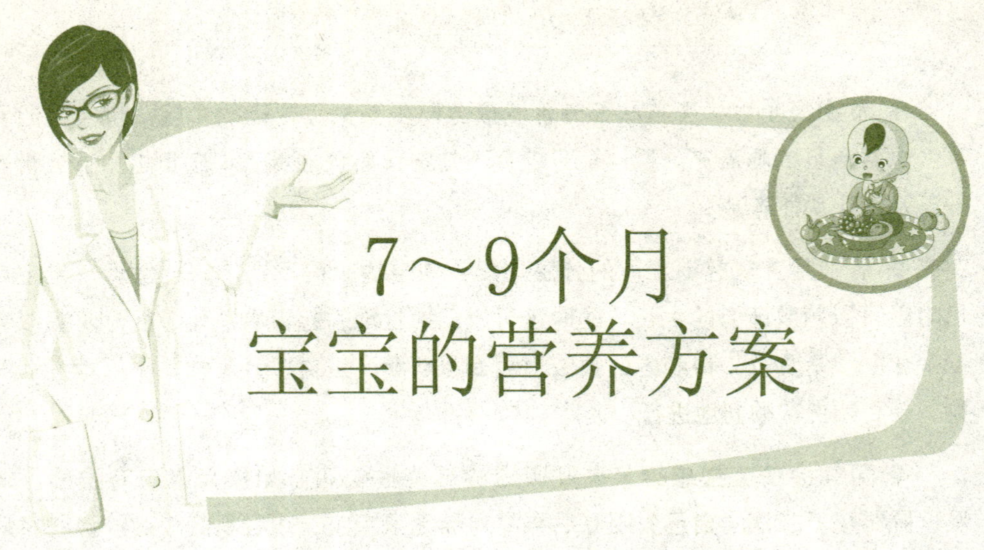

7～9个月宝宝的营养方案

宝宝的营养需求

第7个月的宝宝对各种营养的需求继续增长。鉴于大部分宝宝已经开始出牙，在喂食的类别上可以开始以谷物类为主要辅食，再配上蛋黄、鱼肉或肉末，以及碎菜、碎水果或胡萝卜泥等。在做法上父母还要经常变换花样，以引起宝宝的饮食兴趣。

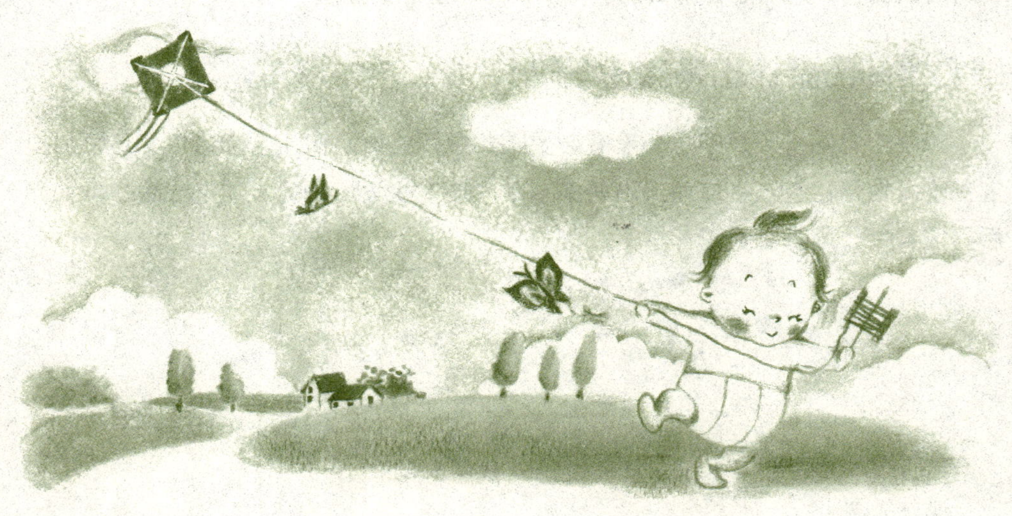

第8个月时，妈妈乳汁的质和量都已经开始下降，难以完全满足宝宝生长发育的需要。所以添加辅食显得更为重要。从这个阶段起，可以让宝宝尝试更多种类的食品。由于此阶段大多数宝宝都在学习爬行，体力消耗也较多，所以应该供给宝宝更多的碳水化合物、脂肪和蛋白质类食品。

9个月的宝宝已经长牙，有咀嚼能力了，可以让其啃食硬一点儿的东西，这样有利于乳牙的萌出。

健康饮食一日参考

8：00　200毫升母乳或配方奶，半片面包

10：00　适量果汁或水果，1块点心

12：00　适当添加肉类或动物肝脏的蔬菜粥1小碗，适量水果，150毫升奶

16：00　适量水果，2块饼干

18：00　适量地加有鱼肉、鸡蛋的蔬菜粥

22：00　200毫升母乳或配方奶

可以把各种辅食混在一起喂宝宝吗

当妈妈逐渐给宝宝添加蛋黄、菜泥、果泥、米粉以后，宝宝一顿饭可能吃到3～4种辅食，这时有的妈妈可能会想干脆将几种辅食搅拌在一起让宝宝一次吃完得了，这种做法省事，但却是极其错误的。

7～9个月是宝宝的味觉敏感期，所以给宝宝吃各种不同的食物，不仅要让宝宝得到营养，还要让宝宝尝试不同的口味，让宝宝逐渐分辨出这是蛋黄的味道、那是菜泥的味道、这是米粉的味道……也就是说，对于各种不同的味道，宝宝要有一个分辨的过程，如果妈妈将各种辅食混在一起，宝宝会尝不出具体的味道，对宝宝味觉发育没有好处。

喂奶前先吃些辅食

喂母乳的宝宝有时接受辅食要比人工喂养的困难些。可在喂奶前先吃点辅食，

如米糊、稠粥或煮得熟烂的面条等食品，刚开始不要太多，不足的部分再用母乳补充，等宝宝习惯后，可逐渐用一餐来代替一次母乳。食欲好的宝宝，每天可喂两顿辅食，包括1个蛋黄、适量的蔬菜及鱼泥或肝泥和肉末。注意蔬菜要切碎。可让宝宝嚼些稍硬的食物（如较酥脆的饼干），以促进牙齿的长出及颌骨的发育。

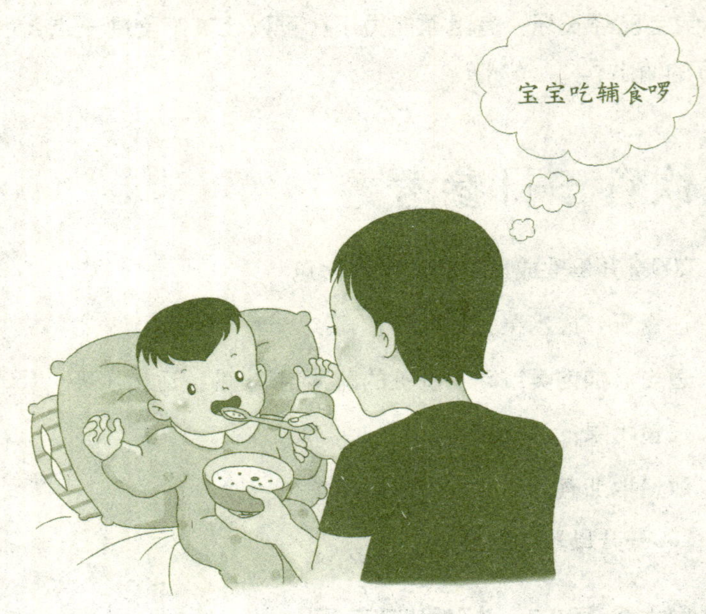

及时更换辅食品种

如果宝宝把喂到嘴里的辅食吐出来，或用舌尖把饭顶出来，用小手把饭勺打翻，把头扭到一旁等，都表明他可能不太喜欢这种辅食。父母要尊重宝宝的感受，不要强迫。等到下次喂辅食时，更换另一品种。如果宝宝喜欢吃了，就说明宝宝暂时不喜欢吃前面那种辅食，一定要先停一段时间，然后再试着喂宝宝曾拒绝的辅食。这样做，对宝宝顺利过渡到正常饭食有很大帮助。

爱心·小叮咛

炎热的夏天里，宝宝的食欲下降，食量也会跟着减退，但也有些宝宝情绪不错，还会吃得不少。这时妈妈都不用过分限制和担心，只要不是吃得过少或过多，妈妈都应该让宝宝自己随便吃。

添加有营养的辅食

宝宝毕竟食量有限，在辅食的选择上，父母要注意不要给宝宝随便添加，而应选择添加有营养的辅食。比如，给宝宝添加的辅食不要限于碳水化合物为主的米粉、面糊，而是要辅以富含蛋白质、维生素、矿物质等营养素的食品，比如，蛋、肉、蔬菜、水果等。所以，把每日该给宝宝喂多少粥，多少面条，多少米粉作为添加辅食的硬性标准是不对的。

7～9个月称为转乳期，其辅食添加的原则是以谷类粥或烂面为主（产生消化和吸收食物的热量），含蛋白质较多的豆类、肉类、鱼和蛋，供给热能的油脂，含有丰富矿物质、维生素的蔬菜、水果等为辅。一般谷物与豆、肉、蛋的比例是2～3：1。

爱心小叮咛

夏季天热，可以给宝宝准备清淡的粥和开胃小菜，并适当给宝宝吃些时令水果。粥类食品易于消化，既能帮助补充因大量出汗所消耗的水分，还能快速补充血糖和能量，是宝宝夏天里较好的主食。

不要强性喂食

这个阶段可以采用多种材料制作辅食，让宝宝品尝各种味道，但是绝不可以

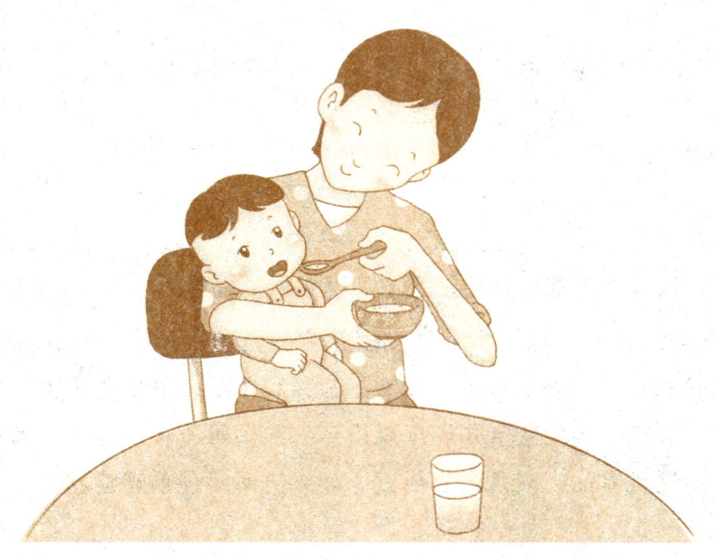

强制性地喂食。作为妈妈，切不可急躁，因为这个阶段宝宝依然是以母乳和配方奶为主食，只是用辅食补充缺乏的营养成分。如果断奶而只给宝宝喂辅食，很可能会导致宝宝营养不全面，所以，一定要注意避免“过犹不及”。

什么是食物过敏

宝宝的肠道功能还未发育完善，肠道的屏障功能还不成熟，食物中的某些过敏原可以通过肠壁直接进入体内，触发一系列的不良反应，这就是食物过敏。

◆ 易出现过敏的月龄和常见食物。宝宝食物过敏的高发期在1岁以内，特别是刚开始添加辅食的几个月。引起过敏的常见食物有鸡蛋、牛奶、花生、大豆、鱼及各种食品添加剂等。

◆ 食物过敏的主要表现。食物过敏主要表现为在进食某种食物后出现皮肤、胃肠道和呼吸系统的症状。皮肤反应是食物过敏最常见的临床表现，如湿疹、丘疹、斑丘疹、荨麻疹等，甚至发生血管神经性水肿，严重的可以发生过敏性剥脱性皮炎。如果宝宝患有严重的湿疹，经久不愈，或在吃某种食物后明显加重，都应该怀疑是否有食物过敏存在。食物过敏时还经常有胃肠道不适的表现，如恶心、呕吐、腹泻、肠绞痛、大便出血等。此外，还可能有呼吸系统症状，如鼻出血、打喷嚏、流鼻涕、气急、哮喘等。

爱心小叮咛

确认致敏食物必须谨慎，如果武断地将某类食物完全从宝宝膳食中去除（如把鱼类全部去除），则可能导致宝宝营养不良。

怎样避免食物过敏

要避免宝宝食物过敏，在给宝宝添加辅食时需注意以下几点：

◆ 按正确的方法添加辅食，并观察宝宝有无不良反应。在给宝宝添加辅食时，要按正确的顺序，先加谷类，其次是蔬菜和水果，然后是肉类。每添加一种新食品时，都要细心观察宝宝是否出现皮疹、腹泻等不良反应。如有不良反应，则应该停止喂这种食品。隔几天后再试，如果仍然出现前述症状，则可以确定宝宝对该食物过敏，应避免再次进食。

◆ 找出引起过敏的食物并且避免食用这种食物。这是目前治疗食物过敏的唯一方法，然而要准确地找出致敏食物并非易事。妈妈应耐心、细致地观察进食各种食物与产生过敏症状之间的关系，最好能写“食物日记”，记下宝宝吃的食物与出现症状之间的关系。妈妈也可通过对宝宝食物过敏的筛查性检查，如皮肤针刺试验等，初步找出可能的致敏食物，然后再通过食物激发实验来确认致敏食物。从宝宝食谱中剔除这种食物后，必须用其他食物替代，以保持宝宝的膳食平衡。

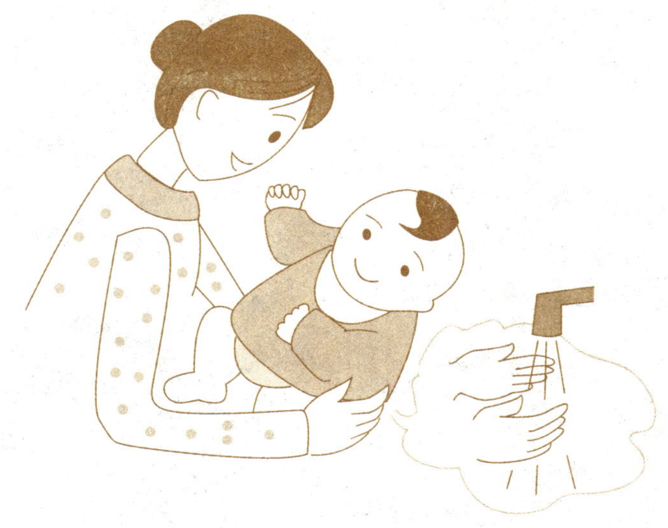

如何留住食物中的营养

宝宝胃容量小，进食量少，但所需要的营养素相对地比成人要多，因此，讲究烹调方法，最大限度地保存食物中的营养素，减少不必要的损失是很重要的。妈妈可从下列几点予以注意：

◆ 蔬菜要新鲜，先洗后切，水果要吃时再削皮，以防水溶性维生素溶解在水中，以及维生素在空气中氧化。

◆ 和捞米饭相比，用容器蒸或焖米饭会使维生素B_1和维生素B_2的保存率提高。

◆ 蔬菜最好用蒸煮或旺火急炒的方式烹制，这样可使维生素C的损失减少。

◆ 合理使用调料，如醋可起到保护蔬菜中B族维生素和维生素C的作用。

◆ 在做鱼和炖排骨时，加入适量的醋，可促使骨骼中的钙质在汤中溶解，有利于被人体吸收。

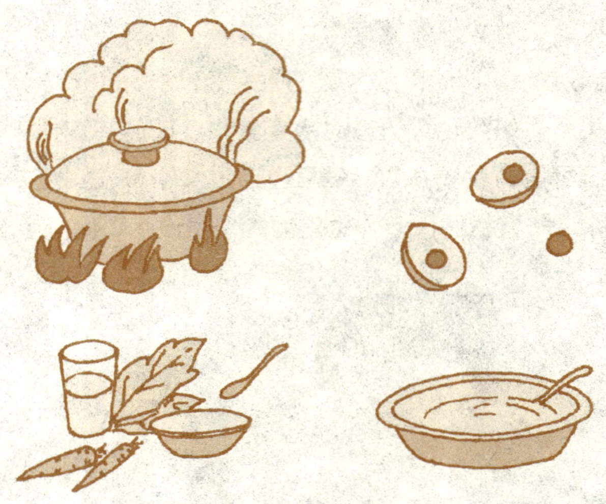

宝宝特别喜欢吃某种食物怎么办

有些宝宝在添加辅食后，对某种甜或咸食物特别感兴趣，会一下子吃很多，同时会拒绝喝奶和吃其他辅食。对这种宝宝，妈妈可不能由着他。

◆ 不要让宝宝养成偏食、挑食的习惯。不偏食、不挑食的良好饮食习惯应该从添加辅食时开始培养。在添加辅食的过程中，应该尽量让宝宝多接触和尝试新的食物，丰富宝宝的食谱，讲究食物的多样化，从多种食物中得到全面的营养素，以达到平衡膳食的目的。

◆ 对某种食物吃得过多易造成宝宝胃肠道功能紊乱。不加限制地让宝宝吃不但会使宝宝吃得过多，造成胃肠道功能紊乱，而且会破坏宝宝的味觉，反而使宝宝以后不喜欢这种味道了。

宝宝喝粥时容易吐出碎米怎么办

这是因为宝宝习惯了流质食物，当改变食物的形状时，宝宝可能会不适应。当用小勺子给宝宝喂饭时，宝宝必须要学会吞咽和闭嘴动作，才能把这口饭吃下去。而这两种动作需要宝宝反复练习才能掌握。如果宝宝喝粥时容易吐出碎米，说明宝宝吞咽功能不好，不能一下将食物全部吞咽下去。这时，父母可以将粥熬稠一些，或用米汤加少量面包碎末混在一起煮，熬成米面汤让宝宝吃，或许会好一些。

需要制止宝宝用手抓饭吗

有些宝宝开始自己伸手尝试抓饭吃了，许多妈妈都会竭力纠正这样“没规矩”的动作。实际上，只要将手洗干净，妈妈应该让1岁以内的宝宝用手抓食物来吃，这样有利于宝宝以后形成良好的进食习惯。

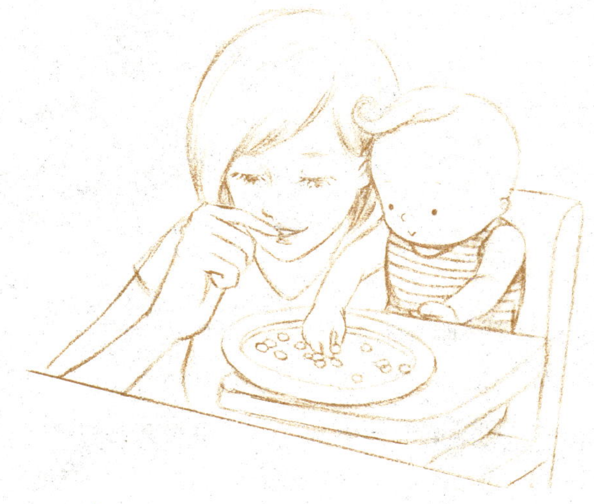

◆ “亲手”接触食物才会熟悉食物。宝宝学“吃饭”实质上也是一种兴趣的培养，这和看书、玩耍没有什么两样。起初的时候，他往往喜欢用手来拿食物、用手来抓食物，通过抚触、接触等方式初步熟悉食物。用手拿、用手抓，就可以掌握食物的形状和特性。从科学的角度而言，根本就没有宝宝不喜欢吃的食物，只是在于接触次数的频繁程度。而只有这样反复“亲手”接触，宝宝对食物才会越来越熟悉，将来就不太可能挑食。

◆ 自己动手吃饭有利于宝宝双手的发育。宝宝自己吃饭，可以训练其双手的灵巧性，而且宝宝自己吃饭的行为过程，可以加速宝宝手臂肌肉的协调和平衡能力。

◆ 手抓饭让宝宝对进食信心百倍。宝宝手抓食物的过程对他们来说就是一种快乐，只要将宝宝的手洗干净，妈妈甚至应该允许1岁以内的宝宝“玩”食物，比如米糊、蔬菜、土豆等，以培养宝宝自己挑选、自己动手的愿望。这样做会使宝宝对食物和进食信心百倍、更有兴趣，从而促进良好的食欲。

为什么要教宝宝细嚼慢咽

有的宝宝饿了或者急着要去玩，吃起饭来狼吞虎咽，囫囵吞枣会把未经充分咀嚼磨碎的食物吞入胃内，这对身体是十分有害的。宝宝有狼吞虎咽的进食习惯时，妈妈一定要及早帮助宝宝纠正，教宝宝学会细嚼慢咽，对增进宝宝的健康大有裨益。细嚼慢咽有以下好处：

◆ 可促进颌骨发育。咀嚼能刺激面部颌骨的发育，增加颌骨的宽度，增强咀嚼功能。如宝宝颌骨生长发育不好，会发生颌面畸形、牙齿排列不齐、咬合错位等。

◆ 有助于预防牙齿疾病。咀嚼能增加食物对牙齿、牙龈的摩擦，可达到清洁牙齿和按摩牙龈的目的，从而加速了牙齿、牙周组织的新陈代谢，提高宝宝的抗病能力，减少牙病的发生。

◆ 有助于食物的消化。咀嚼时牙齿把食物嚼碎，唾液充分地将食物湿润并混合成食团，便于吞咽。同时唾液中含有淀粉酶，能将食物中的淀粉分解为麦芽糖。所以人们吃馒头时，咀嚼的时间越长，越觉得馒头有甜味，这就是淀粉酶的作用。食物在嘴里咀嚼时通过条件反射引起胃液分泌增加，有助于食物的消化。

◆ 有利于营养物质的吸收。细嚼慢咽的人比不细嚼慢咽的人能多吸收蛋白质13%、脂肪12%、纤维素43%，所以，细嚼慢咽对于营养素的吸收是大有好处的。

面包牛奶粥好于米粥

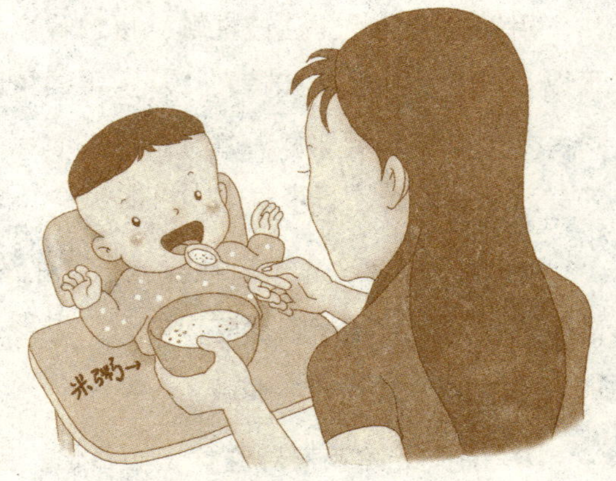

米粥只是一种宝宝的一般辅食，对于宝宝来说，其中所含的必需营养物质并不多。所以父母每天给宝宝喂1次就可以了，用添加了面包的牛奶

粥喂给宝宝其实要更好。因为面包及牛奶中的钙等营养物质要多于米粥。

怎样应对宝宝吃饭时没有咀嚼动作

这个阶段的宝宝可以通过舌头感觉食物的软硬度，以此来区分是否可以吞下去。如果食物太软，宝宝根本不用咀嚼就可以吞进去，要是食物太硬，宝宝嚼不动，就只好整个吞进去。父母可以拿一块大一点儿的柔软食物，放到宝宝嘴里试一试，观察其是否有咀嚼动作。用小勺给宝宝喂饭时，不要把食物送得太靠嘴边，而是从一侧嘴角开始喂饭，让宝宝尽量自己把饭吃到嘴里面。

宝宝一天可以吃三次辅食吗

确实有这样的宝宝，吃辅食后很快就不吃母乳或配方奶粉，而偏爱辅食。有的父母担心宝宝吃奶量减少会影响宝宝的生长发育，其实这样的担心是多余的。只要宝宝喜欢吃就让他吃，早晚加一点儿奶就可以了。

宝宝出牙时拒食怎么办

有的宝宝出牙了，可妈妈有时发现，宝宝在吃奶时与以前不同，有时连续几分钟猛吸乳头或奶瓶，一会儿又突然放开奶头，像感到疼痛一样哭闹起来，反反复复，这时如果给宝宝点儿固体食物，宝宝就会很高兴地吃起来。

造成这一现象的原因是，由于宝宝牙齿破龈而出时，其吸吮的奶头碰到了牙龈，使牙床疼痛而表现出拒食。主要的解决办法有：

在宝宝出牙期间，父母可将宝宝每次喂奶的时间分为几次，间隔当中，喂些适合宝宝的固体食物，如饼干、面包片等。如果宝宝用奶瓶，可将奶嘴的洞眼开大一些，使宝宝不用费劲就可吸吮到奶汁，这样就不会感到过分地疼痛。如果按以上的方法喂养，宝宝仍然拒食，则可改用小勺喂奶，这样会改善宝宝的疼痛状况，使宝宝顺利吃奶。

宝宝腹痛与缺钙有关吗

专家指出，人体中1%的钙存在于软组织和细胞外液中，这部分钙量虽小，作用却很大。如果血液中游离钙离子偏低，神经肌肉的兴奋就会增高，此时，肠壁的平滑肌受到轻微的刺激就会产生强烈收缩，即肠痉挛而引起腹痛。由此可见，宝宝腹痛也有可能是缺钙。为防止宝宝缺钙性腹痛，平时要适当补充些富含钙的食物，如乳类、蛋类、豆制品、海产品等。

宝宝腹痛很可能是辅食添加种类过多造成的。一开始，只能先给宝宝单独添加一种与月龄相宜的辅食，一般可在尝试3～4天或1周后，如果宝宝很容易消化，排便也正常，再让宝宝尝试另一种新辅食。不然，很容易使宝宝娇嫩的胃肠不适应，出现消化不良或腹泻等症状。

还有一种原因是宝宝可能对某种食物过敏。一般情况下，对某种辅食过敏会在宝宝单独尝试几天后表现出以腹泻为主的症状，如果宝宝在吃了某种食物几天内并未出现不良反应，表明宝宝对这种食物不过敏。当怀疑宝宝对某一种辅食过敏时，也没有必要完全不让宝宝再吃这种辅食，可过1周重新喂1次试试，如果宝宝确实又出现2～3次同样反应，才可认定是过敏所致，以后应尽量避免吃这种食物。

肠套叠是怎么回事

肠套叠常常在宝宝1岁以内发生，而7～9个月又是最易发病的时期。宝宝会突然哭闹，双腿屈曲，面色苍白，哭闹一会儿会自然停止而入睡，间隔十几分钟又再次发作。间隔逐渐缩短，不久会开始呕吐，吐出乳汁及食物。开始发作时会

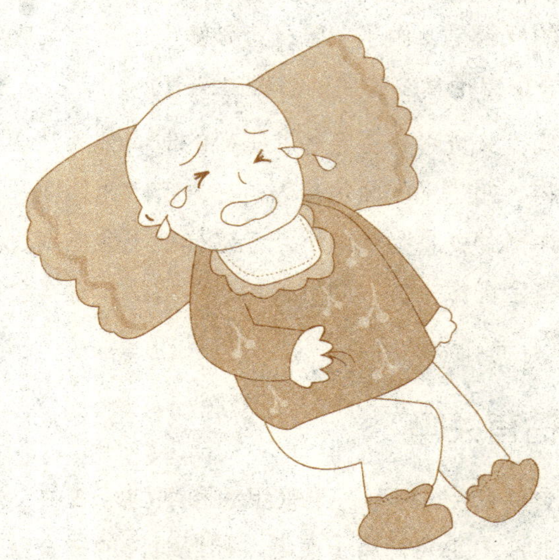

有1～2次正常大便，随着呕吐及阵发痛的加剧，大便渐含有黏液和血丝，呈果酱样，此时按压宝宝腹部右侧肋缘下或脐上可触到腊肠样肿物，右下腹松软而空虚。此时应马上到医院检查，如果病情被耽搁，肠子套叠太深，宝宝会吐出粪便样液体，精神不振或发生休克，这时就需要手术治疗了。

此病的诱因较多。一般常因食物性质改变，如由母乳喂养突然变成以淀粉为主的辅食喂养，使肠道蠕动突然增大所致。也可能是因为肠道本身的原因，如肠炎、肠道息肉或其他器质性病变引起。大多数患此病的宝宝都是肥胖儿，与过多喂食淀粉类辅食关系密切。

宝宝的大便中见到未消化的残菜，怎么办

对于1岁以内的宝宝来说，吃过的蔬菜碎块从粪便中排出，是很常见的事情，如吃菠菜几小时后可以从粪便排出绿叶，吃西瓜可以使大便颜色变红等。

宝宝消化道中消化酶少，消化吸收食物的能力很弱，因此固体食物不容易完全被消化和吸收。尽管从粪便中能看见蔬菜的残留，但其中大部分维生素和矿物质已被吸收，不必过于担心。

爱心小叮咛

父母要注意，给宝宝添加辅食的速度不要过快，要让宝宝胃肠逐渐适应。

宝宝的大便稀软是生病了吗

在这段时间，宝宝大便次数较为正常，一般每天1～3次，但有的妈妈发现宝宝的大便稀软，便认为是添加的辅食出了问题，就停用一切辅食，而只喂配方奶或只给母乳吃，其实这种做法不正确。

宝宝的大便状况与每个宝宝的生活习惯、肠道的功能或饮食的内容有关。当宝宝出现大便稀软的情况时，可能是父母在这几天比平时多给宝宝喂了粥、面条、面包或者水果之类的食物，如果属于这种情况，就可能出现大便的量和次数比平时多，而且大便的形状稀软。但只要宝宝不发烧，情绪很好，与平时没什么变化，而且食欲也很正常，那就不用担心，这说明宝宝适应了添加辅食的过程。

宝宝腹泻时要完全禁食吗

以前在治疗宝宝腹泻时主张完全禁食，经过实践证明这样做并不科学。因为如果腹泻后长时间禁食，会使宝宝损耗能量更大，难以恢复。人工喂养的可以将奶冲稀，少量多次喂养；母乳喂养的更不应停止喂奶，因为母乳中含有吞噬细胞和溶菌酶类，对有害微生物有抗菌作用，其中所含的乳清蛋白也能抑制有害菌群繁殖。宝宝腹泻时要以奶为主，不要再添加辅食了。在腹泻好转的过程中，冲奶可相应地慢慢恢复到正常浓度。

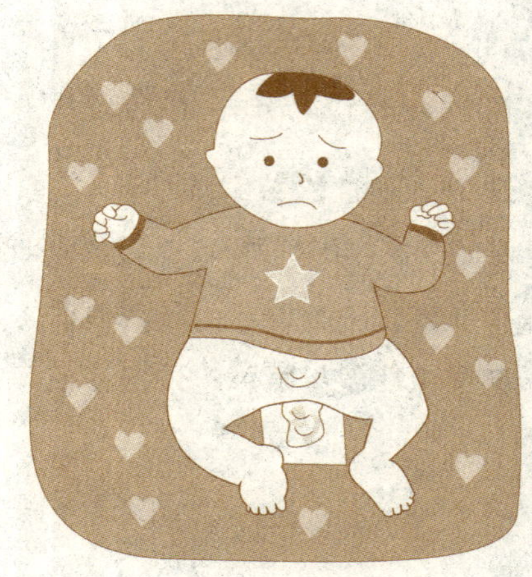

水果的选择和清洗

◆ 选择当地新鲜的水果。给宝宝吃的水果最好是供应期比较长的当地水果，如苹果、橘子、香蕉、西瓜等，季节性强、远道而来的进口水果容易引起过敏。水果长期存放后维生素含量会明显降低，而腐烂、变质的水果更有害人体健康。因此一定要为宝宝选择新鲜的水果。

◆ 制作果汁、果泥前，要将水果清洗、消毒。苹果、梨等应先洗净，浸泡15分钟（尽可能去除农药），用沸水烫30秒后去掉水果皮。切开食用的水果（如西瓜），也应将外皮用清水洗净后，再用清洁的水果刀切开，切勿用切生肉类的菜刀，以免被细菌污染。小水果（如草莓、葡萄、杨梅等）皮薄或无皮，果质娇嫩，应该先洗净，用清水浸泡15分钟，再用沸水烫泡1分钟，然后用淡盐水浸泡5～10分钟。

蔬菜的挑选和清洗

◆ 最好选择新鲜蔬菜。给宝宝吃的蔬菜最好选择无公害的新鲜蔬菜。如果没有条件选用这样的蔬菜，应尽可能挑选新鲜、病虫害少的蔬菜，注意不要买有浓烈农药味或不新鲜的蔬菜。

◆ 蔬菜买回来后应该仔细清洗。为避免有毒化学物质、细菌、寄生虫的危害，买回来的蔬菜应先用清水冲洗蔬菜表层的脏物，适当除去表面的叶片，然后将清洗过的蔬菜用清水浸泡半小时左右，最后再用流水彻底冲洗干净。根茎类和瓜果类的蔬菜（如胡萝卜、土豆、冬瓜等）去皮后也应再用清水冲洗。还可以把蔬菜先用开水汆烫，然后再炒。

爱心小叮咛

越早给宝宝吃固体食物，营养不足的可能性越大。父母给宝宝吃固体食物，应只是将之作为奶类的辅助食品，为以后过渡到正常饮食做准备。

给宝宝吃水果需注意什么

水果既好吃营养又高，因此给宝宝补充点水果是很必要的，但选择水果时很有学问。水果的品种繁多，它不仅富含维生素，有丰富的营养价值，而且还有防病、治病的作用，但如果水果吃得不当，也会致病。尤其对宝宝来说，消化系统的功能还不够成熟，吃水果尤其要注意，以免发生疾病。

适合宝宝吃的水果有苹果、梨、香蕉、橘子、西瓜等。苹果可收敛止泻；梨能清热润肺；香蕉可润肠通便；橘子可开胃健脾；西瓜可消热解暑。

宝宝身体状况好的时候，父母可以每天选择1～2种水果，做成水果泥喂给

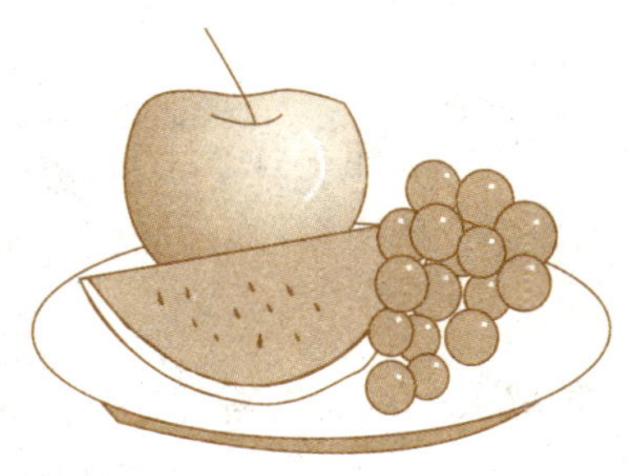

宝宝。宝宝身体不适时，要根据宝宝的状况合理选择水果，这样不仅可以补充营养，而且还可以起到治病和帮助恢复的作用。如宝宝大便稀薄时，可用苹果炖熟压成泥喂给宝宝，有润肠止泻的作用；如宝宝有上火现象时，可用梨加冰糖熬成汁喂给宝宝，有清凉下火作用。但父母给宝宝吃水果时，也要掌握量的问题，要知道过多吃水果也会致病。喂水果要适可而止、细水长流。比如香蕉，甘甜质软，喂食又方便，宝宝特别喜欢吃，因此，最容易造成宝宝吃得过多，使宝宝腹胀便稀，影响其胃肠道功能。

因此，父母在给宝宝选购水果时，最好对宝宝常吃的水果品种性质有一定的了解，一是有利于宝宝的营养和消化吸收；二是方便喂食。

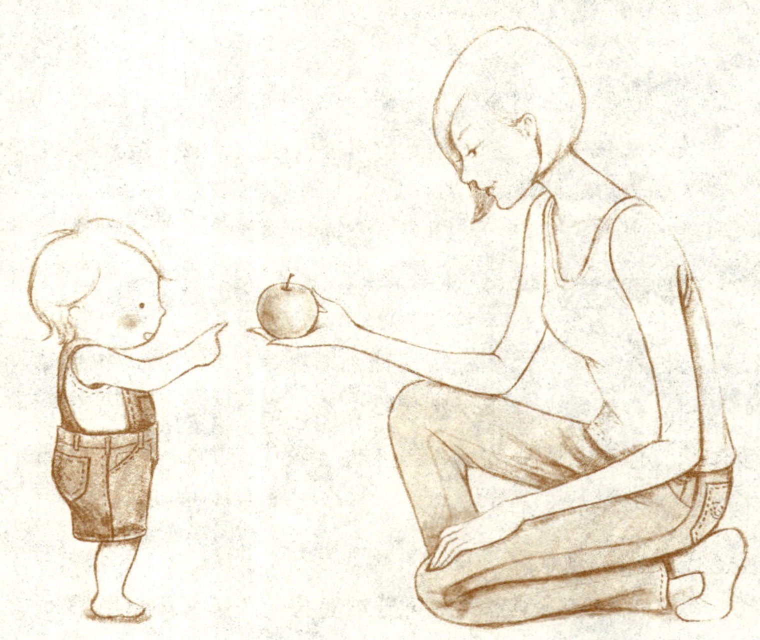

宝宝拒绝吃果蔬怎么办

当宝宝不喜欢吃果蔬时，可能会用一些表达方式或具体行为来拒绝吃蔬菜与水果。此时，妈妈应该找出原因，想一想适合自己宝宝的解决方法，让宝宝慢慢接受，而不是马上放弃。

◆ 一口饭菜在口中含了好久。观察看看，是不是因为有青菜在里边。如果是的话，下一口食物可选择宝宝喜欢的食物。有时可将宝宝喜欢吃的食物与蔬菜混合在饭中，一起喂食。

◆ 咬不下去。蔬菜因纤维素的存在，宝宝咀嚼较费力，可能容易放弃吃这类的食物。制作餐点时，记得选择新鲜幼嫩的原料，或将食物切得细些、煮得软些，便于宝宝进食。

◆ 吞不下去。一些金针菇、豆苗及纤维太长的蔬菜，直接吞食容易造成宝宝吞咽困难或产生呕吐的反应，因此制作时应先切细或剁碎。

◆ 呕吐的动作。部分的蔬果含有特殊气味：如苦瓜、荠菜、荔枝，宝宝可能不太接受，可减少供应的量或等宝宝较大时再试。

◆ 太酸了。大部分的宝宝可能无法接受太酸的水果，可将水果放得较熟以后再吃。也可试试混合甜的水果或加些酸奶打成果汁（不滤汁）吸引宝宝尝试。

冬天能给宝宝喝果汁吗

宝宝摄取维生素的主要来源是新鲜的蔬菜和水果，即使冬天也应该让宝宝经常吃。这个时期的宝宝虽不能食用完整的蔬菜和水果，但可以将其压榨成汁来喂宝宝。

喂果汁时方法要得当，否则，会导致腹泻及其他胃肠道疾患。因为冬天气温较低，未经加温的食物会对胃肠道造成不良的刺激，引起痉挛或加快肠蠕动，而使粪便通过肠道的速度加快，导致腹泻。而且如果喂哺量过多、间隔过短，也会导致类似的症状。同时，也要遵循从稀到稠、从少到多、从细到粗的原则，让宝宝有一个适应的过程。另外，冬天给宝宝喂果汁，宜喝煮过的汁或用温开水稀释，然后稍加温后喂食。

水果能代替蔬菜吗

水果是宝宝喜爱吃的食物，而且维生素含量不少，其功用是相当大的。但从矿物质含量来说就不如蔬菜的含量多了。

矿物质包含许多元素，它们对人体各部分的构成和机能，具有重要作用，像钙和磷是构成骨骼和牙齿的关键物质；铁是构成血红蛋白、肌红蛋白和细胞色素的主要成分，是负责将氧气输送到人体各部位去的血红蛋白的必要成分；铜有催化血红蛋白合成的功能；碘则在甲状腺功能中发挥着必不可少的作用。

因此，父母不要认为，已经给宝宝喂水果了，就不必再喂蔬菜了，这是不科学也是不可取的。应该给宝宝既喂水果又喂蔬菜，二者是不能相互代替的。

多大的宝宝可以吃零食

主食以外的糖果、饼干、点心、饮料、水果等就是零食。已经能够吃一些固体辅食的7个月左右大的宝宝，也可以适当吃一些零食了。

◆ 零食可以满足宝宝的口欲。7个月左右的宝宝基本上处于口欲期，喜欢将任何东西都放入口中，以满足心理需要。吃零食既可以在一定程度上满足宝宝的这种欲望，也能避免宝宝把不卫生的或危险的东西放入口中。适当地吃点零食还能为日后的停断母乳做准备。

◆ 零食对宝宝的成长和学习有着重要的调节作用。从食用方式的角度而言，零食和正餐的一个重要区别就在于，正餐基本上都是由大人喂给宝宝吃的，而零食是由宝宝自己拿着吃的，零食的这一特点对宝宝学习独立进食是个很好的

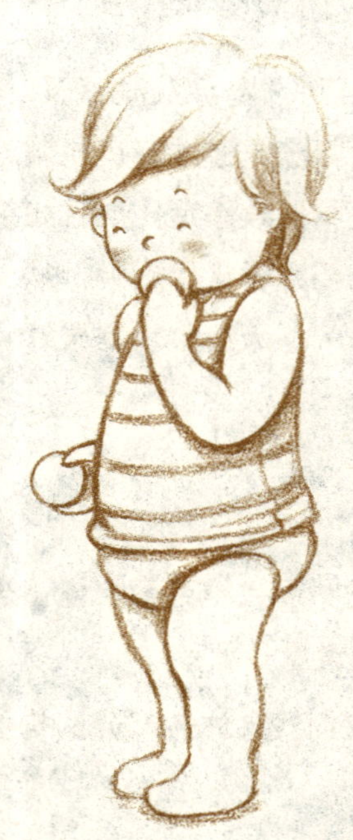

训练机会。

◆ 宝宝吃零食一定要适量。虽然吃零食对宝宝有一定的好处，但不能不停地给宝宝吃零食。因为宝宝的胃容量很小，消化能力有限；宝宝口中老是塞满食物容易发生龋齿，尤其是含糖食品，会影响食欲和营养的吸收。此外，如果宝宝手里老是拿着零食，做游戏的机会就会相应减少，学讲话的机会也会减少，久而久之会影响其语言能力及社会交往能力的发展。

和大人一起吃饭要注意

有的宝宝喜欢和大人一起吃饭，也喜欢吃大人的饭菜。完全可以利用宝宝的这一特点，在大人午餐和晚餐时给宝宝添加两次辅食。只要宝宝能吃，吞咽得很好，能和大人一起进餐是很好的。但是一定要注意安全，热烫的饭菜不能放在宝宝身边，因为宝宝此时已经会把饭菜弄翻，比如热汤会烫伤宝宝。婴儿皮肤娇嫩，即使大人感觉不很烫，也可能把宝宝烫伤；不要让宝宝拿着筷子或饭勺玩耍，可能会戳着宝宝的眼睛或喉咙。大人的菜里放的盐对宝宝的肾脏是个不小的负担，所以不要用大人的菜汤给宝宝拌饭吃。

避免不安全的食品

这时的宝宝已经有了很好的咀嚼能力，喜欢吃稍微硬一点儿的固体食物了，但宝宝可能不经咀嚼就吞咽食物。因此一些食物对于这时期的宝宝来说，太坚硬、光滑、不易嚼碎，以及一些圆形或不规则的食物，如葡萄、坚果会很容易进入宝宝的咽喉里造成窒息，这些还是不适合给宝宝吃的。

父母要避免给宝宝吃以下食物：坚果仁、水果干、牛肉干、硬糖、葡萄、薯片、小红肠、果冻。此外，在吃鱼时父母要特别注意鱼刺，以免扎伤宝宝。

孙教授解答热线

什么是“牛奶贫血症”

所谓“牛奶贫血症”是指人工喂养的宝宝如果长期喝配方奶，并且不及时添加各种辅食，就很容易患贫血。究其原因，可以从以下两个方面考虑：

◆ 牛奶中的含铁量很少，100毫升牛奶仅含0.15毫克的铁，而且牛奶中的铁吸收率也很低（约10%），这使得宝宝的铁吸收量很小。

◆ 有的宝宝对牛奶过敏，血中含有抗鲜牛奶的不耐热抗体，使肠道经常不断地有少量出血；另外，牛奶中还含有容易引起过敏的β-乳球蛋白，也会引起肠道少量出血。

哪些食物易引起宝宝不适

宝宝渐渐长大，父母就会给宝宝尝试食物，但是以下食物应避免给宝宝食用。

◆ 酒、咖啡、浓茶、可乐等刺激性较强的饮料，会影响宝宝神经系统的正常发育。

◆ 元宵、粽子等糯米（江米）制品，花生米、瓜子、炒豆等不易消化和易误入气管的食品。

◆ 太甜、太咸、油腻、辛辣刺激性食物，如肥肉、巧克力、麻辣烫等，容易引起宝宝消化不良。

◆ 少吃冷饮，因冷饮含糖高并含有食用色素又因太冷会刺激宝宝肠胃道，易降低宝宝食欲引起消化功能紊乱。

爱心小叮咛

鱼肉富含磷脂、蛋白质，并且细嫩易消化，适合宝宝成长发育的营养需要，但父母一定要选购新鲜的鱼给宝宝食用，还要注意鱼刺，以免出现意外。

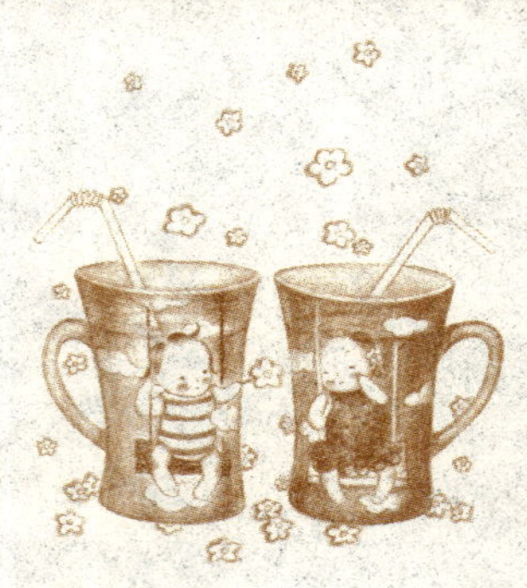

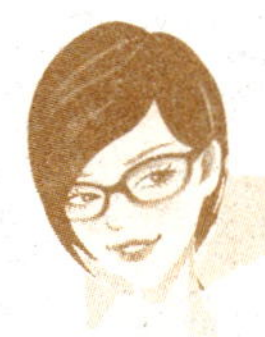

10～12个月宝宝的营养方案

宝宝的营养需求

10～12个月是宝宝身体生长较迅速的时期，需要更多的碳水化合物、脂肪和蛋白质。宝宝普遍已长出了上、下、中切牙，能咬较硬的食物。相应地，这个阶段的哺喂也要逐步向幼儿方式过渡，餐数适当减少，每餐进食量增加。

有些宝宝已经或即将断母乳了，食品结构会有较大的变化，乳制品虽然仍是主要食品，但添加的食品已演变为一日三餐加两顿点心，为宝宝提供大部分热量，成为宝宝的主要食物。这时食物的营养应该更全面和充分，除了瘦肉、蛋、鱼、豆浆外，还有蔬菜和水果。

食品要经常变换花样，巧妙搭配。让宝宝进食更多种类的食品，以利于各种营养元素的摄入。妈妈可以让宝宝尝试全蛋、软饭和各种绿叶蔬菜，既增加营养又锻炼咀嚼，同时仍要注意微量元素的添加。

健康饮食一日参考

6：00　200毫升母乳或配方奶，1块布丁

8：00　1小碗青菜虾仁馄饨

10：00　半根小香蕉

12：00　1个三文鱼三明治，100毫升果汁

15：00　半个苹果，1杯酸奶

18：00　海带肉末粥1小碗

21：00　200毫升母乳或配方奶

本阶段常见营养问题

泥糊类食物换成固体

在宝宝喂养中，父母可以逐渐取消喂给宝宝泥糊类食物了，如果经常给宝宝一些软烂的食物，不让宝宝去咀嚼一些硬的、脆的食物，会使宝宝的牙龈失去宝贵的练习机会。

宝宝已经能够吃被切成小块的坚硬食物了，父母可以把煮熟的胡萝卜等蔬菜、苹果等水果、面包、肉等切成小块、小条让宝宝自己吃。

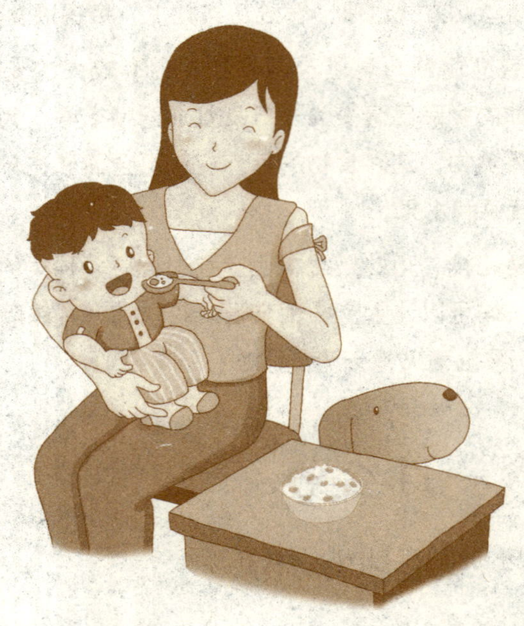

在这一阶段中，宝宝的肠胃功能较之前已经有了很大的进步，但仍在不断完善过程中。如今宝宝已经能够吃越来越多的固体食物了，为了减轻宝宝胃肠道消化食物的负担，父母要在宝宝吃进食物时，鼓励宝宝充分咀嚼食物。在保护了胃肠道的同时，也可以使身体充分吸收和利用营养素。

父母也可以做一些食物来锻炼宝宝的咀嚼能力，比如让宝宝撕咬自己烧煮的肉类，让宝宝吃面包时最好保留外面的硬皮，有些蔬菜可洗净后给宝宝生吃。

逐渐改为一日三餐制

在这一阶段，父母可以根据宝宝饮食情况逐渐改为一日三餐制吃米饭、面条类主食了。宝宝一般会有迹象来提醒父母，比如，宝宝总是这顿好好吃饭，下顿不好好吃，再下一顿又会好好吃，说明宝宝中间那一顿时不饿，就可以取消了。

父母可以分早、中、晚3次喂宝宝吃辅食，基本与大人的进食时间同步，吃完辅食后紧接着让宝宝喝一些牛奶。早晚各1次奶，可以将酸奶、奶酪等乳制品或饼干、水果等作为零食给宝宝食用。

能给宝宝吃肉吗

有些父母总认为宝宝的牙没长出几颗，又没有什么消化能力，所以，只给宝宝喝汤而不让其吃肉。其实，宝宝此时已经能进食鱼肉、肉末、肝末等食物了，是大人们低估了宝宝的消化能力。还有的父母认为，汤的味道鲜美，营养都在汤里，所以只给宝宝喝汤。这些想法都是片面的，在很大程度上限制了宝宝去更多地摄取营养。

汤里含有的蛋白质只是肉中的3%～12%，脂肪低于肉中的37%，无机盐含量仅为肉中的25%～60%，所以，无论鱼汤、肉汤、鸡汤多么鲜美，其营养成分远不如鱼肉、猪肉、鸡肉。

因此，父母在给宝宝喂汤的时候，也要同时喂肉，这样既能确保营养物质的摄入，又可充分锻炼宝宝的咀嚼和消化能力，并能促进宝宝乳牙的萌出。

辅食尽量采用蒸煮方式

在给宝宝做食物时，蒸煮是比较好的方式，炸或者炒都会使食物的营养或多或少有所损失，蒸煮就可以减少甚至避免这一情况，还能保留食物原有的色彩。而且蒸煮出来的食物比较松软，比较适合这一阶段的宝宝。

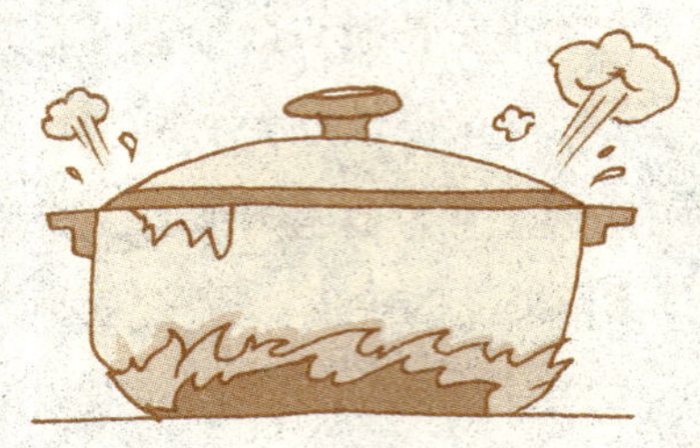

宝宝不喜欢使用杯子怎么办

有些宝宝由于一直使用奶瓶，所以快到1岁了，还只认得奶瓶，不认得杯子；只愿意用奶瓶喝奶、喝水，不愿意用杯子喝。父母一拿杯子喂，宝宝就摇头不愿意，甚至用小手推拒。这让父母很头疼，以下几种方法或许能让宝宝不拒绝杯子，不妨一试：

◆ 选择宝宝喜欢的杯子。要想让宝宝能够接受杯子，首先，杯子的颜色、形状是宝宝喜欢的才行，因为从某种意义上来讲，喜欢才有可能接受。父母可以先让宝宝玩一会儿，等宝宝熟悉了手中的杯子后，再在杯子里放上宝宝特别喜欢的牛奶或者果汁等喂给宝宝。

◆ 等宝宝空腹后再用杯子喂。妈妈在给宝宝喂过第一次奶后，要有意地延长第二次的喂奶时间，当宝宝哭闹着想吃奶时，就用杯子给宝宝喂食，一般情况下，宝宝就不会那么排斥杯子了。不要在宝宝很饱的时候用杯子喂食，因为，有些宝宝在不想吃奶时，发现父母用杯子给喂奶，就会感到被骗而拒绝用杯子吃奶。如果父母在试探过宝宝后，发现宝宝属于这种情况，就要在宝宝饿时用杯子喂，同时，在宝宝准备吃些零食时也可以试试杯子。

◆ 假装不在乎。妈妈或爸爸在给宝宝用杯子时，不要太郑重其事。如果原来只有妈妈或爸爸一个人喂，而现在两个人同时都来喂，这样宝宝就会因情况异样而感到不安，进而拒绝用杯子。相反，如果不管宝宝如何反应，父母都要表现出无动于衷的样子，或许宝宝就在不知不觉中习惯使用杯子了。

◆ 鼓励宝宝参与。用杯子时，宝宝也许会和父母抢抓杯子，似乎在说“我自己也能来”，这时候父母就该让宝宝试试，不要怕宝宝打翻杯子，这是宝宝学习使用杯子的必经过程。

◆ 不能操之过急。当宝宝对使用杯子显示出强烈抗拒时，父母就不要再硬性地给宝宝使用杯子了，这容易使宝宝产生逆反心理，对今后再使用杯子造成困难。父母可以把杯子拿开，改天再试。记得每几天试喂1次，持续几天后情况就会好转。因此，教宝宝使用杯子千万不要操之过急。

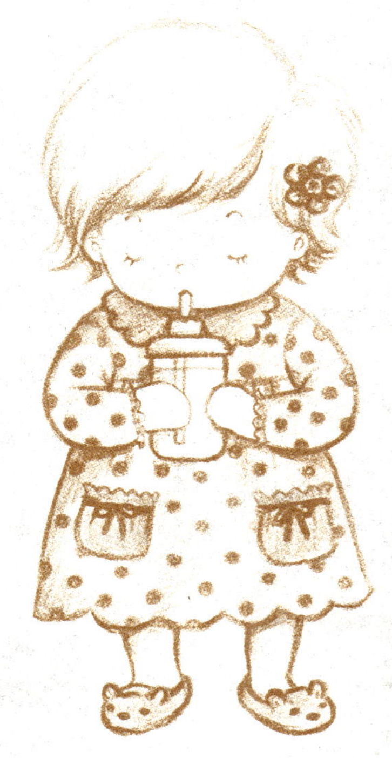

停止母乳喂养需要注意什么

◆ 循序渐进，自然过渡。停止母乳的时间和方式取决于很多因素，每个妈妈和宝宝的感受各不相同，选择的方式也因人而异。如果宝宝对母乳依赖性很强，快速停止可能会让宝宝感觉不适，因此可以采取逐渐断奶的方法。从每天喂母乳6次，先减少到每天5次，等宝宝都适应后，再逐渐减少，直到完全停止母乳。

◆ 少吃母乳，多喝配方奶。开始断奶时，可以每天都给宝宝喝一些配方奶。需要注意的是，尽量鼓励宝宝多喝配方奶，但只要他想吃母乳，妈妈就不该拒绝。

◆ 减少对妈妈的依赖，爸爸的作用不容忽视。停喂母乳前，要有意识地减少妈妈与宝宝相处的时间，增加爸爸照料宝宝的时间，给宝宝一个心理上的适应过程。刚断奶的一段时间里，宝宝会对妈妈比较黏，这个时候，爸爸可以多陪宝宝玩一玩。刚开始宝宝可能会不满，后来就习以为常了。对爸爸的信任，会使宝宝减轻对妈妈的依赖。

断奶不等于停乳

世界卫生组织最新建议，母乳喂养如果条件允许可持续到2岁。许多人觉得，妈妈在这个阶段要上班了，宝宝也大了，该把母乳停掉，转成配方奶了。其实，如果条件允许，并不提倡断奶。即便一直人工喂养的宝宝，此时奶制品仍应是其营养的主要来源，决不能用米粥、鸡蛋等食物来完全代替乳类。

完全停乳，会使宝宝无法摄取到足够的营养。所以这一时期，称为断奶期是不科学的。有的宝宝在逐渐喜欢上母乳、配方奶之外的辅食后，会逐渐减少吃奶了，妈妈乳汁的分泌也逐渐减少，最后在不知不觉中完成了断奶。但也有的宝宝，一直依赖于母乳不肯舍弃。

这个阶段的宝宝并不适合强行停掉母乳，尤其对于乳汁分泌很充足的妈妈来说，没有必要给宝宝强行停掉母乳。妈妈应该逐步减少喂母乳次数，宝宝到了

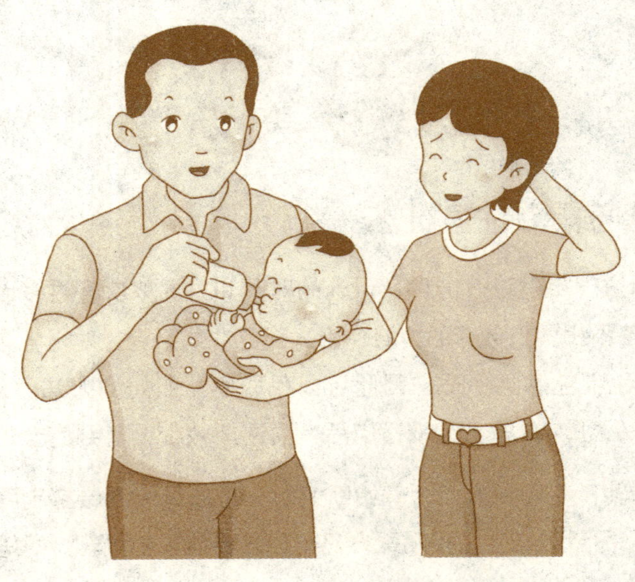

1岁后，自然会逐渐停掉母乳。而且宝宝在吮吸母乳时，会得到很大的满足和快乐，妈妈也应该让宝宝得到这种快乐。

断奶的合适月龄

断奶以宝宝出生后10～12个月为宜，一般不要超过18个月。宝宝消化道能力弱，如果断奶过早，加辅食过多，容易引起消化道功能紊乱，导致腹泻和营养不良。而断奶过晚，母乳营养会不能满足宝宝生长发育的需要，尤其在宝宝牙齿长出后，对食物中营养素的需要量也逐渐增加，需要一些固体食物满足牙齿的咀嚼功能。另外，断奶过晚还会使宝宝过分依赖妈妈的乳汁，使他不愿意吃其他食物，导致宝宝偏食、挑食或性格懦弱、不合群等。同时妈妈也因长期喂奶，易出现睡眠不足，食欲减低，体质变弱，影响自己的工作和生活质量，甚至还可能引起月经不调、子宫萎缩等疾病。

断奶最适合的季节

断奶最好在春秋季，因为这两个季节气候适宜。夏季气候炎热，宝宝身体抵抗力差，容易引起胃肠道疾病，而冬季天气比较寒冷，宝宝容易患感冒等呼吸道感染疾病。

如何给宝宝断奶

从开始断奶至完全断奶需经过一段适应过程，也就是一顿一顿地用辅食逐渐代替母乳。有些妈妈，平时不做好断奶的准备，没有逐渐改变宝宝的饮食结构，而是用在乳头上抹黄连、清凉油等方法，突然不给宝宝奶吃，致使宝宝因突然改变饮食而适应不了，连续多天又哭又闹，精神不振，不愿吃饭，体弱消瘦，影响其发育，甚至导致疾病。由于各种原因，不能长时间母乳喂养的妈妈要提前做好断奶准备。

一般母乳从8～9个月起分泌量减少，尤其妈妈上班后泌乳量会开始减少。上班期间，白天可用配方奶及辅食喂哺1～2次。随着母乳的减少，在决定断奶之前可以先喂配方奶，再喂母乳。这样由于宝宝已经吃饱，吮吸无力，母乳会随之减少。先减白天，如上午上班后的1次，再去掉早晨的1次，最后才去掉睡前和夜晚的。另外，断奶的头几天，妈妈可能会感觉到乳房发胀，可挤掉积奶，或用生麦芽60克、生山楂30克煎水当茶喝，连吃3～4天。此外用毛巾或较紧的乳罩可以减少奶胀，帮助回奶。

断奶期间，爸爸最好承担起喂养宝宝的任务，妈妈可以在厨房准备辅食，不要再抱起宝宝喂。到了晚上最好不要在宝宝身边，由爸爸喂临睡前的一次牛奶并担负晚上的照料工作。宝宝哭闹1～2天就会过去，而妈妈有意回避5～7天乳汁也会减少和停止分泌。

断奶期要保证宝宝每天有足量的牛奶。这时最好选用适合宝宝月龄的配方奶。每日乳类制品要占宝宝热量的40%左右，而且还要增加宝宝的辅食，以免造成营养不良。

许多母乳喂养的宝宝拒绝用奶瓶。在准备断母乳之前，可先让宝宝试用杯子饮水，渐渐学会用杯子喝牛奶。尤其是睡前一次喂奶最好也用杯子。但不要让宝宝抱着奶瓶入睡，这样对预防龋齿有利。

爱心小叮咛

宝宝生病期间最好不要断奶，要等宝宝恢复健康之后再断奶。

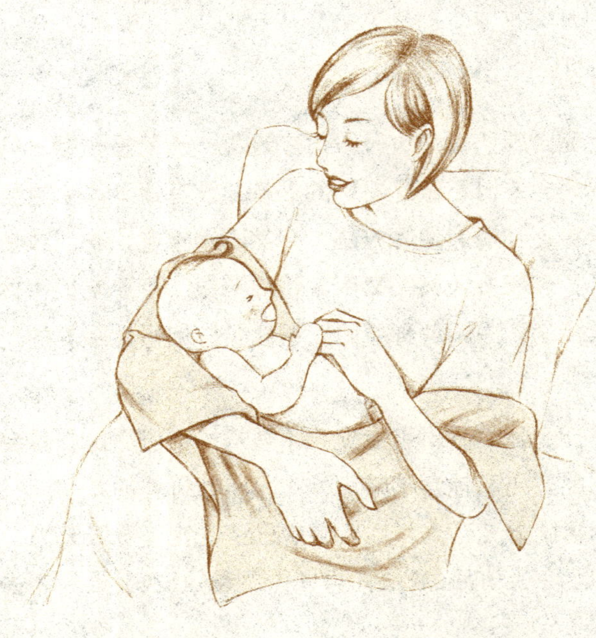

给宝宝断奶的方法

断奶的方法因人而异，一般要考虑妈妈、宝宝的身体情况和家庭生活方式，同时也应考虑妈妈的性格，另外，爸爸的配合也是至关重要的。

◆ 自然过渡法：根据妈妈和宝宝的身体状况，选择合适的时机给宝宝断奶。在添加辅食的基础上，逐渐减少喂奶的次数，一般是先减去白天的1次喂奶，用其他辅食代替。减少1次喂奶成功以后，再用同样的方法一次一次地减少。这种方法适合对母乳依赖性强的宝宝，一下子完全断掉会打乱宝宝的正常生活规律，对宝宝的身体发育不利。

◆ 快速断奶法：如果宝宝添加辅食很顺利，妈妈准备开始工作，这时就应该考虑用快速断奶的方法。妈妈上班以后，就不能保证乳房的频繁吸吮，因而乳汁的分泌就会逐渐减少，白天的奶就会很快断掉，如果赶上妈妈有工作必须要出差几天，那么很可能几天就会断掉母乳了。这种方法用于适应性比较强，适合喜欢吃辅食的宝宝。

◆ 用配方奶粉代替母乳：开始断奶时可以每天都给宝宝喝一些配方奶，刚开始宝宝可能不习惯用人工奶嘴，可以用小勺试喂几次，让宝宝适应奶粉的味道。有的宝宝刚喝奶粉的时候会出现恶心或呕吐的现象，这是对奶不适应所造成的，慢慢习惯就好了。

◆ 减少对妈妈的依赖：爸爸的作用不容忽视。在断奶之前要有意识地减少妈妈与宝宝相处的时间，增加爸爸照料宝宝的时间，给宝宝一个心理上的适应过程。刚刚开始断奶的一段时间里，宝宝总是想着妈妈的乳汁，一天到晚老缠着妈妈找奶吃，这个时候，爸爸可以多陪宝宝玩一玩。刚开始宝宝可能不满，慢慢就习以为常了。

断奶期哪些食品应该让宝宝少吃

父母在为宝宝准备食物的时候，对有些食品应有所回避。一般应回避的食品有以下几种：

◆ 某些贝类和鱼类：如乌贼、章鱼、鲍鱼以及用调料煮的鱼贝类小菜、干鱿鱼等。

◆ 蔬菜类：牛蒡、藕、腌菜等不易消化的食物。

◆ 香辣味调料：芥末、胡椒、姜、大蒜和咖喱粉等辛辣调味品。

大多数宝宝都爱吃巧克力糖、奶油软点心、软糖类、人工着色的食物、带果末的果汁、罐头等，这些食品吃多了对宝宝的身体发育不好，因此，都不宜给宝宝多吃。

另外，还应该避免不好消化的、刺激性强的、制作过程中容易污染的食品。

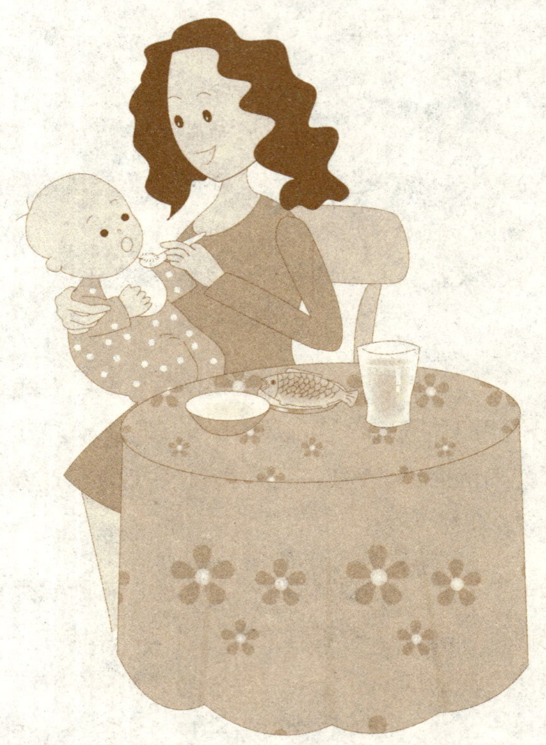

准备适合宝宝的餐具

父母在给宝宝选购餐具时，要遵循以下原则：

◆ 餐具形状的选择。给宝宝选择断奶餐具时，最重要的是勺子的选择。勺子太大或凹陷过深，宝宝在吃饭时会很费劲。因此，给宝宝选的勺子既要小又要浅，便于宝宝把饭顺利地送进嘴里。宝宝的碗要选择喝粥方便、拿着比较轻巧等开口大的碗。

◆ 餐具颜色的选择。餐具的颜色要鲜亮，可以引起宝宝的食欲。

◆ 餐具材料的选择。经常使用微波炉的妈妈可以选择瓷制餐具，既可以用来盛饭又可以用来盛菜，并且盛放冷热食品都比较安全。还要注意选择不易打破的、没有棱角的餐具。

◆ 根据宝宝的特点选择餐具。宝宝刚开始学吃饭容易撒，这时应准备能防撒的餐具；宝宝1岁后可选用盘形餐具，它由三部分组成，可以盛多种断奶食品；对吃饭慢的宝宝，选保温餐具最适合，在餐具内倒热水或凉水，可保持食物的温度；经常把碗从手里弄掉的宝宝，可选择防滑的餐具，带有橡胶底，可以防止餐具滑动；对经常剩饭的宝宝，则可以选择储存式餐具，带有盖子，方便保存剩下的食品。

怎样给宝宝制定均衡营养的饮食

这个时期的宝宝消化功能增强了许多，不但能吃流质、半流质的食物，而且还能吃一些固体食物，这样就为宝宝摄取足够的营养物质打下了基础。在给宝宝准备辅食的时候，要注意营养的均衡搭配。宝宝消化蛋白质的胃液已经能充分发

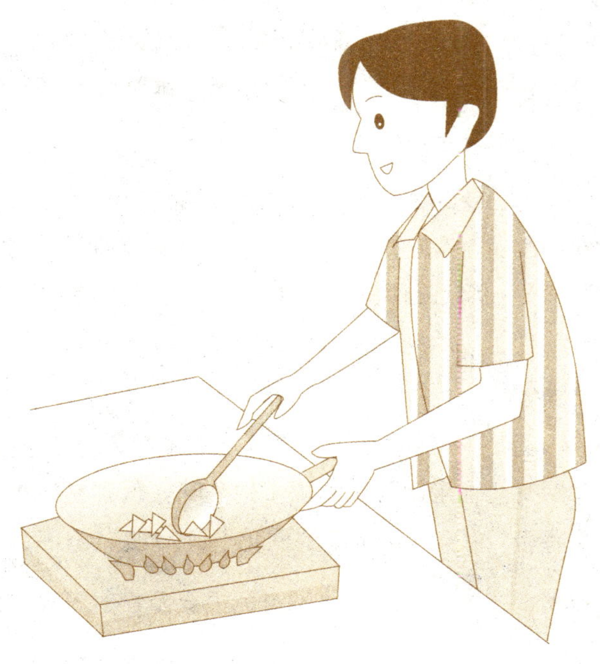

挥作用了，可以适当多让宝宝吃一些蛋白质食物，如豆腐、蛋类、奶制品、鱼、瘦肉末等，但碳水化合物、维生素等营养成分也不能少。还要注意，新的辅食品种要一样一样地给宝宝增加，宝宝适应一种再增加一种。如果有不良反应要立即停止。添加新食物要在喂奶前，先吃辅食再喂奶，这样宝宝就比较容易接受新的辅食了。

另外，这一时期，宝宝体内分解脂肪能力旺盛，也可以给宝宝吃煮的、炒的食物，但一定要做嫩一些，如炒白菜、炒西葫芦、炒茄子、炒鸡蛋等（炒得要嫩软一些，喂的量要少一点儿）；煮的有肉类、鱼类、谷类等食物（肉要煮成肉糜，鱼要剔干净刺）。

宝宝断奶不当容易引起哪些不适

这个时期，宝宝正常过渡到断奶时期通常不会产生过多的不适，但由于方式方法的不合理，也难免会患病。宝宝的饮食习惯改变了，由此也带来了身体方面的种种变化。如果父母给宝宝的断奶时准备工作到位，饮食调理得好，宝宝就会顺利地度过这个时期，宝宝的生长发育就会更好；如果父母准备工作不到位，宝宝的饮食出现了这样或那样的问题，就容易引起宝宝患各种疾病：

◆ 营养失调。宝宝的体重低于正常指数，精神委靡，日渐消瘦，面色和皮肤缺少光泽而且较为苍白，食欲下降，大便溏稀，睡眠也不好，这时候就要考虑宝宝是否患了营养失调症。

引起营养失调症的主要原因是，断奶饮食不当、方法不合理、偏食以及食物摄取量不足。营养不良症对宝宝身体的危害是不容忽视的。可降低宝宝对疾病的抵抗力，不仅易患感冒，而且因胃肠道的机能差而易引起腹泻，如不加以解决就会使宝宝变得越来越虚弱。因此，父母要及时带宝宝上医院，找出行之有效的解决办法，使宝宝尽快康复。

◆ 消化不良症。宝宝一旦习惯了断奶饮食和断奶期间的护理，妈妈就容易疏忽大意。这个时期有些宝宝因尝试到更多的美味，很容易饮食过量，同时父母如果忽视了餐具的消毒，也会引起宝宝的消化不良。

父母的大意和懒惰是造成宝宝消化不良的主要因素。因为断奶时期宝宝的胃肠要消化许多种类的食品，而宝宝的消化机能还远远赶不上成人，因此要精心照顾宝宝的饮食。宝宝的饮食既要按时按量，又要容易消化，同时还要注意饮食和餐具的卫生。宝宝一旦患有消化不良症，父母就要抓紧时间给宝宝进行调治。因为这种疾病恢复起来要花费很长的时间，而且还会造成宝宝体力的消耗。尤其在夏季或宝宝生病（如感冒）的时候，父母更要精心。

◆ 维生素缺乏症。宝宝维生素缺乏症也是一种营养失调症。由于宝宝以断奶饮食为主，减少了母乳或配方奶的摄取量，所以，会在一定程度上引起维生素不足。这不仅是饮食的质和量的问题，而且是宝宝的饮食不平衡，营养摄取不均衡所致。

要想解决宝宝维生素缺乏症，特别要注意的是，不要偏重给宝宝吃含碳水化合物多的主食类，要多给宝宝吃些副食品，而且种类要齐全、营养要丰富。含维生素丰富的食品主要有瘦肉、鸡蛋、蔬菜、水果等。这些食品要常给宝宝吃，但一次还不能多吃，父母要变着花样，逐步地给宝宝增加。

如何解决宝宝断奶的不适症状

◆ 循序渐进，辅食逐渐多样化。给宝宝添加辅食时，要采取逐步增加的原

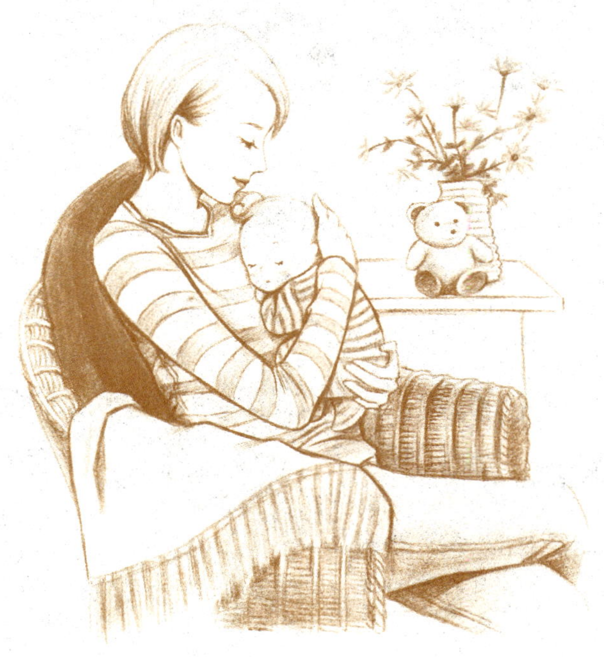

则，每天最多1～2种，而且还要观察宝宝吃后的反应，如宝宝没有什么不适，则可再增加新的辅食。尤其是在宝宝身体不舒服的时候，千万不要强迫宝宝进食新食物。父母可以通过改变食物的做法来增进宝宝的食欲，使宝宝对食物感兴趣。在宝宝不愿意吃辅食的时候就拿开，但这并不等于不给宝宝吃。中间不要喂宝宝其他食物。每次的量也不要太多，保持少食多餐。

◆ 不要半途而废。即使宝宝出现不适症状，或因为宝宝过分哭闹就拖延断奶的时间，或半途而废。在这种情况下，父母要对宝宝进行情绪上的安抚，多抱抱宝宝，多跟宝宝说话、玩游戏，陪在宝宝的身边，这样，宝宝情绪稳定了，就会逐步接受断奶的事实。

◆ 用餐具喂宝宝。让宝宝习惯用餐具进食，即使喂流质食物也用餐具。当宝宝习惯于用勺、杯、碗、盘等器皿进食后，会逐渐淡忘从前在妈妈怀里的进食方法，而开始乐意接受新的食物了。

断奶后期可以给宝宝增添哪些食品

已经到了断奶后期的宝宝，饮食基本上都是辅食，父母在为宝宝准备食物的

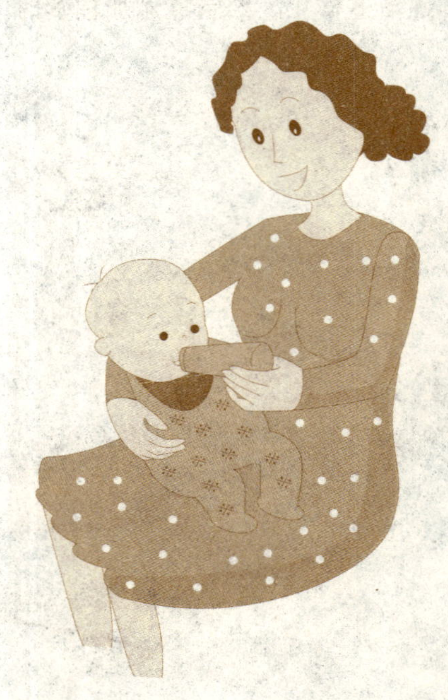

时候，要制订出营养计划和营养安排，不仅要有菜谱，还应考虑把中期的断奶饮食延长一些时间，使断奶中期与断奶后期有一个衔接过程，最终使宝宝习惯柔软的固体食物。给宝宝增添的食品一般有以下几种：

◆ 牛奶。这是最初给予宝宝的含丰富蛋白质的食品，而且还是维生素、钙等物质最上等的供应源，同时，奶油、奶酪等乳制品，在不过量的范围内，也可以逐渐增加补给量，比如可以把奶油涂在面包上给宝宝吃。

◆ 蔬菜类。小白菜、西红柿、西葫芦、南瓜、茭白、茄子等都是宝宝应该吃的食物。至于菠菜、青菜等含纤维多的蔬菜，也应适当给宝宝吃，这对缓解宝宝的便秘很有好处。对于宝宝不喜欢吃的蔬菜，如洋葱、胡萝卜等，妈妈可以想办法把这样的蔬菜放入粥中，或者做成菜肉蛋卷、饺子给宝宝吃。

◆ 水果类。不同的水果营养成分也不同，要尽可能地给宝宝吃多样性的水果，但要均衡着吃，避免长期只吃某一种水果。给宝宝吃水果的时候，要洗净切成片，这样便于宝宝入口。水果以当地产的新鲜水果、时令果品为最佳。

◆ 面食类。面食是宝宝的主要食物，父母可以变着花样地做给宝宝吃。如疙瘩汤、面片、馒头片、发糕、小包子、小饺子等，这样宝宝就感到每天都有好吃的东西，吃东西时就会更感兴趣了。

◆ 海藻类。海藻中含有丰富的无机盐，特别是碘和钙，都是宝宝所必需的。但海藻类食品多是纤维多、难消化，如紫菜、海带等，父母要弄碎，煮软了才能给宝宝食用。

怎样让宝宝正确摄入脂肪

脂肪虽好，但摄入不合理，同样会给宝宝的身体带来一定的影响和危害。怎样才能正确地给宝宝摄入脂肪呢？

◆ 制订合理食谱。父母在制订食谱时，应考虑宝宝的需要量，不宜过多，也不宜过少。如果供给脂肪过多，会增加宝宝肠道的负担，容易引起消化不良、腹泻、厌食等；如果供给脂肪过少，宝宝的体重不增，易患脂溶性维生素缺乏症，如缺乏维生素A，容易得夜盲症；缺乏维生素D，容易得佝偻病等。

◆ 摄入含不饱和脂肪酸的食物。脂肪的来源可分为动物性脂肪与植物性脂肪两种。动物性脂肪包括动物肉、油、奶等，含的是饱和脂肪酸。植物性脂肪主要为不饱和脂肪酸，是必需脂肪酸的最好来源。因此，在调配宝宝饮食时，应该多选用富含植物性脂肪的食物。

宝宝不喜欢吃鱼、肉、蛋怎么办

宝宝断奶后，就少了一种优质蛋白质、脂肪等营养素的来源，但这个时候，正是宝宝需要这些“生长原料”的时候。为了弥补这一不足，就需要给宝宝适当补充动物性的食物来提供蛋白质、脂肪等营养素。因此，断奶后宝宝的饮食中鱼、肉、蛋等是无论如何也不能缺少的。

对于断奶后只愿意吃粥，而不喜欢吃鱼、肉、蛋的宝宝，父母要想一些办法让宝宝吃这类食物。比如，把肉末掺和到粥里；把鸡蛋做成“牛奶鸡蛋羹”；把鱼肉做成“鱼肉松”，在宝宝喝粥的时候放进去，这样一来，宝宝会在不知不觉的情况下吃进去，并且会越来越喜欢吃。或许有的父母觉得宝宝既然吃粥就能吃饱，何必强求宝宝吃他不愿意吃的鱼、肉、蛋呢？这是因为米粥的营养只是糖和植物蛋白，与面包、面条差不多，而鱼、肉、蛋所含的动物性蛋白和豆类蛋白属于优质蛋白，营养价值高于植物蛋白，因此，不能用米饭来代替鱼、肉、蛋。

高蛋白不可替代谷物

鱼、肉、蛋类不可少，但和宝宝的主食——谷物是不冲突的，父母不能为了让宝宝吃进更多的蛋肉、蔬菜、水果和奶，就不给宝宝吃粮食。宝宝需要热量维持运动。粮食能够直接提供婴儿所必需的热量，而用蛋、肉、奶提供的热量需要一个转换过程。在转换过程中，会产生一些人体不需要的废物，不但增加体内代谢负担，还可能对身体造成危害。

额外为宝宝补充维生素

宝宝快要1岁了，户外活动多了，也开始吃正常饮食了，是否就不需要补充鱼肝油了呢？其实鱼肝油仍应该额外补充，只是量可有所减少，每日可以在医生指导下补充维生素A800国际单位，维生素D200国际单位，如果每天能保证3小时

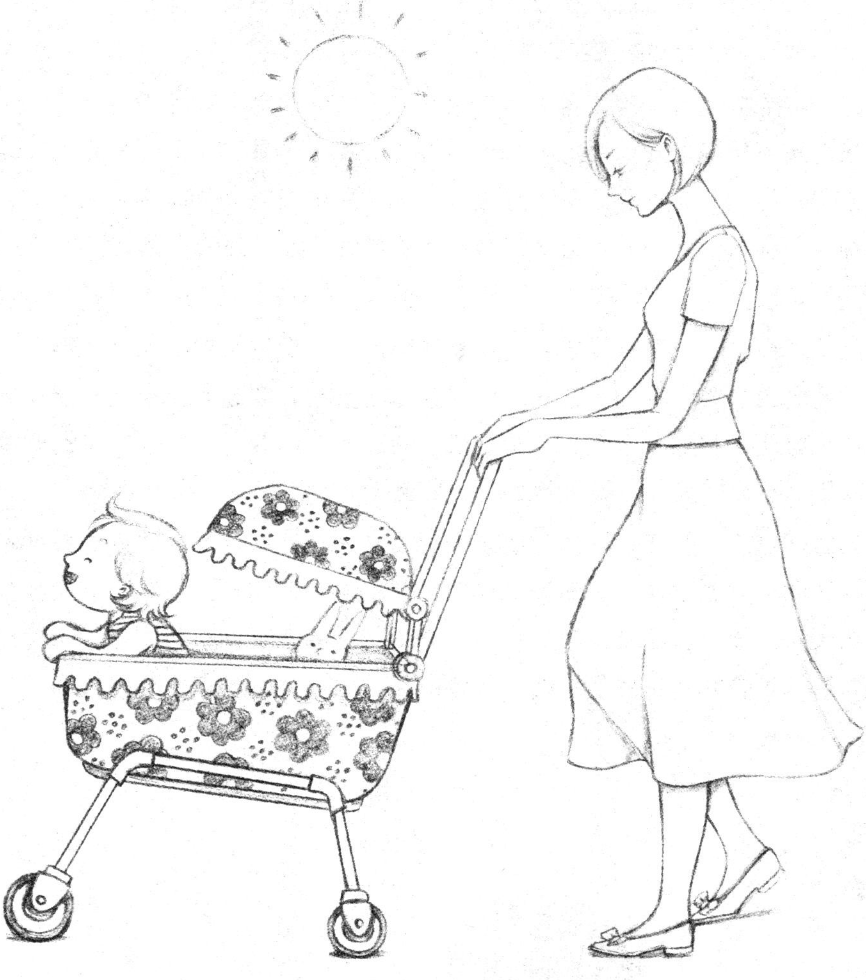

的晒太阳时间，并且饮食平衡，则可以少补或不补。不爱吃蔬菜和水果的宝宝可能会缺乏维生素，粮食、奶、蛋、肉中也含有维生素，所以一定要为宝宝均衡膳食。

让宝宝的餐桌色香味俱佳

我们都有这种体验，同样的食物，做法不同，味道就不同，因而吃多吃少也就不同了。对大人如此，对宝宝更是如此。出生仅2小时的宝宝就已经能分辨出味道，对微甜的糖水表现出愉快，对柠檬汁表现出不喜欢。4～5个月的宝宝，对食物的任何改变都会出现非常敏锐的反应，可见宝宝的这种能力在一出世就具备了。所以对于这个时期的宝宝就更不在话下了。

父母给宝宝做的豆腐、蒸蛋、奶糊等，虽然全都是柔软的东西，但是，宝宝可凭味觉来判断出这些食物的不同。有的宝宝喜欢蒸蛋的味道；有的宝宝爱喝奶糊；还有的宝宝对嫩软的豆腐情有独钟。对于喜欢吃的、合口味的食物，宝宝会咀嚼得津津有味，吃得又多又快；对于不喜欢的，没有好味道的，哪怕再新鲜、再有营养的食物，宝宝也会拒之千里，即使已经喂到嘴里，也会照样吐出来。

但是，如果父母只根据宝宝对食物的喜厌，来安排宝宝的饮食，那么，长此以往，就会因为饮食单调、营养不全导致宝宝患营养缺乏症。在这种情况下，父母就要想办法，寻求一个既让宝宝喜欢吃，而又有营养的，两全其美的办法。父母可以借此机会提高自己的厨艺水平，给宝宝做出色、香、味俱全的膳食。

如做炖豆腐，放在香味浓郁的鸡汁里炖和放在开水中炖，味道就截然不同。强调食物的色、香、味，当然不是提倡在食物中加入调味品，这个时期给宝宝吃的食物最好是原汁原味，新鲜的食物本身就有它的香味，再加些盐、醋、料酒、酱油来提高色香味就更好了。在父母做出努力后，宝宝一定能吃出食欲、吃出兴趣、吃出好身体。

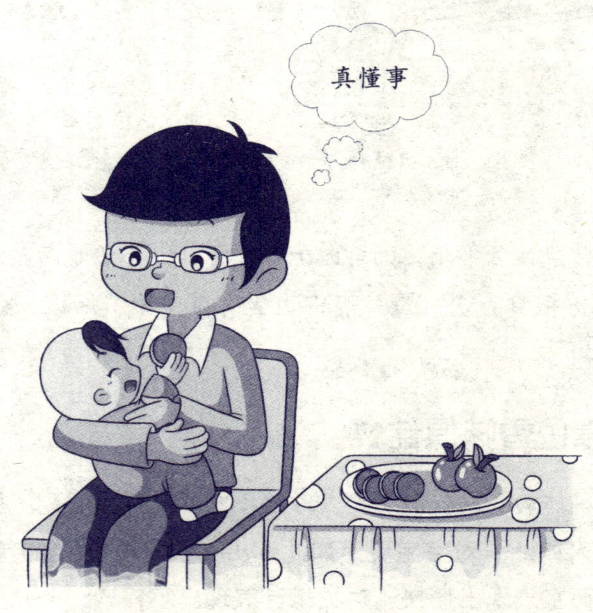

选择天然未加工的食物

从一定意义上讲，天然而未经任何加工的食物最能保有其原有的养分。由于宝宝的身体还未发育成熟，对于食物的代谢比不上成人的迅速，因此，人工添加物及一些不明物质，可能会给宝宝造成身体上的伤害。无论采取什么手段加工和烹饪菜肴，其养分在处理过程中，都在所难免地流失一部分。因此，在为宝宝准备适合的菜肴时，应选择最新鲜的食材，多用蒸、煮等最简单的方式，少用或不用煎、炸、烤，这才是最佳饮食的烹饪方式。

注意辅食中的食品添加剂

宝宝开始添加辅食后，如果妈妈选择商店出售的成品食品，就要对辅食的质量卫生和喂养方式严加注意了。食品添加剂有两种，健康的和不健康的，购买时要仔细查看清楚食品标签上的说明。

◎ 健康的食品添加剂

天然甜味剂，包括蔗糖、葡萄糖、果糖、山梨醇、麦芽糖醇、甘草酸二钠，这些都是从天然植物上提纯出来的，可以让食物更可口，也不会对宝宝产生不利的影响。

天然食用色素，是指直接来自动植物组织的色素。现在允许使用并已制定有国家标准的天然食用色素有：姜黄素、虫胶色素、红花黄素、叶绿素铜钠盐、辣椒红色素、红曲米及β胡萝卜素等。如果看到有除这些以外的色素成分，最好少给宝宝食用。

◎ 不健康的食品添加剂

防腐剂有很多种，包括苯甲酸及其钠盐、山梨酸及钾盐、亚硫酸及其盐类，还有用于糕点防霉的丙酸盐类。这些东西对宝宝的肠胃会有伤害，不能给宝宝吃。

人工甜味剂，包括糖精，是由天然甜味剂和一些化学试剂合成的，也不适合宝宝吃。

培养宝宝低盐的饮食习惯

众所周知，食盐过多会给身体带来很大的危害。要想让宝宝身体健康，首先要从盐的摄入抓起。现在，提倡宝宝的饮食以清淡为佳，爸爸妈妈应在宝宝小的时候，就开始培养其低盐饮食的习惯。宝宝在哺乳期已经习惯了淡的味道，尝到的多是母乳或牛奶的甜味，以饭菜为主食后，就有可能受到爸爸妈妈饮食习惯的影响，爸爸妈妈吃咸，宝宝慢慢就跟着吃咸。所以，爸爸妈妈在为宝宝烧菜试味时，一般以刚出现咸味为宜，另外，市场上有各类食盐（有锌盐、碘盐等），父母应根据宝宝的具体情况加以选购。提倡低盐饮食时，食盐每天摄入量应控制在3克左右。

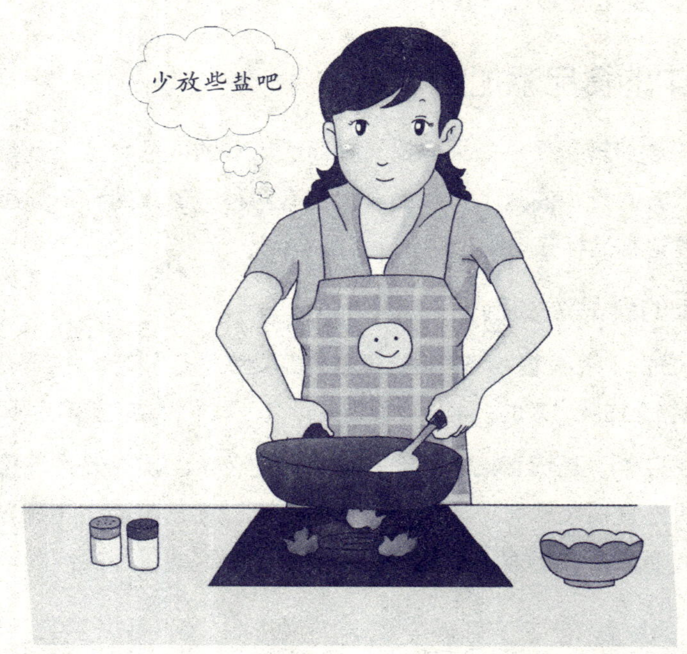

宝宝发生齿斑该怎么办

有些父母发现，宝宝刚长出的两颗牙上面有灰色的斑点，不知道是怎么回事。其实这是齿斑，而引起牙齿斑点有以下原因：

宝宝食用液体的含铁维生素，就会形成这种斑点，这是铁质造成的结果，但对牙齿并不会造成伤害，让宝宝改吃咀嚼式的维生素，斑点多半会自动消失。

为了预防斑点出现，每次给宝宝“补液”后，立刻用棉纱把宝宝的牙擦干净，这样会有助于减少齿斑的出现。

宝宝虽然并没有吃这类“补液”，如果睡前有吸奶瓶或是喝果汁的习惯，那么，这个难看的斑点就有可能是蛀牙，或是牙齿珐琅质的天生缺陷造成的，此时应尽早找小儿科大夫或牙医进行检查诊治。

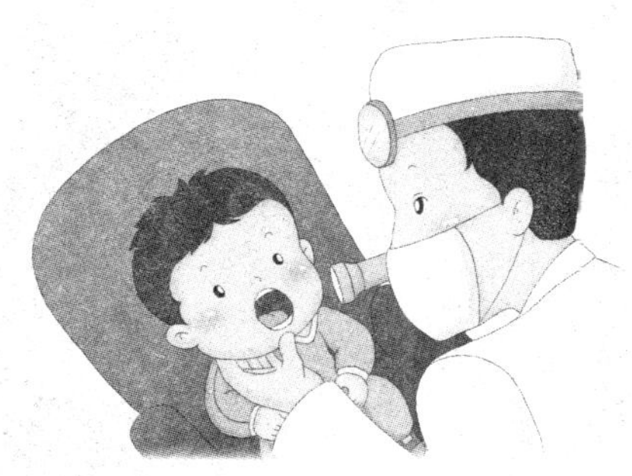

怎样培养宝宝进餐的好习惯

这时的宝宝可以自己坐着了，因此，在给宝宝吃饭的时候，妈妈可以给宝宝准备一个宝宝专用餐椅，让宝宝坐在上面吃饭。如果没有，就在宝宝的后背和左右两边，用被子之类的物品围住，目的是不让宝宝随便挪动地方，而且最好把这个位置固定下来，不要总是更换，给宝宝使用的餐具也要固定下来。这样，会使宝宝一坐到这个地方就知道要开始吃饭了，有利于形成良好的进食习惯。

这时候的宝宝，在妈妈喂饭时也会不老实，不会只乖乖地张嘴吃，宝宝会伸出手来抢妈妈手里的小勺，或者索性把小手伸到碗里抓饭，在这种情况下，妈妈不妨在喂饭时也让宝宝拿上一把勺子，并允许宝宝把勺子插入碗中，这样宝宝就会越吃越高兴，慢慢地就学会自己吃饭了。

给宝宝吃水果的学问

吃水果要注意食用时间，既不主张在餐前吃，也不主张在饱餐之后吃。最佳的做法是，把食用水果的时间安排在两餐之间，或是午睡醒来后，这样，可让宝宝把水果当做点心吃。

有些水果食用要适度。如西瓜在夏日吃起来清凉解渴，尤其在宝宝发烧、长口疮、身患暑热症时西瓜是最佳的消暑水果，但西瓜不宜给宝宝多吃，特别是脾胃较弱、腹泻的宝宝。

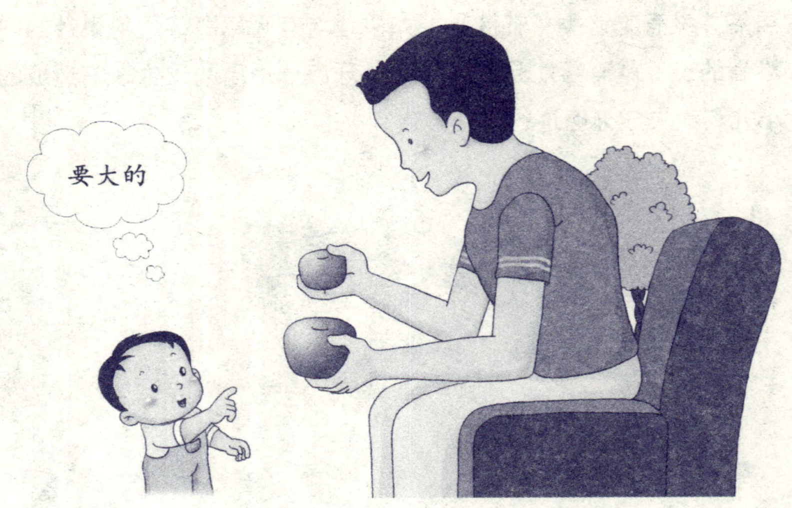

吃水果的注意事项

◆ 水果削皮就能吃了。宝宝快满周岁的时候，有的细心的妈妈还会把水果弄碎后再给宝宝吃，其实，给这个月龄的宝宝吃水果，一般只要削了皮就能吃了。此外，对宝宝来说没有什么特别好的水果之说，新鲜的时令水果都可以给宝宝吃。

◆ 给宝宝吃无籽水果。给宝宝吃带子的水果，像番茄中的小子，做不到一个一个地除去后给宝宝吃时，应尽量给宝宝切无子的部分；西瓜、葡萄等水果的子比较大，容易卡住宝宝的食管造成危险，一定要去掉子后才能给宝宝吃。

◆ 吃水果后宝宝大便异样莫惊慌。即使是在宝宝很健康的时候，有时给宝宝新添加一种水果（如西瓜）后，宝宝的大便中都可见到带颜色的、像是原样排出的东西。遇到这种情况，妈妈也不必惊慌，这是因为宝宝的肠道一下子还不能适应这些食物，不能把这些食物完全消化掉。

什么时间给宝宝吃水果比较好

◆ 餐前餐后不宜吃水果。水果中有不少单糖物质，极易被小肠吸收，但若是积在胃中，就很容易形成胀气，以致引起便秘。所以，在饱餐之后不要马上给宝宝食用水果。而且，也不主张在餐前给宝宝吃，因为宝宝的胃容量还比较小，如果在餐前食用，就会占据一定的空间，由此会影响正餐的营养素的摄入。

◆ 两餐之间或午睡醒来吃水果最佳。把食用水果的时间安排在两餐之间，或是午睡醒来后，这样，可让宝宝把水果当做点心吃。每次给宝宝的适宜水果量为50～100克，并且要根据宝宝的年龄大小及消化能力，把水果制成适合宝宝消化吸收的形态。如1～3个月的小宝宝，最好喝果汁，4～9个月宝宝则可吃果泥，10～11个月的宝宝可以吃削好的水果片，12个月以后，可以吃水果块，逐渐到能把削完皮的水果直接给宝宝吃了。

如何根据宝宝的体质选用水果

给宝宝选用水果时，要注意与体质、身体状况相宜。舌苔厚、便秘、体质偏热的宝宝，最好给吃凉性水果，如梨、西瓜、香蕉、猕猴桃等，它们可以败火；而荔枝、柑橘吃多了却可引起上火，因此不宜给体热的宝宝多吃。消化不良的宝宝应吃熟苹果泥，而食用配方奶便秘的宝宝则适宜吃生苹果泥。

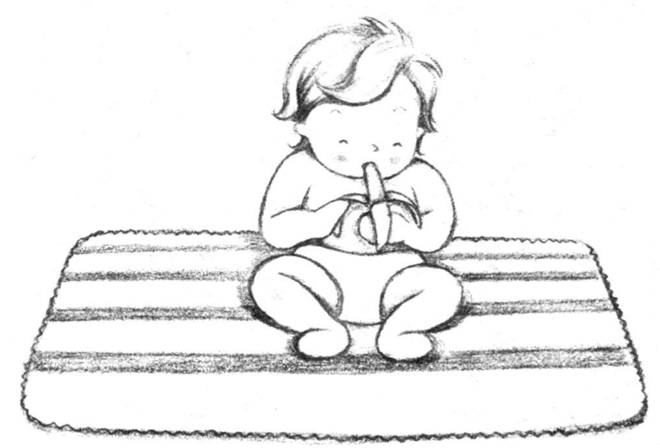

怎样给宝宝吃点心

断奶后，宝宝尚不能一次消化许多食物，一天仅吃几顿饭，尚不能保证生长发育所需的营养，除吃奶和已经添加过的辅食外，还应添加一些点心。父母给宝宝吃点心应注意以下几点：

◆ 选一些易消化的米面食品做点心。此时宝宝的消化能力虽已大大进步，但与成人相比还有很大差距，不能随意给宝宝吃任何成人能吃的食物。给宝宝吃的点心，要选择易消化的米面类的，糯米做的点心不易消化，也易让宝宝噎着，不要给宝宝食用。

◆ 不要选太咸、太甜、太油腻的点心。太咸、太甜、太油腻的点心也不宜消化，易加重宝宝肝肾的负担，再者，甜食吃多了不仅会影响宝宝的食欲，也会大大增加宝宝患龋齿的概率。

◆ 不选含有反式脂肪酸的点心。市场上的酥皮点心、巧克力派、布丁蛋糕等食物中反式脂肪酸，单位含量超过炸鸡腿等快餐食品，对宝宝的健康极为不利。可选择枣糕、绿豆糕之类的点心，它们含油量低且易消化。

◆ 不选存放时间过长的点心。有些含奶油、果酱、豆沙、肉末的点心存放时间过长，或制作过程中不注意卫生，会滋生细菌，容易引起宝宝肠胃感染、腹泻。

◆ 点心是作为正餐的补充。点心味道香甜，口感好，宝宝往往很喜欢吃，但吃多了容易减少其他食物的量，尤其是对正餐的兴趣。妈妈一定要掌握这一点，在两餐之间宝宝有饥饿感、想吃东西时，适当加点心给宝宝吃，但如果加点心影响了宝宝的正常食欲，最好就不要加或少加。

◆ 加点心最好定时。点心也应该每天定时，不能随时都喂。比如在饭后1～2小时适量吃些点心有利于宝宝的健康。吃点心也要有规律，比如上午10点，下午3点，不能给宝宝吃耐饥的点心，否则，一下餐饭宝宝就不想吃了。

不能给宝宝吃的食物

宝宝的脾胃娇嫩，如果进食不卫生、生冷或难以消化之物，必然会损害脾胃，引起呕吐、腹泻等症。

◆ 年糕不仅有卡住喉咙的危险，还不易消化，不要给宝宝吃；

◆ 柿子性味甘涩凉，也是难消化的食物；

◆ 栗子性味甘温，食多易滞气；

◆ 杏性味甘酸微温，多食易隔热疮痛；

◆ 李子性味甘酸，微苦，多食伤脾胃，患胃肠炎的婴儿忌食；

◆ 韭菜辛甘温，也是难消化之物。

睡前可以给宝宝吃东西吗

这个时期的宝宝，活动量会明显增大，而到了晚上入睡前，大脑神经处于疲劳状态，胃肠消化液分泌减少，这时候给宝宝吃东西不仅易使胃肠道的负担加重，不利于食物的消化和吸收，而且还会影响宝宝的睡眠质量，宝宝会因撑得难受而睡不安稳。

然而，仍有妈妈怕宝宝睡觉时肚子饿而睡得不踏实，会在睡前给宝宝再吃一些食物；还有的妈妈担心宝宝营养不够，怕影响宝宝的生长发育，总是千方百计地让宝宝多吃一点儿，长胖一点儿。这种做法不仅会对宝宝造成上述不利影响，而且还会因宝宝没等食物完全咽下去就睡着了，嘴里存留的食物会损坏宝宝的牙齿。所以，为了给宝宝充足的睡眠，也为了宝宝的健康，父母在宝宝睡前不要给宝宝吃东西。

有的宝宝夜里醒来后，只有喝点牛奶才能再次入睡，对这样的宝宝可以给他喝，只要宝宝没有肥胖倾向，夜里喝点儿奶是可以的。

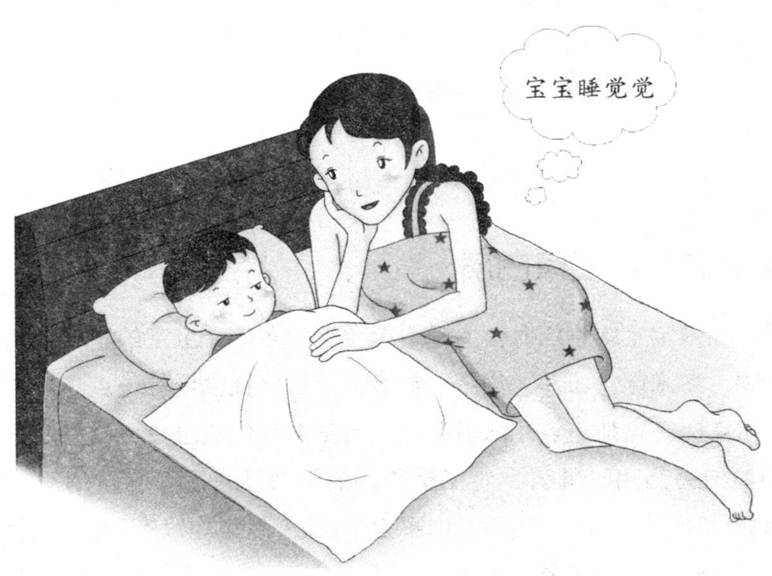

宝宝总是断不了母乳怎么办

有时尽管妈妈也做了努力，宝宝还是断不了母乳，一天中总有一两次是喝了母乳才睡觉，妈妈往往不忍心看到宝宝哭闹，就由着宝宝。这个时候，是否要采取强制性措施停止喂母乳，主要看喂母乳是否影响宝宝吃断奶食品。

宝宝虽然断不了母乳，但并不少吃断乳食品，对这样的宝宝，继续喂母乳也是可以的。但对那些只想着吃母乳，而排斥断乳食品的宝宝，则需要想办法。比如，父母要将食物烹制得色、香、味更佳，吸引宝宝的饮食兴趣等。

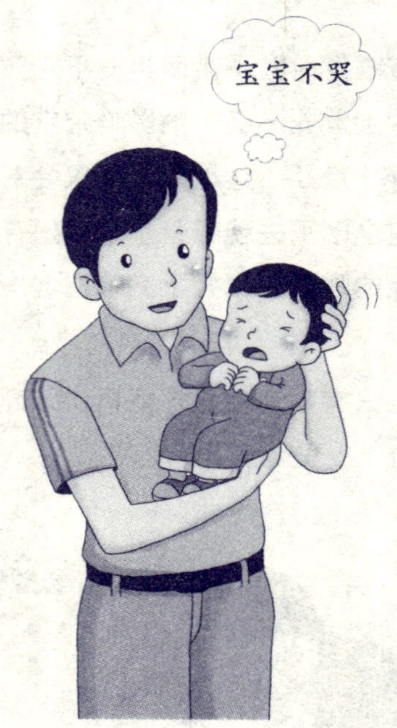

如何给宝宝选择优质蛋白质

许多妈妈在喂宝宝辅食的时候，都希望宝宝能多吃。宝宝的小碗盛的几乎全是淀粉类食物，如米糊、面片、烂粥、烂饭，只是象征性地放一点鱼肉或肉松，有时干脆只用点肉汤增加一点儿味道而已。而汤中有优质蛋白，只是没去利用，或者是不知如何去利用。其实，鸡蛋是最好的蛋白质来源，它含的氨基酸最全面，便于咀嚼、消化、吸收和利用。如果宝宝在6个月之内没有湿疹，到6个月时就可以吃全鸡蛋，即蛋清和蛋黄都能吃。患湿疹的宝宝可以在1岁后试着学吃一点。另外，鸡蛋一定要煮透，因为蛋白质在变性时，即熟透变成固体时才便于被胃蛋白酶消化。这个时期的宝宝每天可以吃1个鸡蛋，最好再加上豆类和肉类，使宝宝摄入足够的蛋白质，以保证其生长发育的需要。

孙教授解答热线

宝宝流口水的原因是什么

宝宝流口水的原因很多，父母不妨从以下几点分析宝宝流口水的原因：

◆ 长牙。宝宝在长牙时期，会因为牙龈肿胀、微痒而感到不舒服，这样会让流口水的现象更严重。

◆ 口腔溃疡。如果宝宝的嘴唇、口角或嘴巴周围出现水疱，可能是口腔溃疡或是口腔炎，这样会使宝宝因为怕痛而不想吞咽。

◆ 喉咙发炎。宝宝口水流不止，同时又合并发烧、流鼻涕等症状，可能是感冒了或患有咽喉炎、扁桃腺炎等而引起的吞咽不良。

◆ 口咽黏膜炎。宝宝常常感觉口、舌疼痛或者是口腔中出现糜烂、溃疡。

◆ 病毒感染。感染手口足病、水痘等都有可能引起口腔内及舌旁的溃疡而导致疼痛和吞咽困难。

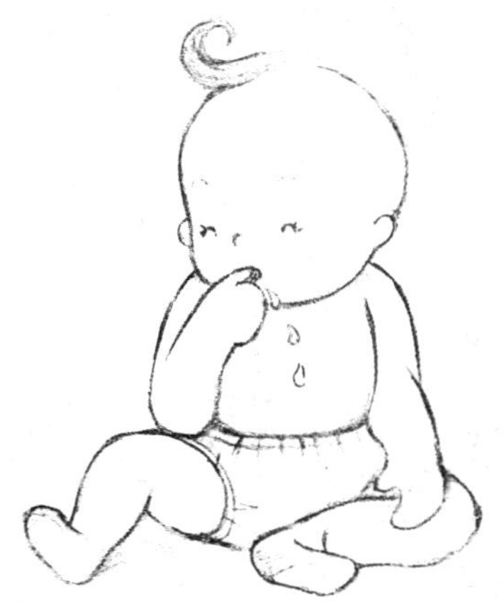

◆ 咬伤。如果宝宝不小心咬伤自己的口腔，口腔内会有破皮，就会产生疼痛感，可能表现为不敢吞咽口水。

◆ 神经障碍。如智障、昏迷、面部神经麻痹、延髓麻痹、脑膜炎后遗症等，都会导致唾液分泌过多，引起口水外流。

怎样解决宝宝流口水的问题

宝宝为什么会流口水呢？这是因为：首先，宝宝在出牙期间，尤其是磨牙萌出期会刺激唾液管口，使唾液分泌增加；其次，宝宝还没有学会随时吞咽唾液，分泌出来的唾液总是往外流，甚至把颈部都沤红了。

这时候，父母可以同宝宝玩吞咽游戏，最好让爸爸做，因为在吞咽时男人的咽部上下活动较为明显。让宝宝用手摸爸爸的咽喉，教他吞下唾液，让宝宝的咽喉动一下，会使宝宝感到十分开心。经过数次吞咽练习后，宝宝便可学会随时吞咽，不再让唾液流到外面了。

父母应注意以下几点：

◆ 应经常擦拭宝宝流出的口水，保持宝宝的脸部、嘴角、颈部干爽，以免诱发湿疹。

◆ 宝宝的皮肤非常娇嫩，擦的时候不要用力，轻轻扫几下即可，以免弄伤皮肤。

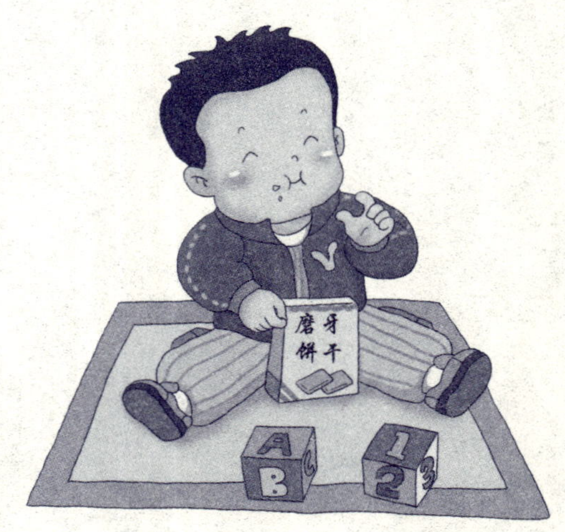

◆ 尽量避免用湿纸巾给宝宝擦拭口水，以免所含的化学物质刺激宝宝细嫩的皮肤。

◆ 最好选用棉质且柔软的手帕给宝宝擦口水，且要经常烫洗消毒，可以准备2～3块，便于清洗更换。

为什么宝宝嘴唇容易干裂

秋冬季节，有些宝宝容易发生嘴唇、口角干燥，甚至嘴唇或口角出现裂口，疼痛不已。由于疼痛宝宝少食或拒食，甚至啼哭不眠，时间久了，容易导致宝宝营养不良而消瘦，影响其身心健康。

中医认为，燥为秋、冬季主气，燥邪干涩、易耗津液。人的嘴唇上没有汗腺，不能分泌汗液补充表面水分的散失。嘴唇的润滑是依赖皮脂腺分泌的皮脂来维持的，在正常情况下，嘴唇一般不会干裂。而在气候干燥、寒冷的秋冬季，皮脂腺分泌减少，就容易发生嘴唇干裂和疼痛。另外，由于秋冬季新鲜蔬菜比夏季少，而这个时期的宝宝还不能食用一些食物，只能吃切碎的蔬菜和水果，就容易导致机体内核黄素摄入量不足，这也是秋、冬季宝宝易发生嘴唇、口角干裂的一个原因。

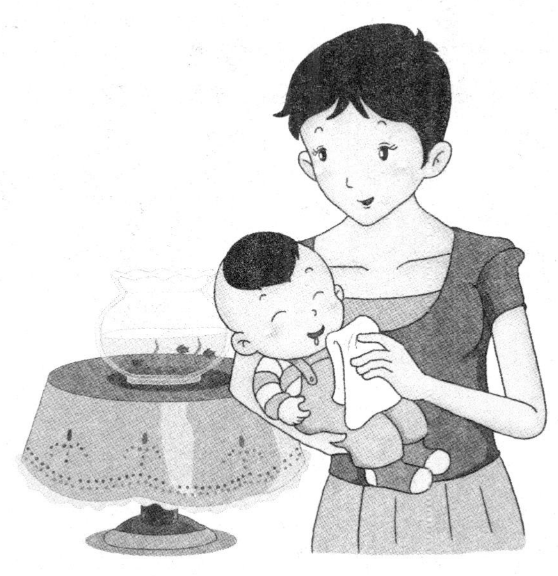

一些宝宝常因嘴唇、口角干裂不适而喜欢用舌头舔上下嘴唇及口角，让唾液滋润嘴唇和口角，结果越舔越干燥，甚至开裂、出血、疼痛加重。这是因为，唾液中有蛋白质、淀粉酶等物质，舔在嘴唇上，经冷风吹刮，水分蒸发，淀粉酶粘在嘴唇上，使干燥程度更严重。宝宝如果发生这些情况，父母一方面要为他调理饮食，均衡其营养，另一方面父母不妨带宝宝去看医生，寻求更好的治疗方式。

什么是小儿积食

有的妈妈老担心饿着宝宝，一次给宝宝喂食比较多；有的妈妈想给宝宝多种营养，早早地就一天换一样，这些都不利于宝宝胃的适应，还容易使宝宝产生积食。

◆ 不要喂得太多太快。给宝宝添加辅食以后，要至少一周左右再考虑改品种；量也不要一下增加太多，要仔细观察宝宝的食欲和反应，如添加辅食后宝宝很久不想吃母乳，就说明辅食添加过多、过快，要适当减少。

◆ 发现宝宝有积食需停喂。宝宝如出现不消化现象，会出现呕吐、拉稀、食欲不振等症状，如果喂什么都把头扭开，手掌拇指下侧有轻度青紫色，说明有积食，要考虑停喂几天，还应在医生指导下用“小儿消食片”喂宝宝（一般为粉末状，加少许在米汤、牛奶或稀奶糊中喂入即可）。

◆ 老话说，若要小儿安，常带三分饥与寒。可见，对宝宝来说，适当饿一点儿是有好处的。而现实中，宝宝也都有点被喂得过饱，容易患的是积食不化，而不是营养不足。所以，妈妈必须克服老觉得宝宝不饱、营养不够的心理，确定宝宝饿了再加喂辅食。

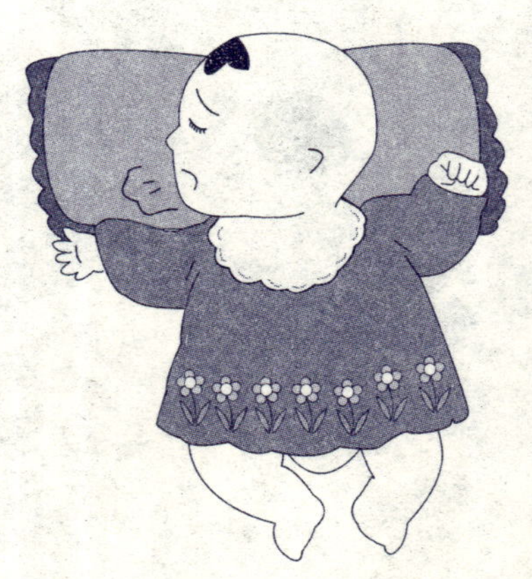

如何防止小儿积食

宝宝吃了过多的油腻、生冷、过甜的食物，胃就会发胀，肚子看起来鼓鼓的，从而出现消化不良，这就是中医所称的“积食”。

要防止积食的发生，最主要的是调节饮食。宝宝自制力不强，父母可以适当帮助宝宝控制进食量，饮食可以稀稠搭配，不要给宝宝吃过多的硬食。另外，父母要培养宝宝良好的饮食习惯，每餐定时、定量，从而避免积食的发生。

摄取充足的维生素

每天给宝宝吃300克左右的各种蔬菜、水果，特别是适当补充些绿叶蔬菜，不仅能增加胡萝卜素，同时也能增加维生素C、维生素B_2、维生素K和叶酸等，对冬季宝宝保健大有好处。

每天给宝宝喝1杯强化牛奶或酸奶，每天吃1个鸡蛋，不要把蛋黄丢掉，蛋黄能为宝宝补充维生素A、维生素B_2和维生素D。

如果已经有了维生素缺乏的表现，可以咨询营养师或儿科医生，适当给宝宝服用维生素补充剂，但父母千万不要自己乱给宝宝补维生素A、维生素D或鱼肝油，避免由于过量而发生中毒。

如何为宝宝选择零食

◆ 水果。水果是各年龄组宝宝喜欢吃也能够吃的食物。水果中含有葡萄糖、果糖、蔗糖，易被人体吸收；水果中的有机酸可促进消化，增进食欲；水果中含有果胶(一种可溶性的膳食纤维)，有预防便秘的作用；水果还是维生素C的主要来源。

◆ 谷类食物。易于消化，可适量摄入。另外可选松软的面包、蛋糕、脆饼干等作为宝宝的午后加餐。

◆ 坚果类。坚果类食物如花生、瓜子、开心果、榛子、核桃等，含油脂较高，经加工制作后吃起来不但味道很香，还含有人体需要的一些必需脂肪酸、B族维生素、微量元素等，这些都是宝宝长身体时需要的营养素。但给宝宝吃时一定要提前研碎。

爱心小叮咛

糖果类零食是纯热量食品，巧克力虽然含有一些蛋白质和脂肪，但主要是提供热能，这类食品营养价值不高。另外甜食也是造成龋齿的原因之一，不宜作为宝宝的常吃零食。

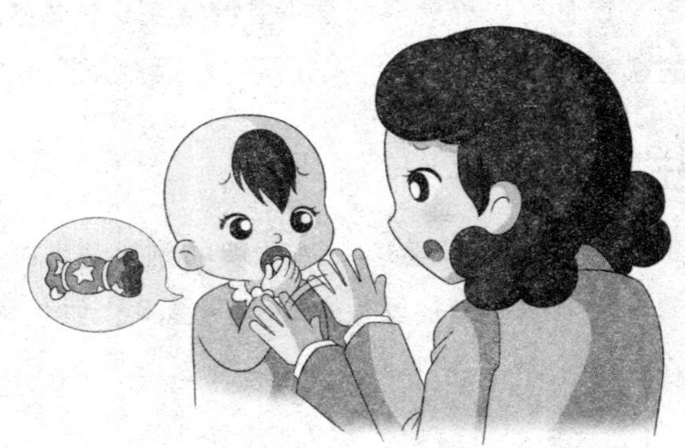

宝宝挑食怎么办

虽然对食物挑三拣四不是大毛病，但长此以往很可能会导致宝宝营养失衡，所以应让宝宝从小养成良好的饮食习惯。

父母可以通过改变食物的烹调加工方式，使食物色、香、味俱全。从小培养宝宝良好的饮食习惯，遇到不喜欢吃的饭菜，可让宝宝试着吃，但不要强迫宝宝吃，以免造成逆反心理。父母首先要改变自己的不良饮食习惯，改掉挑食、偏食的毛病。如果有一样食物宝宝无论如何都不肯吃，就不要过于勉强，过一段时间再试着让宝宝吃。

如何培养宝宝吃饭的兴趣

对于吃饭的兴趣，可以从小培养。妈妈可以在给宝宝喂奶时，选择一定的时间、地点和姿势，让他专心地喝奶，同时妈妈也要让宝宝感觉吃是一件重要的事情，从小培养他对吃的兴趣。同时，在宝宝长大一些后，妈妈可以在拣菜或做饭的时候，把食物指给宝宝看，告诉他这些东西就是今天中午要吃的食物，这样可以加深宝宝对中午要吃的食物的印象。

另外，在吃饭时可让宝宝自己捧饭碗、拿小勺，挑选自己爱吃的食物，这样宝宝既学会了吃饭的本领，又增加了对吃饭的兴趣。

不要追着宝宝喂饭

现在很多宝宝都有专门照顾的人，也时常见到追着喂饭的父母。有些宝宝如果不追着喂就不吃饭，或者要大人跳舞、唱歌、做鬼脸等才肯吃饭。这些都是非常不好的饮食习惯。人生下来就知道饥饱，宝宝也能够主宰自己的小胃口。造成这种现象主要有以下几种情况：

- ◆ 宝宝已经吃饱了，但是大人还想让宝宝多吃点，宝宝只好离开。
- ◆ 宝宝对这次配餐不满意，不爱吃，宁愿不吃。
- ◆ 被父母宠坏了，养成了这个坏习惯。

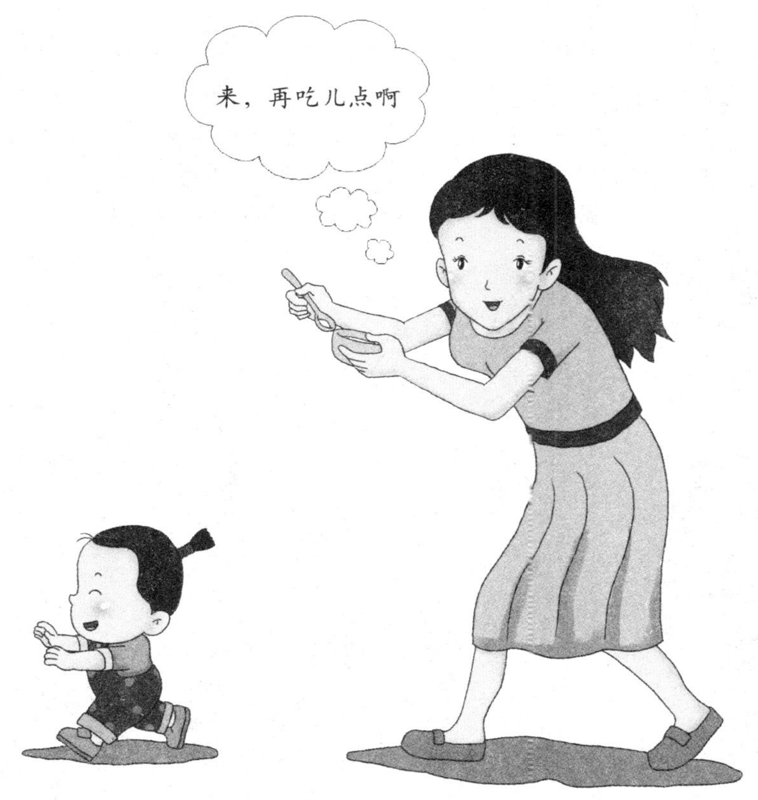

针对上面的原因父母要给予调整，追着宝宝喂饭，开始时可能是偶然的，但这种偶然的行为容易被宝宝看成是一种游戏。解决这种现象有以下几种办法：

首先，养成正确的饮食习惯，少吃零食，营造平和的吃饭氛围。

其次，宝宝两餐的间隔时间应该是4小时左右，在此期间，最好不要给宝宝吃过多零食，坚持让他等到下一餐。

再次，宝宝自己能拿勺了，不要再采用喂饭的方式，而让宝宝自己吃饭。

另外，父母还应该教育宝宝，让宝宝知道离开餐桌就表示这次进餐已经结束了，如果想吃只能等到下一次。这样几次之后，宝宝就知道吃饭不能让追着喂了。

有些父母采用“餐椅管制”的方法，使得宝宝想跑，却被固定在餐椅上不能跑，这会对宝宝的身心造成一定的伤害，是不可取的。父母只有仔细分析宝宝不爱吃饭的原因，尊重宝宝的需求，才能更好地养育宝宝。

爱心·小叮咛

父母要营造安静、舒适、秩序良好的进餐环境，可使宝宝专心进食。另外，在就餐时或就餐前不应责备宝宝，这会使消化液分泌减少而降低其食欲。进餐时，应有固定的场所，并有适合于宝宝身体特点的桌椅和餐具。

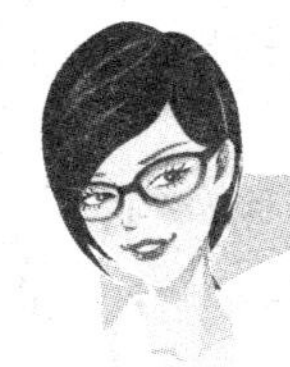

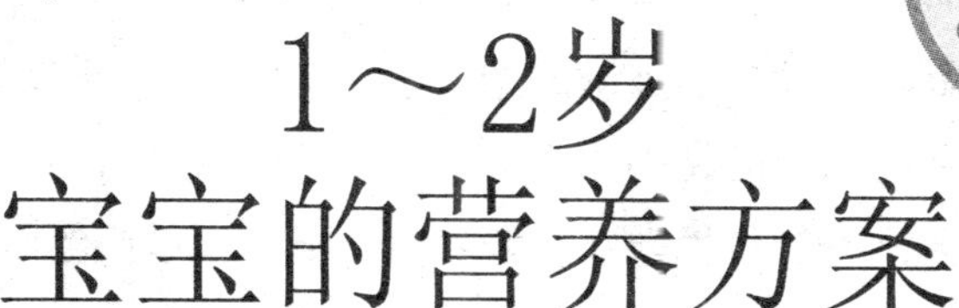

1～2岁 宝宝的营养方案

健康饮食一日参考

6：00　150毫升母乳或配方奶，60毫升肉松粥

8：00　100毫升母乳或配方奶，60毫升肉松粥

10：00　100毫升酸奶，1块面包，2片水果

12：00　100毫升鸡肝米粥，60克青菜炒肉

15：00　100克水果，50克面包，紫菜蛋花汤

18：00　150克包子，50毫升虾肉松菜粥

21：00　200毫升母乳或配方奶

本阶段常见营养问题

宝宝的饮食与智力发育有什么关系

人体的大脑发育在两个时期是发育最快的，一是受孕的第3～18周，胎儿脑细胞繁殖最快，是大脑生长发育的大突发期；二是宝宝出生后的第3个月开始至

1岁半，是大脑细胞增长的又一高峰期。1～3岁的宝宝脑组织的生长发育已基本完成。因此，在脑发育的高峰期，如果多种营养供应不足，将严重影响宝宝的大脑发育，宝宝的智力在一定程度上也会受到难以弥补的损害。

婴幼儿时期是脑发育的关键时期，这一阶段的饮食营养对脑发育的成熟起到非常重要的作用，如果能特别注意这一阶段的营养，将能很好地促进其脑组织的发育和成熟。为了有针对性地补充营养，父母应了解脑组织在发育及工作中对营养的需要：

◆ 糖类。糖是大脑活动的能源，脑组织本身不能储存葡萄糖，只能利用血液中提供的葡萄糖产生能量。大脑消耗的葡萄糖很多，平时血液中大约2/3的葡萄糖要被脑吸收消耗掉，它消耗的能量约占全身能量消耗总量的20%。因此，应适当增加摄入糖类的物质。

◆ 蛋白质。蛋白质是脑细胞的主要成分之一，是构成神经细胞、神经胶质细胞的重要成分。而优质的蛋白质能很好地促进脑细胞的增长和发育。在组成蛋

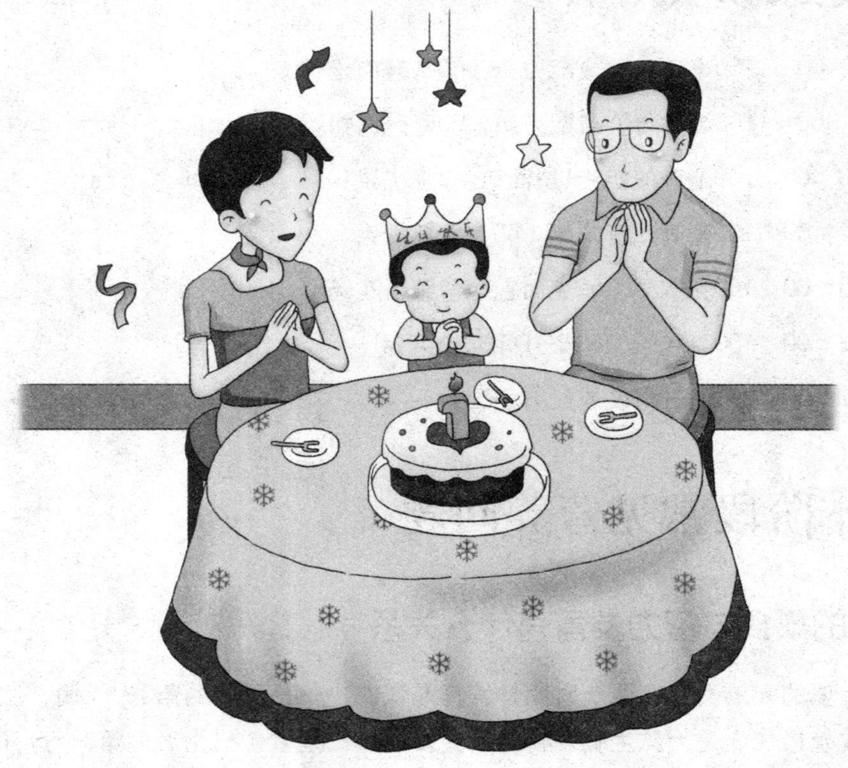

白质的氨基酸中，亮氨酸的缺乏可导致大脑发育不全；色氨酸、酪氨酸可转化为神经递质，对大脑的思维活动有重要作用；谷氨酸能解除氨对脑的毒害，对保护脑组织有重要意义。

◆ 卵磷脂、各类维生素和磷、钙等微量元素。脑组织脂类的含量比任何器官都丰富，包括卵磷脂、胆固醇、糖脂、神经磷脂，其中尤其以卵磷脂含量最多。适当补充卵磷脂能提高用脑的效率。另外，各种营养素虽不直接构成脑实质，但在改进脑细胞的新陈代谢，促进智力发达方面起着重要的作用。

◆ 结构脂肪。它是促进头脑健全的重要组成成分，在发挥大脑复杂而精巧的功能方面，起着非常重要的作用。因此，为了培育能从事高度复杂功能活动的头脑，父母也应给宝宝适量食用一些瘦肉和鱼等动物性食物。

怎样为宝宝进行合理的饮食搭配

◆ 主食中的米面搭配。主食中的谷物品种较多，有米、面粉、玉米、薯类等。宝宝的主食除软饭外，还应常有挂面、面包、馒头、包子、饺子、馄饨、麦片粥、小米、玉米粥等，最好能轮流交替，这样可以避免宝宝因总吃单一食品而产生拒食。

◆ 副食中的荤素搭配。肉食中富含蛋白质，蔬菜中富含维生素、矿物质和纤维素。肉食中的瘦肉、鱼、禽、蛋、动物血应交替食用，尤其是深色蔬菜和豆制品应多选用；常吃些紫菜、虾皮、海带等富含铁、钙的海产品以及富含维生素

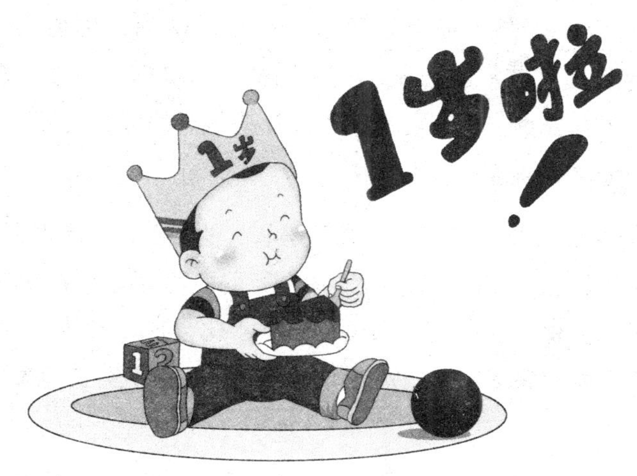

A的肝脏；此外，还应适当补充些蘑菇等菌藻类食品。

◆ 颜色搭配。食物的色香味以及外观能刺激消化液的分泌，因此，给宝宝准备菜肴时要特别注意颜色的搭配，最好做到色彩鲜艳，可以引起食欲。

◆ 干湿搭配。食物要切碎、蒸烂，便于咀嚼吞咽。点心类应将糕点、饼干、面包、包子配以豆浆、牛奶、赤豆汤、藕粉、红豆汤等来食用，做到干湿搭配，营养均衡，使宝宝乐于接受。

如何让宝宝合理吃粗粮

五谷杂粮又被叫做粗粮，是相对于我们平时吃的大米、白面等细粮而言，主要包括谷类中的玉米、小米、紫米、高粱、燕麦、荞麦、麦麸以及各种干豆类，如黄豆、青豆、红豆、绿豆等。宝宝12个月后就可以吃一点儿粗粮了，但添加粗粮需科学合理。

◆ 酌情、适量。如宝宝患有胃肠道疾病时，要吃易消化的低膳食纤维饭菜，以防止发生消化不良、腹泻或腹部疼痛等症状。1岁左右的宝宝，每天粗粮的摄入量不可过多，以10～15克为宜。对比较胖或经常便秘的宝宝，可适当增加膳食纤维摄入量。

◆ 粗粮细做。为使粗粮变得可口，以增进宝宝的食欲、提高宝宝对粗粮营养的吸收率，从而满足宝宝身体发育的需求，妈妈可以把粗粮磨成面粉、压成泥、熬成粥，或与其他食物混合加工成花样翻新的美味食品。

◆ 科学混吃。科学地混吃食物可以弥补粗粮中的植物蛋白质所含的赖氨酸、蛋氨酸、色氨酸、苏氨酸低于动物蛋白质这一缺陷，取长补短。如八宝稀饭、腊八粥、玉米红薯粥、小米山药粥等，都是很好的混合食品，既提高了营养价值，又有利于宝宝胃肠道的消化吸收。

◆ 均衡多样化。食物中任何营养素都是和其他营养素一起发挥作用的，所以宝宝的日常饮食应全面、均衡、多样化，限制脂肪、糖、盐的摄入量，适当增加粗粮、蔬菜和水果的比例，并保证优质蛋白、碳水化合物、多种维生素及矿物质的摄入，只有这样，才能保证宝宝的营养均衡合理，有益于宝宝健康地生长发育。

爱心·小叮咛

有的宝宝吃粗粮后，可能出现暂时性腹胀和过多排气等现象。这是一种正常的生理反应，逐渐适应后，胃肠会恢复正常，妈妈不用过分担心。

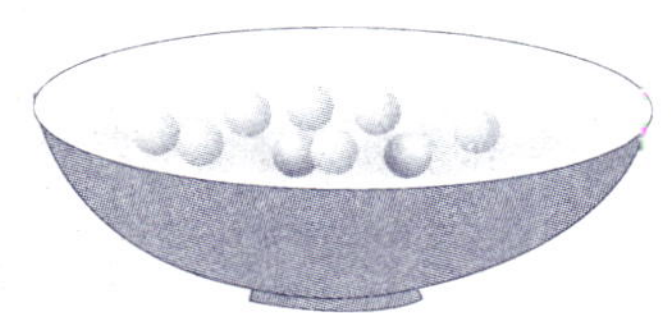

怎样让宝宝养成良好的饮食习惯

婴幼儿期是人一生的性格和习惯形成的重要阶段，在此期间培养孩子良好的饮食习惯是十分必要的，父母不仅要告诉宝宝为何要这样做，而且要以自己的行动影响宝宝，以收到显著的效果。

◆ 咀嚼食物。烤脆的馒头片、面包片可以促进咀嚼。宝宝刚萌生牙齿还不太清楚该如何使用，有些宝宝会把食物推到口腔前方用门牙咀嚼。大人要同宝宝一起嚼一些固体食物，直接示范让他学会用臼齿。1～3岁的宝宝如经常吃软食，会既不利于牙齿的保健，也不利于全身健康，因为流体和半流体占去胃的体积，会使宝宝因摄入热量不足而影响增重。

此时，因为宝宝还不会用臼齿，食物应尽量切薄或者剁碎。还没有磨牙的宝宝，可以吃肝泥、肉、豆腐拌麻酱。长条的菜难以嚼碎也难以下咽，可选择一些易煮软的蔬菜让宝宝练习，如茄子、南瓜、冬瓜、炖烂萝卜及煮软的大白菜等。由易到难让宝宝练习自己嚼碎菜，如黄瓜、油菜等，要切成较细、较短的小段，以便于宝宝练习。父母也可以经常让宝宝吃一些带纤维素的食物，这样能利于大便，防止便秘。

◆ 定时定量。食物进入口腔从咀嚼到胃消化排空，均有一定时间，胃排空一般是4小时。养成定时定量的饮食习惯，会使胃按时排空，产生饥饿感觉，引起食欲，促使消化酶分泌，从而使消化功能逐步完善。吃饭不定时定量，有时吃得少，或者给宝宝吃过多的食物，就很容易使胃肠消化功能紊乱，影响正餐的进食量，从而得不到充足的营养素。

宝宝的胃容量很小，各种消化酶分泌还不足，一次不能吃得太多，1～3岁的宝宝一般每天吃三顿正餐，两顿点心。

◆ 不挑食不偏食。各种食物都有其特有的营养特点，没有一种天然食物含有能满足人体需要的全部营养素。因此，宝宝只有吃各种食物，才能获得生长发育所需要的各种营养素。

有的食物除了含一些常见的营养素外，还含有特殊的成分，如香菇含有一种多糖物质，这种物质可以提高机体的免疫功能。有不少宝宝有不良的饮食习惯，有的不爱吃蔬菜，有的不爱吃豆制品，有的不爱吃鱼，这些都不利于宝宝生长发育。

◆ 细嚼慢咽。食物在口腔中经过细细咀嚼之后，可使其充分与唾液混合，有助于消化。同时在细嚼之后，食物的色味反射使消化液分泌增多，促使食物更好地消化和吸收。因此父母要教育宝宝细细咀嚼食物后再咽下，不要总催宝宝吃快些，这样既不利于食物消化，而且还会让宝宝产生逆反心理，反而吃得更慢了。

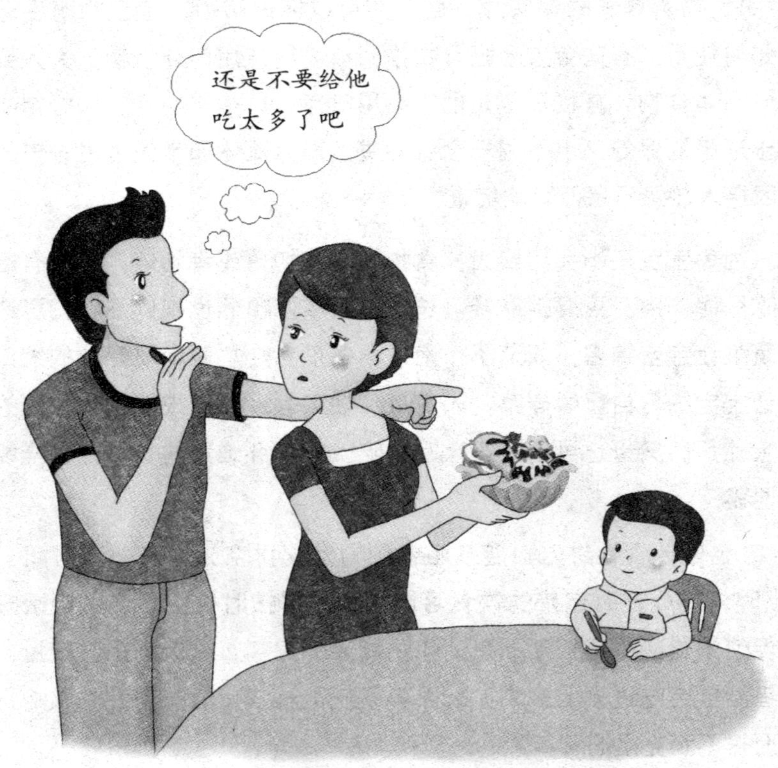

◆ 饭前便前便后洗手。环境中有很多微生物，不少是致病菌，可引起宝宝腹泻及其他肠道传染病。所以要教育宝宝讲究卫生，饭前便前便后要洗手，尤其是宝宝的手还不能熟练地使用筷子，常用手指抓取食物，更要认真洗净双手。

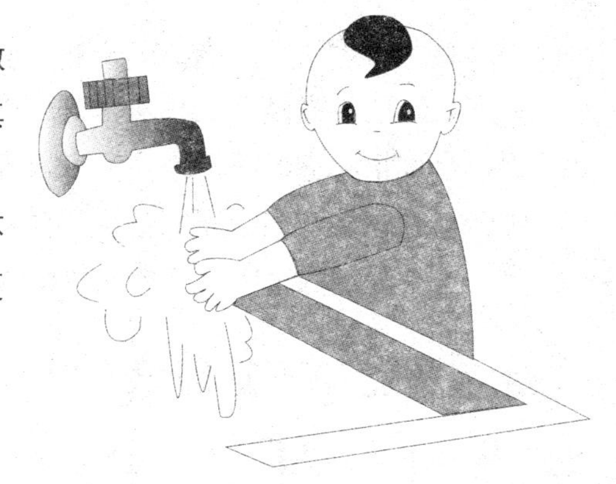

满1岁还需要每天喝奶吗

尽管1岁的宝宝已经能够吃各种食物了，但是，并不是所有的乳制品都不该吃了，牛奶最好要坚持喝。

父母要保证宝宝每天喝牛奶的量，而且还不能太少。因为宝宝在生长发育的过程中，无论如何都不能缺少蛋白质。虽然在宝宝的食谱中有动物性食品，也含有蛋白质，但是由于其消化系统尚不完善，吸收的量不足，远远满足不了生长发育的需求。而牛奶蛋白是优质蛋白质，既好喝，又容易被吸收，所以，从牛奶中补充蛋白质是最佳的选择。

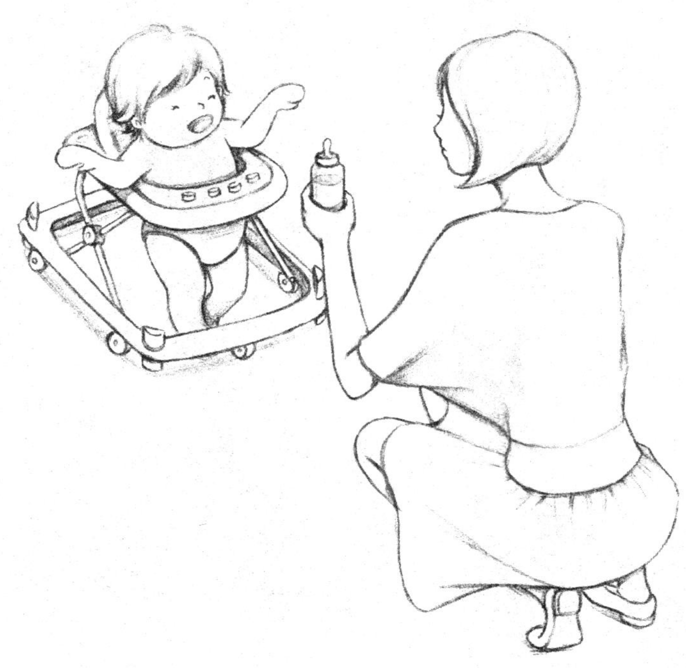

至于每天让宝宝喝多少牛奶，这要根据宝宝吃鱼、肉、蛋的量来决定。因为宝宝吃这些食品越多，相对来说喝牛奶的量就越少。父母在这方面，也要给宝宝进行合理搭配，既不能因为宝宝爱喝牛奶而减少吃鱼、肉、蛋的量，也不能因为宝宝喜欢吃鱼、肉、蛋而减少喝牛奶的量，因为它们彼此不能相互替代。一般来说，这个时期的宝宝每天补充牛奶的量可在500毫升左右。

宝宝光吃奶不吃饭怎么办

虽然牛奶营养丰富，但是过多饮用牛奶对宝宝的身体也有一定的负面影响：

◆ 牛奶喝得过多，使宝宝减少了其他食物量，从而影响其他营养成分的摄入。例如，牛奶中铁的含量很低，且吸收率低，当宝宝不能从其他食物中补充足量的铁时，容易发生缺铁性贫血。

◆ 牛奶喝得太多，体内钙、磷的比例失调，牙齿抗菌能力减弱，容易形成龋齿。

◆ 饮用牛奶常加白糖，长期服用过量的蛋白质和糖，会使宝宝体内的B族维生素减少，导致缺钙和铬，而当钙和铬低于正常含量时，会导致宝宝近视。

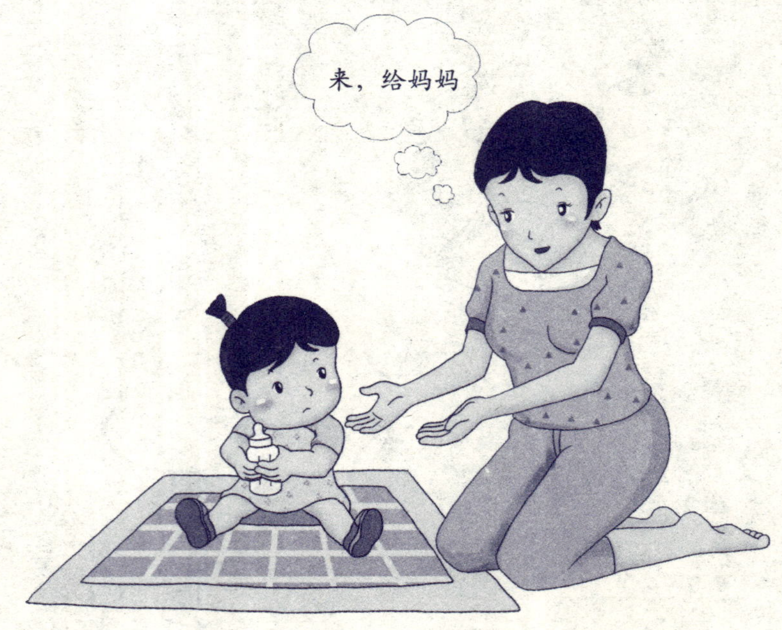

◆ 有的宝宝喝了牛奶后，会出现腹胀、腹痛、腹泻等症状，这是由于牛奶中的乳糖不能被宝宝消化吸收所致。乳糖被消化吸收，必须先经过肠道的乳糖酶把它分解成葡萄糖和半乳糖。1～2岁的宝宝肠道有大量的乳糖酶，能很好地消化牛奶，以后随着年龄的增长，大多数宝宝的乳糖酶含量逐渐降低，甚至消失。因此，喝了牛奶后就容易出现腹泻、腹胀等消化不良症状。

其实，宝宝爱吃奶不吃饭，大多数是由于父母没有根据宝宝的生长发育需要及时添加辅食，使宝宝养成只喜欢吃奶，而不愿吃其他食物的毛病。父母要纠正宝宝这一坏习惯，最主要的是减少宝宝吃奶的次数。在宝宝有饥饿表现时，给他适当吃些辅食，如粥、面条等。同时，父母要注意把饭做得软，味道香，这样才能引起宝宝的食欲。

由于宝宝长期习惯了牛奶这样的流食，所以刚开始时应让宝宝适应稀软的辅食，并且每天都要坚持喂几次，食物也要不断地更新换样。时间一长，宝宝慢慢就会逐渐喜欢吃其他各种食物了。

父母一定要每日坚持，不能怕宝宝饿或因宝宝的哭闹而动摇了自己的决心。有的父母经不起宝宝的哭闹，一看宝宝不爱吃饭就马上给宝宝换奶吃。宝宝虽然当时得到了满足，但只吃奶不吃饭的毛病就更难以纠正了。

不要让垃圾食品影响正确的饮食习惯

成年人会因为一些不良嗜好，比如吸烟、喝酒或饮用刺激性饮料，从而破坏正确的饮食习惯。而刚刚学步的宝宝，并不会像成年人那样被这些不良嗜好所左右，但却易被垃圾食物所左右，即垃圾食品会喧宾夺主，取代宝宝的正餐而影响食欲，因此，父母不要给宝宝吃垃圾食品。比如油炸食品、膨化食品等，既不卫生，又无营养，还影响宝宝的健康。这类食品妈妈和爸爸也应尽量少吃或不吃，因为宝宝如果看到妈妈或爸爸喜欢吃，很快就会开始模仿或尝试，甚至会像妈妈或爸爸一样养成不良的饮食习惯。

宝宝吃饭慢的对策

出现这种问题的原因有以下几个：一是父母经常喂饭，使宝宝形成不良的习惯；二是宝宝自己吃饭弄得很脏，父母批评过宝宝，使宝宝不敢自己大胆用勺吃饭；三是宝宝想一边玩一边吃，父母为了让宝宝多吃只好顺从宝宝。

应对宝宝吃饭慢，父母可以这样试一试：

◆ 吃饭的时候在宝宝面前摆一副餐具，让宝宝自己拿餐具吃饭，弄脏了衣服和饭桌也不要责怪宝宝。

◆ 搭配不同颜色的食物，最好鲜艳一些，以吸引宝宝的兴趣。

◆ 如果宝宝想玩，就让他玩好了，一旦宝宝饿了，他总会吃的。

◆ 吃饭时尽量让宝宝自己动手，不要什么都替宝宝做。

宝宝吃饭站在椅子上的对策

宝宝喜欢站着吃是因为这样他觉得容易拿到自己喜欢吃的食物，非要让他和大人一样坐着吃，他会觉得不方便，所以就会哭闹反抗。这个年龄段宝宝还不太懂事，还没到必须管教的时候，因此，想站着吃就让他站着吃好了。

为了帮宝宝改掉这个毛病，每次吃饭之前，父母可以对宝宝说“今天我们坐着吃饭好吗”、“全家人都坐着吃好吗”，让宝宝明白吃饭应该坐着吃，慢慢宝宝就会养成坐着吃饭的习惯。

宝宝的进餐时间有限制吗

对于刚刚开始吃饭的宝宝来说，养成良好的饮食习惯是非常重要的，也是一件很不容易的事。在这一点上，父母起着至关重要的作用。

对于不好好吃饭的宝宝，父母首先要确认宝宝是否有身体方面的不适，如果确认没有什么不适之后，就要采取相应的措施了。比如，要把吃饭的时间定好，宝宝不想吃，或不好好吃时，妈妈要马上收起饭菜和玩具，让宝宝明白，吃饭和游戏必须分开进行。

对于没有食欲的宝宝，父母先要搞清是饭菜不合宝宝的口味，还是宝宝确实不饿。如果是饭菜不合宝宝的口味，就应进行必要的调整或提高烹调技艺；如果是宝宝不饿，就先让宝宝少吃一点，饿了他自然会多吃。要使宝宝从小养成一个良好的饮食习惯，这对宝宝的将来大有好处。

要培养宝宝独立吃饭的习惯，及时给予鼓励和表扬是很有帮助的。如果宝宝的依赖性很强，父母可采取这样的做法：连续几天给宝宝做他最喜欢吃的饭菜，把饭菜盛好放在宝宝面前，你暂时离开几分钟，然后回到宝宝身边。如果宝宝能吃上几口，则给予表扬，鼓励他继续吃完；如果宝宝仍不愿意自己吃，也不要对宝宝发火，要帮助他把饭吃完。几天多次重复这种方法后，宝宝饿了、馋了自然就会拿起餐具吃饭。

宝宝多吃鱼会变得聪明吗

宝宝聪明与否，主要取决于大脑和智力的发育。童年是大脑和智力发育的最重要的时期，假定一个青少年的智力发育水平为100，那么，4岁时已有50%，8岁时则会增至80%。

智力发育最快的年龄是0～1岁。新生儿的脑部重量只有350克，长至1岁时，已达1000克，而一般成人也只是有1350克。因此，婴幼儿时期的智力发育是否正常对人的一生是非常重要的。

大脑的发育，除了要有充足的氧气和葡萄糖维持机能及活力外，还需要各种营养物质，如蛋白质、脂肪、铁、钙、磷、钾、锰、锌、碘等。

鱼肉不但含有丰富的动物性蛋白质，而且具有以下的优点：

◆ 肌肉之间的纤维较松，肉质细嫩，容易被消化。

◆ 含脂肪比其他动物少。

◆ 含较多的钙质和磷质，有助于骨骼及大脑的发育。

◆ 鱼肉多含不饱和脂肪，可防止血栓形成及降低血脂，减少冠心病和动脉硬化的机会。

◆ 含有较高核黄素，这是改善大脑机能不可缺少的物质。

◆ 含有丰富的铁、锌、铜及碘等元素。

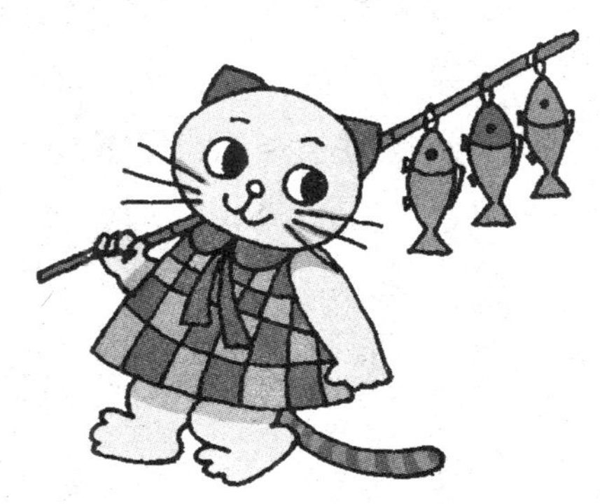

学习会对宝宝的智力发育起到非常重要的作用，而营养供应充足则可保证宝宝有更充足

的精力。蛋白质是宝宝脑部发育不可少的营养素，而鱼肉又含丰富的蛋白质，因此，多吃鱼肉会令宝宝变得更聪明是有一定道理的。

能给宝宝吃芝麻酱吗

芝麻酱中含有丰富的蛋白质、铁、钙、磷、核黄素等。每100克纯芝麻酱含铁比同等量的猪肝高1倍，比鸡蛋黄高6倍。芝麻酱含钙量也非常高，10克芝麻酱的含钙量相当于30克豆腐、140克大白菜的含钙量。

让宝宝平时吃芝麻酱，能很好地预防缺铁性贫血和佝偻病。而且芝麻酱中蛋白质的含量比瘦肉还高，所以经常给宝宝吃点芝麻酱很有益处。目前市售的很多面食都添加了芝麻酱，如麻酱花卷、麻酱面、麻酱饼，大多数宝宝都会喜欢吃。

怎样防止宝宝便秘

便秘是指粪便在直肠内停留时间过久，致大便硬结，排便次数减少，逐渐出现排便困难的一种病症。宝宝患便秘原因可能有以下几点：

◆ 脂肪供应量不达标，宝宝还没有臼齿，吃的食物总是很软，许多宝宝只吃较少肉类，而很少吃新鲜的蔬菜，导致体内粗纤维太少从而引起便秘。

◆ 缺乏按时大便的训练，使宝宝未形成排便的条件反射而导致便秘。

◆ 缺少身体锻炼，致使肠壁肌肉乏力、蠕动减慢而引发便秘；大一点儿的宝宝上幼儿园前没养成清晨大便的习惯，上幼儿园以后常会因不能随时排便而导致便秘。

父母要弄清楚宝宝便秘的真正原因，及时调理饮食，帮助宝宝养成正确的饮食习惯：

◆ 因进食少而引发便秘的，要让宝宝多吃新鲜蔬菜、水果，并多饮水。

◆ 尽早训练宝宝定时排便习惯，养成定时排便的习惯，使建立良好的排便反射。

◆ 在医生的指导下可以适当使用开塞露和缓泻药，但不要经常使用。

◆ 加强身体锻炼，多做些户外活动，可以减少便秘的发生。

◆ 科学喂养，给宝宝添加新种类的食物要遵循由单一到多种、由少到多的原则。

◆ 纠正偏食挑食的不良习惯，并调整饮食结构，要让宝宝多吃粗纤维蔬菜，如芹菜、蒜苗、韭菜、油菜、黄瓜、竹笋等。

◆ 及时治疗结肠肛门疾病，如先天性巨结肠、肛裂、肛周脓肿等。

如何调理宝宝腹泻时的饮食

这个时期的宝宝，吃的食物也增多了，容易引发腹泻。引起腹泻的原因有很多，比如吃了不干净的食物了，或是吃的食物不好消化，或是吃得多了或吃得凉了等，都可以引起宝宝腹泻。因此，对于宝宝腹泻，妈妈和爸爸要先弄清楚，宝宝的腹泻是由什么原因引起的，必要时还要带着宝宝去医院进行检查治疗。

如果腹泻发生在宝宝6～9月，最大的可能是细菌感染。一般是痢疾杆菌，或病原性大肠杆菌。这类杆菌是和食物混杂在一起，吃进宝宝肚子里的。当宝宝有发热症状，或者排便前腹痛，人没有平时精神，排出的大便有水样、次数多、带脓等异常情况时，就要考虑是由细菌造成的腹泻，必须尽早带宝宝去医院治疗。特别是附近有痢疾流行，或家人在2～3天前曾患了痢疾，这时宝宝患细菌性痢疾的可能性就更大。夏天的腹泻不能随便在家里治疗，要到医院接受治疗。在饮食上给一些稀米汤或烂面条，既要保证营养又要保证消化。

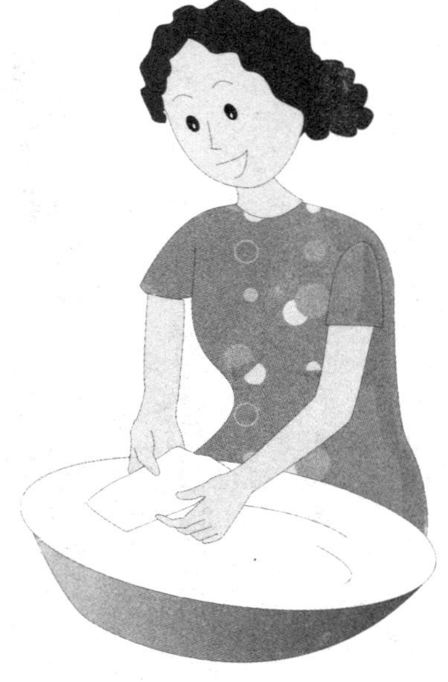

宝宝若在秋季腹泻，一般是由病毒引起的。开始时会有恶心、呕吐的症状。这时要带宝宝去医院做粪便化验，进行鉴别诊断。如果粪便中带有脓血时，就可以考虑是痢疾；如果便中不带脓血，就要做进一步的检查以便确诊。

当宝宝发生腹泻后，最重要的是要给宝宝喝水。由病毒引起的腹泻，第一天也不能摄入过多的水分，最好给宝宝喝白开水和淡盐水，只要摄取了水分，就不怕宝宝脱水，其他营养即使一两天暂时不能摄入，也没有关系。一般情况下，只要能充分地摄入水，宝宝的食欲就会慢慢好起来。开始可以给宝宝喝点稀米汤，慢慢地再给宝宝吃些馒头、面包、汤面等，必要时要补充口服液盐。

另外，一定要注意卫生，养成饭前便前便后要洗手的习惯，特别是妈妈在做饭之前，一定要将手认认真真地洗干净。在夏天，剩菜剩饭最好倒掉，即使放到冰箱里，再吃时也必须要热透。水果之类的东西，在宝宝腹泻还没有痊愈时，暂时不要吃。病愈后，水果一定要洗净后再吃。

哪些食物能促进宝宝的睡眠

◆ 牛奶。牛奶中有两种成分有助于促进睡眠：色氨酸，可促进睡眠血清素合成；肽类，对机体的生理功能具有调节作用。而且牛奶中的营养成分也很容易被消化吸收，非常适合宝宝。

◆ 小米。小米中同样含有色氨酸，可促进大脑神经细胞分泌出一种促进睡眠的神经递质——五羟色胺；小米中还含有丰富的淀粉，可使人产生饱腹感，促进胰岛素的分泌，提高色氨酸的量。

◆ 核桃。滋补品，可治疗神经衰弱、多梦、健忘等，有调节神经的作用。

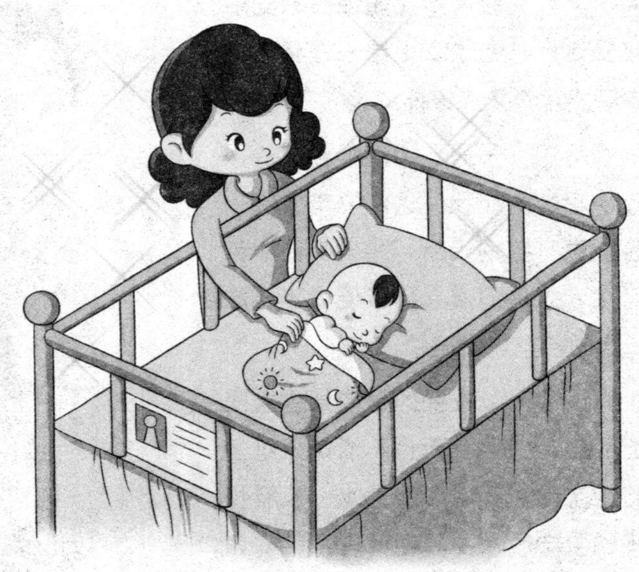

◆ 大枣。大枣富含糖、维生素C、铁、钙、磷等营养成分，可补脾安神。

◆ 水果。水果中含有丰富的苹果酸、果糖等，可使人体产生特殊的生理反应，生成血清素，从而促进睡眠。

父母不宜让宝宝在入睡前吃得过饱或过饿，要合理安排晚餐和就寝时间，晚饭安排在睡前4小时最好。

龋齿是怎样形成的

牙齿主要是由牙釉质（牙齿表面最坚硬的部分）、牙本质（牙釉质里面的一层）、牙骨质（包绕牙根表面的一层）及牙髓组织（牙髓腔内的血管和神经）等组成的。如果宝宝饮食缺乏钙质，会使牙釉质发育不全，这种牙齿容易龋坏。近年来发现有些宝宝乳牙还未出齐就有龋齿了。父母要特别注意帮助宝宝预防。

龋齿的发生有三方面因素：

◆ 细菌因素：细菌在龋齿发病中起着主导作用。国际上公认龋齿是细菌病，常见的细菌是乳酸杆菌和变形链杆菌。这些细菌与唾液中的黏蛋白和食物残渣混合在一起，会形成一种称为“牙菌斑”的黏合物，牢固地附着在牙齿表面和窝沟中，牙菌斑中的大量细菌所产的酸，容易使牙釉质表面脱钙、溶解。

◆ 饮食因素。饮食中糖分过高，既会提供菌斑中细菌存活和活动的能量，又会使糖在细菌作用下酵解产生有机酸，酸长期滞留在牙齿表面和窝沟中，使釉质破坏，继之细菌又可使蛋白质溶解形成龋洞。

◆ 牙齿和唾液因素。宝宝乳牙的钙化程度不够成熟，牙齿中氟含量偏低，使得牙齿抗菌、抗酸能力下降，容易患龋齿。由于牙齿排列不齐，牙齿咬面的窝沟内滞留细菌和食物残渣，为细菌繁殖创造了条件。唾液在口腔中起着缓冲、洗涤、抗菌和抑菌的作用，其成分和性质可影响细菌的生活条件。

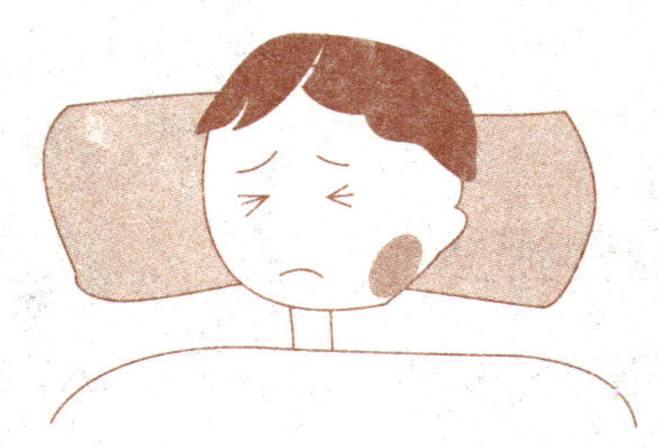

怎样预防龋齿

保持口腔卫生。1岁以上的宝宝就可以学习刷牙。做到早晚刷牙，饭后漱口。刷牙时要顺着刷，即“上牙由上往下刷，下牙由下往上刷”，不要横刷以免损伤牙龈，刷牙后注意漱口。

◆ 控制高糖饮食的摄入，养成多吃蔬菜、水果、鱼、瘦肉、粗粮等食物的习惯。高钙奶既能满足优质蛋白质的摄入，又能补充人体所需的钙，是宝宝理想的选择。

◆ 让宝宝养成少吃零食并且临睡前不吃食物的好习惯。

◆ 使用含氟牙膏刷牙，可减少龋齿的发生。最好给宝宝使用宝宝专用牙刷和牙膏。

◆ 如果发生龋齿，就要尽早带宝宝到口腔科就诊。治疗的主要方法是填龋充洞，阻止龋齿继续发展。

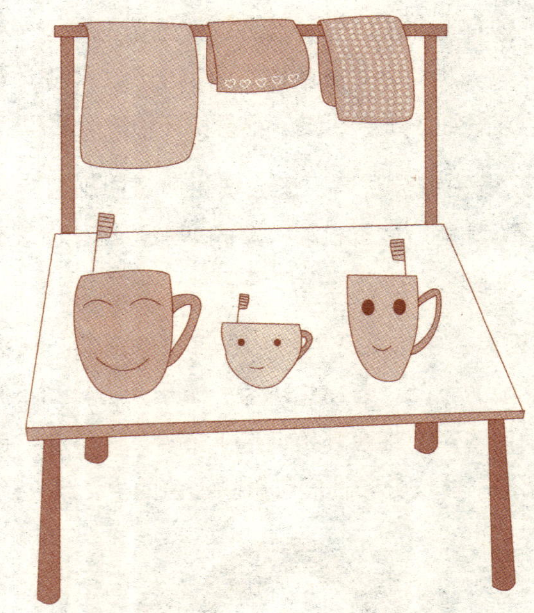

预防宝宝龋齿的食物有哪些

防止宝宝龋齿是父母特别关注的问题，从预防的角度来说，应给宝宝有意识地多吃些预防龋齿的食物，这些食物主要有以下几种：

◆ 牛奶和乳制品。牛奶和乳制品中含有大量的钙，钙能抑制细菌产酸，并能防止牙齿的钙磷化合物溶解。另外，牛奶中所含的免疫球蛋白和酶，也能抑制口腔中细菌的生长。

◆ 大米、扁豆、豌豆、蚕豆。这些食品中含磷量高，磷酸盐可形成缓冲系统，防止口腔过度酸化。因为酸性过大，容易滋生细菌，所以，应保持口腔中酸碱度的平衡。

◆ 海鱼、矿泉水。这些食品中含有大量氟，氟能与牙质中的钙磷化合物形成不易溶解的氟磷灰石，从而防止细菌所产生的酸对牙齿的侵蚀。

◆ 苹果、梨等。牙齿咀嚼这些脆嫩爽口的水果时，实际也起到机械擦洗的作用，这些水果可以擦去黏附于牙齿表面的细菌。此外，水果中的果胶还有抑制细菌的作用。

◆ 植物油。植物油能在牙齿表面形成疏水层，可以保护牙齿，防止牙质溶解。而且还能阻隔口腔中酸性物质的侵蚀。

◆ 蔬菜膳食纤维。蔬菜膳食纤维广泛存在于各种蔬菜类食品中，是非常好的预防龋齿的营养素。蔬菜中的纤维通过对牙面机械性摩擦，清洗和刺激唾液腺分泌，减少了食物的黏附和牙菌斑的形成。蔬菜中还含有许多微量元素和大量维生素C，这些也是不容忽视的抗龋齿物质。

怎样护理宝宝的“乳磨牙”

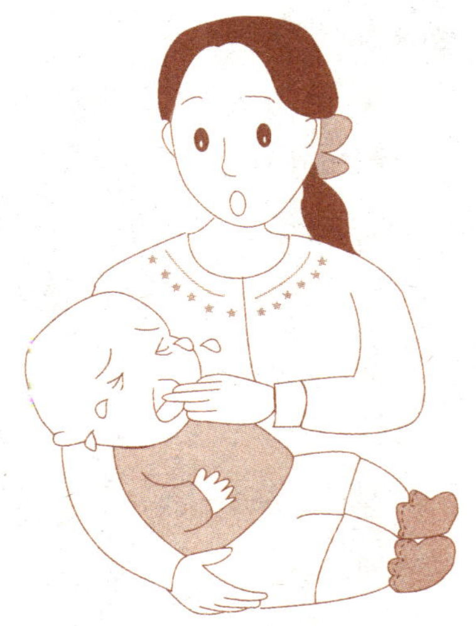

宝宝的乳牙分为切牙、尖牙、磨牙3类，最先长出的磨牙咬合面多呈长方形、有4个尖，医学上称为“第一乳磨牙”，上下、左右共有4颗。第一乳磨牙一般在宝宝1岁到1岁半之间长出。出这4颗磨牙比出前面的门牙麻烦，时间也拖得比较长。有的宝宝出乳磨牙的时候，会一连几天不想吃，不想喝，哭闹、烦躁不安，特别是到了晚上，一夜要醒来好几次，而且醒了以后迟迟不肯再睡。

其实宝宝出这4颗“乳磨牙”时，在白天和黑夜的感觉应该是差不多的，只不过是白天宝宝只顾着玩，对身体的不适察觉不出来，而夜晚，夜深人静，没有其他事情的干扰，所以，宝宝对轻微的不适就会敏感些，就会因为牙床胀痛而久久不能入睡，这种情况要持续在牙齿顶出牙床后。

有的父母看到宝宝夜间醒来，因疼痛而哭闹不止，常采取喂点奶或抱起来的方式安抚宝宝，这样一来，宝宝就更不想睡了。建议父母在宝宝因出牙而夜间醒来时，最好不要养成给宝宝夜间喂奶或抱起来的习惯，因为一旦形成这个习惯，想改掉就困难了，而且父母因护理宝宝，精力也会受到一定的影响。如果非喂不可，应让宝宝躺在床上喂，不要抱起来，等宝宝乳磨牙长出后就好了。

如何给宝宝挑选牙刷和牙膏

对1～3岁的宝宝，在学会漱口的基础上，还应逐步培养他刷牙的兴趣。如果刷牙方法不正确，不仅达不到清洁牙齿的目的，还可能造成牙龈萎缩、牙槽骨吸收和牙颈部楔状缺损等病变。

妈妈最好教会宝宝“三三三”刷牙法，即饭后3分钟刷、每次刷3分钟、每天刷3次。因为口腔内的细菌腐蚀牙齿的整个过程是在饭后3分钟开始的；要刷清每个牙的牙面，大致需要3分钟的时间；仅早晨刷1次牙是不够的，有条件的最好每次餐后都刷牙。

牙刷应根据宝宝的年龄、用途及口腔的具体情况进行选择，选择的基本要求主要有以下几点：

◆ 牙刷柄要直、粗细适中，便于宝宝满把拿；牙刷头和柄之间的颈部，应稍细略带弹性。

◆ 牙刷的全长以12～13厘米为宜，牙刷头长度为1.6～1.8厘米，宽度不超过0.8厘米，高度不超过0.9厘米。

◆ 牙刷毛太软，不能起到清洁作用，太硬容易伤及牙龈及牙齿。因此牙刷毛要硬软适中，毛面平齐，富有韧性。

◆ 使用牙刷时，不要用热水烫或挤压牙刷，以防止刷毛起球、倾倒弯曲。刷完牙后应清洗掉牙刷上残留的牙膏及异物，甩掉刷毛上的水分，并放到通风干燥处，毛束向上。通常每季度应更换一把牙刷或刷毛变形后及时更换。

牙膏不是清洁口腔的决定因素，主要是起洁白、美观牙齿、爽口除口臭等作用。所以，在宝宝还没有掌握刷牙的要领以前，可以不使用牙膏。待宝宝已经熟练掌握刷牙技巧之后，可以按照以下要求选择适合宝宝使用的牙膏：

- 选择含粗细适中摩擦剂的牙膏，产生泡沫不要太多。
- 选择宝宝喜爱的芳香型、刺激性小的专用儿童牙膏。
- 不要长期固定使用一种牙膏。更不要使用过期、失效的牙膏。

孙教授解答热线

宝宝不喜欢吃米饭怎么办

在宝宝的生长过程中，并不是不吃米就不行，米的主要营养成分是糖和植物性蛋白。如果不吃米，而吃面包、馒头和面条等面类食品，宝宝也可以充分地摄取到糖。在鱼、鸡蛋、肉中，含有比植物性蛋白质量更好的动物性蛋白，所以宝宝即使不吃米饭，或米饭吃得少，父母也不必过于苦恼。只要给宝宝吃面食类

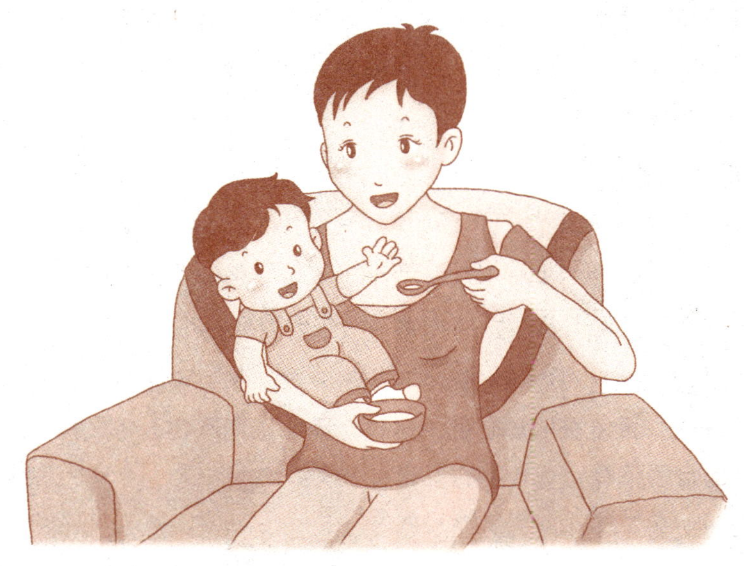

食物，并和鸡蛋、鱼、肉之类的食物调剂好就可以了。实际上，宝宝精神状态良好，每天都高高兴兴地玩耍，父母就不必太在意宝宝吃的米饭多与少。不喜欢吃米饭的宝宝，如果喜欢吃小馒头，妈妈也可以给宝宝吃。

对于不爱吃米饭的宝宝，妈妈要尽量想一些办法，让宝宝变得爱吃米饭，毕竟饭食种类吃得越全面、获得的营养越均衡，对宝宝的生长发育越有利。比如，平时家里适当地增加吃米饭的次数；或者父母有意识地在宝宝面前表现出吃米饭的香甜。也可以做可口的菜肴增加米饭的味道等，饮食习惯也是受人影响的，只要加以正确引导，宝宝就会改变不爱吃米饭的偏好。

经常吃汤泡饭对宝宝有哪些影响

有些父母喜欢用水或汤给宝宝泡饭，尤其是在宝宝不想吃饭，或吃不下饭时，往往用菜汤泡饭，以为这样就容易让宝宝吃饭，既省时间，又能让宝宝把饭吃完。其实这种做法是不科学的。

◆ 汤泡饭不利于咀嚼与消化。长久吃汤泡饭，宝宝不仅会营养不良，而且也养成了不肯咀嚼的坏习惯。如果用水或汤泡饭就会囫囵吞下，吃进去的食物没有经过充分咀嚼及舌头的搅拌，更没有让唾液中的淀粉酶充分掺和到食物中去进行初步消化，使整粒米饭进入胃中，这样势必会加重胃肠道的负担。另外，食物吃进嘴后很快进入胃肠道，减少了对舌头上味觉的刺激，使大脑皮质不够兴奋，于是，胃肠道消化液分泌就会减少，既影响食欲又降低了消化能力。久而久之会引起消化不良或胃病。

◆ 饭前适量喝汤才正确。当然，反对给宝宝吃“汤泡饭”并不是说宝宝就不能喝汤了，其实鲜美可口的鱼汤、肉汤、骨头汤可以刺激胃液分泌，增加食欲，也有丰富的营养，只是妈妈们掌握好宝宝每餐喝汤的量和时间，餐前喝少量汤是有助于开胃的，但千万不要让宝宝无节制地喝汤。

正确的进食方法是：应该把饭菜和汤分开吃，如果宝宝觉得饭干难咽，可先将饭做得软一些，再慢慢增加硬度。这样，既能湿润其口腔，又能使食物在口腔中得到充分的咀嚼，有利于食物的消化和吸收。

给宝宝吃瓜果为什么要洗净和削皮

由于瓜果本身的香味和甜味，容易招惹虫蝇叮咬；在生长、采摘、运输过程中，又容易受病菌、寄生虫卵及农药的污染，所以在瓜果的表皮、果壳上，常会带有一些病菌、寄生虫卵，或者残留一定量的农药。而宝宝的抗病能力差，抗毒能力也弱，若吃了没有洗净和没有去皮的瓜果，容易引起一系列的疾病，如急性胃肠炎、蛔虫病、农药中毒等。

因此，在给宝宝吃瓜果时，除了替他用清水冲洗干净外，还要削皮后给宝宝吃。

脂肪类食品对宝宝有什么好处

脂肪对人体的作用和主要功能有以下几点：

◆ 构成人体组织。类脂质是人体组织细胞的重要成分，尤其是脑神经细胞的主要成分。宝宝的脑神经细胞正是发育的时候，因此就更加需要脂肪了。

◆ 供给人体热能。对宝宝来说，30%～35%的热能靠脂肪供给的。

◆ 保暖和保护作用。储备脂肪存于皮下肌肉间隙及内脏间隙，有隔热保温和支持保护体内脏器，以及关节、神经等免受外力摩擦、碰撞的作用。

◆ 促进脂溶性维生素的吸收。维生素A、维生素D、维生素E、维生素K都必须溶解于脂肪才能被吸收利用。

◆ 增进口味。烹调时用含脂肪的菜可促进食欲，比如在饭菜中加点肉，不但使味道更香，同时还可延长食物在胃中停留的时间，起到明显的耐饥作用。

可见，脂肪对宝宝是多么重要了，父母要适当给宝宝吃些含丰富脂肪的鱼、肉、蛋之类的食品，以促进宝宝的生长发育。

哪些食物能够锻炼宝宝胃肠的消化功能

谷物、鱼肉、板栗、苹果、酸奶以及各种蔬菜，都是锻炼宝宝胃肠的好食物。这些食品中含有多种丰富的碳水化合物，不仅能增加宝宝肠道糖类消化酶的含量，而且还能刺激蛋白质和肽类食物的消化和吸收。另外，还可保持宝宝胃肠道正常的酸碱度，提供助消化的有益菌。

宝宝对奶瓶过于依赖怎么办

宝宝对奶瓶过于依赖时，父母可以参考以下方法：

◆ 限制宝宝用奶瓶的时间、地点和频率。一天只给宝宝使用2～3次奶瓶，正餐间的点心或饮料则放在碗里或杯子里供应。

◆ 奶瓶中不装好喝的牛奶和果汁，只装白开水。这也能减低宝宝对奶瓶的兴趣，并能保护宝宝的牙齿。

最后，宝宝终会抵挡不住父母努力，而自愿放弃用奶瓶。

宝宝不愿意自己动手吃饭怎么办

大多数宝宝进入1岁后，就要争着、抢着自己动手吃饭，但也有一些宝宝不愿意自己拿勺吃饭，非得妈妈喂才行。主要原因是有些宝宝怕失去妈妈，因为对宝宝来说，妈妈一直是宝宝的保护神，宝宝不愿意失去妈妈的一点一滴的关爱，更何况是妈妈那细致入微的喂哺。

对于这样的宝宝，父母别强迫宝宝。如果宝宝希望由妈妈喂时，妈妈就喂他；当宝宝想自己动手吃东西时，就让宝宝自己吃，如果顺其自然地让宝宝自然发展，等宝宝再大一点儿时，就会自己吃东西了，尽管这种现象可能还会出现反复。与此同时，妈妈要随时让宝宝有自给自足的机会，把奶瓶、杯子、勺子放在宝宝随手可以拿到的地方，但千万不要强迫宝宝使用。多给宝宝放置一些可用手抓的食物，以食物来引诱宝宝自己动手吃东西。点心或正餐都一样，因为这样吃更方便。不久父母会发现，宝宝自己吃东西了，会显得更加自信。

每当宝宝自己吃的时候，父母要记得在旁边给宝宝充分的赞美和鼓励。重点是让宝宝了解到：无论什么时候，什么情况下，父母都会在他的身边给予关爱。

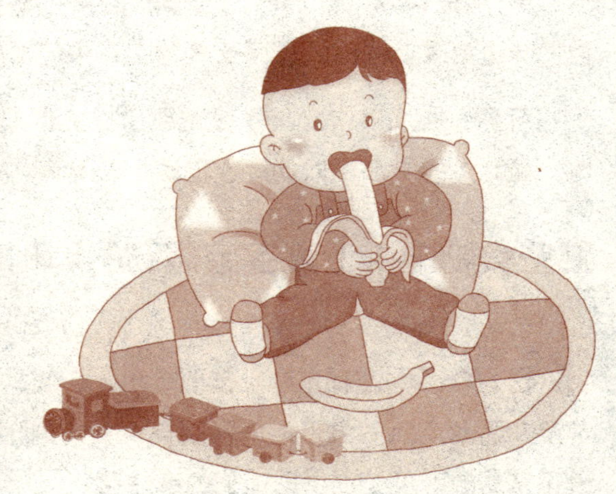

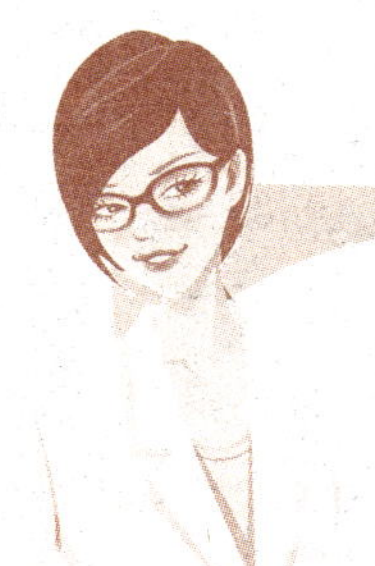

2～3岁 宝宝的营养方案

健康饮食一日参考

7：00　200毫升牛奶麦片粥，80克菜肉蒸饺

10：00　100毫升酸奶，1块面包，1根香蕉

12：00　50克鸡肝炒蘑菇，1个小馒头，60克番茄汤

15：00　100克水果，100克蒸鸡蛋羹

18：00　50克包子，50毫升虾肉松粥，30克莴笋炒肉丝

21：00　200毫升牛奶

本阶段常见营养问题

宝宝四季饮食调节

◎ 春季

春天，是万物生长，万象更新的季节。对于发育迅速的宝宝来说，春天也应更加注意饮食调养，以保证其健康成长。

早春时节，气温仍较寒冷，人体为了御寒要消耗一定的能量来维持基础体温。所以早春期间的营养构成应以高热量为主，除豆类制品外，还应选用芝麻、花生、核桃等食物，以便及时补充能量。由于寒冷的刺激可使体内的蛋白质分解加速，导致机体抵抗力降低而致病，因此，早春时节还需要注意给宝宝补充优质的蛋白质食品，如鸡蛋、鱼、虾、牛肉、鸡肉、兔肉和豆制品等。上述食物中所含有的丰富的氨基酸具有增强人体耐寒的功能。

春天气温变化较大，细菌、病毒等微生物开始繁殖，活动力增强，容易侵犯人体。所以在饮食上应摄取足够的维生素和无机盐。小白菜、油菜、青椒、西红柿，鲜藕、豆芽菜等新鲜蔬菜和柑橘、柠檬、草莓、山楂等水果富含维生素C，具有抗病毒作用；胡萝卜、苋菜、油菜，雪里红、西红柿、韭菜、豌豆苗等蔬菜和动物肝脏、蛋黄、牛奶、乳酪、鱼肝油等动物性食品富含维生素A，具有保护和增强上呼吸道黏膜和呼吸器官上皮细胞的功能，从而可抵抗各种致病因素的侵袭。也可吃些含有维生素E的芝麻、青色卷心菜、菜花等食物，以提高人体免疫功能，增强机体的抗病能力。

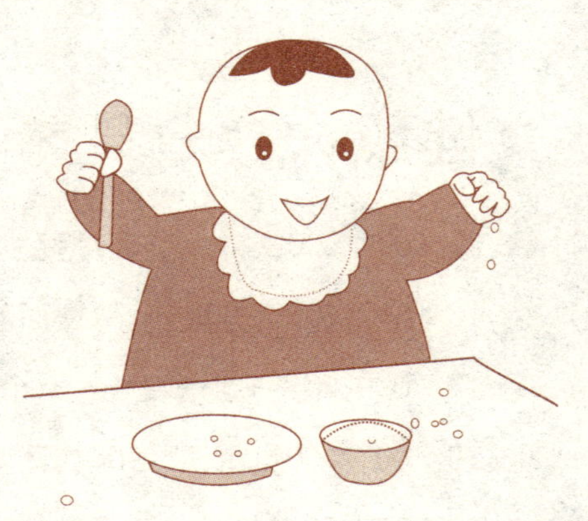

春季患病或病后恢复期的宝宝，一般以清凉、素净、味鲜可口，容易消化的食物为主。可食用大米粥、冰糖薏米粥、赤豆粥、莲子粥、青菜泥、肉松、豆浆等。

爱心小叮咛

春季饮食应以高热为主，注意让宝宝摄取足够的维生素和脂肪、蛋白质。

◎ 夏季

炎热的夏季，是人体能量消耗最大的季节。这时，人体对蛋白质、水、无机盐、维生素及微量元素的需求量有所增加，对于生长发育旺盛期的宝宝更是如此。

首先是对蛋白质的需要量增加，夏季蛋白质分解代谢加快，并且汗液可以使大量微量元素及维生素丢失，使人体的抵抗力降低。在膳食调配上，父母要注意食物的色、香、味，多在烹调技巧上下工夫，使宝宝增加食欲。可多吃些凉拌菜、咸鸡蛋、咸鸭蛋、豆制品、芝麻酱、绿豆、新鲜蔬菜和水果等。此外在烹饪时，适量加些醋，不仅可以增加风味，而且有维护维生素C和增强食欲的功效。夏季可以给宝宝多吃一些具有清热去暑功效的食物，例如：苋菜、莼菜、茄子、藕、绿豆芽、西红柿、丝瓜、黄瓜、冬瓜、菜瓜、西瓜等。尤其是西红柿和西瓜，既可生津止渴，又有滋养作用，另外，还可选食小米、豆类、瘦猪肉、动物肝脏、蛋类、牛奶、鸭肉、红枣、香菇、紫菜、梨等，以补充丢失的维生素。

◎ 秋季

秋天，秋高气爽，五谷飘香，是气候宜人的季节。人体的消耗逐渐减少，食欲也开始增加。因此，家长可根据秋天季节的特点来调整饮食，使婴幼儿能摄取充足的营养，促进宝宝的发育成长，补充夏季的消耗，并为越冬做好准备。

金秋时节，果实大多成熟，瓜果、豆荚类蔬菜种类很多，鱼类、肉类、禽类、蛋类也比较丰富。秋季饮食构成应以防燥润肝为准。事实证明，秋季应多吃些芝麻、核桃、蜂蜜、甘蔗等。水果应多吃些雪梨、鸭梨。梨营养丰富，含有蛋白质、脂肪、葡萄糖、果糖、维生素和矿物质，不仅是人们喜爱吃的水果，也是治疗肺热痰多的良药。

秋天，有利于调养生机，去旧更新。对素来体弱、脾胃不好、消化不良的小儿来说，可以吃一些具有健补脾胃的食品，如莲子、山药、扁豆、栗子等。鲜莲子可生食，也可做肉菜，糕点或蜜饯。干莲子的营养丰富，能补中益气，健脾止泻。山药不但含有丰富的淀粉、蛋白质、无机盐和多种维生素等营养物质，还含有多种纤维素和黏液蛋白，有良好的滋补作用。扁豆具有健脾化湿之功效。栗子可与大米共煮粥，加糖食用，也可做栗子鸡块等菜肴，有养胃健脾的作用。

秋季饮食要遵循“少辛增酸”的原则，即少吃一些辛辣的食物，如葱、姜、蒜、辣椒等，多吃一些酸味的食物，如广柑、山楂、橘子、石榴等。

◎ 冬季

冬季，气候寒冷，人体受寒冷气温的影响，机体的生理和食欲均会发生变化。因此，合理地调整饮食，保证人体必需营养素的充足，对提高宝宝的机体免疫功能是十分必要的。

宝宝冬天的营养应以增加热能为主，可适当多摄入富含碳水化合物和脂肪的食物，还应摄入充足的蛋白质，如瘦肉、鸡蛋、鱼类、乳类、豆类及其制品等。这些食物所含的蛋白质不仅便于人体消化吸收，而且富含人体必需氨基酸，营养价值较高，可增加人体耐寒和抗病能力。

冬天，又是蔬菜的淡季。蔬菜的数量不仅少，品种也比较单调，尤其是我国北方，这一现象尤为突出。冬季过后，人体容易出现维生素不足，因此要扩大食源，可适当吃些薯类，如红薯、马铃薯等。红心甘薯含有较多胡萝卜素。也可在烹饪中合理搭配大白菜、白萝卜、胡萝卜、黄豆芽、油菜等，以补充人体对维生素的需要。

冬天的寒冷可影响到人体的营养代谢。在日常饮食中可多食一些瘦肉、肝脏、蛋类和虾皮、虾米、海鱼、紫菜、海带等海产品，以及芝麻酱、豆制品、花生、核桃、赤豆、芹菜、橘子、香蕉等食物。

冬季是最适宜滋补的季节，对于营养不良、抵抗力低下的宝宝更宜进行食补，食补有药物所不能替代的效果。冬令食补，应供给富含蛋白质、维生素和高热能、易于消化的食物。可选食粳米、玉米、小麦、黄豆、赤豆、豌豆等谷豆类；菠菜、韭菜、萝卜、黄花菜等蔬菜；适当增加牛肉、羊肉、兔肉、鸡肉、猪肚、猪肾、猪肝及鳝鱼、鲤鱼、鲢鱼、鲫鱼、虾等肉食；橘子、椰子、菠萝、莲子、大枣等果品。

如何训练宝宝吃各种食物

这个时期的宝宝，独立意识更强了，喜欢自己握杯抓匙，自己取食物吃。虽然有的宝宝早在八九个月的时候，就可以自己试着吃东西了，但毕竟是以妈妈喂为主。而现在就不同了，基本上是妈妈和宝宝各占一半，这是宝宝从喂食到自食的开始。

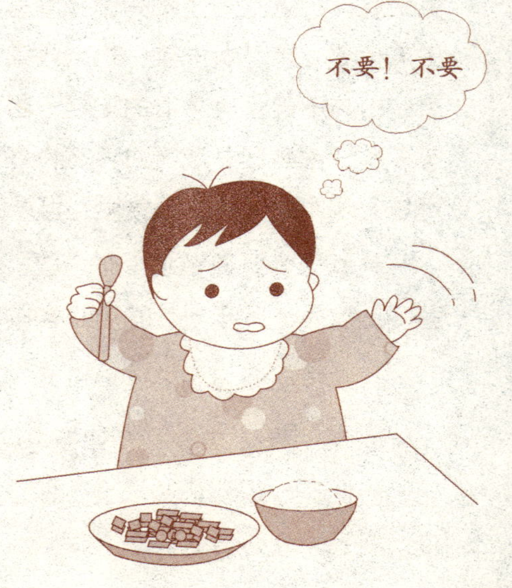

父母要鼓励宝宝自己进食。自食不仅可以训练宝宝的动作技巧及手眼协调功能，还可以培养宝宝对饮食的兴趣，增进食欲。

在很多情况下，宝宝把自己拿小勺舀饭当做玩游戏，抓着小勺“全力以赴”地“对付”碗中的食物。待将食物经过“不懈地努力”喂进自己口中时，宝宝的兴致就更高了，似乎还有一种成就感。

在宝宝进食时，要注意训练宝宝咀嚼和吞咽固体食物的能力，当宝宝把食物吃进去后，要告诉宝宝充分咀嚼后再咽下。因为吸吮与咀嚼是两种完全不同的进食动作，宝宝必须通过训练才能慢慢适应。

多吃精细食物对宝宝有哪些不良影响

虽然精细食物外观漂亮、口感好，但宝宝还是要尽量少吃为好。

这个时期的宝宝正处于生长发育的旺盛时期，应该补充富含营养价值的饮食，才能满足身体生长发育的需要。精细食物的营养成分丢失太多，因此，宝宝应少吃精细食物。另外，精细食物往往含纤维素少，不利于肠蠕动，容易引起便秘。

如糙米和白米的营养价值是不同的。糙米就是仅去除稻壳，未经多次加工的米。这些米保留着外层米皮和胚芽部分，含有丰富的蛋白质、脂肪和铁、钙、磷、B族维生素族以及纤维素，米仁部分含有淀粉，这些营养素对人体的健康非常有利；而白米的米粒是经过精研细磨后，剩下的主要是淀粉，损失了最富营养的外层。因此，从米的营养角度看，糙米比白米的营养价值高，而且越精制的食物往往丢失的营养素越多。

但是，事物总有其相反的一面，提倡宝宝少吃精制食品，并不是说宝宝吃的食物越粗糙越好，拿米面来说，加工太粗吃起来粗糙也难以消化吸收，甚至还会使其他食物尚未充分吸收消化，就一起被排泄掉了，所以并不适合这个时期宝宝的消化特点。

因此，给宝宝吃的食物，既不要过于精细，也不要太粗糙，两者都要兼顾。另外，给宝宝少吃一些精细食物并不是完全不吃，偶尔让宝宝尝尝精白米面及其他精细食物也是可以的。

可以给宝宝吃补品吗

现在，市场上为宝宝提供的各种营养品很多，有补锌的、补钙的、补赖氨酸

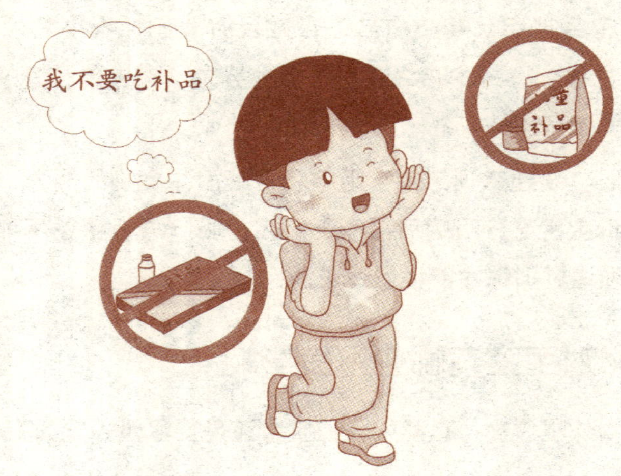

的、开胃健脾、补血滋养的等，琳琅满目，令人眼花缭乱，使许多父母不知该给宝宝买哪一种更好。

其实，并不是这些营养品没有作用，只是这些营养品并不适合于每个宝宝。分析研究一下这些营养品的成分就不难看出，里边的一些成分在食物里就有。比如，赖氨酸缺乏主要是发生在那些长期吃米、面，而缺乏肉、蛋、奶、鱼等动物性食品的宝宝中，常吃鱼、肉、蛋、奶的宝宝就没有必要去补充。现在，补充微量元素又是一件很时髦的事，但人体并不可能每种微量元素都缺乏，即使缺乏，量也不一样，盲目地补充，对宝宝的身体是无益的。而且，不正当或过量食用有些补品会造成宝宝的性早熟。因此，父母不要随意给宝宝添加补品。

宝宝不好好吃饭怎么办

爸爸和妈妈要明白，快2岁的宝宝体格发育的速度比婴儿期减慢了，宝宝对食物的需要量自然相对就减少了。因此，饭量不会像父母所估计的那么大。如果父母怕宝宝吃不饱，拼命地给宝宝喂饭，宝宝会认为是父母在强迫他吃，把吃饭看做爸爸和妈妈的要求，甚或是爸爸和妈妈的事情，这样一来，宝宝就有了逆反心理，宝宝的进食也会从主动转为被动。

宝宝边吃边玩，也说明宝宝的肚子确实不太饿，如果宝宝确实饿了，宝宝是不会到处玩的。在这种情况下，父母就应该态度坚定地把饭菜收走。如果宝宝见状哭起来，可以再给他一次机会，假如宝宝无动于衷，就不要再喂下去，即使宝宝吃得很少，也不要过一会儿再热给宝宝吃，但可以把下一餐饭的时间提前些，待宝宝真正饿了时，就会老老实实地吃饭了。

在宝宝玩的时候喂饭，不利于宝宝的消化吸收，因为吃饭不仅仅是嘴巴吃进去再咽下，而是有一系列全身的反应。人在进食时看到饭菜首先在大脑里引起兴奋，在大脑的支配下，又使胃肠道系统有节律地运动、兴奋，分泌消化液，帮助食物很好地消化吸收，整个进食是一个有机的、完整的过程。如果宝宝吃饭时心不在焉，对大脑的刺激和支配作用减弱，以至于整个消化系统处于涣散状态，不利于食物的消化吸收。而且，宝宝的兴趣在玩上，根本不注意食物的色、香、味，难以促进食欲，再鲜美可口的食物也不能给宝宝留下印象。因此，宝宝对吃饭就没有强烈的要求。

所以，要给宝宝创造一个安静、愉快的进食环境，让宝宝主动参与吃饭的准备工作，如洗手、拿小椅子等，拿走宝宝的玩具，让宝宝意识到马上就要吃饭了，把注意力转移到饭菜上来；同时吃饭时不要训斥宝宝，如果宝宝已表示不愿

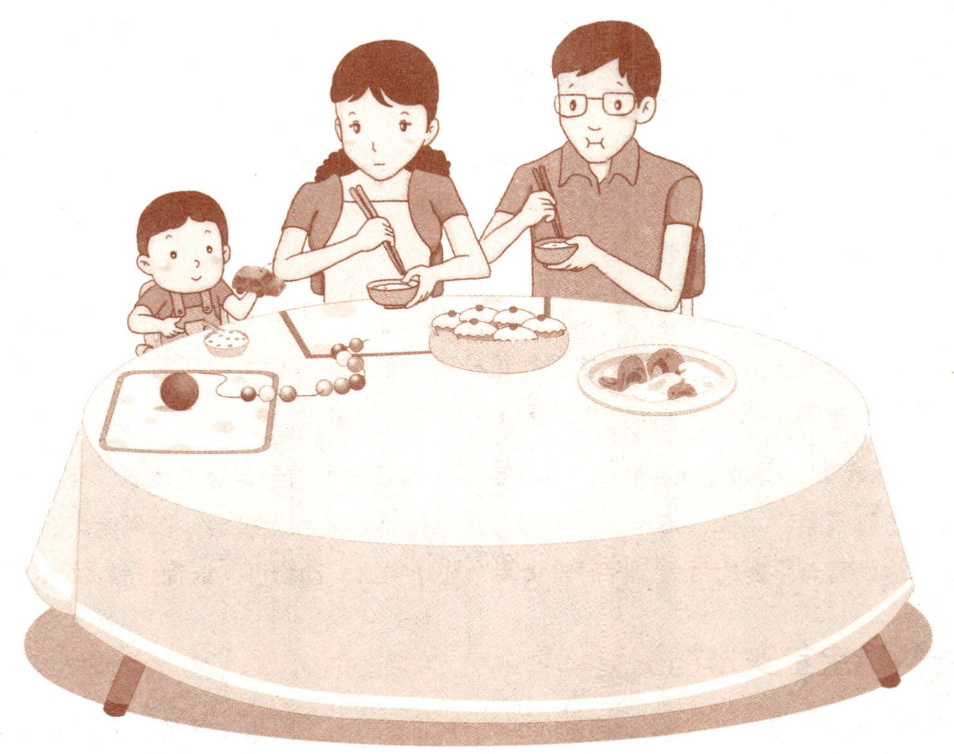

再吃，就不要再勉强，也不要硬把宝宝按在小椅子上，否则以后宝宝一看到饭桌，就没有了食欲。

父母可以专门给宝宝准备一把小椅子，让宝宝坐在妈妈身边，因为，大家围坐一起的快乐气氛是激起食欲的动力。当大人谈论这道菜味道好时，宝宝也很乐意地点头，因为他能分享，而且知道什么是好味道。让宝宝模仿大人坐好，学着用勺或用筷子。看到大人吃完了，说声“慢慢用”而离开桌子时，就知道快要收碗了，便会赶快吃。大人文雅地吃饭，也会对宝宝产生潜移默化的影响。有些宝宝直到小学还要大人喂，这样既会养成依赖性，也会因不能按时定量吃饭而影响身体健康。

总而言之，父母要让宝宝觉得吃饭是件愉快的事，完全是自然的。爸爸和妈妈的期望值也不要太高，快2岁的宝宝即使能坐下来吃饭，也会带有玩性，如会用手指往饭菜碗里戳，或用手去抓饭菜，或手上沾着饭粒在饭桌上玩等。在这种情况下，父母要继续协助宝宝进食，不要去阻止宝宝的这些动作，但是要当心别让宝宝弄翻了碗而受伤。

怎样给宝宝安排一日三餐

◆ 早餐。父母要遵循“早餐吃得好，午餐和晚餐吃得饱”的饮食原则，科学分配宝宝一天的热能摄入。粮食、奶、蔬菜、鱼、肉、蛋、豆腐，这些食品是满足宝宝生长发育必不可少的。

◆ 午餐。要注意多样性，并搭配不同种类、颜色和大小的水果。这样可以确保宝宝摄入多种维生素与矿物质，这样还不会使宝宝因为单调而产生厌倦感。可适当吃面条、米粥、馒头、小饼干等，以提高热量。

◆ 晚餐。科学的晚餐有助于宝宝睡眠，确保他能得到足够的休息。经常给宝宝吃各种蔬菜、水果、海产品，可提供足够的维生素和无机盐，以供给代谢的需要，达到营养平衡的目的。同时常食用一些动物血、动物肝，以保证铁的供应。

怎样给宝宝安排加餐

给宝宝所准备的加餐，爸爸和妈妈要加以选择。因为加餐的品种很多，营养价值也不同。在选购时，注意不要买太甜的。因为太甜，容易让宝宝伤食，对牙齿也有害。而且，吃完点心后，要让宝宝喝些开水，清除一下口腔中的食物残渣，这对宝宝的牙齿有利。

父母给宝宝吃加餐，只应作为一种额外的补充，不能挤掉宝宝的正常饭菜，不能由着宝宝，特别对食量小的宝宝，如果觉得加餐中的小点心已在宝宝的饭食中占有一定的量，爸爸和妈妈就应该及时给宝宝限量。

加餐是不能当饭吃的，也不能一次吃得过多。父母如果把加餐看做给宝宝补充一些营养，或调剂一下宝宝的胃口的方法，是完全可以的。但对那些食欲很好，吃饭不成问题的宝宝而言，就应尽量少加餐，以免宝宝营养过剩，导致肥胖；对那些食欲不佳，饭量小的宝宝，应该适当加餐，在正餐之间给一些小点心吃。但不要在正餐时间吃，以免影响宝宝正常的食欲。可以在两餐之间给，以作为营养的补充。

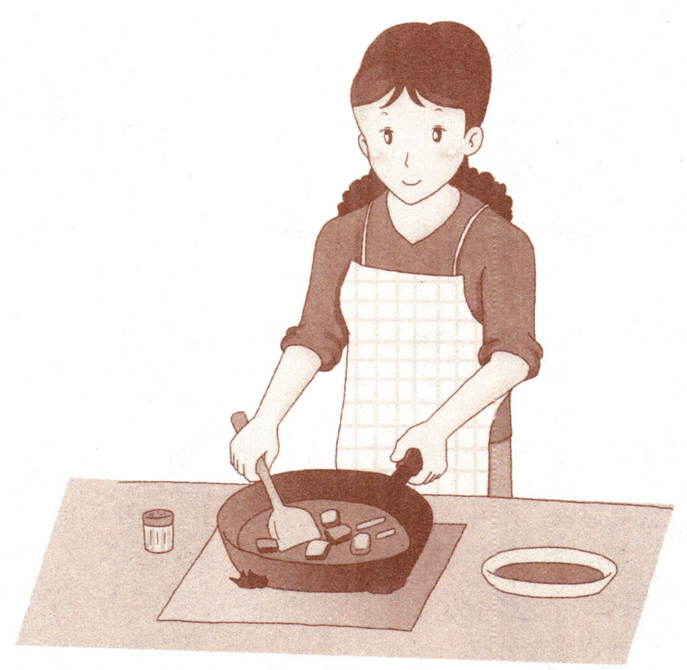

宝宝晚餐应该少吃吗

“晚餐吃少”已被人们奉为养生的经验，但婴幼儿不适宜这一“法则”。

从婴幼儿的生长特点来看，其肠胃功能尚未完全发育成熟，胃容量较小，吃进去的食物相当有限，食物在胃内停留三四个小时就被“排空”了，而且婴幼儿肝脏中储存的糖原不多，耐受饥饿的能力也差，而晚餐与第二天早晨的早餐相隔10多个小时，如果晚餐吃得少，还没上床睡觉宝宝就饿了。也许父母会给宝宝吃点零食，但毕竟不如一顿饭宝宝吃得舒服。还有，宝宝正处于体力和智力发育的高峰，其所摄入的营养不仅要维持日常的活动，而且还要满足生长发育的要求。而这种发育通常都会在夜间睡觉时发生。试想如果给宝宝晚饭吃得少，身体拿什么去发育？又怎能茁壮成长？所以，一定要让宝宝晚饭吃饱。

一般来说，晚饭提供的热量应占全天总热量的30%，而且要少吃肥腻、难以消化的食物；多吃富含蛋白质、维生素、粗纤维的食物。当然，对于肥胖和超重的宝宝来说则应坚持“晚餐少吃”的原则。

给宝宝喝豆浆要注意什么

给宝宝喝豆浆时，父母一定要注意以下几点：

◆ 豆浆一定要煮熟，因为豆浆中含有胰蛋白酶抑制物，如果煮不熟，反而会对人体的健康带来不利的影响。

◆ 不要用豆浆冲鸡蛋，鸡蛋中的黏性蛋白容易和豆浆中的胰蛋白酶结合，不易被人体消化吸收。

◆ 食用豆浆不要放红糖，红糖中的有机酸能够和豆浆中的蛋白结合，产生变性沉淀物。

◆ 豆浆不要放在保温瓶中保存，以免变质。

◆ 食用豆浆要适量，如果一次饮用过量，容易引起消化不良。

宝宝吃黑木耳有什么好处

黑木耳是药食两用食品，不仅营养全面丰富，而且还有较高的药用价值。黑木耳对宝宝有如下好处：

◆ 每100克黑木耳中含蛋白质11.6克、碳水化合物65克、脂肪0.2克、铁185

毫克、钙375毫克、磷201毫克，这些都是宝宝生长发育所必需的营养素。

◆ 黑木耳中含有丰富的维生素B_1、维生素B_2、维生素C、胡萝卜素、纤维素等，这些对预防缺铁性贫血及补充钙质具有非常重要的作用。

◆ 黑木耳中的胶质成分，可将消化道的杂质、毒素吸附起来排出体外，起到保护肠胃的作用。

宝宝常吃银耳有什么好处

银耳，又称白木耳，一向被视为营养滋补佳品，尤其是野生的银耳，其营养价值更高。

◆ 每100克银耳含蛋白质5克，脂肪0.6克，碳水化合物79克，钙380毫克，磷250毫克，铁30.4毫克，并含有多种维生素及17种氨基酸。

◆ 银耳所含的银耳多糖，有增强人体免疫力、加强白细胞的吞噬能力、兴奋造血机能等作用。

◆ 提高溶菌酶的活力，促进杀菌功能。

因此，常吃银耳，不仅能补充多种营养，还可以增强宝宝的抵抗力，从而起到抗病强身的作用。

如何注意宝宝的饮食卫生

◎ 少吃生、凉拌食物

由于目前有的饮用水尚未达到卫生标准，而且许多蔬菜仍多施用人畜肥，使食物本身带菌或虫卵。因此，宝宝不宜多食用凉拌食物。

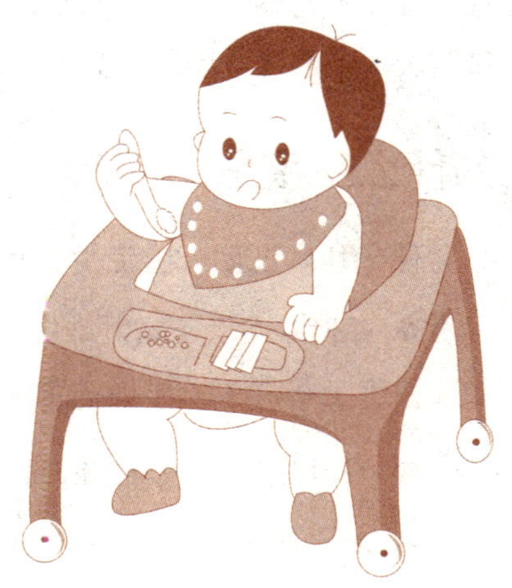

◎ 食物要煮熟

有些食物如扁豆、豆浆等，如不煮熟，会发生中毒症状。一定要保证在烹调中将其熟透后再给宝宝食用。

◎ 食物要新鲜

不新鲜的食物有时会引起腹泻、痢疾等疾病，更严重的还会引起中毒。导致中毒的食品主要为变质的淀粉食物（如剩米饭、小米饭、高粱米饭等），偶尔也由甜点心、乳肉类制品等引起。剩米饭置于30℃以上的温度下过夜，进食前又未充分加热，就有可能引起中毒。另外，这些食品在用感官鉴别时，除米饭有时微黏，稍带异味外，大多数感觉良好，无明显腐败变质现象。此种假象很容易使人发生食物中毒，必须高度警惕。

淀粉类食物中毒一般由蜡样芽孢杆菌所产生的肠毒素引起，其潜伏期为0.5～12小时，发病以2～5小时最多见。呈急性胃肠炎症状，病人有恶心、呕吐、头晕，约25%的人有腹痛、腹泻，体温一般不高。仅少数严重者因剧烈吐泻而出现脱水症状，病程一般1～2天。

预防食品中毒的简单办法是：淀粉类食品不要放置过久；每天的米饭吃多少做多少，尽量避免剩饭过夜；食用剩米饭必须加热至100℃并持续20分钟以上；各种食品，特别是营养丰富适宜细菌繁殖的乳、肉类食品，必须冷藏；要经常清理冰箱内食物，保持厨房清洁整齐，妥善保管食品，使之不被苍蝇、蟑螂及鼠类污染。

为何忌多吃橘子

橘子富含维生素C，少吃有益，但宝宝多吃宜“上火”。中医普遍认为，橘子性甘温，多吃橘子，会导致宝宝“上焦火盛”。上火后宝宝的抵抗力下降，易引起口腔炎，咽喉痛，腹泻和其他炎症。所以宝宝吃橘子应适量，不可过量食用。

为什么宝宝忌喝浓茶

现代科学证明，宝宝少量喝茶对健康是有益的。因为：

◆ 茶叶中含有丰富的维生素C，一般绿茶的含量每100克富含200毫克维生素C，经常给宝宝喝点茶，可促进宝宝生长发育，增强抗病力，防治坏血病。

◆ 茶叶中的叶酸是预防宝宝贫血的重要的B族维生素来源。

◆ 茶叶中的氟含量为一般食物中的10倍左右，对坚固齿质，预防龋齿有良好作用。

但宝宝喝茶要忌喝浓茶，否则对健康不利。因茶叶中的单宁易和食物中的铁质结合成不溶性的复合物，从而影响对铁质的吸收。浓茶刺激胃壁，也可使胃黏膜收缩，胃液变淡，影响宝宝的消化功能。

宝宝不宜喝哪几种开水

父母应让宝宝多喝温开水，但有5种开水不能喝。这5种开水是：

◆ 在炉灶上沸腾时间很久的水。

◆ 开水炉中隔夜重煮的开水。这是因为开水反复沸腾后，其中所含的钙、镁、氯、重金属等微量元素大大增高了，被人饮用后会对人的肾脏产生不良影响。

◆ 蒸饭蒸肉后的“下脚水”。

◆ 冰水。这个时期的宝宝爱玩好动，活动后往往浑身是汗，喜欢喝冰水。妈妈或爸爸不能由着孩子的喜好加以满足。因为宝宝刚刚出了汗，大量喝冰水，容易引起胃黏膜血管收缩，使胃肠的蠕动加快，甚至引起肠痉挛，导致腹痛、腹泻，因此，绝对不能给宝宝喝冰水。

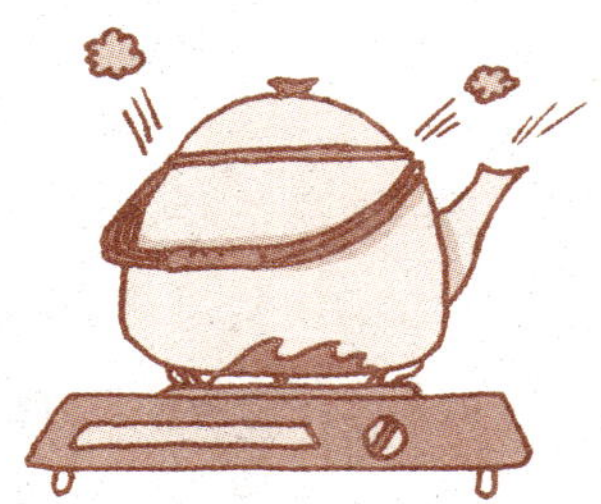

宝宝挑食就一定不好吗

这个时期的宝宝不但身体强壮许多，而且心理发育也很明显，开始意识到自己是个有主见的人了，什么事都想自己独立去做，因而变得不听话、调皮了，在饮食上反映出来的就是会挑食，挑自己喜欢的东西吃，不喜欢吃的食物，一口都不吃。宝宝会挑选食物，就说明宝宝已对食物有了一定的喜恶感，能够辨别不同食物的特色了，这种本能的选择是一种自然的、没有偏见的，也是父母应该接受的，这和宝宝的挑食还有区别。

曾经有人对宝宝自己选择的食品，做过一个试验，结果得出三条重要的规律。

◆ 从各种非精制食品中自由选食的宝宝发育情况更好。

◆ 从一个阶段来看，每个宝宝自己选择的饮食，大体上也可算作均衡饮食。

◆ 宝宝每天、每顿的饮食情况都有很大的差异，从一顿饭的角度看，宝宝的饮食是不均衡的。

这三个规律可以给父母一个启示：正常的宝宝是完全可以从爱吃的各种搭配得当的食物中，选择出有益健康的饮食组合。父母可以在适当的范围内允许宝宝按照自己的欲望去喜厌某种食物，不必大惊小怪，过分的关注和担心反而会起到反作用。

但是，宝宝的饮食是由妈妈或爸爸提供的，如果父母对饮食有喜好和偏见，或没有一点饮食常识，或烹饪手艺欠佳，整天给宝宝吃单调枯燥的饮食，宝宝的本能意识再健全也无法做出合理的选择。

因此，父母适当了解一些这方面的知识，如米饭、牛奶、肉类、蛋类、蔬菜、水果等各种食品的营养价值和成分，对满足宝宝的营养需要会很有帮助。

如何帮助宝宝使用筷子

2～3岁的宝宝，手指的发育已较成熟，手的动作比较灵活，已具备使用筷子的条件。这个时期的宝宝，已经基本不用父母喂饭，能自己用小勺吃饭了，但小勺舀粥类食物还可以，夹条状、块状的食物就不如筷子方便。

由于手的运动是受大脑控制支配的，所以，锻炼和运用手指的运动功能，也能刺激大脑，促进大脑的发育。别看用筷子是个看似简单的动作，实际上还有一定的难度和技巧。一次用筷子夹食物的动作，可以牵动手指、胳膊、肩部等30多个关节、50多条肌肉的运动，还需各个手指的相互配合和协调。因此，让宝宝学用筷子无论是训练手做精细动作，还是对大脑的发育都有很大的好处。因此，让宝宝早点儿学会使用筷子很有必要。

初次训练宝宝使用筷子时，宝宝会像刚开始使用小勺一样弄得周围到处是饭粒菜渍，甚至饭没吃上几口，筷子却落地多次。本来用小勺花上10分钟就能吃完饭，现在得花上20分钟，还不一定吃得满意。这是父母应该预料到的事情，千万不要嫌宝宝用筷子吃饭慢，把衣服、桌面、地上弄脏，或者索性还让宝宝用小勺吃饭，这些做法都不利于宝宝的成长。

3岁宝宝的积极性和自尊心与1岁时相比更容易受到伤害，如果宝宝真对使用筷子感兴趣，而父母却不给宝宝学习的机会，宝宝以后也会不愿意接受筷子。如果宝宝原本对筷子根本不感兴趣，父母也不用强求，用勺子还是用筷子只是吃饭的方法而已，不必为此而影响宝宝的情绪和进食，等宝宝再长大些，自然会对使用筷子感兴趣，会学会并习惯使用筷子，只是目前少了一些锻炼的机会而已。

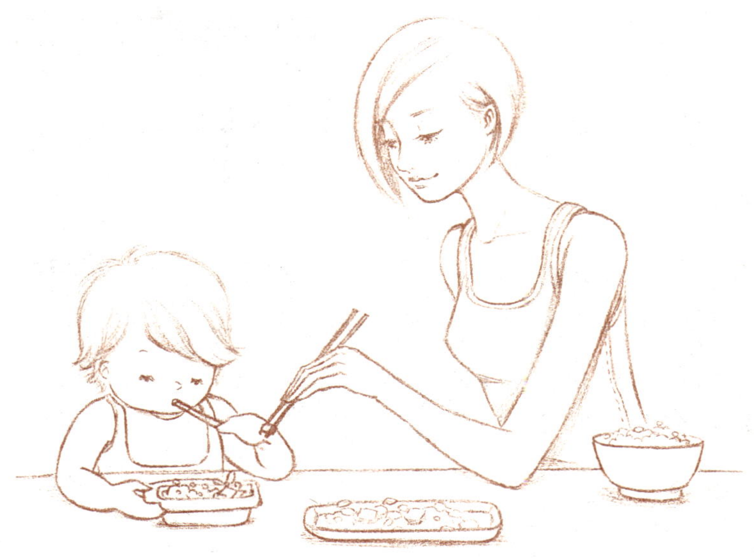

服驱虫药后如何调理饮食

现在，大多数的驱蛔虫药都是通过麻痹体内的虫体，降低其在人体内的寄生能力，最后使之随大便一起排出体外而达到驱虫的目的。但是，宝宝的消化系统发育尚不完善，很容易因消化功能障碍而引起便秘而影响药效，使虫体不能及时排出体外。父母可以通过调理饮食来保持药效。

◆ 少吃油腻食物。大多数的驱虫药都属于脂溶性药物，只在肠道内发挥药效。如果食用过多的油脂性食物，会促使药物在人体内被吸收，不但影响药效，还加大了药对人体的毒性。

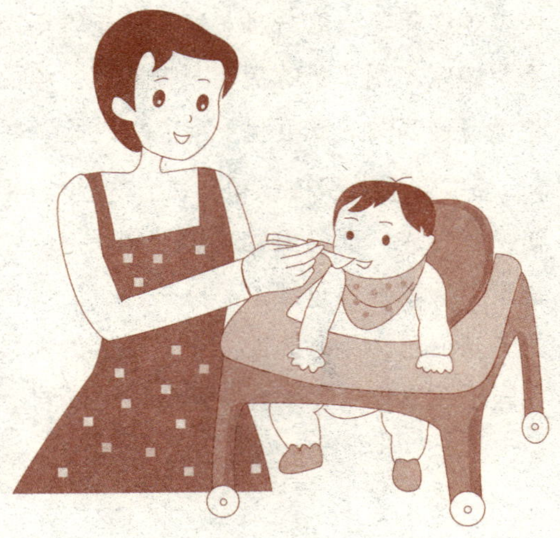

◆ 多吃富含植物纤维的食物。植物纤维能够加快肠蠕动，促进排便，防止便秘，服用驱虫药后多吃此类食物，会使被麻痹的虫体及时随同粪便排出体外。富含纤维素的食物有芹菜、韭菜、香蕉、草莓、坚果等。

◆ 多吃酸味食物。蛔虫有“得酸则伏”的特点，此时能吃一些如乌梅、山楂、食醋等食物，有利于蛔虫的排出。

此外，父母一定要让宝宝多喝水，以加快肠道蠕动和对食物的吸收利用。

怎样使宝宝吃饭更香

现在常听年轻的父母抱怨自己的宝宝“什么也不想吃”，该如何使宝宝“见饭香”呢？当然，除了提高烹调水平外，还要讲究些方式和方法。

为了培养宝宝不挑食、不偏食的习惯，使其能有规律地、心情愉快地进餐，父母在日常生活中要做到以下几点：

◆ 宝宝进餐使用的桌、椅、碗、筷等大小、颜色均要适合婴幼儿的年龄特征，否则会因此而影响宝宝的进食兴趣。

◆ 饭前1小时内不要让宝宝吃任何食品，特别是甜食，如糖果等，这会影响宝宝的食欲。

◆ 饭前应让宝宝做些安静的活动，避免过度兴奋。如自己把玩具收好，自己上厕所，厕后用肥皂洗手，等候开饭。较大的宝宝应该帮助家长开饭。

◆ 进餐过程中，要提醒宝宝细嚼慢咽，不能边吃边玩，不能边吃边看电视，要鼓励宝宝多吃，但不要让宝宝过量进食，更不可强迫宝宝。若宝宝食欲不振，应先查明可能存在的原因，然后区别对待，不能不分青红皂白地训斥宝宝。

◆ 食品的种类和花样要不断更换，在宝宝食用一种新食品前，可用讲故

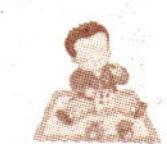

事、讲笑话、讲童话等方式向宝宝讲解新食品的营养价值，对生长发育的作用。在吃新食品前，不要让宝宝吃其他食物，这样才会增加宝宝的食欲。

◆ 宝宝对食物的好恶，常受父母的影响，所以父母应做宝宝的榜样，以身作则，不挑剔或批评饭菜不好，不谈论自己或其他儿童的特殊饮食习惯。尤其要避免对健康食物做不利的评论。

有的妈妈过分担心宝宝吃得太少，往往在宝宝面前表露出忧虑或不满，结果使宝宝感觉到吃东西受到压迫，这会影响宝宝的胃口。其实宝宝的胃口也和大人一样，会有所变化。所以协助宝宝进步，大人所采取的态度和技巧是很重要的。

◆ 家长要发现宝宝的进食规律，及时调整饭菜的口味。

给宝宝喝水的注意事项

饭前、饭后1小时之内不宜喝水。因为宝宝消化液中各种消化酶的功能和数量一般比成年人要差，饭前、饭后饮水会稀释消化液，进一步减弱消化液的功能，并导致消化不良。

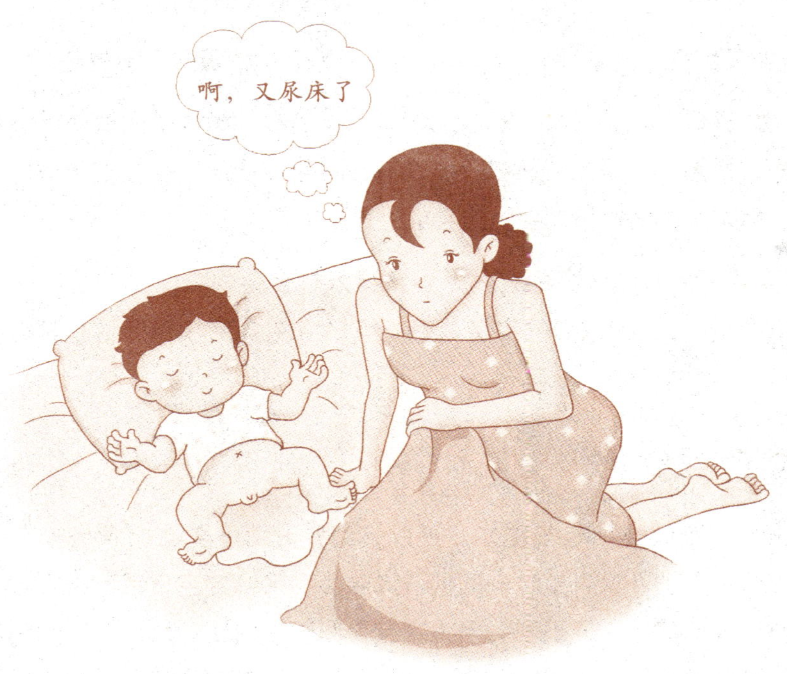

吃饭时不要一边饮水，一边吃饭；吃饭时饮水也会稀释消化液。边吃饭边饮水或吃水泡饭，常常会使食物得不到充分咀嚼。食物消化的第一个过程就是咀嚼。只有得到充分咀嚼，粉碎得很细的食物才容易消化吸收。但吃饭时饮水或吃水泡饭时，较大块的食物还没有被咀嚼碎就滑进了消化道，这实际上是加重了消化道的工作负担，并影响了消化吸收。

睡觉前不要喝水。宝宝肾脏功能比成人差，一般夜间还会有排尿出现，这是肾脏在承担白天没有完成的工作。如果睡前饮大量的水，只会加重肾脏的负担，并影响宝宝的睡眠。宝宝睡醒后会眼睛发肿，晚上还可能会尿床。

警惕影响宝宝智力发育的食物

◆ 过咸食物。人体对食盐的生理需要极低，成人每天5克以下、宝宝每天1.5克以下就足够了。常吃过咸食物会损伤动脉血管，影响脑组织的血液供应，使脑细胞长期处于缺血、缺氧状态，从而导致大脑发育迟缓。

◆ 含铅食物。铅能取代其他矿物质铁、钙、锌在神经系统中的活动地位，因此是脑细胞的一大“杀手”。含铅食物主要是松花蛋等。

◆ 含铝食物。世界卫生组织指出，人体每天铝的摄入量不应超过60毫克。

◆ 含过氧脂质的食物。油温在200℃以上的煎炸类食品及长时间曝晒于阳光下的食物，如熏鱼、烧鸭、烧鹅等，含有较多过氧脂质，且会在人体内积聚，使某些代谢酶系统遭受损伤，会影响宝宝的大脑发育。

◆ 含糖精、味精较多的食物。糖精摄入过多会损害脑细胞组织；味精少量食用是安全的，但1岁以内的宝宝最好别吃。宝宝食用味精有引起脑细胞坏死的可能。

谨慎给宝宝吃冷饮

夏季给宝宝适当地吃些冷饮，可以起到暂时消暑降温、满足宝宝心理需求的作用，但不能把冷饮当做唯一的消暑降温之品来给宝宝食用。给宝宝吃过多的冷饮，对宝宝的健康十分不利。因为宝宝胃肠道黏膜比较娇嫩，对冷刺激反应敏感，吃了过多的冷饮后，胃内温度骤然降低，会引起胃黏膜血管收缩，胃液分泌减少，肠蠕动加快，从而影响食物的消化吸收。另外，冷饮会损伤舌头上的味蕾，会导致宝宝舌蕾对食物滋味的敏感性下降，影响宝宝的正常食欲。

另外，冷饮并不能起到解渴的作用。因为夏季人体出汗多，体内水分、盐分丢失多，人体细胞内脱水就会觉得口干。而冰激凌等冷饮偏甜，含水分不多，人吃过之后，还得消耗体内的水分去消化其中的糖、蛋白质和脂肪等。而人吃后等凉爽劲儿一过，就又觉得口渴了。因此，最佳的解渴饮品，是一杯淡淡的盐开水或温开水，而不是冷饮。

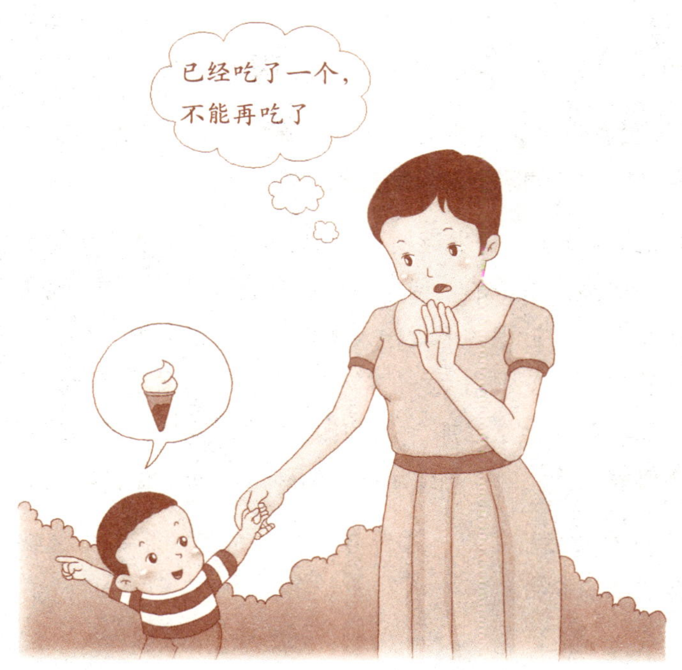

不宜多给宝宝吃糖或甜食

糖类是宝宝身体必不可少的一部分，对大脑的发育也是必不可少的。在宝宝饮食中适当增加些甜食，对大脑大有裨益。糖在人体内氧化后能供给人体能量。如果血液中糖分不够，会直接影响脑的工作，适量吃些甜食，对活动和增强记忆力都有益处。但决不要过多，过多有许多弊端。吃糖或甜食过多，超过身体机能的需要会对身体带来危害，比如易患肥胖症、影响宝宝的食欲、损害宝宝牙齿的健康等。

◆ 易引起宝宝精神烦躁。摄入过量的糖或甜食，为使机体加速糖的有氧氧化，从而会消耗大量维生素B_1，而维生素B_1供给不足，反过来又会影响到糖的有氧氧化进行，从而使无氧酵解产生的丙酮酸、乳酸等代谢产物堆积，这些代谢产物如在脑组织中蓄积过多，导致所谓“甜食综合征”，患儿情绪十分不安定，爱哭闹、睡眠差，还易在梦中惊闹，与同龄宝宝相比，学习成绩因精力不集中而下降。

◆ 吃糖或甜食过多会影响宝宝正常食欲，特别是饭前吃甜食或糖，会降低宝宝胃口，正餐不好好吃。长此以往，造成糖分过多、而其他营养不足，尤其多种含维生素的食物摄取不足，必然影响身体的健康发育。

◆ 吃糖或甜食过多易导致宝宝肥胖、龋齿等症。肥胖宝宝长大后，易患高血压、高血脂症，也会使患心血管病的危险性增高。

◆ 吃糖或甜食过多会诱发近视。近视的形成是由某些遗传因素、不注意用眼卫生、长时间眼疲劳造成的，但如果小儿食糖过多，同样可诱发近视。大多数小儿喜好糖类食品，而近视的形成与人体内所含微量元素有关，如果过多地吃糖和高碳水化合物，就会使眼内组织的弹性降低，体内微量元素铬的含量减少，眼轴容易变长，若血糖的含量增加，会影响眼房水及晶体内的渗透压改变，眼房水就会通过晶体囊渗入晶体内，导致晶状体变形，眼屈光度增加，形成近视眼。

所以宝宝饮食应合理搭配，多吃些粗面、糙米、水果和含维生素丰富的食物，少吃糖分过高的食品。

孙教授解答热线

怎样培养宝宝良好的饮食习惯

由于宝宝年龄的差异，以及消化器官功能的不同，在食物的种类、质量、喂养方法、每天进食的次数和间隔时间上也相应有差异，但饮食做到定时、定量则是基本的要求。对于宝宝而言，食物在他们胃里消化的时间大约3～4小时，所以一般两餐相隔时间以4小时左右为宜（也可以在两餐之间加点点心）。随着年龄增长，进餐次数可相应减少，3岁以上的宝宝进食可逐渐按成年人的饮食。

进食之前，不要让宝宝做剧烈的活动，要使他们有平静而愉快的就餐情绪，且不宜多吃零食。进食时，注意力要集中，不要逗引宝宝大笑，也不惹宝宝哭闹，更不宜让宝宝边吃边玩，当宝宝不认真吃饭时，要循循诱导，不要训斥、恐吓、打骂。心情舒畅，能使宝宝对食物产生兴趣和好感，从而引起他旺盛的食欲，促进消化腺的分泌；同时，进食不要过急，要细细咀嚼，促进消化腺的分泌，这样有利于食物的消化和吸收。另外，要注意避免宝宝的偏食和择食，训练宝宝吃各种类的食物，接受多方面均衡的营养。

父母还要教育宝宝使用自己的茶杯、碗筷，进食前要洗手，饭后要漱口，吃饭时不能用手去抓碗碟里的菜吃；不吃掉在地上的东西，不吃不洁净的食物和水果。此外，为了培养宝宝的独立生活能力，待宝宝到1岁后，就可以把小勺给他，让他锻炼自己吃饭；2岁的时候，宝宝的手腕部已有力量拿碗，这时可让他尽量自己端碗，养成自己吃饭的好习惯。

为什么不能忽视宝宝的早餐

有的家庭中，由于生活习惯的缘故，父母不仅自己不重视吃早餐，对宝宝的早餐也往往对付了事，常常1碗稀饭，1个面包或馒头，让他们随便吃一点儿就

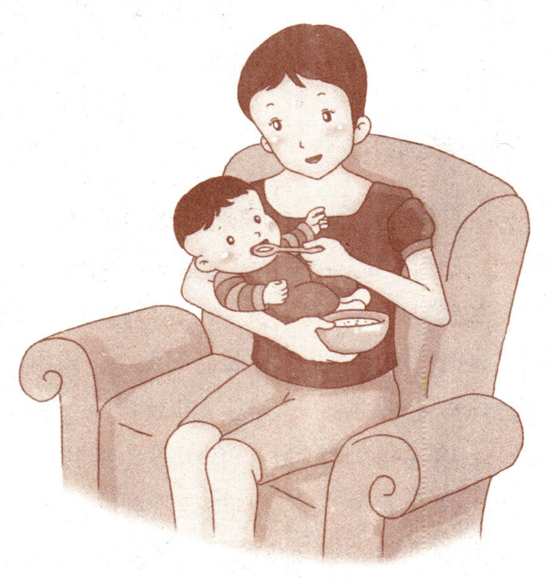

算了。这种习惯不利于宝宝的健康生长和发育，因为早餐在宝宝的营养素中，应该占每天所需营养物质全部的1/3以上，而且早餐不仅应当有糖类——馒头、面条、粥等，还应该有牛奶或鸡蛋等高蛋白质的食物。具有足够热量和蛋白质的早餐，才是宝宝最需要的早餐，因为上午宝宝的体能消耗量最高，前天晚饭所摄入的营养素已基本消耗完，故应及时补充各种营养素。如果宝宝吃得少和营养差，那么全天所需要的营养素必然受到影响，时间长了，就会造成宝宝的营养不良，生长发育迟缓。

细嚼慢咽能促进大脑发育

宝宝如果很少运用下颌的咀嚼肌进食，会使下颌肌肉退化，而使脸部变得面无表情、脑发育逐渐迟钝。

让宝宝吃饭时细嚼慢咽，具有下列好处：

◆ 使脑细胞活动旺盛、脑代谢活络。

◆ 刺激舌头的味觉神经、进而刺激大脑，使脑荷尔蒙分泌旺盛、相关动作更加灵活。

◆ 借咀嚼肌的反复收缩、松弛促进血液循环及代谢。

◆ 咀嚼使消化器官分泌荷尔蒙，同时刺激视床下部及海马体，提高记忆学习能力。

宝宝光吃精细食物有何不好

谷类的营养成分分布有4部分，从外向里是谷皮、糊粉层、谷芽和白心儿。其中糊粉层，含有B族维生素及蛋白质；谷芽含有维生素B_1及维生素E；谷心则主要是淀粉。谷粒碾成米面时，加工越细，糊粉层及谷芽去掉越多，其所含的维生素B_1去掉的越多。同时，人们淘米时，如用手搓米或长时间浸泡，或用热水淘米，也容易将外层和谷芽去掉。经过这样处理的米，含维生素B_1就极少。这样，经常吃精米或白面，因缺少维生素B_1，就容易得脚气病、口角炎等。精制米面除丢失了维生素B_1外，无机盐及纤维素也会大量丢失，这对身体是不利的。从营养角度来看，精米白面不如糙米黑面好。现在西方国家提倡吃“天然食品”，如全麦面包、掺入麸皮的白面包等。美国黑面包的价格比白面包还要贵，就是因为黑面包中含维生素和纤维素多，不仅有利于预防脚气病，也有利于肠的蠕动，防止大肠癌的发生。

因此，给宝宝食物也应讲究粗细搭配，只给吃精细食物，不利于得到各种营养成分，也不利于宝宝身体发育。

宝宝为何不宜多吃肥肉

脂肪是体内重要的供热物质，所供的热能约占总数的35%。脂肪还有利于脂溶性维生素的吸收，为宝宝的生长发育所必需。但是长期过量摄入肥肉，对宝宝的生长发育很不利，其主要表现如下：

◆ 由于脂肪约含90%的动物脂肪，而脂肪消化所需的时间较长，在胃内停留时间久，吃后容易产生饱食感。过多进食脂肪，会影响其他营养食品的进食量。

◆ 高脂肪饮食影响钙的吸收，因为脂肪消化后与钙形成不溶性的脂酸钙，从而阻止钙的吸收。

◆ 脂肪摄入过多，血中胆固醇与甘油三酯含量增高。这两种物质是成年以后形成动脉硬化，导致冠心病、心肌梗死等心血管疾病的主要致病物质。

◆ 脂肪进食过多，可使脂肪细胞体积增大、数量多而产生肥胖。过分肥胖的宝宝，心脏的负担增加；同时，由于体重增加，两脚负重也增加，容易形成扁平足。

宝宝吃冷饮和瓜果为何要有节制

宝宝如果吃冷饮、瓜果过量的话，会对他们身体造成一定的损伤。宝宝对冷饮和瓜果有着“特殊”的偏爱，若不加以控制，他们会不停嘴地吃，结果会造成对身体的损害。因此，宝宝吃冷饮和瓜果要有节制。

冷饮虽然能降温，可给人体提供一定的养料，但对胃肠的冷刺激，会引起消化道的强烈收缩，促使胃肠的痉挛。而宝宝对“冷”又特别敏感，假如冷饮吃得过多，而会使口腔、胃黏膜的血管剧烈收缩，影响局部的血液供给和胃液的分泌，引起腹痛、腹泻和食欲降低等症状。因此，父母要注意这个问题，宝宝吃冷饮要适量，切忌用冰激凌、冰果汁来喂养宝宝，也不要让他们在饭前多吃冰棒、雪糕，以免引起宝宝的消化紊乱和营养失调，甚至造成宝宝心理及性格发育上的不良后果；另外，当宝宝吃冰棒、雪糕等、冰激凌时，不要大口大口地嚼着吃，以免对牙齿直接刺激，引起牙痛，影响牙齿的发育。

瓜果，包括酸味的水果，均含有丰富的维生素C和碳水化合物，不仅可以供给宝宝必要的营养素，而且可以增进胃液的分泌，提高宝宝食欲。但是，瓜果也不能一次吃得太多，要根据宝宝的年龄大小、消化能力强弱、牙齿的多少来决定，同时还要讲究吃的方法。若是稍大的宝宝，消化功能较好，可以适当多吃一点儿；若是很小的宝宝，消化能力不强，就要少吃。如果宝宝已经长出上牙，可将瓜果切小薄片，让他咀嚼，这样对宝宝的牙齿有好处。吃瓜果时最好不要大块大块地往下咽，以免增加胃肠的负担，引起消化不良。

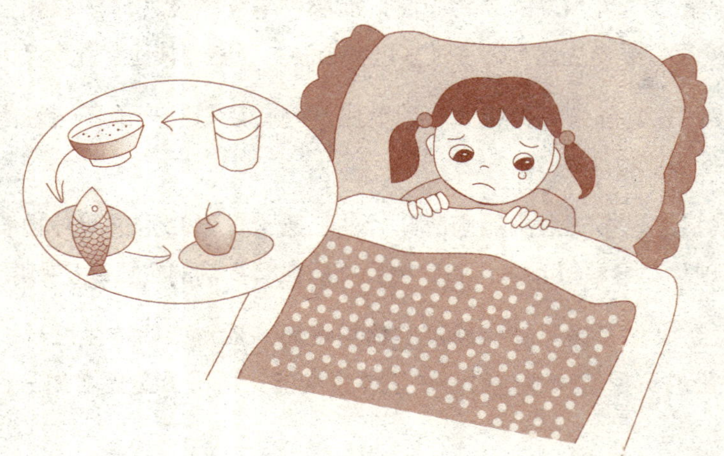

为什么宝宝吃瓜果要洗净和削皮

苹果、梨、桃、杏、李子、香瓜、葡萄、甘蔗等，无一不香甜可口，深为宝宝所喜爱。这些瓜果营养丰富，不仅含有丰富的维生素，而且还含有一定量的蛋白质、脂肪、糖和矿物质等，对宝宝生长发育十分有利，既能增进食欲和帮助消化，又能增加必需的营养素。但是由于瓜果本身的香味和甜味，容易招惹虫蝇叮咬，以及在生长、采摘、运输过程中，又容易受病菌、寄生虫卵及农药的污染，所以在瓜果的表皮、果壳上，常常带有一些病菌、寄生虫卵，或者残留一定量的有毒农药。而宝宝的抗病能力差，抗毒能力也弱，若吃了没有洗净和没有去皮的瓜果，容易引起疾病，如急性胃肠炎、蛔虫病、农药中毒等。因此，宝宝在吃瓜果时，除了用清水冲洗干净外，还要削皮才吃。如果某些不能削皮的水果，如葡萄、红枣等，要先洗干净，再用80℃左右的热水浸泡3～5分钟，或放在淡盐水里泡10分钟，取出后用冷开水洗干净后再吃。

让宝宝吃水果也不宜过量，因为有些水果吃过量则可导致疾病的发生，如荔枝吃多了可发生低血糖等，而且一次用量过多也不利于消化，易造成宝宝腹泻。

怎样调整饮食促进宝宝大脑发育

据医学研究发现，宝宝多吃含卵磷脂及B族维生素的食物，对脑组织的发育有好处。因为脑组织的化学组成特点就是脂类含量比任何器官都丰富，其中包括卵磷脂、胆固醇、糖脂、神经磷脂，尤以卵磷脂含量最多。这些脂类构成了脑髓的结构成分。人吃了含卵磷脂丰富的食物能提高脑力劳动的效率，使精力更加充沛。卵磷脂还可治疗神经衰弱，增加脑的活力。含卵磷脂多的食物有大豆和豆制品、牛奶、鸡蛋、牛肉、鱼肉、果仁等。

另外，还应多吃些含有B族维生素的食物，它能帮助大脑对糖类的利用，维持髓鞘的完整性。大脑消耗的葡萄糖很多，平时血液中大约2/3的葡萄糖要被大脑消耗掉。学龄宝宝学习做功课，脑力劳动紧张，消耗葡萄糖更多，多吃些富含B族维生素的食物，有助于增加糖对大脑的供应。

哪些营养素有助于宝宝智力发育

谁都希望自己的宝宝聪明伶俐、聪慧过人。除了先天因素、一定的社会环境及教育外，父母可从身边的膳食中，为你宝宝的智力发育提供良好的条件。因为大量的科学实验和调查研究发现，膳食中的某些营养素与大脑的生长发育、记忆力、想象力和思维分析能力的关系相当密切，通过调节膳食中的营养素（如葡萄糖、蛋白质、磷脂、胆固醇、谷氨酸、维生素、微量元素等），有助于提高人的智能。

◆ 葡萄糖：是生命活动的能源。大脑是人体最重要的器官，活动最旺盛，尤其是宝宝。宝宝头部与身体的比例较成年人大，而其大脑的发育和智力的增长活动都需要消耗相对较多的能量。因此，足够的葡萄糖是必需的。一般富含淀粉的食物，如米、面、薯类、豆类等，在人体代谢过程中就会产生大量的葡萄糖供机体利用。所以，我们不可以让宝宝吃太多的零食代替主餐，这样会影响葡萄糖的供给，因为以上主食占机体能源需求的60%～70%。动物肝脏中的淀粉最容易水解为葡萄糖，而动物血液中所含的葡萄糖可直接被人体利用。一般水果中也含有大量的葡萄糖，如柑橘、橙子、西瓜、甜瓜等可作为辅食补充。在某些特殊情况下，如宝宝生病时，就需要直接口服或静脉补充葡萄糖供机体利用。

◆ 蛋白质：是构成脑细胞和脑细胞代谢的重要营养物质。如脑垂体激素中就有一个叫“加压素”的物质，是由7个氨基酸组成的蛋白质分子，可以营养脑细胞，保持旺盛的记忆力，加强注意力和理解力。因此，蛋白质的质和量，是提高脑细胞活力的重要保证，质和量的不足都会使大脑发育不良。植物中以花生和大豆含蛋白质较多。但有人认为：理想的蛋白质摄入是动、植物各占一半，而动物蛋白质中鱼和肉各占一半。

◆ 磷脂和胆固醇：是人体细胞的主要成分，在脑细胞和神经细胞中含量最多。磷脂又分脑磷脂和卵磷脂两种，具有增强大脑记忆力的功能，并与神经传递有关，所以又对大脑反应的灵敏性有影响。宝宝正处于生长发育阶段，为了保持和促进大脑发育和健康。对有关饮食不必控制太严，适当食用动物的脑骨髓、大豆、猪肝、猪肾、鸡蛋尤其是蛋黄等是有益处的。

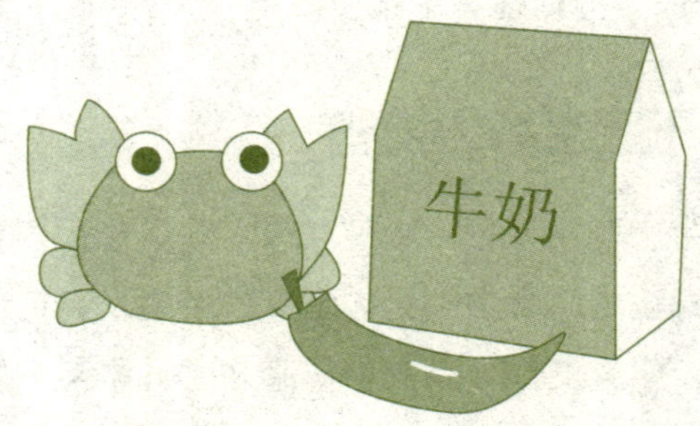

◆ 谷氨酸：能改善大脑机能，对痴呆病有治疗作用。它还能消除脑代谢中的“氨”的毒性。因此，应多吃些含谷氨酸的食物，如牛肉、大米、黄豆、乳酪和动物肝脏等。

◆ 磷：是大脑重量活动中必需的一种介质，它不但是组成脑磷脂、卵磷脂和胆固醇的主要成分，而且参与神经纤维的传导和细胞膜的生理活动，还参与糖和脂肪的吸收与代谢。适当进食虾皮、干贝、黄豆等含磷丰富的食物，对大脑的智力活动十分有益。但磷与钙应按1：2量供给，否则，磷摄入过多反而会影响钙的吸收。

◆ 维生素：某些维生素对大脑也有影响，其中维生素B_1和尼克酸影响最大，它们通过对糖代谢的作用而影响大脑对能量的需求。维生素B_1在酵母、麦胚、牛奶、瘦肉、动物内脏、大豆、谷类中含量较丰富，而尼克酸则在花生、谷类、动物内脏和瘦肉中含量较丰富。

◆ 微量元素：目前研究发现，缺乏锌、铜、锂、钴会影响智力的发展，甚至引起某些疾病，如大脑皮质萎缩、神经发育停滞等。其中锌、铜对促进宝宝发育、提高智力方面有重要作用。如智力较好、学习成绩优良的宝宝的头发中的锌、铜含量相对较高。牡蛎、鱼类、肉类、肝脏、蛋、花生、核桃等食物中含锌较多；肝、肾、肉类、豆制品和叶类蔬菜、坚果中含铜较多。

◆ 其他，还有一些蔬菜、水果、坚果类食物都含有丰富的蛋白质、磷脂、维生素、无机盐、植物油等，每天作辅助食物吃一些，对健脑益智会大有好处。

怎样改善营养，提高宝宝智力

国外心理学家最近发表的研究报告显示，宝宝如果在日常的正常食物之外，再服适量的各类维生素和矿物质补充剂，对提升他们的智商有重大帮助。他们曾选了90名宝宝作为研究对象。在这90名宝宝中，30名宝宝服食维生素及矿物质补充剂，而另外60名则如正常宝宝一样，从日常的饭菜中摄取营养，经过8个月的试验，研究人员为这批宝宝进行了一次“非语言性”的智商测验。所得资料显示，曾服食补充剂的宝宝，智商测验所得的分数，较其他未服食补充剂的，升高9点。这是一个很大的升幅，是维生素及矿物质改善了受测宝宝的营养缺乏情况。很多宝宝虽然日常的食物营养表面上都似乎无所欠缺，但由于对食物的选择取舍，因个人的嗜好不同，实际上都存在“有所偏爱”的情况，故而获得的营养并不平衡，长时期会造成智力水平偏低。

要改善这种状况，可行的办法是给予宝宝额外补充维生素及矿物质，但要在医生的指导下进行。不然可能弄巧成拙，反而对宝宝健康造成不良影响。

哪些动物肉类能健脑益智

动物肉类是脂肪、蛋白质等人体发育和正常活动所需的最基本物质，有些动物肉类食品还具有良好的健脑益智作用。如鸡肉含有丰富蛋白质，能维持人体正常的免疫功能、激素平衡及肌肉收缩力，对人体健康尤其是大脑健康有特殊意义。猪脑含有铁、磷、钙等多种微量元素。中医认为，食用动物类内脏可以起到以脏治脏的神奇作用。另外，鱼肉能提供大量优质蛋白和人体必需的氨基酸，其利用率高，易于大脑组织吸收利用。

此外，鱼肉中含有极为重要的健脑物质——DHA，对大脑细胞特别是脑神经的传导和突触的生长发育有着极为重要的作用，它可以改善大脑机能，提高记忆水平。此外，牛奶及奶制品所含蛋白质、磷也很丰富，它们参与体内各种新陈代谢，补充大脑细胞消耗的能量，其中所含的多种维生素，对神经细胞也非常有益。

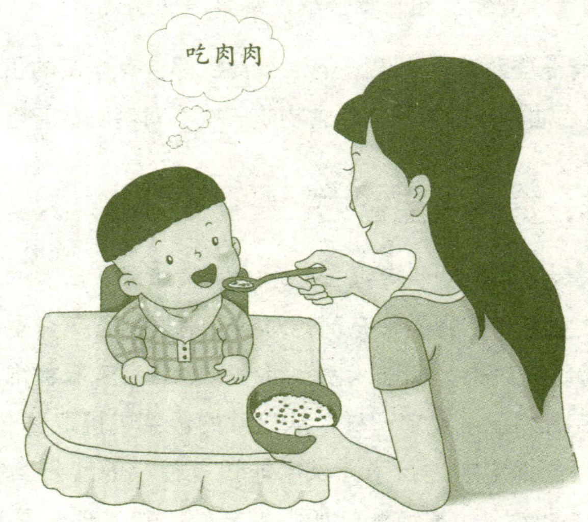

哪些水果能健脑益智

橘子富含维生素A、B族维生素、维生素C，属于碱性食物，可消除酸性食物对神经系统造成的损害，对增智健脑大有裨益。香蕉所含碳水化合物以单糖为主，可在体内迅速转成能量，有效地缓解神经疲劳，其所含的钾对维持人体细胞功能和酸碱平衡以及改进心肌功能均有益处。

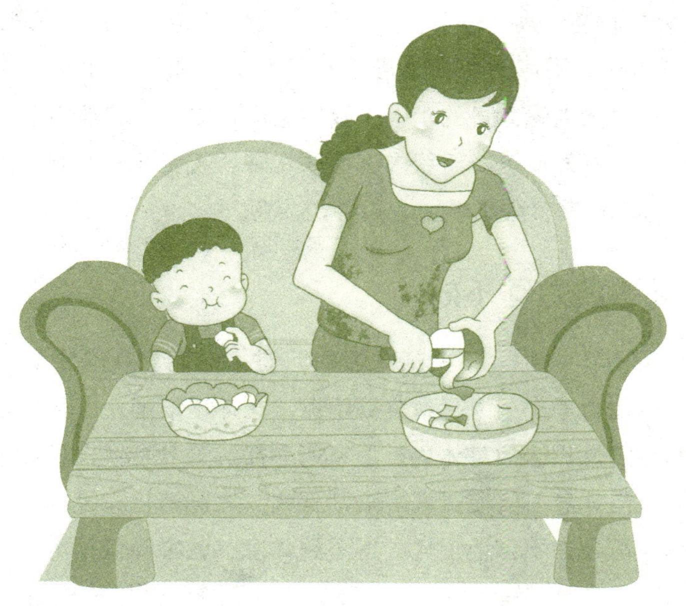

宝宝暴饮暴食有什么害处

父母应该合理安排宝宝每天吃饭的次数、时间和食量，切勿暴饮暴食。所谓暴食，就是指一次吃的量太多，超过了正常胃容量。因为遇到特别喜爱吃的食物时，宝宝就会猛吃一顿。这样在短时间内有大量食物进入胃肠，消化液供不应求，就会造成消化不良；由于胃容量过大，使胃失去了蠕动能力，机械性膨胀，

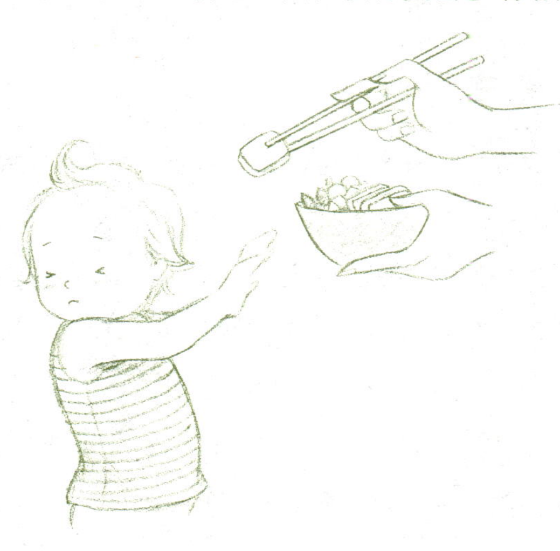

会造成胃下垂或急性扩张；也可因胃肠道血液大量集中，脑、心脏等重要脏器缺血、缺氧，而感到困倦无力；也可使胰腺的负担加重，而发生胰腺炎。所谓暴饮，就是在短时间内喝大量的水，可致胃急性扩张，并冲淡胃液，同时大量的水分可于短时间内进入血流及组织内，而致水肿。若引起脑水肿，则是相当危险的。因此，宝宝暴饮暴食会影响宝宝的生长发育。

宝宝随便吃零食为何不好

许多宝宝都有不按时、不按顿吃饭的习惯，他们喜欢吃零食，特别是吃糖果、点心、各种甜食等，结果导致食欲不振，身体逐渐消瘦。父母都很清楚，给宝宝吃食物的目的是供给他身体生长发育所必需的营养素，一日三餐是为了让胃肠有规律地工作与休息，以便更好地蠕动食物，促进消化和吸收。如果宝宝零食不离嘴，胃肠道总是在不停地工作，得不到休息，就会降低正常的功能，使一些消化食物的酶分泌减少，消化器官不能高效率地工作，结果造成消化不良。

零食，尤其是奶糖和巧克力，含有较多的脂肪，吃后不易消化。吃零食后，身体内的热量供应已经满足，没有饥饿感，吃饭不香，饭量不大，由于缺乏多种营养素，结果可造成营养物质的比例失调，体重减轻，体力下降，直接影响宝宝的健康。因此，不要养成宝宝吃零食的坏习惯。除了在固定时间给宝宝加2～3次水果、糖或点心外，其余时间，特别是饭前，不要给宝宝零食吃，要培养宝宝按时按顿吃饭的习惯，以利于宝宝的正常生长发育。

哪些食品宝宝不宜食用

有几种宝宝偏爱的食品，有害宝宝健康，应引起父母的注意。

◆ 街头小贩自制的食品。如糖葫芦、棉花糖、手工制作的艺术糖、糖人等。这些食品肉眼看上去好像不脏，颜色也很好看，其实都是掺了一些不符合卫生要求的色素和糖精；况且，这些小贩制作的食品，大多很不干净，吃了对宝宝身体有害。

◆ 不宜吃过咸的食物。宝宝长期吃过咸的食物，可能会引起宝宝高血压。特别是有高血压家族史者，更不宜让宝宝吃过咸的食物。

◆ 不宜多吃动物脂肪。因为动物性脂肪主要含有饱和脂肪酸。如宝宝食用大量饱和脂肪酸，会影响钙质的吸收，导致身体缺钙，对健康不利。另外，吃动物油较多，也可造成血脂和血中胆固醇增高，较早地发生心血管疾病。

◆ 不宜过多食用豆类食品。因豆类中含有一种能致甲状腺肿的因子，可促使甲状腺素排出体外，使体内甲状腺缺乏，肌体为适应这一需要，会使甲状腺体积增大，以增加甲状腺的分泌，因而脖子也就变粗了。又由于过多的分泌甲状腺素，还会导致碘的缺乏，因碘是甲状腺素的合成原料。需要说明的是，豆制品营养丰富，主张宝宝不要过多吃豆类，而不是不吃豆类。

为什么蜂蜜不宜热开水冲服

服用蜂蜜宜用温开水（水温低于60℃）冲服，不宜用热开水冲服，因热开水冲服，蜂蜜中的酶类物质会遭到破坏，产生过量的羟甲基糖茎，使蜂蜜的营养成分大受破坏，另外，还会改变蜂蜜甜美的味道，使其产生酸味。

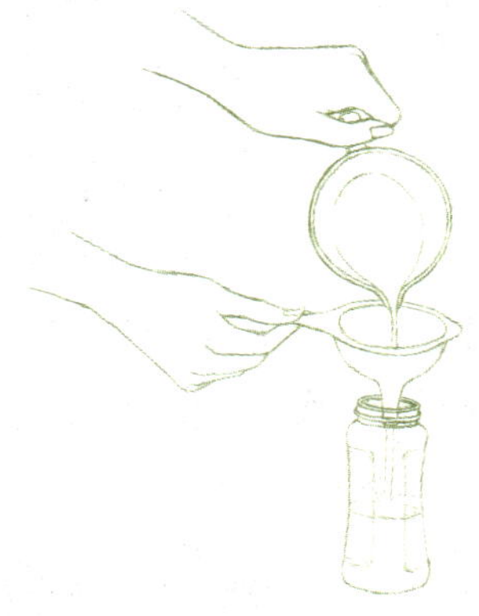

爱心小叮咛

蜂蜜宜用温开水冲服，因为热开水会破坏蜂蜜的营养，父母在为宝宝服用蜂蜜时要注意这一点。

为什么宝宝摄入氨基酸过多会有害

氨基酸是人体发育和维持生理功能必不可少的营养素，缺乏氨基酸可引起多种疾病，但过量摄取对健康也有害。

据近年国内外医学家对部分宝宝进行饮食调查发现，氨基酸摄入量过大，尤其是酪氨酸、色氨酸的摄入量过大，可能导致宝宝患多动症。其主要原因是日常食用酸奶、鸡肉、牛肉、香蕉和牛奶等食物过多。

当然，引起宝宝多动症的原因很多，如产前、产中或产期后的轻度脑损伤、感染上某些传染病、中毒等，或与遗传及环境等均有一定关系，吃糖过多也会引发宝宝多动症。

因此，对于多动症宝宝的防治，除注意防止脑损伤、传染病和中毒及合理管理教育外，还必须注意宝宝营养的多样化，必要时还应限制高蛋白的摄入，并纠正吃糖习惯。

为什么宝宝常吃油炸食品有害

油炸食品香脆可口，并能供给一定的热能和脂肪，是宝宝爱吃的食品，但这种食品经常食用，对身体弊多利少，危害宝宝的健康。

主要因为以下几点：

◆ 高温油炸食品及反复加热的油对人体有害。无论是猪油或植物油，其主要成分都是甘油和脂肪酸，甘油在200℃以上的高温下可分解一种“丙烯醛”的气体，它可进一步在油中分解出有致癌作用的氧化物而附于食品上；高温油还含有醛、酮、低级脂肪酸、氧化物、环氧化物和热聚合物等多种有致癌作用的有毒性的化学物质。这些有毒的化学物质吃进人体后，会危害身体健康。

◆ 经高温油炸的食品，原有的维生素及油脂中所含的必需脂肪酸都受到破坏，因此，营养价值大为下降。

◆ 油条制作时往往在面团中加入明矾。明矾成分是硫酸钾铝。一般来说，每5千克面粉需加入明矾150克，平均每50克油条中含铝约10～12.4毫克。铝能抑制肠道对磷的吸收，使骨骼中的磷代谢受到影响，影响骨骼的发育，严重时可使宝宝患佝偻病；铝还会使人智力衰退、记忆力下降、食欲不振、消化不良；长期摄入铝量较多，会在睾丸、肾、脑、骨骼中蓄积，影响这些器官的健全发育。

因此，为了宝宝身体健康，应提倡少吃甚至不吃油炸食品。

为什么宝宝不宜服用人参蜂王浆

人参蜂王浆，是用具有大补元气的人参，配以滋补强壮的蜂王浆，加入适量的蜂蜜配置而成的口服液。适用于食欲不振、消化不良、心肺、脾胃及肾之虚弱、神经衰弱、心血管疾病、慢性胃炎、溃疡病、肝炎、风湿性关节炎等。但宝宝不宜服用。

科学研究证实，人参蜂王浆中含有性激素样物质，宝宝服用可使宝宝出现性早熟现象，如乳房增大、阴道出血等内分泌紊乱症状，会影响其正常生长发育。因此，父母不能擅自给宝宝服用，以免造成危害。如有必要服用，应遵医嘱，但也只能短期服用。

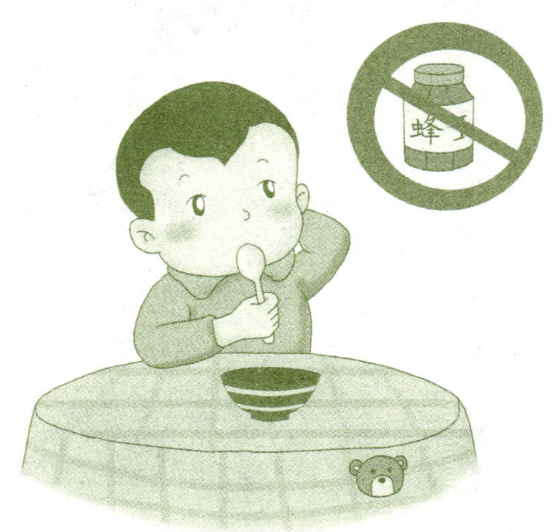

为什么宝宝不宜食用补品

人参、鹿茸历来被视为滋补佳品。目前，不少被冠以“保健食品”的各类食物，不同程度地都加入了人参。据调查，48种加药食品中，加入人参的占30.5%。但这种食品，对身体虚弱的成人，特别是老人服之有益，而宝宝则不宜服用，因为人参有促进激素分泌的作用，宝宝服用会促使其性早熟，严重影响宝宝的正常发育。大人切忌买这类食品给宝宝吃。

为什么宝宝忌滥用补药健脑

一些父母为了使宝宝的大脑健全、聪明，乱用药物进补，如谷维素片、健脑糖浆等，或进食含这类补药成分的健脑食品。其实，这些均不是理想的健脑法，弄不好会给宝宝带来不少的副作用。

最好的护脑方法，应通过一日三餐的饮食途径，将蛋白质、氨基酸、谷氨酸等营养要素均衡输入宝宝的大脑。经研究分析证实，不少含有丙氨酸、赖氨酸、谷氨酸成分的食物具备养脑、健脑、补脑的作用，如黄豆、芝麻、红枣、杏仁、核桃仁等。

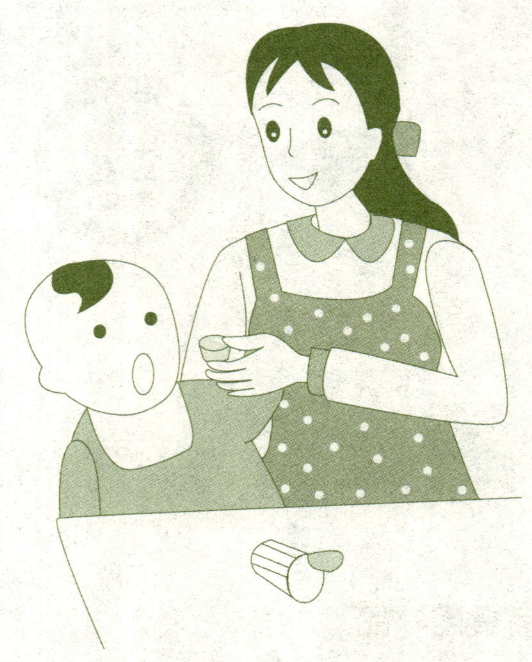

为什么宝宝不宜过多吃赖氨酸

赖氨酸是人体必需的氨基酸，对宝宝发育尤为重要。赖氨酸不足，可导致宝宝食欲不振、抗病能力差、智能低下。但宝宝抗病能力差、智能低下，是由多种因素促成的，如果不是因赖氨酸不足所致，过多地补充赖氨酸也不一定能起到作用。另外，人体必需氨基酸有许多种，如赖氨酸摄入过多，还会影响对其他种类氨基酸的吸收，反而对宝宝健康发育不利。因而，不要盲目服用超量的赖氨酸。

为什么宝宝不宜吃豆浆冲鸡蛋

一些父母认为豆浆和鸡蛋都是营养丰富的食品，用豆浆冲鸡蛋吃，既经济又实惠，补上加补，是上等食品。

但实际上这样食用对人体并无益处。因为在豆浆中含有一种叫抗胰蛋白酶的物质，它能抑制人体胰蛋白酶的活性，影响蛋白质的消化和吸收。所以，用豆浆冲鸡蛋会直接影响消化器官，且不经高温煮熟消毒，食用后很易得病。因此，不宜用豆浆冲鸡蛋给宝宝食用。

为什么宝宝不宜多吃鱼松

鱼松富含蛋白质、钙、磷等营养成分，偶尔食用对人体有益，但经常食用，会对宝宝健康造成不利。

鱼松的原料是海鱼，海鱼是富氟食品，其90%以上的氟化物含在鱼骨中。鱼松的氟含量远高于其他食物，是因为其主要成分是鱼骨。据科学测定，如鱼松的主要原料是马面鱼、安康鱼的鱼骨和少量鱼肉，含氟量高达978.7ppm(百万分之一)，过量食用含氟的食物对宝宝身体极为不利。而我国其他食品的含氟量则低得多，如新鲜的蔬菜、水果、肉类等。

宝宝常吃芝麻有何好处

芝麻营养丰富，每100克芝麻，含铁50毫克，为猪肝含铁的2倍，含钙564毫克，磷368毫克，蛋白质22毫克，脂肪62毫克。芝麻的脂肪中，含有油酸、亚油酸、甘油酯、卵磷脂、芝麻素、脂麻油酚等。芝麻油有丰富的不饱和脂肪酸和脂肪酸。因此，芝麻具有补血、补钙、补磷，促进神经系统功能及降低胆固醇的作用。宝宝常吃芝麻对促进机体生长发育和脑神经功能具有很好作用。

如何为宝宝选购乳酸饮料

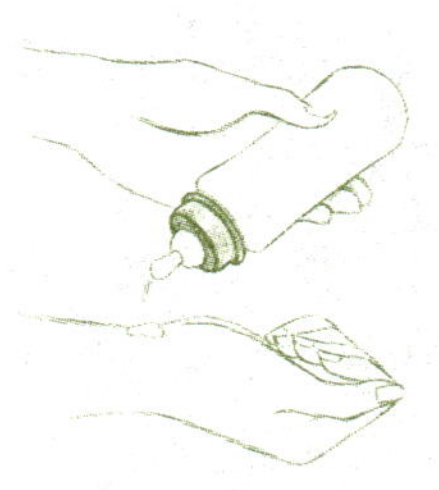

目前投放市场的各种乳酸保健饮料品种繁多，大致可为两大类：一类是配制型乳酸饮料，即在牛奶中加入柠檬酸或乳酸及其他营养物质调配制成的配制型饮料，如乐百

氏奶、娃哈哈果奶均属此类。另一类是以牛奶经乳酸发酵再添加其他营养物质而制成的发酵型乳酸饮料，而乳酸菌是人体肠道正常活动菌，有洁净肠道作用，对预防肠道疾病有较好作用。乳酸饮料是一种用牛奶、蔗糖作原料经乳酸菌发酵添加蜜源花粉制成的乳酸饮料，包括各种氨基酸、维生素、糖、微量元素及活性酶，经常服用能提高宝宝的免疫能力。葡锌美是一种用牛奶经乳酸菌发酵、添加葡萄糖酸锌制成的强化型饮料，以饮料补充锌对宝宝来讲优于药品，对由于缺锌引起的机体免疫能力减弱、厌食、口腔溃疡等患者而言是一种较理想的饮料。究竟选择哪一种饮料比较好，父母可根据自己宝宝的饮食特点来决定。

为什么给宝宝吃虾皮好处多

虾皮味道鲜美，不仅是很好的调味品，而且具有特殊的营养价值，特别是它含钙量极高，每100克虾皮含钙量达1克，有的甚至高达2克，这是其他任何食物都无法替代的。钙是构成骨骼的主要原料，参与凝血过程，维持神经肌肉的兴奋性，调节心脏的活动。因此，人的一生都需要补钙。

婴幼儿时期是生长发育的重要阶段，机体的各个组织都在迅速增长，特别是骨骼的生长更为迅速，这时尤其需要钙质。而这些钙质完全来自食物中，若饮食中缺钙，机体又同时缺乏维生素D，宝宝就会出现钙化不全的症状，如鸡胸、X型腿，以及身体软弱，发育停滞等现象，医学上称为“佝偻病”。为预防佝偻病，应给宝宝食用牛奶、奶制品、大白菜、虾皮、蛋等含钙丰富的食品，其中以虾皮含钙量最为丰富，食用最方便。因此，最好在宝宝膳食中经常加一些虾皮。

怎样正确给宝宝吃巧克力

对于重体力劳动者、运动员、飞行员、爱蹦跳的宝宝和体力衰弱者来说，巧克力是理想的辅助食品。巧克力中的单宁可减少牙菌斑的产生，有助于预防龋齿。由于生产中精磨的作用，使巧克力内含有铁质，这对宝宝的发育，补充铁质尤为有益。

吃巧克力，科学的吃法是饭后或饭前2小时吃。如不加节制地吃，就会影响食欲。宝宝胃肠娇嫩，正在发育阶段，过多地吃巧克力就会阻碍胃肠消化液的产生和胃粘膜的正常发育。一般来说，宝宝一星期吃几块巧克力是比较适宜的。吃完巧克力（包括糖果）应漱口，这样可避免巧克力残留损害牙齿。宝宝在发育阶段，有的父母过分限制宝宝吃巧克力也是不可取的。

吃大豆对宝宝身体有什么好处

大豆，俗称黄豆，它含有宝宝生长发育所需要的多种营养成分。据测定，每千克大豆含蛋白质约411克，为牛奶的12.4倍、鸡蛋的34倍。大豆蛋白是粮食中的优质蛋白，含有宝宝发育所需的多种氨基酸。大豆中含有多种宝宝所需的不饱和脂肪酸。其维生素E含量比肉类高5～7倍。维生素E是人体内一种强抗氧化剂，与生殖功能、红细胞代谢、智力发育、肌肉结构和功能均有密切关系，所以大豆是一种宝宝的有效健脑食品。大豆中还含有较丰富的B族维生素、矿物质及微量元素。因此，大豆作为优质食品，已越来越得到国内外的重视，各种从大豆中提取的有效营养食品应运而生，种类繁多。我国对大豆蛋白的研究利用也广泛展开，如从大豆提取出蛋白质，加工成乳儿粉、强化婴儿奶粉、速溶豆浆粉、植物奶油等。

但大豆吃多了也不易消化。正确的方法是常吃一些豆制品，但又不要过量。

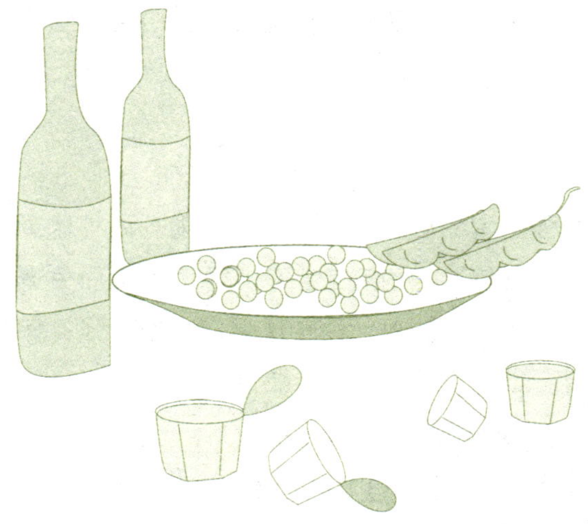

为什么说红枣是“天然维生素丸”

红枣又称大枣，不仅味甘可口，而且营养非常丰富，除含蛋白质、脂肪、碳水化合物，还含有多种矿物质和维生素，如铁、磷、钙、胡萝卜素、维生素B_1、烟酸等，其中维生素C的含量更多。因此，在国外享有“天然维生素丸”的美称。在我国，不仅将红枣列为滋补佳品，而且具有多种药用价值，祖国传统医学认为红枣具有补中益气、养胃健脾、养血壮神、润心肺、生津液、悦颜色、调和百药的功能。据日本学者最近研究发现，红枣中还含有抗过敏作用的物质——环磷酸腺苷，它对皮肤红疹、荨麻疹、湿疹、支气管哮喘等，有明显的抗过敏作用。

因此，宝宝常吃红枣，不仅可增加人体需要多种营养的供给，特别对患有过敏症的宝宝，常服红枣有抗过敏作用。食用简便，煮熟或生吃均可，但大量食用可致腹脘作胀，影响食欲，故一次不宜食用过多。

为什么不能吃泡泡糖

有些父母认为吃泡泡糖对宝宝牙齿有益处，于是经常买泡泡糖给宝宝吃。其实，这种做法对宝宝身体是有害的。

因为泡泡糖的主要添加剂是橡胶和增塑剂，增塑剂要加到7%才能吹起泡泡来。增塑剂有一定毒性，长期大量食用，对宝宝的健康有不良影响。另外，有很多宝宝将一块泡泡糖吃几遍，吃一会儿，吐出来用手捏住，然后又放到嘴里反复咀嚼。这样很不卫生，极易将细菌带入消化系统，引起宝宝染上细菌性痢疾或肠胃炎。

为什么宝宝不宜滥用“丙种球蛋白”

有些父母为了增强宝宝的抵抗力，给宝宝注射“丙种球蛋白”，用来保护接触过麻疹、肝炎等病毒性传染病的宝宝，使其不受传染而免遭疾患，这在短期内的确可起到积极作用。但如把注射“丙种球蛋白”作为强身保健的万应灵药，则不仅起不到保健作用，还会适得其反。这是因为：

◆ 婴幼儿时期正是自我供给丙种球蛋白，产生“抗体”的时期，随意给宝宝注射丙种球蛋白，就会干扰宝宝自身丙种球蛋白的产生，抑制身体的免疫功能。

◆ 反复多次注射会发生过敏反应，严重的可发生过敏性休克，引起生命危险。

◆ 丙种球蛋白是以女性的胎盘为原料提取的，若提炼不纯，或误用了患有乙肝病人的胎盘，还会使宝宝传染上乙型肝炎及其他疾病。

因此，除为了预防宝宝患麻疹、肝炎、水痘、腮腺炎等病而在医生指导下适当使用外，不宜滥用。

超剂量服用维生素B_1有何危害

维生素B_1是治疗宝宝消化不良，食欲不振等方面的有效药物，但长期超剂量服用维生素B_1，特别是注射时可发生严重反应，以荨麻疹最为多见，还可出现恶心、呕吐、腹泻，甚至血压下降，呼吸困难或过敏性休克等症。

因此，服用维生素B_1要遵从医嘱，不可滥服，更不可长期超量服用。宝宝口服维生素B_1，每日剂量一般不超过30毫克，注射每次不超过30毫克为宜。

为什么不宜超量服用维生素D

维生素D是防治软骨病和佝偻病的有效药物，服用一般剂量的维生素D是安全的。但若宝宝每日超过2万单位，连服数周或数月，就会发生中毒。主要表现为血钙增高，如身体软弱、食欲不振、恶心、呕吐、腹泻，严重者可导致肾损害，出现多尿、蛋白尿、肾功能衰竭等。所以，使用浓缩鱼肝油及维生素D制剂时，不要超过需要量。如出现中毒现象应立即停药，并停止晒太阳，给宝宝低钙食物，严重的应及时请医生诊治。那种认为维生素是有益无害，越多吃越好的看法是错误的，会有碍身体健康发育的。

适当吃香菇有什么好处

香菇不但是调味精品，具有独特的香气及甜味，而且营养丰富，特别是维生素含量高，如维生素B_1、维生素B_2、维生素B_6、维生素B_{12}和维生素D等。多吃香菇，对宝宝健康大有益处。

干香菇在食用前用微温的开水来泡较佳，泡后的香菇可放入冰箱存放，因其自身有防腐成分，可保存一星期左右而不致变质。泡香菇的水千万不要丢弃，可和香菇一起做菜，不仅可防止营养丢失，而且还可增加菜的美味。如果食用鲜香菇，只要洗净后，即可直接加菜炒食，或煮肉吃。

为什么宝宝吃饭前不宜喝碳酸饮料

碳酸饮料是宝宝喜欢的饮料之一。但是，如果饮用碳酸饮料不当，对宝宝有害无益。因为胃的消化功能主要靠它分泌的含有胃酸和胃蛋白酶的胃液。如饭前饮用碳酸饮料，大量的水分会使胃酸稀释冲淡，而且其中二氧化碳还可刺激胃黏膜，减少胃酸分泌，影响胃蛋白酶的形成和产生，从而造成消化功能的减退。

另外，碳酸饮料中所含碳水氢钠是一种弱碱，它会降低胃内酸度，使胃蛋白酶的消化能力减弱。因此，饭前饮用碳酸饮料越多，胃的消化功能就会越差。

饭后马上喝碳酸饮料，也属不当。因为碳酸饮料中的二氧化碳气体在胃内积存食物量多的情况下，增加胃内压力，使胃壁膨胀，造成食物排空迟缓，而引起腹胀痛，诱发急性胃炎、胃痉挛甚至胃穿孔。由于宝宝胃功能较弱，所以饭前饭后应慎喝碳酸饮料。

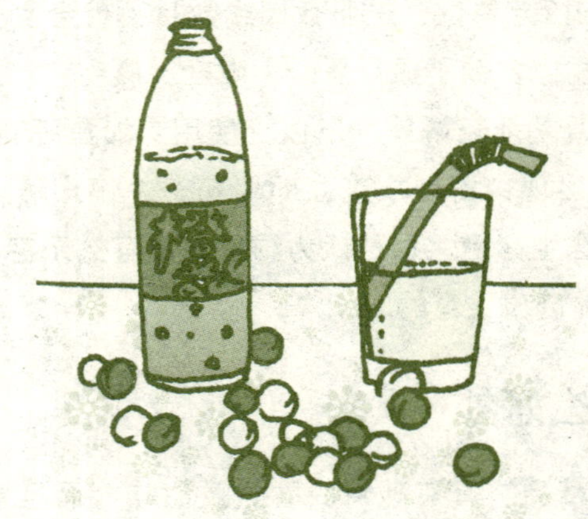

THE FOUR

第四章

为宝宝的健康保驾护航

宝宝生病时的营养非常重要，如果父母在此时忽略了饮食营养，只能使疾病的治疗效果事倍功半。因此，父母应该充分了解每种疾病的特征以及宝宝患病时的膳食安排、食谱制订原则及制作方法。通过制订科学合理的食谱来补充宝宝的营养，从而帮助宝宝尽快康复身体。

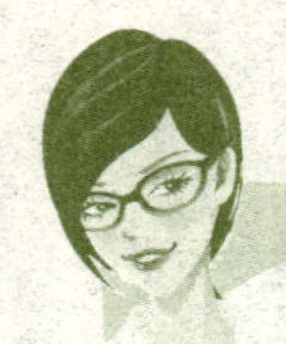

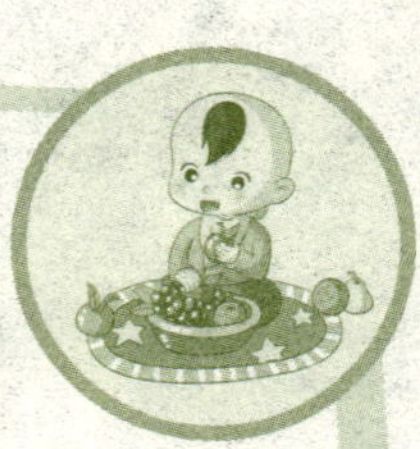

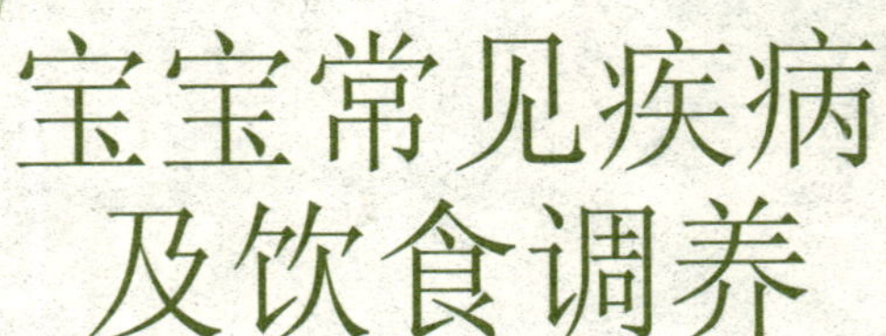

宝宝常见疾病及饮食调养

感冒

主要症状

感冒是小儿呼吸道最常见的一种疾病。常见病因为病毒，少数由细菌引起。流感因季节原因发生，不仅具有较强的传染性，而且还可引起严重的并发症，应积极防治。

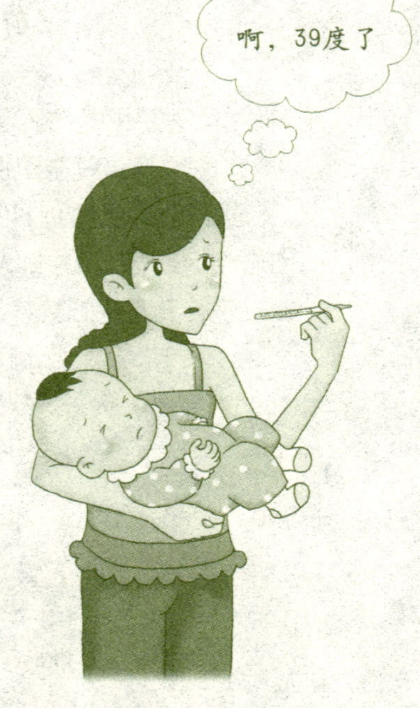

小儿感冒有热、寒之分，它们的病机症状，治疗方法及用药差别很大。

小儿风寒感冒常见症状：恶寒重，发热轻，无汗，鼻塞，流清鼻涕，喷嚏咳嗽，舌苔薄白，脉浮紧等。治则：解表散寒。

小儿风热感冒常见症状：发热重恶寒轻，头痛鼻塞，流浊涕，咽红，或烦热口渴，舌红少津，苔薄黄，脉浮数等。治则：疏风清热。

预防调理

感冒者要多进食清淡、易消化的食物，比如米粥、面条等，避免吃油腻、生冷等食物。

增强机体自身抗病能力是预防感冒的最好办法。平时坚持带宝宝参加锻炼，做好防寒工作，避免发病诱因；常吃果蔬，预防便秘上火；勤洗、勤晒被褥，感冒期间不要带宝宝到人多的地方，以免交叉传染。

饮食调理

◎ 豆腐葱花汤

【原料】豆腐2块，葱2～4根。

【做法】将豆腐放在清水中浸泡30分钟，用油锅稍煎，加适量清水，煮至沸后20分钟；将葱切碎，拌入豆腐中即可。

【服法】可以当做佐餐食用。

【主治】本汤有散寒清热、缓解肿痛的作用，用于治疗外感风寒，内有胃热、咽痛、声音嘶哑症者。

【注意事项】体弱感冒、痰多有火者不宜选用。

◎ 萝卜生姜汁

【原料】白萝卜250克，生姜15克。

【做法】首先将萝卜、生姜洗净，生姜刮皮；然后切碎捣烂，用干净纱布绞汁。

【服法】分次饮汁。

【主治】本药汁能祛寒、解毒、消肿，用于患有风寒感冒、咽喉肿痛、声音嘶哑的患儿。

【注意事项】脾胃虚寒者不宜服用。不宜与人参、地黄、首乌等补药同时服用。

急性扁桃体炎

主要症状

急性扁桃体炎是指腭扁桃体的急性感染，为宝宝的常见病，发病率高。一般来说，冬春两季发病较多。

本病发病急，突然畏寒、高热，全身不适、头痛、四肢酸痛、食欲不振等。咽痛，起先疼痛在一侧，继而波及对侧，吞咽、咳嗽时加重。可有同侧耳痛或耳鸣、听力减退现象。

急性扁桃体炎经4～6日后，症状若无好转，就会发生体温上升，一侧咽痛加剧，尤其是吞咽时加重，疼痛常可牵连同侧耳部，出现下颌淋巴结肿大等症状。

预防调理

饮食宜清淡，忌吃辛辣刺激性食物。要鼓励宝宝经常锻炼身体，提高抵抗力，特别是冬季，应让宝宝多到户外晒太阳、活动，增强对寒冷的适应能力。

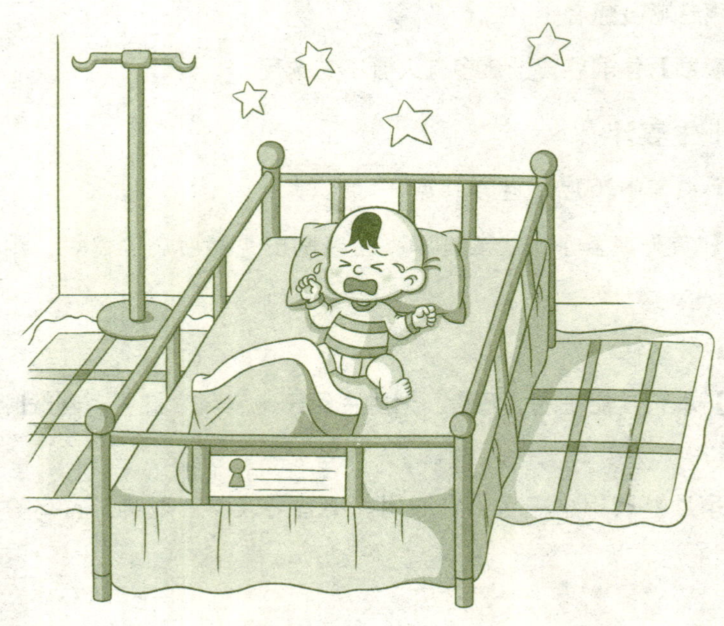

饮食调理

◎ 苦瓜清汤

【原料】苦瓜500克，瘦火腿30克，清汤1200克，盐2克，胡椒粉少量。

【做法】将苦瓜洗净，切段去子，火腿切成丝；在锅内加入约250克清汤，依次放入苦瓜和火腿，煮沸后，加入盐和少许胡椒粉；把苦瓜捞出，倒入清汤即可。

【服法】每日1次，连服3日。

【主治】清肺利咽，清热解毒。

【注意事项】苦瓜性寒，宝宝肠胃功能较弱，不宜常吃。

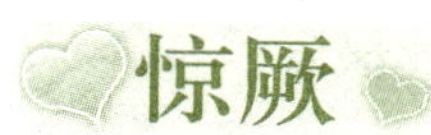

惊厥

主要症状

惊厥是小儿的常见急症，多见于婴幼儿，由于多种原因使脑神经紊乱所致。高烧是引起小儿惊厥最常见的原因，一般分为快慢两种。多见于6个月至5岁的宝宝，6岁以后比较少见。该病多发于夏秋季节，一般发病突然，神志不清，抽搐或烦躁不安，大便稀臭或夹有脓血，舌质红，苔黄腻。

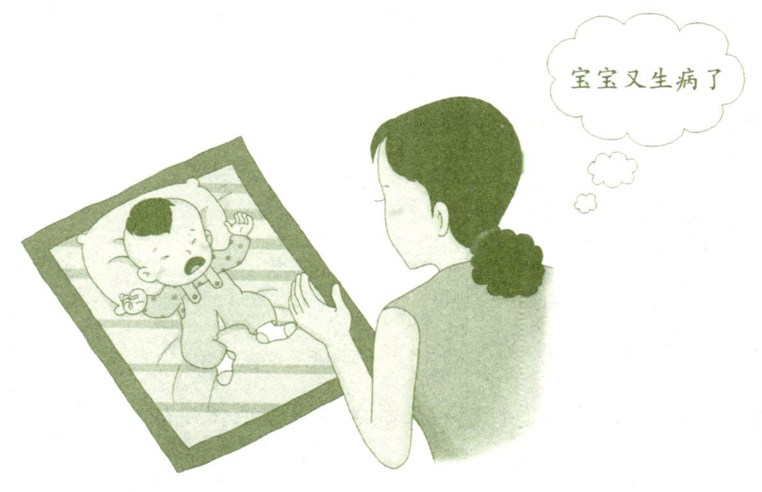

预防调理

小儿惊厥对儿童的健康有一定的影响，应积极进行预防。

◆ 加强护理和小儿体格锻炼。室内要经常开窗通风，多让小儿到室外活动，使机体能适应环境，减少感染性疾病的发生。

◆ 要注意营养。小儿除了奶类饮食以外，还应当及时添加辅食，比如鱼肝油、钙片、维生素B_1和维生素B_6以及各种矿物质，不能让小儿饥饿，以免发生低钙和低血糖性惊厥。

◆ 要适当合理用药，防止小儿误服有毒的药品。

◆ 加强看护。防止小儿撞跌头部引起脑外伤，更不能随意用手打小儿头部。

如有高烧，可在患儿的前额上放1块冷湿的毛巾，要经常更换冷敷。也可用30%～50%的酒精擦浴腋下、后背、头颈、大腿内侧2～3次以助降体温。

饮食调理

◎ 山药粥

【原料】山药30克，对虾1～2个，粳米50克，盐适量。

【做法】将山药和粳米先煮粥，待粥将熟时，放入洗净的对虾，加适量盐即成。

【服法】每日2餐，间隔服食。

【主治】本品富含蛋白质、脂肪、钙、磷、铁以及维生素B_1、维生素B_2等营养成分，主要用于惊厥恢复期。

【注意事项】宝宝阴虚时不宜选用。

百日咳

主要症状

百日咳是指由百日咳嗜血杆菌引起的急性呼吸道传染病，本病主要通过飞沫传播。临床特征为阵发痉挛性咳嗽，并且伴有较长的吸气性吼声。一般病程长达2～3个月，故称百日咳。四季均可发病，以冬春季节多发。

发病开始酷似感冒，3～4日后流鼻涕、打喷嚏等症状渐消退，咳嗽日益加重，日轻夜重，呈阵发性，多伴有黏痰咳出和胃内容物吐出。常因进食、受冷、烟熏、哭叫等诱发。

新生儿及婴幼儿期的宝宝多表现阵咳后屏气、青紫、窒息，有时发生惊厥。2～6周后阵发性痉咳减轻，鸡鸣样吸气消失，进入恢复期。如果并发肺炎、脑病等可迁延数周不愈，需及时就医治疗。

百日咳并发症多而严重。主要有肺炎、肺气肿、支气管扩张、纵隔气肿、皮下气肿、鼻出血、结膜下出血、百日咳脑病、脱肛等。

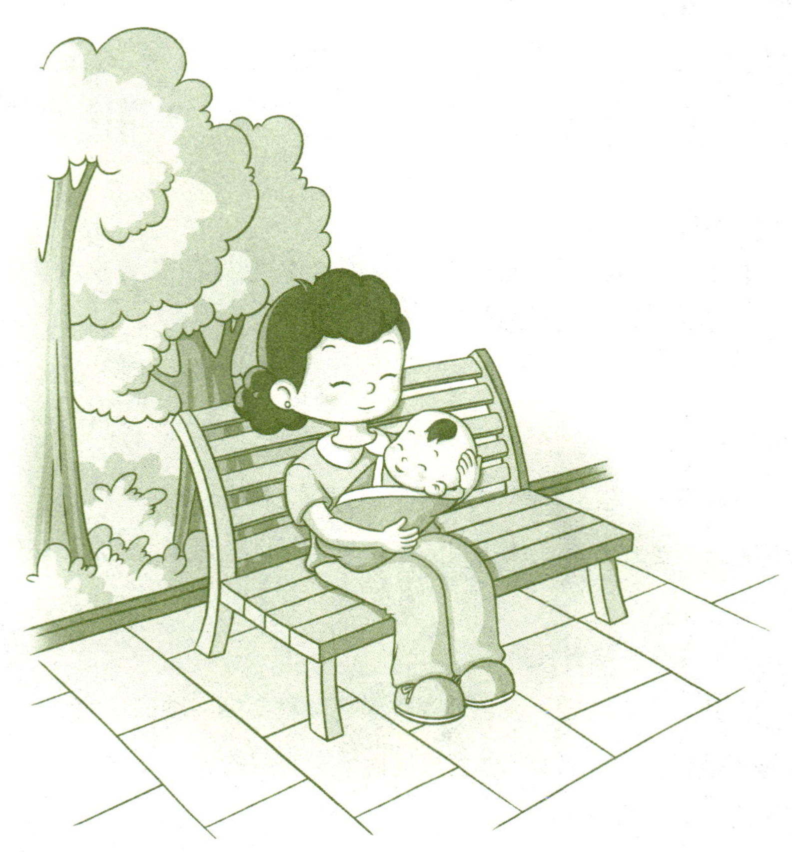

预防调理

阵咳发作常会导致胃口不佳，应选择营养高、易消化、较黏稠的食物，少食多餐，尤以咳后进食较好。

注意休息，保证室内空气新鲜，阳光充足，避免接触异味、烟尘等刺激物。

平时应多到户外适当活动，可减少本病发作，并保持宝宝的精神愉快。

保证宝宝夜间的睡眠，婴儿期尽量不惹其哭闹，对于较大的宝宝发作前应加以安慰，消除其恐惧心理。

饮食调理

◎ 萝卜蜂蜜饮

【原料】白萝卜5片，生姜3片，大枣3枚，蜂蜜30克。

【做法】将萝卜、生姜、大枣加水适量，煎沸约30分钟，去渣，加蜂蜜，再煮沸即可。

【服法】温热服下，每日1～2次。

【主治】本饮可起到散寒宣肺、祛风止咳的作用，用于治疗伤风咳嗽，尤其以风寒感冒引起的咳嗽，治疗效果最佳。

【注意事项】治疗风热咳嗽时，如果同时伴有发热痰黄，则不宜选用此方。

◎ 丝瓜粥

【原料】丝瓜500克，粳米100克，虾仁15克，姜葱适量。

【做法】丝瓜连皮洗净切块备用；粳米煮粥，将熟时加入丝瓜、虾仁及其他配料。

【服法】可作早、晚餐食用。

【主治】用于治疗咳喘、发热烦渴、痰色黄稠、咽喉肿痛等症。

【注意事项】因丝瓜寒滑，体弱或同时伴有腹泻的宝宝慎用。如果单纯用于治疗咽喉疼痛，最好不要放虾仁。

呕吐

主要症状

呕吐是宝宝常见的症状之一，呕吐为消化道症状，还可见于其他系统疾病。喂养不当、情绪紧张、各种中毒和药物不良反应也能引起呕吐。

不同年龄、不同疾病的呕吐特点各不相同，应根据宝宝的具体情况，采取相应治疗和食疗措施。

父母需掌握一些医疗常识和护理知识，若宝宝呕吐后出现前囟凹陷，唇干尿少，啼哭无泪，皮肤松弛、弹性下降等情况，则说明已经脱水，应及时去医院就诊补液。

预防调理

对于呕吐症状较轻，食欲尚好的宝宝，宜喂稀牛奶、米汤、藕粉、面条等流食、半流食；若呕吐较重，应予禁食处理，一般为4～6小时，病情好转后逐渐过渡到正常饮食。

妈妈应掌握正确的喂养方法，哺乳时不宜过急，以防宝宝吞进空气；注意饮食卫生，养成良好的饮食习惯，如饭前注意洗手、食具洁净；吃饭宜定时定量，不要暴饮暴食等，不要吃冷硬辛辣等刺激胃肠的食物，也不要喝冷饮，不吃油炸食物。

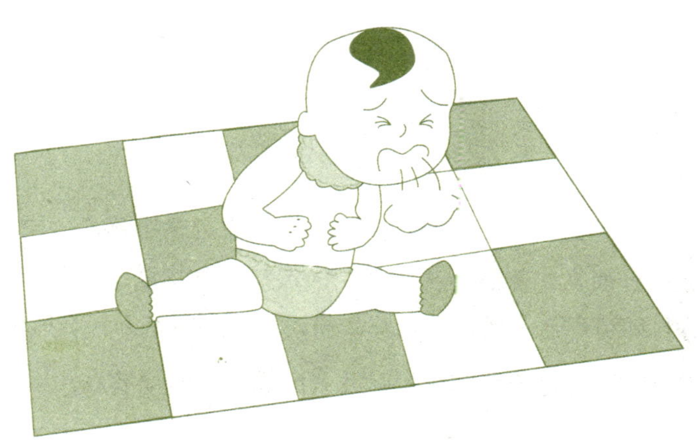

饮食调理

◎ 柿饼饭

【原料】柿饼50克，大米250克。

【做法】将柿饼用水冲洗后，切成约0.5厘米见方的颗粒；用清水将大米淘洗干净后，放入切好的柿饼粒，掺入清水约500毫升；放入蒸笼内蒸约40分钟，取出即成。

【主治】本膳食具有健脾、益胃、降逆之功效。适用于胃气虚弱或胃虚有热而导致呃逆、呕吐等症，也可作为病后体弱呃逆及胃神经官能症患儿食用。

【注意事项】不宜空腹食用，柿饼和螃蟹都属寒性食物，不宜同吃。

◎ 藕汁生姜露

【原料】蜂蜜30克，鲜嫩藕适量，生姜适量。

【做法】将藕洗净切碎，绞汁约120毫升；生姜去皮洗净切碎，绞汁约10毫升，将两汁混合加蜂蜜调匀即成。

【服法】一日内分次服完。

【主治】本汁可散寒清热、生津、和胃止呕，用于胃肠型感冒引起的烦渴、呕吐或合并腹泻等症。

【注意事项】脾胃虚寒所致的呕吐症者不宜选用。

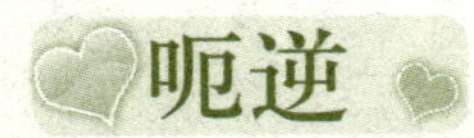

呃逆

主要症状

呃逆也叫“打嗝儿”，大多是由于某种原因引起横膈痉挛，同时由于喉内的声门没有充分打开而发生杂音，常常在吃饭过快、食物过热或过凉时产生。一般情况下，数分钟即可平息，所以，打嗝本身对身体不会带来什么影响。

如果宝宝持续不停地连续几天打嗝儿，应及时去医院诊治。

预防调理

避免吃饭时和宝宝说笑或者在宝宝哭闹时进食．日常饮食中，不要让宝宝暴饮暴食。

饮食调理

◎ 雪梨红糖水

【原料】雪梨1个，红糖50克。

【做法】将梨洗净，连皮切碎，去核；加水适量，文火煎沸30分钟；捞出梨块，放入红糖，稍煮至糖全部溶化。

【服法】每晚饮服，连用3～5天。

【主治】本饮具有生津养胃、和中止呃的功效，用于胃阴不足引起的脾虚失和、口燥食少、大便不调等。

【注意事项】食滞、有外感时不宜服用。

便秘

主要症状

便秘是指粪便在直肠内停留时间过久，导致大便硬结，排便次数减少，出现排便困难的一种病症。如果宝宝平时排便很规则，突然两天以上不解大便，即视为便秘。如果同时伴有腹胀、腹痛、呕吐等情况，就不能认为是一般性便秘，应及时带宝宝去医院就诊。

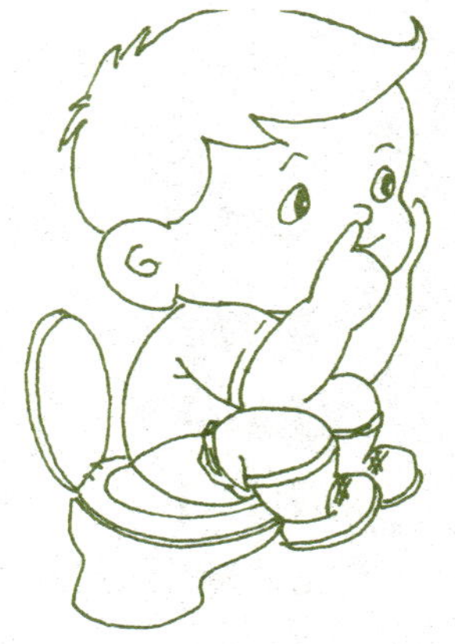

宝宝发生便秘后，大便又干又硬、排便艰难，同时刺激肛门产生疼痛和不适感，时间长了宝宝会对解大便产生恐惧感，不敢用力排便，因而致使便秘症状更加严重。

预防调理

因进食少而引发的便秘，要鼓励宝宝多吃新鲜蔬菜、水果并多饮水；因人工喂养引发便秘时，可降低牛奶中糖的浓度，并加喂果汁（西红柿汁、橘汁、菠萝汁等），以刺激肠部蠕动。较大的宝宝可喂菜泥、菜末、水果或玉米面粥等辅食。

平时加强身体锻炼，多做些户外活动，可以减少便秘的发生；让宝宝养成定时排便的习惯，建立良好的排便反射。一般3个月以上的宝宝就可以训练定时排便。

科学喂养，添加辅食要遵循由单一到多种且由少到多的原则。

纠正偏食挑食的不良习惯，并调整饮食结构，要让宝宝多吃粗纤维蔬菜，如芹菜、蒜苗、韭菜、油菜、黄瓜、竹笋等。

饮食调理

◎ 蜜奶芝麻羹

【原料】蜂蜜15～30克，牛奶100～200毫升，芝麻10～20克。

【做法】将芝麻炒熟，研细末；牛奶煮沸后，冲入蜂蜜，再将芝麻末放入，调匀即成。

【服法】每日早晨食用。

【主治】本羹有和胃养血、润肠通便的作用，用于治疗宝宝久病体弱、肠燥便结。

【注意事项】痰湿体质、腹胀、腹泻者不宜服用。

◎ 红薯粥

【原料】鲜红薯250克，粳米60克，白糖适量。

【做法】将红薯洗净，连皮切成小块，加水与粳米同煮粥；待粥将熟时，加入白糖适量，再煮沸两次便可。

【服法】空腹食用，可作主食。

【主治】红薯不仅营养丰富，而且还有一定的医疗价值，富含蛋白质、碳水化合物、粗纤维、钙、磷以及维生素A、维生素C等，而且其所含的蛋白质比大米和白面均多。同粳米煮粥，更能增强其健脾胃、补中气的效果。

【注意事项】宜趁热服食，若冷后食用或吃后受凉，均易引起泛酸。

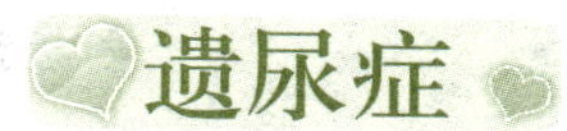

遗尿症

主要症状

宝宝3岁以后，白天不能控制排尿或不能从睡眠中醒来而自觉排尿，称为遗尿症。有些宝宝2～3岁已经能控制排尿，4～5岁以后又出现夜间遗尿，这被称为继发性遗尿症。

遗尿症主要见于10岁以下的宝宝，男宝宝多于女宝宝。遗尿可隔数天发生一次，或一夜数次，多发生在上半夜，并常在固定时间，尿后能继续熟睡。有些宝宝的遗尿可持续到性成熟才消失。

预防调理

◆ 少吃盐、糖，因多盐多糖皆可引起多饮多尿症。

◆ 忌食生冷，食生冷食物会削弱脾胃功能。

◆ 晚餐少喝浆液类食物，要养成定期排尿的习惯。

◆ 每天午睡1～2小时，避免夜间睡眠较深。

◆ 睡觉前叫宝宝排尿，晚餐中减少盐的摄取量，少喝水。

饮食调理

◎ 猪肾粥

【原料】猪肾2个，粳米50克，姜、葱适量。

【做法】将猪肾洗净剔筋，用开水稍烫，去除腥味，与粳米合煮成粥，将熟时放入姜和葱。

【服法】调味后可作早餐食用。

【主治】补肾强腰，有健脾和胃的作用，经常食用对宝宝遗尿具有较好的辅助治疗作用。

【注意事项】脾胃虚寒者不宜食用。

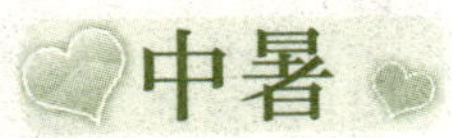

中暑

主要症状

中暑分两种类型：一是婴儿中暑，多发生于6个月以内的宝宝，是由过暖引起，多见于寒冷季节。另一类是年长儿中暑，病因与症状接近成人，多发生于夏季。

刚中暑时，可出现恶心、心慌、胸闷、无力、头晕、眼花、汗多等症状。

轻度中暑，可有发烧、面红、苍白发冷、呕吐、血压下降等症状。

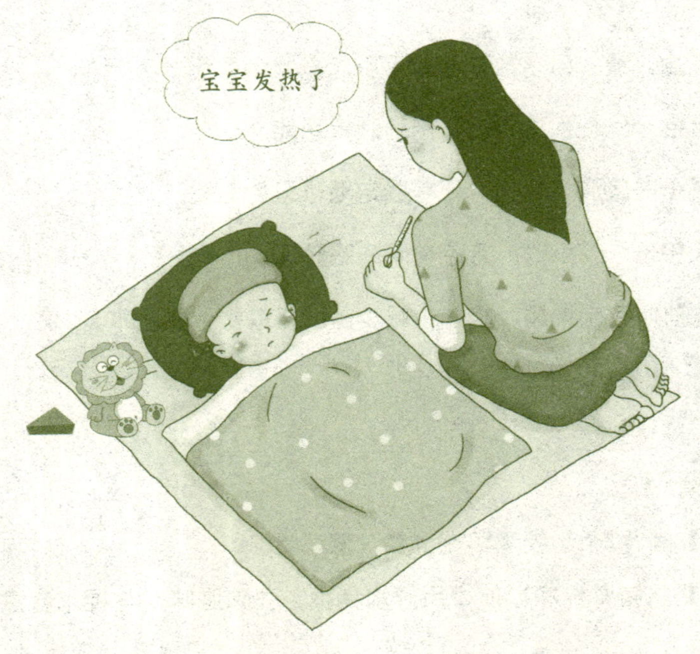

重度中暑，症状不完全一样，主要分以下3种：①皮肤发白，出冷汗，呼吸浅快，神志不清，腹部绞痛；②头痛，呕吐，抽风，昏迷；③高烧，头痛，皮肤发红。

预防调理

夏季可多让宝宝吃一些苦味的食物，同时有选择性地补充一些富含维生素的食物。

平时要特别注意水分的补充，不要让身体丧失水分过多从而导致脱水，进而引发中暑。

少食油炸或刺激性食物，以免口渴和多饮，使发热、口干、多尿等症状加重。

户外活动最好安排在早上或黄昏后，并且给宝宝穿上宽松且颜色浅的衣服，戴上阔边帽子或撑上一把遮阳伞等，防止中暑。

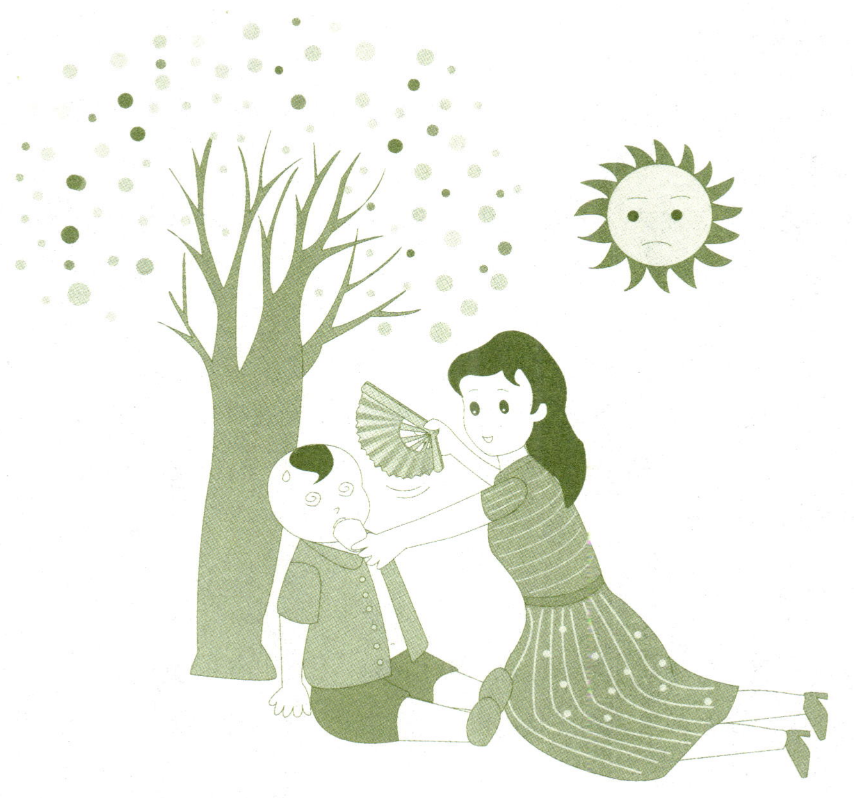

饮食调理

◎ 冬瓜粥

【原料】冬瓜(带皮、瓤仁)1000克，薏米90克，粳米适量，鲜荷叶1张。

【做法】将冬瓜洗净切块，加入薏米、粳米、鲜荷叶，同煮成粥，粥好后放少许盐调味。

【服法】分次服食。

【主治】本粥解暑清热，和中除烦，用于治疗暑夏汗多、小便短赤、烦渴难解、发热后口干以及不思饮食等症。

【注意事项】脾胃虚寒、阳气不足、阴虚消瘦者不宜服食。

水痘

主要症状

水痘是一种传染性很强，由疱疹病毒引起的急性传染病。主要经呼吸道飞沫和直接接触传播，也可通过污染的用具传染。

发病急，伴有发热、咳嗽等症状。发热当日出皮疹。皮疹起初为红色斑丘疹，24小时内变成水疱，开始呈透明状，以后渐混浊，周围有红晕。1～3日后疱疹结痂、脱落，一般不遗留瘢痕。

水痘皮疹通常出现于同一部位的各期皮疹。皮疹呈向心性分布，以躯干为多，头部、四肢较少。全身症状较轻，发病初期时尚有咳嗽、流涕等症状。

由于病情一般都很和缓，很少发生重大并发症，偶见皮肤及淋巴结感染、肺炎和中耳炎等。

预防调理

宜给予清淡、易消化的半流食，如小米粥、豆浆、挂面汤等。

适当吃些新鲜的水果和蔬菜，以补充维生素，适当给宝宝补充温开水。

忌油腻及辛、辣食物。

居室保持空气清爽、流通，注意避风寒，防止复感外邪。

保持皮肤清洁，加强护理。将宝宝指甲剪短，并清洗干净以减少宝宝抓伤痘疹时发生感染的机会，必要时包以纱布或戴上手套。

饮食调理

◎ 金银花甘蔗茶

【原料】金银花10克，甘蔗汁100毫升。

【做法】金银花水煎至100毫升，兑入甘蔗汁代茶饮。

【服法】每日1剂，7～10天为1个疗程。

【主治】风热感冒，温病发热，甘蔗可润肺止咳，生津润燥。

【注意事项】甘蔗在储存过程中应防止霉变，存放时间不要过长。脾胃虚寒者不宜服用。

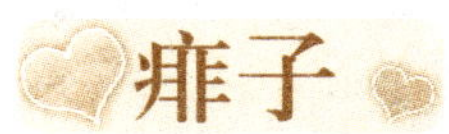

痱子

主要症状

痱子是夏季常见病，主要是由于外界气温增高使湿度大，身体出汗不畅引起的。根据皮疹形态可分为3种类型：

◆ 红痱，是最常见的一种。皮损处为针尖大密集的丘疹或丘疱疹，周围绕以红晕，自觉烧灼及刺痒。好发于腋窝、胸、背、颈、婴儿头面及臀部等处，天气凉爽时皮疹可自行消退。

◆ 白痱，又名晶状粟粒疹。为非炎性针头大透明的薄壁水疱，易破，无自觉症状，1～2日内吸收，有轻度脱屑。好发于颈部及躯干等处，常见于体弱、高热、大量出汗者。

◆ 脓痱，又名脓疱性粟粒疹。在丘疹的顶端有针尖大小浅表性小脓疱，疱内常无菌或为非致病性球菌。好发于宝宝头面部、颈部和皱褶部。

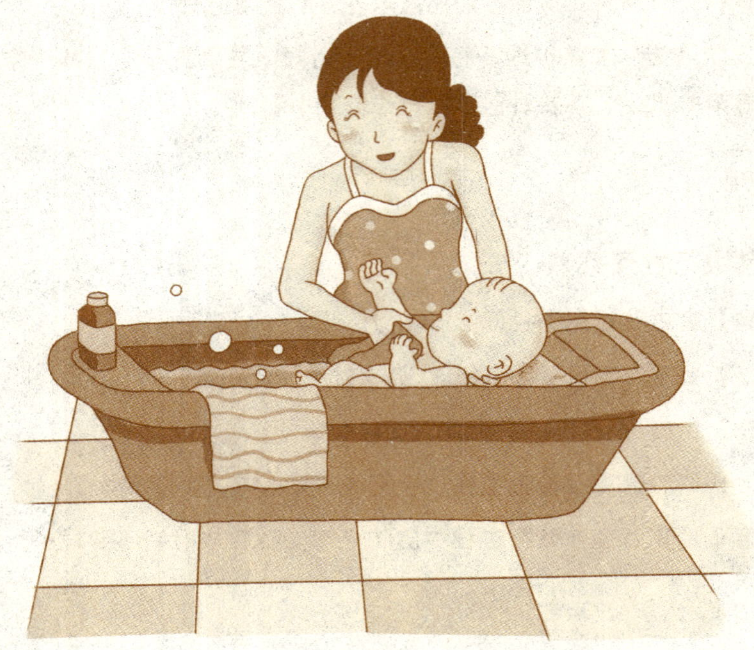

预防调理

◆ 少吃油腻和辛辣刺激性食物，夏季要多喝水或绿豆汤，多吃新鲜蔬菜和瓜果。

◆ 注意保持室内通风凉爽，衣着宽松干净，以薄纱、绸为佳。

◆ 保持皮肤清洁、干燥，炎热季节要勤洗澡、勤换衣。

◆ 一些肥胖的宝宝应勤洗澡，扑适量的痱子粉。

饮食调理

◎ 绿豆海带冬瓜汤

【原料】绿豆30克，海带15克，冬瓜60克，白糖少许。

【做法】将前三种原料，加水适量煲透，熟后加白糖调味。

【服法】分数次一天内服完。每天或隔天1次，共服5～7天。

【主治】清热解暑，利尿除湿。

【注意事项】若宝宝脾胃虚寒，可将绿豆先煮熟，约半小时后再与海带、冬瓜同煮。

甲状腺功能亢进

主要症状

甲状腺功能亢进症是一种由于甲状腺激素分泌过多，导致全身各系统代谢率增高的内分泌疾病。

症状有食欲亢进、易饥饿、便次增多、心率增快、多汗、怕热、易兴奋、脾气急躁等，还有甲状腺肿大和眼球突出等体征。

甲状腺肿大多呈弥漫性肿大、两侧对称、质地中等、无压痛和结节，可闻及血管杂音。眼球突出可为一侧或两侧，可伴睑裂增宽、上眼睑挛缩等表现。甲亢严重者可表现为高热、心率增快、烦躁不安、大量出汗、呕吐等。

引起甲亢的病因有很多种，常见病因主要有以下几种：

- 体内存在甲状腺刺激物（免疫球蛋白），在感染时作用于甲状腺，引起甲亢。
- 甲状腺本身有炎症或肿瘤，如甲状腺腺瘤。
- 新生儿甲亢，与妈妈患甲亢有关。

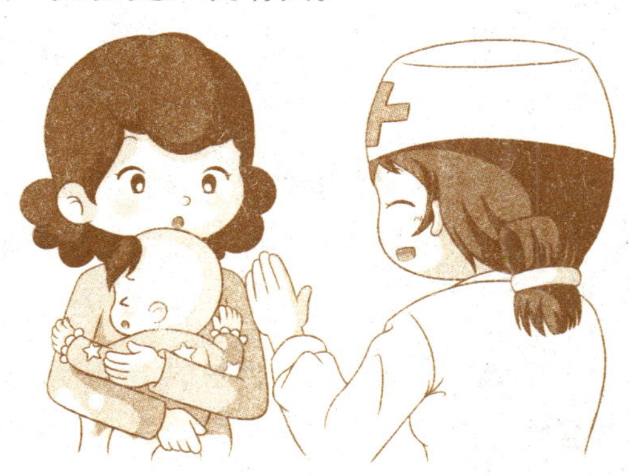

◆ 其他因素，如家族遗传、垂体肿瘤、卵巢病变、碘甲亢等。

预防调理

◆ 急性期应卧床休息，减少过度活动，避免劳累。

◆ 食用富含蛋白质、糖类、维生素的食物，不要暴饮暴食。

◆ 预防和控制各种感染性疾病。

◆ 治疗期间少吃含碘量高的海产品或零食，如海带、紫菜等。

◆ 平时注意预防呼吸道感染。

饮食调理

◎ 竹菇淡菜汁

【原料】牡蛎30克，竹菇、淡菜各1.5克，红糖适量。

【做法】用水煎汁，去渣。

【服法】每日1剂，连服7～10天。

【主治】本品具有化痰利湿，软坚散结的功效。

【注意事项】淡菜营养丰富，但不宜多吃。

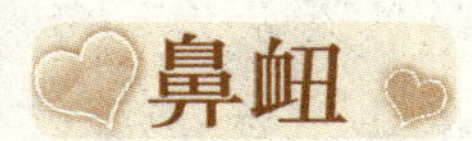

鼻衄

主要症状

鼻衄即鼻出血，是由于鼻腔黏膜血管破裂引起的出血。鼻衄是常见病，宝宝处于生长发育过程中，鼻黏膜比较娇嫩，黏膜下血管较成人丰富，受到外界因素刺激很容易破裂。

轻的出血量少或涕中带血，多能自止；严重的出血量比较多，需马上填塞纱条压迫止血。鼻衄反复发作，会使宝宝出现头晕、乏力、面色苍白、出汗、脉快等贫血征象，极少数可出现早期休克。

引起鼻衄的因素有以下几个方面：如空气干燥、室温偏高，鼻黏膜干燥等；挑食、偏食或不吃蔬菜和水果也容易使体内因维生素缺乏而导致鼻衄；剧烈运动、鼻外伤或摔伤，吃羊肉、巧克力等高热性食物等，也可导致鼻衄。

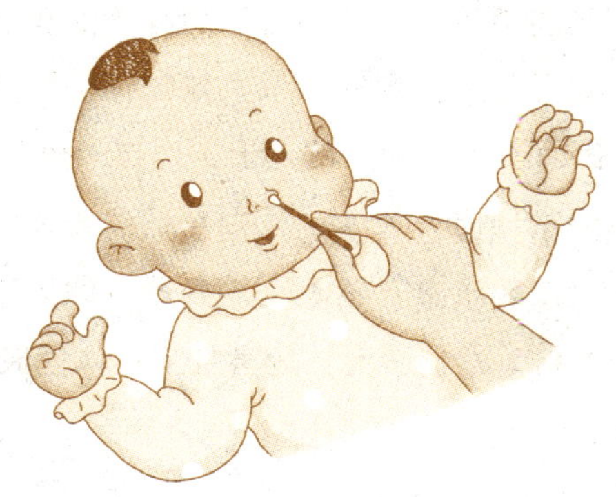

预防调理

多吃新鲜的蔬菜、水果及清凉爽口的食品，禁吃辛辣和偏热的食物，如羊肉、葱、姜和辣椒等。

纠正宝宝用手指抠鼻子的坏习惯。

保持室内空气湿润。若室温偏高，空气干燥，可使用加湿器或在地上洒一些水，使湿度保持在40%～50%为宜。

饮食调理

◎ 木耳粥

【原料】黑木耳30克，粳米100克，大枣5枚。

【做法】先将黑木耳用温水浸泡20分钟左右，洗净捞出后与粳米、大枣同煮为稀粥，加入冰糖适量。

【服法】早晚服食。

【主治】本粥有凉血和血、止血和胃的功效，用于血热鼻衄、大便出血者。

【注意事项】大便不实、易于腹泻的婴儿不宜选用。

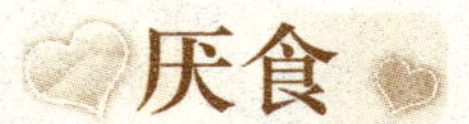

厌食

主要症状

科学调查表明，60%的学龄前幼儿均有不同程度的厌食。这与饮食习惯、饮食方式以及缺少某些微量元素有一定的关系，如缺锌，可影响消化功能，致使宝宝吸收能力差、营养不良而不思饮食，常见于1～6岁的宝宝。

厌食开始一般不影响精神或营养状况，但长期厌食会导致严重的营养不良。表现为反复感冒、发烧，反复咳嗽、不吃、不好动，体重不增，身高不长等。因此父母决不可轻视发病率高、影响面大、危害宝宝身体健康的厌食症。

预防调理

厌食的调理关键是注意饮食的节制和规律性，饮食切忌荤多素少、甜多咸少、零食多正餐少的不良饮食习惯。

适当吃些牡蛎、花生、豆芽和发酵食品。因这类食品能使蛋白质分解成氨基酸，使植物盐分解，以利于锌的吸收，从而改善厌食。

少食各种生冷瓜果、肥厚油炸食品以及高糖、高能量的食品。

饮食调理

◎ 梨粥

【原料】鲜梨3个，粳米100克。

【做法】将梨洗净，连皮切碎，去核，加水适量，用文火煎煮30分钟，捞出梨块，加入淘净的粳米，煮成稀粥。

【服法】每天早晚各吃1次。

【主治】主治胃液不足的厌食症。

【注意事项】脾虚便溏者不宜食用。

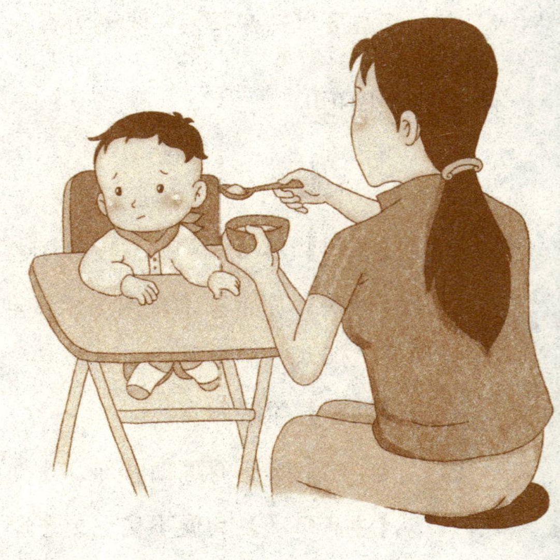

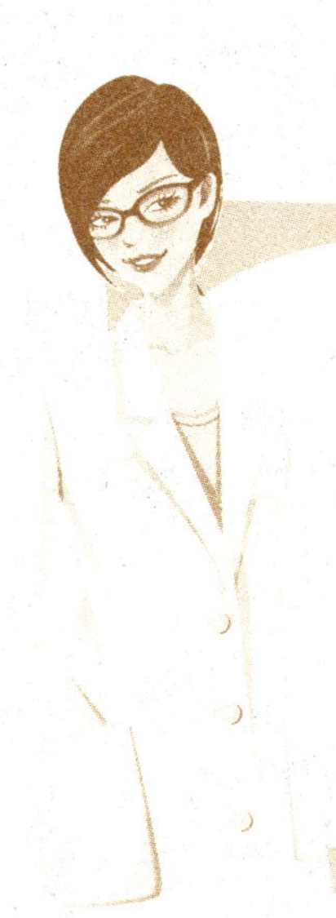

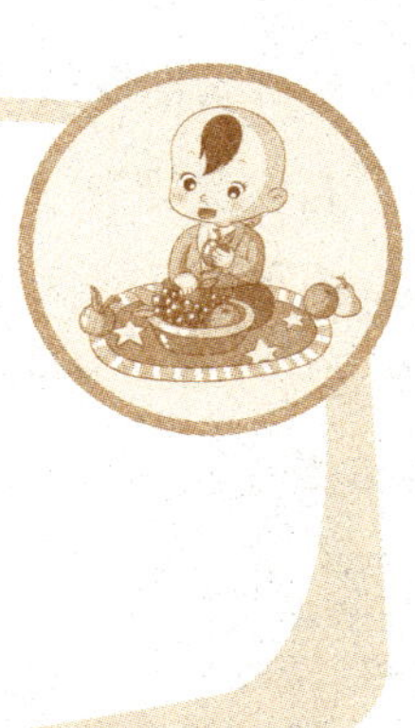

营养不均衡导致的疾病

有的宝宝可能会因为营养不均衡而缺乏某种营养素，只要父母注意观察，适当补充，宝宝仍会恢复健康。营养不均衡易使宝宝产生各类疾病，其实父母只要注意食物的科学搭配，这种情况完全可以避免。

营养摄取不当

导致营养不良的因素

营养不良是指缺乏蛋白质和热能的一种营养性疾病，多在3岁以下的宝宝身上出现。导致营养不良主要有以下几种因素：

喂养方面：如果妈妈母乳不足又没有及时给宝宝添加辅食；宝宝本身有挑食、偏食的不良饮食习惯，使得长期营养和热量摄入不足，造成营养不良。

疾病方面：一些消化系统疾病，使宝宝因反复呕吐、腹泻、腹痛，而不能很好地消化食物、吸收营养而导致营养不良。一些慢性消耗性疾病，比如反复发作的肺炎等疾病，因长期发热使宝宝食欲不振，食物量减少而消耗增加导致营养不良。

与饮食喂养有关的营养不良，父母应改善喂养方法，合理按步骤地添加辅食，纠正不良的饮食习惯；因疾病导致的，应积极治疗原发病。

3岁以下的宝宝消化能力较弱，父母在给宝宝补充营养时切忌过多过快，以免加重消化功能紊乱，应遵照“循序渐进、逐步充实”的原则。

爱心小叮咛

宝宝患营养不良时，父母要注意使宝宝避免呼吸道感染，比如让宝宝远离家中或外界的传染病患者；保持皮肤清洁干燥，勤洗澡，做按摩以减少褥疮和皮肤感染的发生；病情好转后，可适当抱起活动，促进体力的恢复。

肥胖症的危害及对策

体内脂肪积聚过多会形成肥胖症，这是宝宝常见的营养性疾病之一。过量食用牛奶、肉类、蛋类等物质还会加重宝宝的消化系统和肝脏的负担，加速胰腺、胃液等消化液的分泌，逐渐引起消化系统、内分泌系统功能失调，还会对心脏造成压力过大，加速冠状动脉硬化。此外，营养过剩还容易导致宝宝出现弓形腿、扁平足等畸形情况。宝宝过于肥胖，也会增加自卑、孤僻等不良心理。而宝宝一旦形成肥胖，便会更不愿意运动、贪吃，形成恶性循环。

宝宝摄入营养过多，使摄入热量超过消耗量，机体把多余的热量以脂肪形式储存于体内导致肥胖。错误的饮食习惯，如过早给宝宝吃高热量的固体食物均可造成肥胖。

对于肥胖症的宝宝，父母可多给宝宝吃热量少、体积大的蔬菜、瓜果等食物，不要给食过多的甜食、淀粉类及高脂肪食物，同时要加强宝宝的体格锻炼。对于正常的宝宝，父母也要做到及早着手，让宝宝均衡科学地摄入营养，不要过分关注和焦虑宝宝的营养补充，要根据宝宝的实际需求给予，不用担心是否给予过少，因为宝宝饿的时候会表达出情绪的，这样还能锻炼宝宝的情绪表达能力。

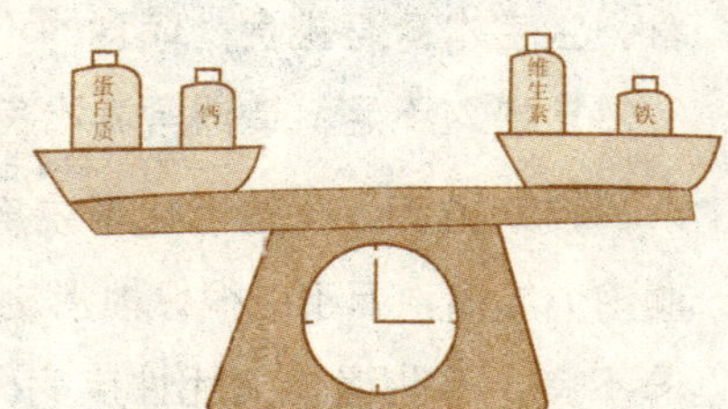

神经性厌食症及对策

厌食症是小儿常见症状，发病率高，多见于1～6岁的宝宝，以较长时间的食欲减退或消失为主要特征。轻者仅表现为精神弱、疲乏无力；重者表现为营养不良和免疫力下降，如面色欠佳、体重下降、皮下脂肪减少、毛发干枯、贫血和容易感染等。长期营养素摄入不足，可造成营养不良和免疫功能下降，不仅影响宝宝的生长发育，还会给病邪以可乘之机。

不良饮食习惯，一些消化道疾病及锌缺乏都可能引起神经性厌食症。那么，应该怎样避免神经性厌食症呢？

首先应明确厌食的原因，积极治疗原发病，有针对性地治疗。

建立良好的饮食习惯，如平时少吃零食，不要偏食挑食，少吃高糖、高蛋白食品，吃饭要定时定量。

用中药调理、推拿和针灸治疗疗效也很好，但宝宝可能会对针灸疗法多有抵触心理。必要时，可采用口服药物进行治疗。

爱心小叮咛

一些药物的不良反应，如红霉素、阿奇霉素、磺胺药或氨茶碱等药物，往往会导致神经性厌食症的出现。

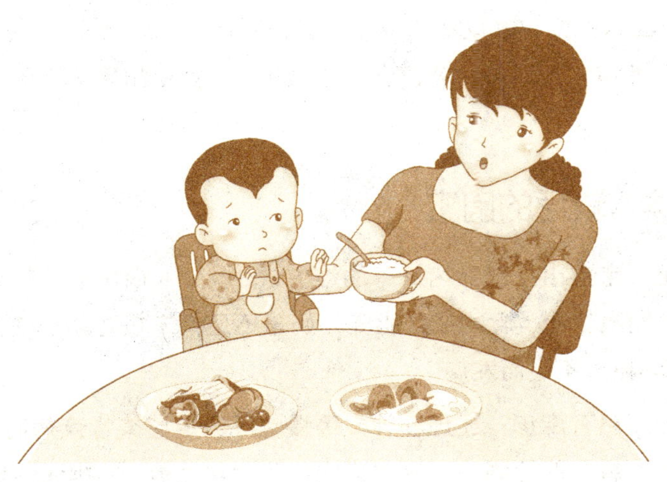

缺乏维生素

维生素A缺乏的表现

维生素A缺乏症是因体内缺乏维生素A而引起的全身性疾病，一般多发生在婴幼儿或患营养不良的宝宝身上。父母可通过眼部、皮肤等变化判断宝宝是否患有维生素A缺乏症。

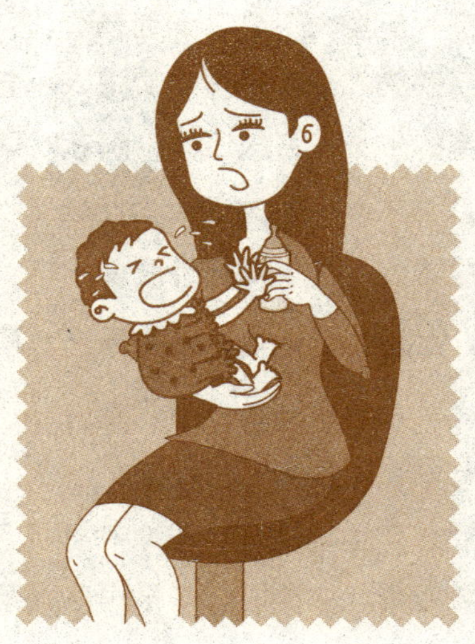

如果宝宝的眼睛贴近角膜的结膜边缘处有形似泡沫的白斑——结膜干燥斑，宝宝可能患有维生素A缺乏症。

缺乏维生素A时皮肤也会发生改变，由于增生的角化物充塞于毛囊腔内，并突出于表皮，使宝宝表现为皮肤粗糙、干燥、脱屑，但多出现于4岁以上的宝宝，在0～3岁的宝宝中不常见。

维生素A具有促进骨骼发育的作用。缺乏维生素A时，宝宝可出现体格发育迟缓和牙釉质发育不良。此外，还可能有反复感冒、食欲下降、贫血等表现。

让宝宝远离维生素A缺乏症并不难，应尽量母乳喂养，宝宝吃牛奶时应选择全脂奶，可在宝宝出生后2周左右在医生指导下合理添加鱼肝油。婴儿每天需维生素A1500～2000国际单位，大点儿的宝宝每天需2000～4500国际单位。4～6个月添加蛋黄、菜泥等辅食。适当补充富含维生素A的食物，如猪肝、蛋黄、牛奶、胡萝卜等。

导致维生素A缺乏的因素

摄入不足：宝宝出生时肝内储存的维生素A很少，很快被消耗尽。如果喂养不合理，如长期喂淀粉类食物或脱脂乳、奶量不足、未按时添加辅食等情况，均会造成维生素A摄入不足而发病。

消耗增加：患有麻疹、迁延性肺炎等慢性呼吸道感染性疾病时，维生素A的消耗量会增加；患有恶性肿瘤、泌尿系统疾病时维生素A的排泄会增加，这两种情况同样可引起维生素A缺乏。

代谢障碍：缺乏蛋白质，影响视黄醇转运蛋白的合成，致使维生素A在血浆中的浓度降低；缺乏锌使维生素A结合蛋白、前白蛋白、维生素A还原酶都降低，维生素A不能被利用而排出体外；甲状腺功能低下和糖尿病，使β胡萝卜素转变成视黄醇的过程发生障碍。

B族维生素缺乏的危害

缺乏维生素B_1容易引起猝死。维生素B_1是能量代谢的一种酶，如果缺乏就会影响人体碳水化合物的代谢、氨基酸和脂肪酸的代谢，使能量减少，继而影响神经系统和心血管系统的正常功能。脚气病一般发生在宝宝2～5个月时，致病往往很严重。

B族缺乏维生素一般直接的危害就是皮肤受损，最常见的是维生素B_2和烟酸缺乏导致的皮肤病。

当宝宝缺乏维生素B_2时，如脸颊、眉间、鼻翼两侧、耳后、腋下、乳房下、腹股沟处等皮脂腺分泌旺盛部位，皮肤皱褶处都会出现皮炎。出现皮炎后，这些皮肤处皮脂增多，有脂状黄色鳞屑和轻度的红斑，女宝宝出现会阴瘙痒，阴唇皮炎等，男宝宝出现阴囊处糜烂、渗液、脱屑等。

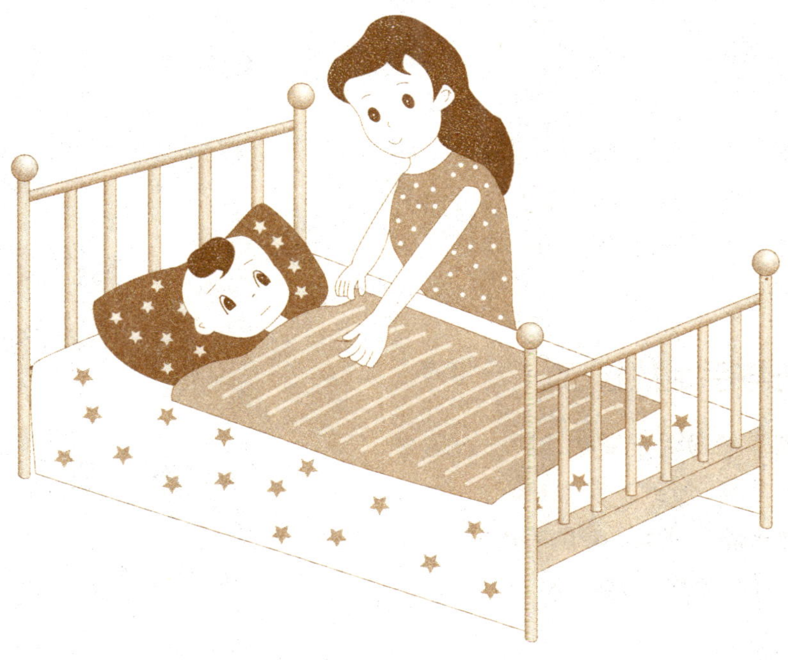

当宝宝缺乏烟酸时，所导致的皮炎一般来说呈对称性出现。在脸部、颈部、手背、脚背、背部、膝盖、肘部等容易受摩擦的地方出现，先是红肿、有溃疡和水疱，继而转为红棕色，皮肤粗糙脱屑。

怎样从食物中补充B族维生素

维生素B_1一般存在在谷类胚芽和米皮中，维生素B_2一般在动物内脏、深色蔬菜、粮食中。烟酸一般都是以辅酶的形式存在于食物中，消化后在胃和小肠中吸收，一般只要父母给宝宝服用复合B族维生素，就能补充烟酸。

维生素C缺乏的危害

维生素C可以抵抗坏血病，因为它可以促进合成胶原蛋白，维护血管、肌肉、牙齿、齿龈的正常功能。如果缺乏维生素C，导致胶原蛋白合成有障碍，会增加毛细血管壁的通透性和脆性，容易出血，一般称为坏血病。皮肤下可以看见出血点，如果严重的话，这些出血在皮肤下会呈现淤斑。宝宝发生这种情况的，淤斑多在下肢出现。这种维生素C缺乏导致的出血，也表现在牙龈出血上。

什么食物可以补充维生素C

母乳喂养时，妈妈要饮食合理，偏食、挑食、少食蔬菜和水果都会导致母乳中维生素C不足，继而影响宝宝。添加辅食的宝宝要多摄取维生素C，适当补充新鲜蔬菜和水果，也可以在医生的指导下口服维生素C，一般婴幼儿每日需要维生素C30～50克。

佝偻病与手足搐搦症

佝偻病常出现于婴幼儿期，它是由于缺少维生素D所致。宝宝在6个月左右时便会出现肋骨外翻、鸡胸等情况，1岁学走路时还会出现O型腿、X型腿。

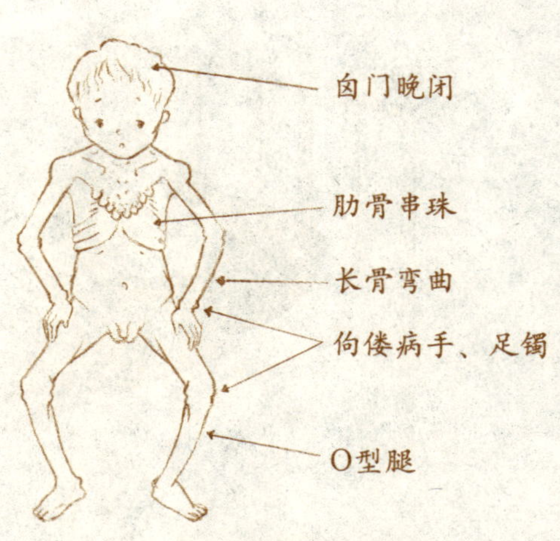

佝偻病的主要外观表现

缺乏维生素D还可引发手足搐搦症又称低钙惊厥，多在冬春季节出现。其主要表现为惊厥、手足搐搦和喉痉挛。

宝宝为什么会缺乏维生素D

有的父母可能由于怕宝宝感冒等原因而不愿意常带宝宝到户外晒太阳，或者现在城市中的楼房过高遮挡住了阳光，使宝宝日照不够而出现缺乏维生素D的现象。

有些疾病会影响宝宝体内对维生素D的消化和吸收，比如长期慢性的腹泻、婴儿肝炎综合征、先天性胆道狭窄和闭锁。

如果母乳喂养，奶汁丰足，营养丰富，宝宝又经常晒太阳，可不服鱼肝油。如果宝宝吃配方奶，一般在出生后2周要开始喂鱼肝油。还要让宝宝适当进行户外活动，经常晒太阳，但要注意保护眼睛。

缺乏微量元素

铁缺乏都有哪些危害

铁是造血原料之一，母乳、配方奶中含铁量较少，如果在4个月没有给宝宝及时添加含铁的食物，使宝宝无法吸收足够的铁，而且通过排泄也会流失铁，这样便会出现营养性缺铁性贫血。患贫血的宝宝疲乏无力、脸色苍白、皮肤干燥、头发易脱没有光泽，指甲出现条纹。严重的宝宝还会出现一些喜食泥土等“异食

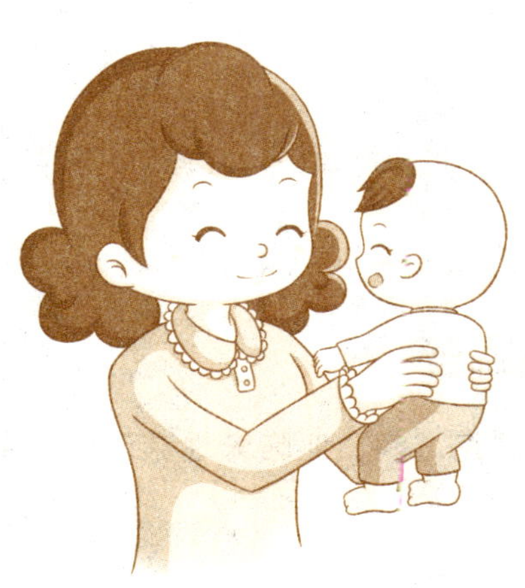

癖”，或精神分裂、智力障碍等。

铁还是体内许多酶的辅酶，如果宝宝缺乏铁，除了引起贫血，还会导致体内代谢过程受到影响，使组织和细胞的正常功能受到阻碍，危害健康。比如使消化系统受影响，宝宝会出现口腔炎、厌食、胃肠消化吸收功能减弱等。

宝宝在幼儿期生长发育的速度很快，对铁的需求也要多于成人，更需要及时补充铁。缺铁性贫血多发生在宝宝6个月之后，3岁之前。父母应该从4个月就给宝宝补充铁。

锌缺乏都有什么表现

锌是人体必需的微量元素之一，它参与体内多种酶的合成，有稳定细胞膜、改善食欲、维持免疫功能、调节激素代谢等功能。因此，如果缺锌，人体就会出现许多问题，如食欲下降或厌食，这是由于味蕾功能减退、味觉下降所致。如生长发育迟缓，锌缺乏会导致核酸和蛋白质合成减少，加之食欲下降，从而影响宝宝的生长发育。宝宝智力也会因缺锌而受到一定影响，如理解能力、记忆力下降等，补锌后症状可明显改善。缺锌还可造成皮疹、口腔溃疡、白内障、性发育迟缓等问题。

提倡母乳喂养，初乳中含锌量较高，锌利用率也较高，因此，母乳喂养对预防缺锌十分有利。人工喂养的宝宝可给予补充含强化锌的配方奶。膳食营养素搭配合理，按阶段添加蛋黄、菜泥、瘦肉、鱼泥、猪肝、坚果等辅食。必要时可在医生的指导下服用常用硫酸锌或葡萄糖酸锌等制剂。

爱心小叮咛

给宝宝补锌不能过量，也不能过快，若长期大剂量口服锌制剂而不去医院检查，有可能会造成锌中毒，有呕吐、腹泻等胃肠道症状。

缺碘引起的疾病有哪些

婴幼儿缺碘容易引起克汀病、亚临床性克汀病。甲状腺肿大在婴幼儿期并不常见。

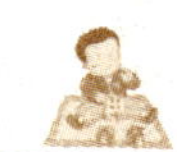

克汀病一般发生在宝宝2岁之前。患病的宝宝智力低下，甚至不能进食，在听力、语言、运动上有障碍，有的还会出现机体黏液性水肿、发育缓慢、矮小、上身较长等。亚临床型克汀病由轻度的缺碘导致，宝宝表现为智力、体格发育略有落后。

缺钙的表现及对策

◆ 多汗、夜惊。有些宝宝总出汗，比如晚上睡觉时，就算气温不高，也总是出汗；宝宝头部总是摩擦枕头，逐渐在脑后形成了枕秃圈。有的宝宝还会在晚上啼哭、惊叫，出现“夜惊”的现象。

◆ 厌食、偏食。许多厌食、偏食多是由缺钙所致。在人体消化液中有许多钙，如果钙元素摄入不足，就容易导致宝宝出现食欲不振、智力低下、免疫功能下降等症状。

◆ 出牙晚、不齐。钙是使牙齿坚硬的物质。如果缺钙，会使牙床内质的坚硬程度降低，使宝宝咀嚼较硬食物困难，牙齿发育过程中出现牙齿排列不齐、上下牙不对缝、咬合不正、牙齿松动、容易崩折、过早脱落等现象。

◆ 骨质软化。钙对于骨骼发育起到重要作用。在宝宝学步的时期里，如果缺钙，容易导致骨质软化，易出现“X”型腿，“O”型腿等。

◆ 父母在宝宝缺钙时要及时给宝宝添加含钙丰富的食物，如牛奶、鱼、大骨汤、虾皮、海带等。一般来说，只要注意补充，缺钙不严重的宝宝缺钙症状很快就会得以改善。如果症状较重，父母可遵从医生意见，适量补充钙剂和维生素D，父母有时间还应该带宝宝外出晒太阳，以利于钙的吸收。

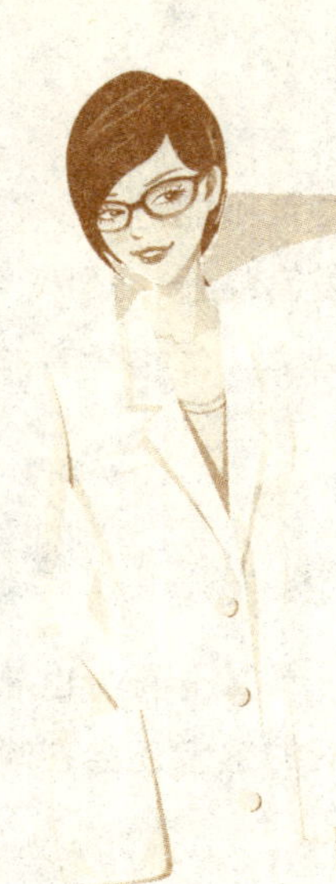

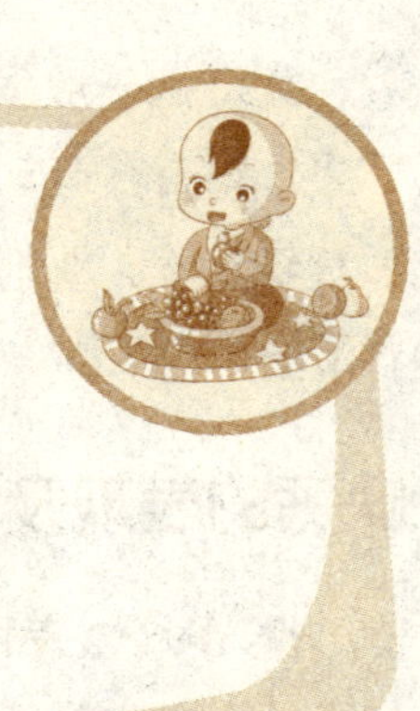

营养疾病及预防调理

蛋白质和热能缺乏症

症状

营养不良是指缺乏蛋白质和热能的一种慢性营养缺乏症，轻度营养不良表现为体重不增或略有下降，皮下脂肪变薄。随着病情进展，会出现消瘦、皮肤干燥、弹性下降、肌肉松弛、精神委靡或烦躁、运动发育落后、生长停滞等症状。重度营养不良症状可有：皮下脂肪完全消失，呈现皮包骨状，体重下降明显，体温偏低，心跳缓慢，反应迟钝，对周围事物不感兴趣，食欲差，不思饮食等。

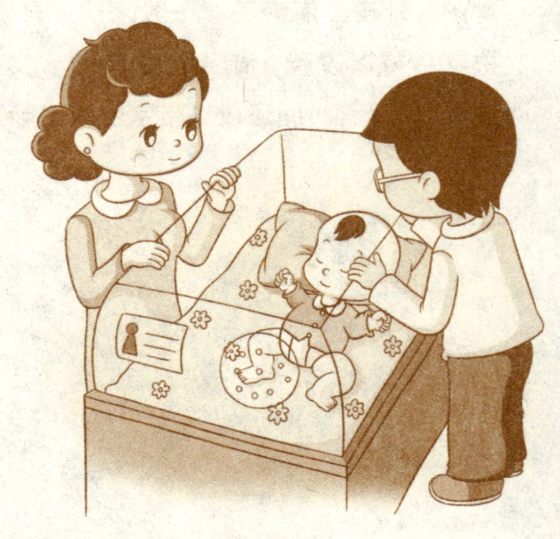

营养不良的宝宝因全身各系统功能紊乱，免疫力明显下降，很容易合并感染及患上其他营养缺乏性疾病，如上呼吸道感染、鹅口疮、腹泻、肺炎、缺铁性贫血、低蛋白水肿、维生素或微量元素缺乏症等，从而进一步加重病情。

病因

临床所见的营养不良多因疾病所致，轻度的一般由喂养不当引起，单纯因食物供给不足的很少见，极少数与过度减肥有关。

此外，早产儿、低体重儿和某些先天遗传代谢病也可能引发营养不良。如果母乳不足又未及时添加辅食，宝宝有挑食、偏食的不良饮食习惯等，都可能导致长期营养和热量摄入不足，从而造成营养不良。

饮食调理

宝宝发生营养不良时，应首先找出病因。与饮食喂养有关的，应改善喂养方法，合理地按步骤添加辅食，纠正不良的饮食习惯；由疾病导致的，应积极治疗原发病。

同时，在调整和补充营养时，营养不良的宝宝往往消化能力较弱，补充营养时切忌过多过快，以免加重消化功能紊乱，应遵照“循序渐进、逐步充实”的原则，蛋白质、脂肪、碳水化合物、维生素、微量元素等可根据需要科学计算后给予补充，具体实施时还应根据宝宝的食欲和一般状况酌情来调整。

父母在给宝宝调理饮食时，应根据病情的轻重给予不同的膳食：

对于轻度营养不良的宝宝，可喂半脱脂奶、豆浆、鱼、蛋、肉末、肝末、植物油、米汤、粥等。

对于病情稍重的宝宝，大多数不耐受全脂奶，可先喂脱脂奶、米糊、鱼泥等，待其消化功能渐渐恢复后，逐步添加全脂奶、蛋羹、肉末、肝末等，后期巩固阶段要注意添加菜汁、果汁、蔬菜、鱼肝油等。

预防措施

营养不良的预防比治疗更为重要，父母应全面了解宝宝的营养、保健、疾病防治等方面的知识。

◆ 坚持母乳喂养。母乳是宝宝天然的最佳食物，若母乳充足，辅食添加合理，宝宝很少会发生营养不良。

◆ 合理调整宝宝饮食。饮食要定时定量，注意膳食中营养素要搭配合理，而且要让宝宝养成良好的饮食习惯。

◆ 重视身体锻炼，增强宝宝自身的体质。在整个婴幼儿期父母都要重视宝宝的锻炼，如做抚触、到户外活动，这些都能帮助宝宝增强体质，促进营养吸收，减少疾病。

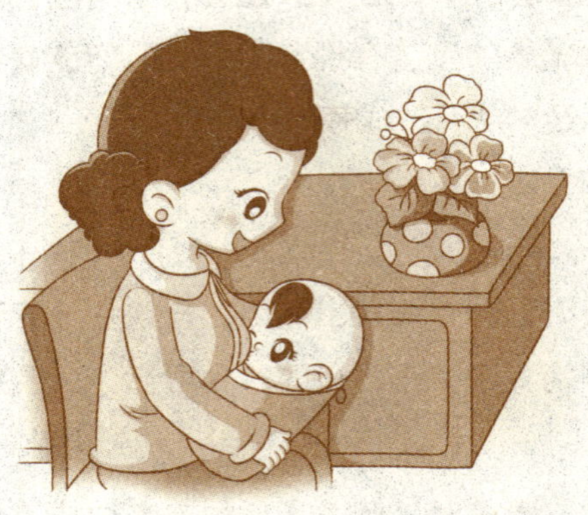

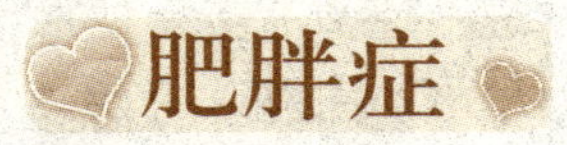

肥胖症

症状

肥胖症是以体内脂肪积聚过多为主要特征的一种慢性营养障碍性疾病。近年来，患肥胖症的宝宝逐年增多，已成为宝宝健康的一大杀手。这里所讲的肥胖症是指单纯性肥胖症，不包括内分泌代谢疾病引起的脂肪增多。下面是患肥胖症宝宝的常见现象：

◆ 肥胖儿一般食欲旺盛，喜吃零食，偏爱甜食和油脂类食品，常有不良饮食习惯。

◆ 形体肥胖，脂肪多堆积在面部、双乳、肩部、腹部、大腿等处，四肢肥大，手背厚，男宝宝外生殖器会被脂肪掩盖，看起来很小，实际属正常范围。

◆ 腹部或大腿皮肤可出现粉红色或紫红色线状条纹。

◆ 肥胖儿骨龄大多正常，智力良好，活动量小，稍运动便会多汗、气喘。

◆ 肥胖症的合并症有高血压、糖尿病、脂肪肝等，到成年还可引发动脉粥样硬化、冠心病等疾病。

常用判定肥胖的标准有两种：

肥胖度(%)=(实际体重-标准体重)%标准体重，超出正常标准体重20%即为肥胖。具体来说，超出20%～29%为轻度肥胖，超出30%～49%为中度肥胖，超出50%为重度肥胖。2～12岁宝宝的体重计算公式为　体重(1千克)=年龄(岁)×2+7(或8)。

体重指数(BMI)=体重(千克)/身高^2(米^2)，超过20为肥胖。2～12岁宝宝的身高计算公式为：身高(厘米)=年龄(岁)×5+75。

病因

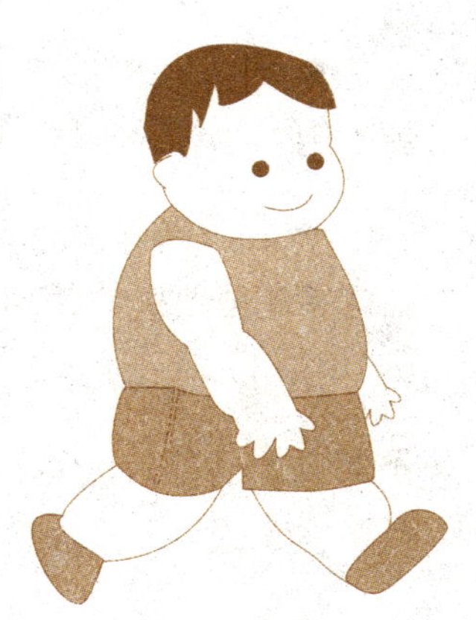

肥胖症的发病主要与不健康的生活方式有关，比如营养过剩和缺乏运动。肥胖的宝宝多有暴饮暴食、偏食、挑食的坏习惯，喜食甜食和油腻性食物，这些食物热量高，使摄入热能过多，而肥胖的宝宝往往又缺乏运动，消耗的热量减少，体内多余的热量就会以脂肪的形式储存起来。

如果父母都明显肥胖，那么子女约有2/3的可能出现肥胖，这说明肥胖症与遗传有一定的关系。

饮食调理

◆ 应控制进食量，给予低热量饮食，既要满足宝宝生长发育对各种营养素的需求，又要避免摄入的热量过多而达不到减肥的目的。刚开始时，要通过严格控制饮食来限制体重增长过快，当宝宝接近正常体重时即可稍放开进食量。

◆ 父母要给宝宝吃一些低糖、低脂和清淡的饮食，避免吃高糖和油炸食品。

◆ 蛋白质为生长发育所必需，每天每千克体重要保证不少于2克。

◆ 蔬菜、水果含热量较少，能提供大量维生素和矿物质，还能避免宝宝产生饥饿感，因而是理想的减肥辅助食品。

◆ 改变不良饮食习惯。不要让宝宝吃高糖、高脂的零食，也不要让宝宝喝过甜的饮料；吃饭时不要狼吞虎咽，应细嚼慢咽；饭后要适量活动，不要坐卧不动，要限制看电视的时间。

预防措施

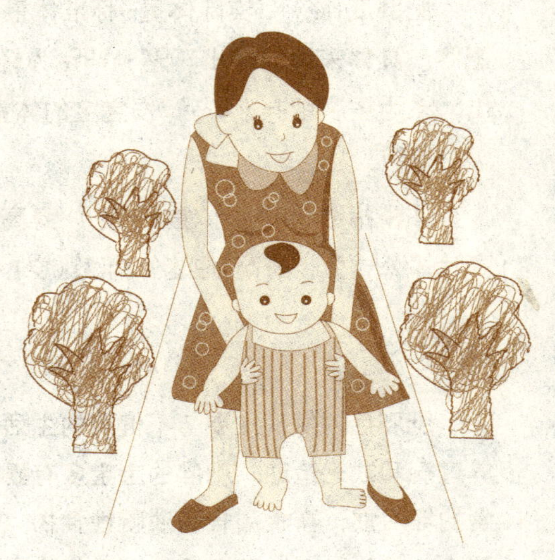

◆ 应提倡母乳喂养，母乳喂养的宝宝一般不易发生肥胖。

◆ 婴幼儿时期要定期到医院做生长发育监测，早期发现过重或肥胖倾向，应及时加以纠正和治疗。

◆ 养成良好的生活饮食习惯，早餐要吃饱，中餐要吃好，晚餐要吃少。

◆ 不吃高脂及高热量的快餐食品，适当多吃些新鲜的蔬菜和水果。

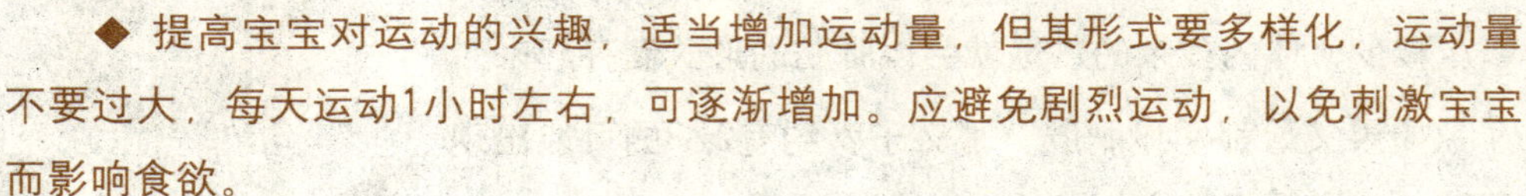

◆ 提高宝宝对运动的兴趣，适当增加运动量，但其形式要多样化，运动量不要过大，每天运动1小时左右，可逐渐增加。应避免剧烈运动，以免刺激宝宝而影响食欲。

另外，一般情况下不主张用药，如果要用，需遵医嘱。

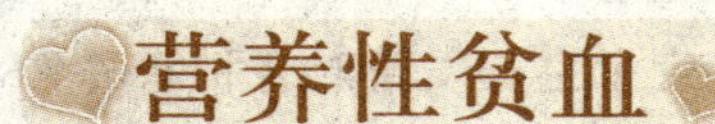

营养性贫血

症状

缺铁性贫血，常表现为注意力不集中，不停地做小动作，理解力低、反应慢，对周围环境不感兴趣。常见口唇、口腔黏膜、指甲和手掌明显苍白等。

维生素B_{12}缺乏的贫血，常表现为表情呆滞，目光发直，少哭不笑，反应不灵敏，嗜睡，不认亲人，运动功能发育慢，不易出汗，严重的可发展为神经系统器质性病变。

维生素B_{12}合并叶酸缺乏的贫血，除眼结膜、口唇、指甲等处明显苍白外，皮肤呈蜡黄色，颜面稍显浮肿，头发细黄且稀疏，并且常伴有恶心或呕吐，大便溏稀，含有少量黏液。典型病例可见舌面光滑，舌下正对下中门齿处发生溃疡。

病因

◆ 营养性贫血是因铁、叶酸、维生素B_{12}等造血物质缺乏而引起的，是威胁宝宝健康的一种常见病。

◆ 摄入不足，食物中这类物质的含量不能满足生长发育的需要。

◆ 吸收不良，如长期腹泻、呕吐、肠炎、急性和慢性感染时食欲减退等，影响到胃肠道的吸收功能。

◆ 长期慢性失血和体内某些代谢障碍也可引起本病。

饮食调理

◆ 给予富含铁质、维生素和蛋白质的食物，如红枣、动物血、紫菜、海带、鱼以及各种新鲜蔬菜和水果。

◆ 给予富含维生素B_{12}的食物，纠正长期素食的不良习惯。维生素B_{12}在肉类及动物肝、肾中含量较多，而在奶类、蛋类含量少。

◆ 对于叶酸缺乏而贫血的宝宝，小一点儿的宝宝要及时添加辅食，如苹果泥、菜泥、土豆泥、胡萝卜泥、肝泥等；大一些的宝宝应该保证其饮食品种多样化，适当吃些新鲜的绿色蔬菜和新鲜水果。

预防措施

◆ 注意膳食的多样化，经常食用含铁丰富的食品，如发生贫血，要及时咨询营养医生，尽早治疗和调理。

◆ 生活作息要有规律，养成良好的生活习惯，适当控制活动量。

◆ 贫血的宝宝抗病能力下降，父母要注意居室温度，及时增减衣被，以防感冒，避免合并感染以免加重病情。

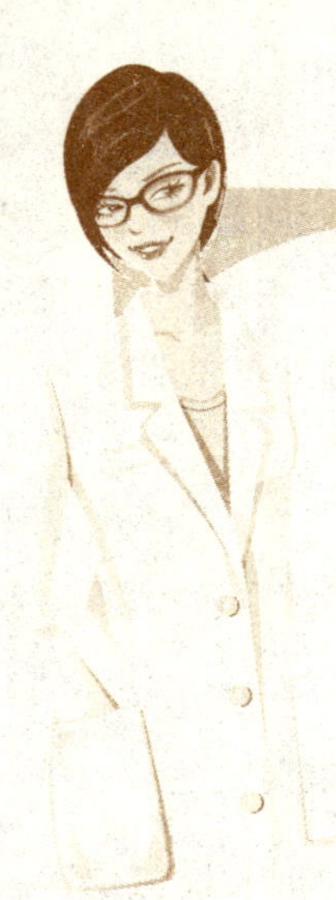

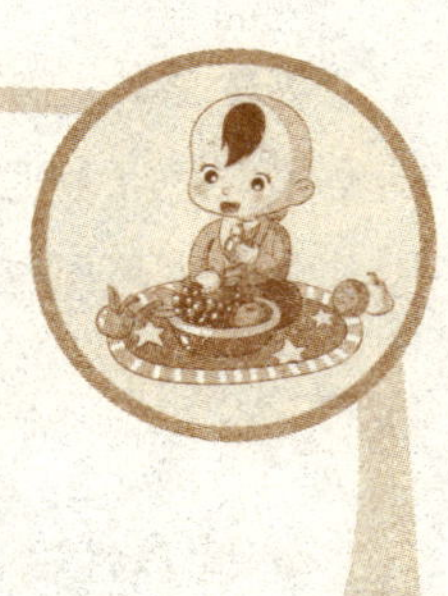

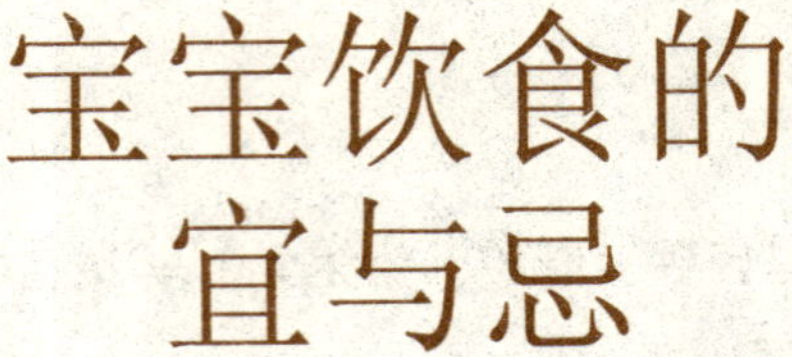

宝宝饮食的宜与忌

能使宝宝聪明的食物

猪肉

猪肉中的蛋白质不算丰富，只有9.5%。但维生素B_1的含量很高，是牛羊肉的7倍、白菜的20多倍。猪肉还含有碳水化合物、钙、磷、铁等矿物质。

猪肉中最具有健脑的是猪脑，猪脑含有铁、磷、钙等多种微量元素。一般来说，动物脑含有丰富的脂肪酸，是制造人脑必需脂肪酸的诱导体的营养来源。

爱心·小叮咛

动物肝脏含有较多的铁质，铁质是组成血红蛋白的主要成分。常吃动物肝脏，可避免缺铁性贫血，使大脑获得充足的氧气，从而使大脑思维敏捷。

鹌鹑蛋

鹌鹑蛋含有丰富的蛋白质、脂肪，以及碳水化合物、钙、磷、铁等营养物质，鹌鹑蛋脂肪中的卵磷脂高于鸡蛋的3～4倍，是健脑益智的好食品。

鹌鹑蛋丰富的铁元素，可以帮助缺铁、血红蛋白较低的宝宝补铁。

爱心小叮咛

各种蛋类中均含有乙酰胆碱，它是一种能促进记忆的神经传输介质，因此适当补充蛋黄可以补脑健脑，增强记忆力。

黄豆

黄豆营养丰富，含有较丰富的蛋白质、脂肪、碳水化合物、胡萝卜素和维生素B_1、维生素B_2、烟酸等物质，素有“豆中之王”的美称。

黄豆中含大脑所需的高品质蛋白质约40%，在粮食中位居榜首，与肉类蛋白质价值等同。黄豆还含有氨基酸，也是人类智力活动不可或缺的重要营养物质。

亚油酸是黄豆中的一种脂肪物质，能够促进宝宝的神经发育。卵磷脂也是黄豆中的脂肪物质，是大脑细胞组成的重要部分，能够提高记忆力。经常摄取对增加和改善大脑机能有重要的效能。

黄豆不易消化，父母可以把黄豆做成熟食或制成豆浆，给宝宝食用。

小米

小米是家庭中常见的谷物，营养元素之丰富却不可小觑。小米中的维生素B_1超过大米很多倍，矿物质含量也比大米多。

小米中含有丰富的淀粉、脂肪、还原糖、氮、蛋白质和膳食纤维，还有谷氨酸、脯氨酸、丙氨酸和蛋氨酸、固体和液体脂肪酸，在小米的外层薄膜上还有B族维生素、钙、磷、铁。其中的淀粉容易被人体吸收，小米中的氨基酸能够促进体内分泌5羟色胺，帮助宝宝睡眠、提高睡眠质量，从而让大脑得到缓解和休息。

父母可以用小米煮粥，也可以加入大米一起煮，小米粥不仅可以帮助宝宝智力发展，对体质虚弱的宝宝还有强体的功效。

爱心小叮咛

在淘米时注意不要用手搓洗或长时间浸泡，也不要用热水淘米，以免小米外层薄膜上的营养物质流失。

玉米

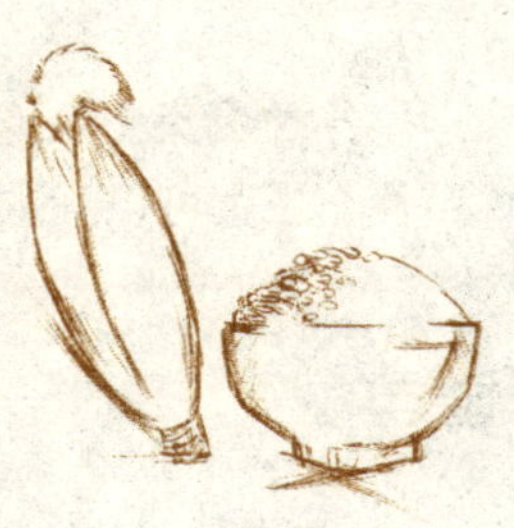

玉米是除了水稻和小麦之外的世界三大粮食作物之一，是全世界公认的“黄金作物”。

玉米含有较多的谷氨酸，能够保证大脑的生理功能正常运转、增强记忆力、预防大脑功能的退化。从玉米胚中提炼的玉米油，含丰富的不饱和脂肪酸，也有利于提高大脑的功能、预防心血管疾病。

玉米还有增强人体的新陈代谢、促进生长发育、延缓衰老的功效。玉米可健脾胃，宝宝腹泻后食适量玉米，症状可得到缓解。此外，玉米中丰富的谷胱甘肽、赖氨酸，与体内的致癌物质结合后，能够消除致癌物质的致癌性，并把致癌物质有效排出体外，在一定程度上是预防癌症的食品。

玉米粒比较小，容易卡住宝宝喉咙，父母可以把玉米换一种形式给宝宝吃。比如，市售的玉米面可以做成粥糊喂给宝宝，或者把鲜玉米榨成汁给宝宝喝。

南瓜

南瓜中的营养成分比较全面，并含有8种人体所必需的氨基酸，以及幼儿所需的组氨酸。其中丰富的亚麻油酸、卵磷脂和硬脂酸，能够促进婴幼儿大脑的发育和骨骼的发育。

此外，它所含的胡萝卜素可以在体内转化为维生素A，能够调节并保护机体，有利于维护皮肤、上皮组织的正常功能。丰富的糖、淀粉，以及磷和铁，还可以为宝宝补血，以免缺铁性贫血的出现。宝宝常吃南瓜还可以保证大便通畅。

南瓜蒸煮后比较软，有甜味，做成泥糊状也很适合宝宝食用。同时市售的南瓜粉加入粥中或是做成糕饼也很方便宝宝食用。

爱心小叮咛

嫩南瓜和老南瓜相比较，嫩南瓜中的维生素和葡萄糖比较多，老南瓜中的胡萝卜素、钙、铁比较多。父母在选择时，可以根据宝宝的身体情况来选择。

黄花菜

黄花菜可以镇静安神、益智健脑，是一种营养价值高、具有多种保健功能的花卉珍品蔬菜，被称为“健脑菜”。

黄花菜味鲜质嫩，又不失营养，每100克干黄花菜中含蛋白质10.1克，脂肪1.6克，碳水化合物62.6克，比西红柿和大白菜高出10倍之多。维生素A的含量比胡萝卜高1.52～2倍。碳水化合物、热量的含量与大米相似。此外，黄花菜还含有丰富的粗纤维、磷、钙、铁及矿物质。常吃黄花菜可以精力充沛，提高记忆力和学习效率，延长睡眠时间，自然对宝宝的脑力发育大有帮助。

黄花菜还可以有效地降低动物血清胆固醇，滋润皮肤、增强皮肤的韧性和弹力，同时还有抗菌免疫功能，有轻中度的消炎解毒功效，在防止传染方面有一定的作用。

对于不满3岁的宝宝来说，父母可以选择把干黄花菜经水泡涨后，与黑木耳搭配烹饪，当然要把它们切得小一点，方便宝宝食用。也可与鸡蛋、肉等做成汤或烹炒。

爱心小叮咛

生活中一般都是食用干黄花菜，鲜黄花菜中含有“秋水仙碱”，经过胃肠道的吸收会产生较大的毒性，引起咽喉发干、呕吐、恶心等现象，还是不食为宜。食用干品时，最好先用清水或温水进行多次浸泡，这样可以去掉如二氧化硫等残留的有害物。

大蒜

大蒜中含有丰富的蒜胺、大蒜新素，以及蛋白质、糖、维生素A、B族维生素、维生素C等营养元素。蒜胺成分可以帮助人体分解葡萄糖，有利于大脑的吸收、预防流脑。

橘子

橘子中含有大量的维生素C、β胡萝卜素、B族维生素、维生素A和葡萄糖，是很好的健脑水果。

橘子还是钾元素的天然来源，且不含钠和胆固醇。橘子中的叶酸、纤维素、矿物质对健康非常有益。同时，如果人体食用过多酸性食物后，会使体内血液偏酸性，抑制体内的生化反应。而橘子属于碱性植物，能够消除食用过酸食物的危害。科学研究显示，婴幼儿常吃橘子，还可以使白血病的发病概率降低50%以上。

但这并不代表橘子的食用是多多益善的，如果食用过多，橘子中过量维生素C会增多体内代谢的草酸，从而引起尿结石、肾结石；其中的胡萝卜素过量则无法在体内及时转化，会随血液的循环在体内沉积，导致“高胡萝卜素症”，导致呕吐、食欲不振、全身无力，手掌与脚底甚至全身皮肤呈现黄染。因此，吃橘子要适量。

爱心小叮咛

在食用橘子时，不能和下列食物之一共食：萝卜、牛奶、黄瓜。和萝卜共食，各自的分解物会相互作用，诱发甲状腺肿大；和牛奶共食，橘子中的果酸、维生素C与牛奶中的蛋白质容易发生反应，凝固成块，影响营养的消化和吸收，使出现腹胀、腹痛、腹泻等症状；和黄瓜同食，橘子中的多量维生素C会被黄瓜中的维生素C分解酶破坏，从而降低橘子的营养价值。

葡萄

葡萄也是健脑益智的水果。葡萄富含有钾、钙、磷、铁等多种矿物质，以及维生素A、维生素B_1、维生素B_2、维生素C、维生素P等，还有10多种人体必需的氨基酸，能够养血补脑、健脾和胃。

葡萄中丰富的葡萄糖和果酸，很容易被宝宝吸收，在体内转化为热量。此外，葡萄含有黄酮类物质，有助于抗氧化；葡萄中的白藜芦醇，能够调节人体生理功能，起到镇静和抗疲劳的作用，还可以预防癌症。需要注意的是，葡萄不能与海鲜同时吃，因为葡萄中的鞣酸容易与海鲜中的钙质相结合，形成不易吸收的物质。

爱心小叮咛

葡萄呈球形，宝宝吃时容易卡住喉咙，父母可以将它制作成葡萄汁，或去掉子，把葡萄制作成有利于宝宝吞咽的形式。同时要注意在吃葡萄后，不能马上给宝宝喝水，以免引起腹泻。

苹果

苹果中的锌能增强宝宝的记忆力。如果宝宝没有足够的锌，生长发育便会受到影响，记忆力和学习能力会受损伤。

苹果中含有碳水化合物、苹果酸，以及17种氨基酸，其中有7种氨基酸是人体内无法合成却又为人体所必需的。

苹果含有的微量元素氯，是胃酸的主要成分，也是细胞外液中的主要阴离子，能够维持体内的酸碱平衡，激活唾液中的淀粉酶。

苹果皮中有营养价值丰富的果胶，因此父母在选购时要挑选没有农药残留、没有虫斑和淤伤的苹果，这样可以不削皮给宝宝吃，从而让宝宝获得全面的营养。同时尽量让宝宝吃果肉，不要榨成汁，以免营养成分被氧化。

爱心小叮咛

苹果中有很多维生素和酸性物质，但需要细嚼慢咽才能在体内充分被吸收以及发挥作用。

核桃

一般人们提到益智的食物，总会先想到核桃。的确如此，核桃不仅营养价值高，且营养成分也利于人的大脑发育，尤其是对于脑部正在发育的宝宝。

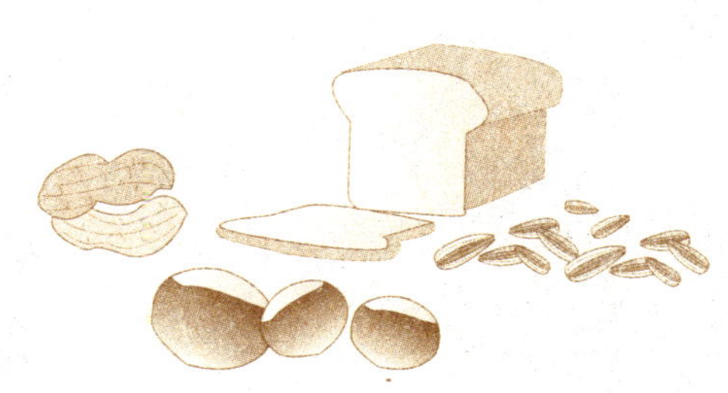

核桃中含有丰富的脂肪、蛋白质、碳水化合物及膳食纤维，还含有钙、磷、铁、β

胡萝卜素、核黄素、维生素B_1、维生素E、烟酸等。

核桃脂肪中的亚油酸、亚麻酸等不饱和脂肪酸，是宝宝大脑结构中脂肪的最佳组成物，食用后有利于健脑。核桃中的大量维生素，对于松弛脑神经的紧张状态，消除大脑疲劳也有着很好的效果。

爱心小叮咛

核桃含较多油脂，多吃核桃会引发消化不良，导致腹泻，损伤脾胃功能。

芝麻

芝麻富含脂肪油、叶酸、烟酸、卵磷脂、蛋白质、钙、维生素E等，可补肝肾，润五脏。对提高智力、缓解大便燥结很有帮助。父母可将芝麻炒熟研成面加入食物、粥中。

同时，芝麻酱中含有丰富的蛋白质、铁、钙、磷、核黄素等。每100克纯芝麻酱含铁比同等量的猪肝高1倍，比鸡蛋黄高6倍。芝麻酱含钙量也非常高，10克芝麻酱的含钙量相当于30克豆腐、140克大白菜的含钙量。

让宝宝平时吃些芝麻酱，能很好地预防缺铁性贫血和佝偻病。

花生

花生含有丰富的脂肪和蛋白质，以及多种维生素、矿物质，含有人体所必需的氨基酸。其中脂肪约占45%，蛋白质约占36%，糖约占20%。

花生脂肪中的卵磷脂，能够帮助脑细胞发育，增强记忆力，有健脑的功能。花生外的红皮可促进血小板生成。

爱心小叮咛

花生仁容易卡住宝宝喉咙，不适宜2岁以下的宝宝吃。在加工制作时，父母可以给2岁以下的宝宝把花生煮透煮烂。2岁以上的宝宝吃花生仁时，也要充分咀嚼，以免发生意外。

花生油

花生油含多种不饱和脂肪酸。如油酸、亚油酸、棕榈酸、硬脂酸及花生酸等。这些不饱和脂肪酸是形成脑细胞的原生物质，为脑细胞的增加奠定了物质基础。

其他有类似营养的还有菜子油、葵花油等都富含不饱和脂肪酸，有利于宝宝脑部发育。

增强免疫力的食物

宝宝体内的原料如果不足，就会减少抗病物质——抗体的合成，自然抵抗感染性疾病的能力就变弱，就会经常生病。父母想要宝宝不生病，从饮食方面要注意给宝宝适当补充提升免疫力的食物，帮助宝宝调理体质，远离疾病。

谷类

谷类含胚芽、多糖以及丰富的B族维生素和维生素E，这些抗氧化剂能够增强机体免疫力，加强免疫细胞的功能。米粉、麦粉都是宝宝不错的食物。

食用菌类

食用菌中的蛋白质属于优质蛋白，还含有人体必需的8种氨基酸。食用菌中的干扰素诱导剂可以抑制体内肝炎、带状疱疹、流感等病毒颗粒的增殖，腺嘌呤能抵抗感冒和结核，有利于宝宝预防传染性疾病。食用菌有蘑菇、香菇、草菇、金针菇、木耳等。

富含蛋白质的食物

蛋白质是合成各种抗病物质的原料，能制造白细胞和抗体，提高宝宝的抵抗力，使宝宝免受疾病的侵袭。鸡蛋、牛奶、鱼类、肉类都含有丰富的蛋白质。

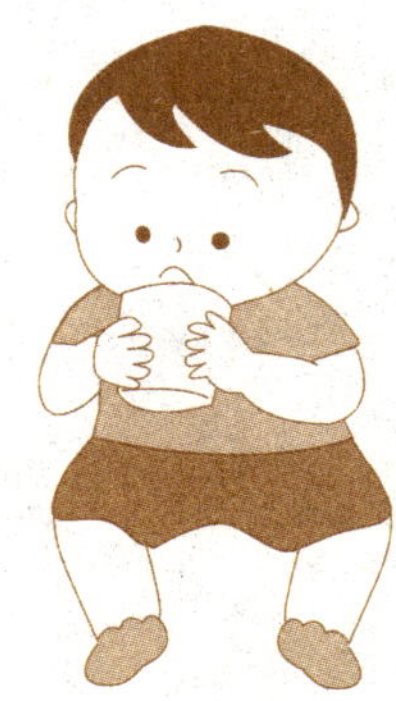

富含维生素的食物

维生素A能够增强肺组织的抗病能力，保护宝宝的呼吸系统，维护口鼻黏膜健康，在呼吸系统疾病上给宝宝建立了“安全门”。维生素C属于抗氧化营养素，能破坏病毒细胞组织的“自由基”，增强宝宝的免疫力。

西红柿含有多种抗氧化强效因子，其中的番茄红素、胡萝卜素、维生素C与维生素E，可保护细胞不受伤害，并能够使已经受损的细胞得到修复。

强壮骨骼的食物

钙是增强宝宝骨骼必需的营养素。如果缺乏钙质会造成宝宝身高不足、佝偻病、骨质疏松症等疾病。奶制品是钙的主要来源，豆制品、绿叶蔬菜等食物也含有钙。

充足的维生素C有利合成胶原质，是骨骼的主要基质成分，多在新鲜的蔬菜、水果中含有。维生素D能够提高机体对钙的吸收，促进骨骼的正常钙化，并维持骨骼正常生长。维生素D含量较高的食物有：牛奶、蛋、鱼肉、动物肝等。下面介绍几种常见的强壮骨骼的食物：

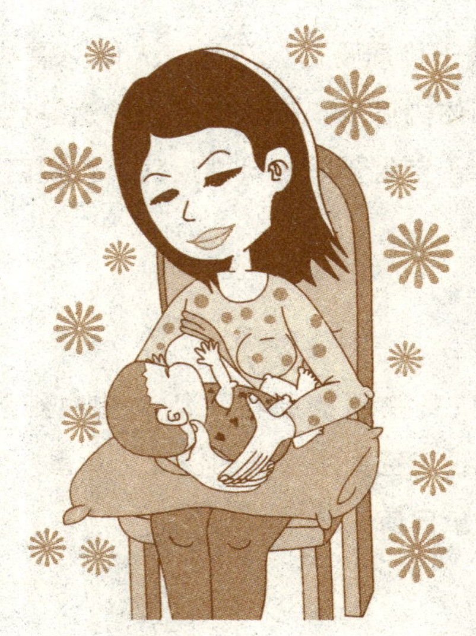

牛奶

牛奶含钙丰富，500毫升牛奶就含钙600毫克，而且更易于人体的吸收。此外还有多种矿物质、维生素、氨基酸、乳酸等，可以促进钙的消化和吸收。其他奶类制品，如酸奶、奶酪等，也都是不错的钙来源。断奶后的宝宝每天也应该保证至少250毫升的牛奶，以确保钙的摄入。

爱心小叮咛

如何给宝宝补钙是父母普遍关心的问题。市场上有许多不同品种的钙剂，但是补钙还是以食补为宜，因为许多钙剂并不能达到预期的补钙效果。特别要注意不要给宝宝喝碳酸饮料，以免影响对钙质的吸收。

海带和虾皮

海带和虾皮是富含钙的海产品，此外还能够降低血脂，预防动脉硬化。父母可以用海带炖肉，把虾皮做成汤或馅给宝宝添加。

海带含有人体所需的丰富的碘、铁、钙、蛋白质、脂肪、淀粉、维生素B_1、维生素B_2、胡萝卜素、尼克酸、甘露醇及其他矿物质。

海带中的碘含量很高，对宝宝的大脑和性器官发育具有重要的作用。丰富的尼克酸高于大白菜、芹菜含量5倍之多，是人体新陈代谢的好帮手。

虾能够给宝宝提供优质蛋白，钙、磷、铁的含量也很高，对宝宝的骨骼发育等大有好处，且易于消化。

虾肉中，含蛋白质最丰富的是对虾，其次是河虾。宝宝在咀嚼能力不强的年龄，无法直接食用虾肉时，父母可以把虾剁成末添加到食物中给宝宝吃。

豆制品

高蛋白食物——大豆含钙量也很丰富。父母应给宝宝适量添加豆制品来补钙。

骨头汤

动物骨头80%的成分都是钙，可以把动物骨头做成骨头汤。由于动物骨头中的钙不易被直接吸收，须溶于高汤中才可被吸收，父母在加工时最好先把骨头敲碎，然后用文火慢煮，让宝宝喝汤，吃骨髓。还可以用骨头汤煮面条。

蔬菜

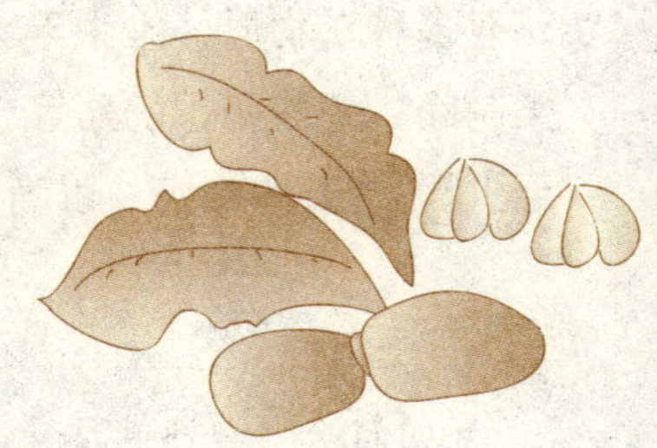

一些蔬菜中也含有丰富的维生素和钙质，如小白菜、油菜、茴香、莲藕、芹菜等。多给宝宝吃蔬菜也能起到补钙的作用。

对发育有益的食物

胡萝卜

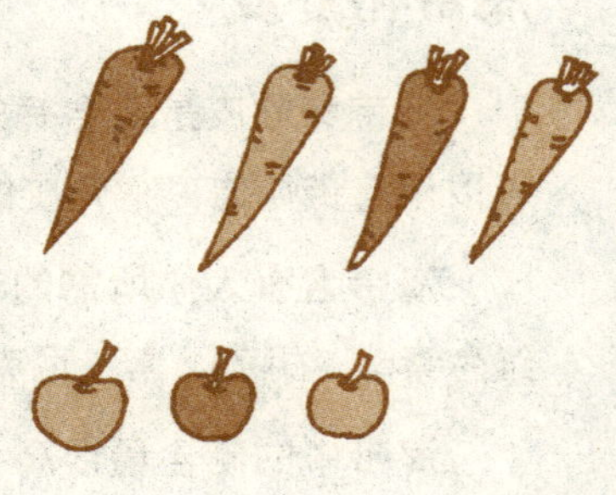

胡萝卜是膳食中维生素A的重要来源之一，胡萝卜还含有蛋白质、脂肪、碳水化合物、钙、磷、铁、维生素、β胡萝卜素、核黄素、尼克酸等营养物质。

胡萝卜中的β胡萝卜素在体内可以转变为维生素A，是宝宝生长发育不可或缺的营养物质，对保护眼睛、抵抗传染病、促进生长发育有很大的帮助。

由于β胡萝卜素只有溶解在油脂中才能转变为维生素A，如果生吃，则无法转变，所以，父母在制作时，需要将它煮熟或炒透后再给宝宝吃，从而使营养充分被吸收。

白萝卜

白萝卜中含有的维生素C很丰富，此外还含有碳水化合物、钙、磷、萝卜素、芥子油等营养素。

白萝卜中的萝卜素可以促进血红素的增加，芥子油及粗纤维能够促进胃肠蠕动，有利于宝宝的身体成长。宝宝开始添加辅食后就可以吃，因为烹饪后的萝卜软嫩可口，是强健身体的有益食物。

爱心小叮咛

白萝卜中的很多营养成分都存在于叶和皮中，父母在烹饪时，可以将它们一同做进食物中，以保证营养的不丢失。

西红柿

西红柿是为人熟知的营养丰富的蔬菜。西红柿中含有丰富的碳水化合物、胡萝卜素、维生素B_1、维生素B_2、维生素C、维生素P及钙、磷、铁等矿物质。其中富含的维生素A原在人体内可以转化为维生素A，促进宝宝的生长发育。西红柿中的有机酸，如苹果酸、柠檬酸，能够增加胃液酸度，调整宝宝的肠胃功能。

爱心小叮咛

西红柿需要在油脂环境中才能被人体充分吸收，所以要做熟了吃才最有营养。在宝宝腹泻时，最好不要吃西红柿，以免使腹泻加重。

滋养皮肤的食物

富含维生素A的食物保护皮肤

维生素A能够生成肌肤真皮层内的胶原蛋白和弹力纤维，促进调节并保护机体，维护皮肤、上皮组织的正常功能，让肌肤紧致、有弹性。宝宝常用的鱼肝油以及胡萝卜、猪肝、菠菜等中都有丰富的维生素A。

富含维生素C的食物使皮肤白皙

宝宝的皮肤细嫩柔润，若是兼有白皙透红则更惹人喜爱。虽然皮肤的颜色与种族、地区、环境等有关，但某些食物也能让皮肤显得白皙诱人。

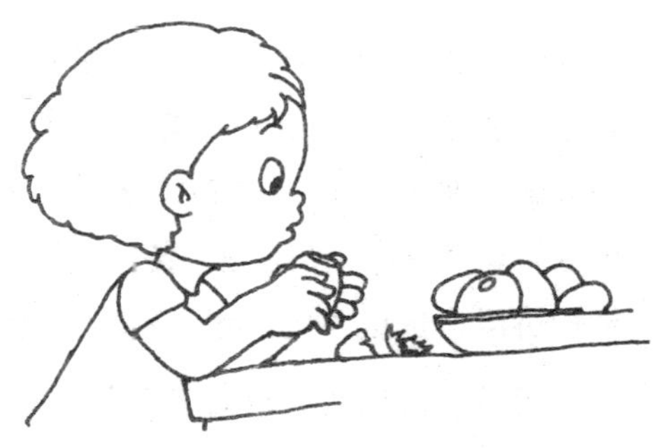

肤色的深浅与黑色素的代谢关系密切。在人的表皮基底层有一种黑色素细胞。黑色素生成越少，皮肤越白皙。黑色素生成是靠酪氨酸酶及多巴和多巴醌，抗氧化物维生素C能中断黑色素生成的过程，可阻止生成的多巴醌进一步氧化而被还原为多巴，并能降低血清铜和血清铜氧化酶的含量，影响酪氨酸酶的活性，从而干扰黑色素的生物合成。因此多进食一些富含维生素C的食物，如西红柿、橙子、柠檬、酸枣、山楂、柑橘等，可以使皮肤变得更加白皙。

富含维生素E的食物强健皮肤

维生素E从皮肤的内部起，照顾肌肤的根本，增加肌肤抵抗力，帮助肌肤强健。日晒、空气污染、压力会使皮肤产生自由基，维生素E则能够中和自由基，保护肌肤组织，促进皮肤微血管循环，让宝宝皮肤中的血液健康透亮，宝宝看起来自然、红润、可爱。花生油等各类素油、小麦胚芽、豆类、菠菜、蛋类、甘蓝菜里，都含有丰富的维生素E。

富含胶原、弹性蛋白的食物丰盈皮肤

胶原蛋白能使细胞变得丰满，弹性蛋白能使皮肤弹性增强。富含胶原蛋白和弹性蛋白多的食物有猪蹄、动物筋腱和猪皮等。可以将这些食物做成汤或肉冻给宝宝食用。

不宜多吃的食物

含糖饮料

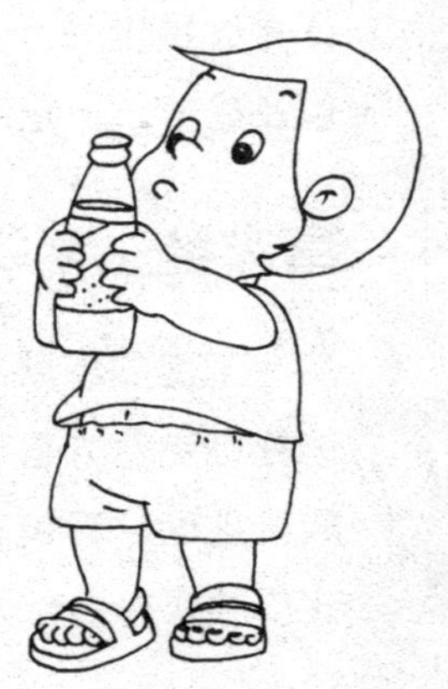

喝大量含糖的碳酸饮料、果汁等会危害宝宝的健康，导致宝宝肥胖、营养不良，影响肝脏的正常功能。大多数饮料都只含有糖和香精、香料，没什么营养价值。宝宝喝太多饮料后，会影响正常食用正餐，如果正餐照吃，又会因为摄入糖类过度，造成体内能量过剩，引起肥胖。

另外，冷饮也不能让宝宝多吃。

松花蛋

松花蛋是很多人都喜欢吃的食品，但制作松花蛋的原料中含铅量很高，人体摄入微量铅以后，神经系统、造血系统和消化系统等会遭受一定的危害。而宝宝对铅毒更加敏感，成年人对吃进的铅质吸收率为5%～10%，宝宝的吸收率高达50%，而且宝宝的脑部神经系统还未成熟，更容易受铅毒危害，影响宝宝智力的发育。

浓茶和咖啡

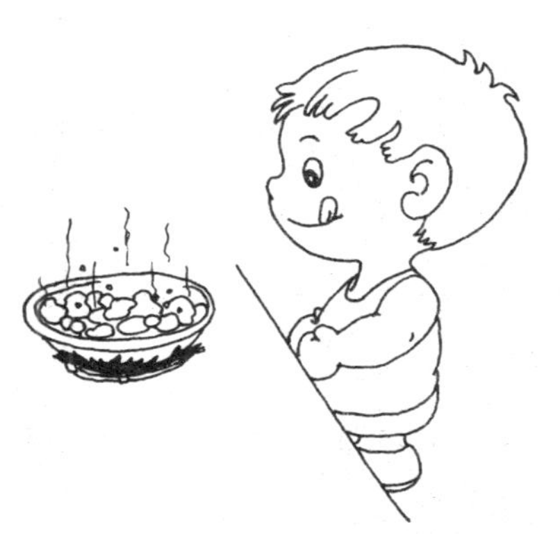

浓茶和咖啡等刺激性比较强的饮料，会影响神经系统的正常发育。浓茶中的鞣酸、咖啡碱会影响宝宝肠胃、心肾和神经系统的发育。

咖啡中的咖啡因会兴奋大脑皮质，婴幼儿对咖啡因更为敏感，饮后易出现兴奋、烦躁、吵闹、失眠等症状。另外，咖啡碱还可阻碍人体对钙的吸收。

宝宝的饮食禁忌

饮食是维系生命的重要基础，宝宝的生长发育与营养素的摄入情况关系密切。但是，随着人们生活水平的不断提高，饮食喂养的误区日渐突出。由于营养不均衡和营养不良造成的“肥胖儿”和“瘦弱儿”大量出现，所以科学的喂养尤其重要，希望父母走出误区，帮助宝宝健康地成长。

忌用酸奶喂婴儿

酸奶中所含的乳酸菌虽能抑制和消灭很多病原体微生物，但却同时会破坏人体有益菌群的生长条件，从而影响正常的消化功能，特别是胃肠道发炎的婴儿和早产儿，可能会因此出现呕吐、急性溶血现象坏疽性胃炎等症状，而且早产儿还有因喝酸奶而死亡的病例。

忌吃泡泡糖

泡泡糖是一种特殊的糖类，在口中咀嚼时，其中的糖类及香料会被唾液溶解，从而产生清凉爽口的味道。而它的胶基是一种憎水性胶体，这种胶基比一般胶软糖的胶基，具有更大的黏着力和柔软性，不能被唾液所溶解。泡泡糖兼有吃糖和吹泡泡的双重乐趣，深受宝宝的喜爱。但是，宝宝经常吃泡泡糖对身体是有一定的害处的。

◆ 胶基主要由增塑剂、天然橡胶添加剂、防腐剂等制成，而橡胶和防腐剂都有一定的毒性，有害健康。

◆ 反复吹泡泡，会将空气中的有害细菌、灰尘等黏附在泡泡上，容易染上肠炎、肝炎、结核等各种病菌。

◆ 多次咀嚼、鼓腮、吹泡容易使宝宝门牙突出、唇腮变形，还容易患腮腺炎和扁桃体炎等。

◆ 吹泡泡时，不断地重复鼓腮，会使口腔内的细菌及异物逆流，引起咽炎和龋齿。

◆ 反复咀嚼会刺激胃液的大量分泌，引起消化系统疾病，造成食欲下降。

◆ 宝宝的自制力比较弱，一旦不慎吞咽下去，就容易造成严重的后果。

忌饮易拉罐饮料

易拉罐包装的饮料具有重量轻、体积小、不生锈、不易碎和携带方便等优点而很受消费者的欢迎，但对人体的健康有一定的危害。

易拉罐的包装材料为铝合金，为了防止饮料对易拉罐表面的侵蚀，内壁上会涂一层有机涂料，使铝合金与饮料相隔离。但在加工的过程中由于机械摩擦和碰撞，难免有破损的地方或有部分涂料没有涂完整而使内壁的铝合金与饮料接触，导致铝质逐渐溶解于其中。对易拉罐包装饮料的调查表明，用易拉罐包装的饮料比瓶装饮料的铝含量高3～6倍。如果饮用过量或长期饮用时，人可能会由于铝摄入过量而身体健康受危害。

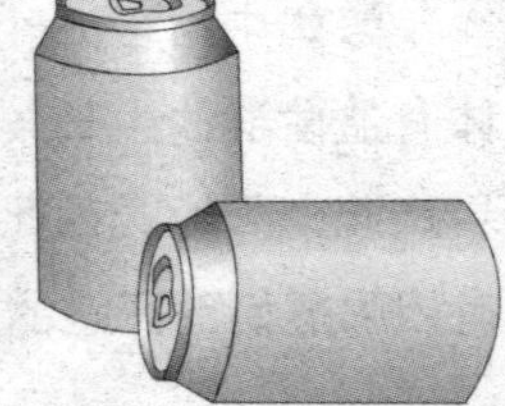

铝被人体吸收后，会在大脑、心脏、肝脏、肾脏等脏器中积聚，排泄缓慢，从而导致脏器发生不同程度的损害，使其功能受影响。而且铝元素对脑组织有很大的亲和力，会使大脑发生退行性变化，产生思维障碍和记忆力减退等症状。

据专家研究发现，儿童身体内铝摄入量过多时，可出现智力低下、行为异常等症。由此可见，易拉罐饮料不宜多饮，而宝宝正处于生长发育旺盛的时期，排泄功能较差，对铝的耐受力比较弱，更不能多饮。

忌吃生鸡蛋

鸡蛋是由多种氨基酸构成的蛋白质，它的分子很大，一般要经过胃肠道的消化以及分解成细小的氨基酸以后，才能被人体吸收和利用。鸡蛋被煮熟之后，原来结构紧密的蛋白质就变得松懈了，这样胃肠才容易分解、消化和吸收。

在生鸡蛋清里，含有许多抗生物蛋白质和抗胰蛋白酶。抗生物蛋白质能和生物素结合，使生物素变成人体无法吸收的物质；而抗胰蛋白酶却能够破坏人体里的胰蛋白酶，妨碍蛋白的分解，这些都是对人体的健康有害的。但是，把鸡蛋煮熟以后，这两种物质就会被破坏掉。

另外，从食品卫生的角度看，生吃鸡蛋也不好。因为大约有10%的鲜鸡蛋里，都含有细菌、霉菌或寄生虫卵。若鸡蛋不新鲜，则带菌的比例就会更高了。但是，大部分细菌怕高温，如沙门氏菌，鸡蛋煮沸10分钟后，里里外外的沙门氏菌等都会被消灭。

所以，不论是从鸡蛋的营养成分，还是从食品卫生的角度上讲，都不宜让宝宝吃生鸡蛋。

忌多吃菠菜

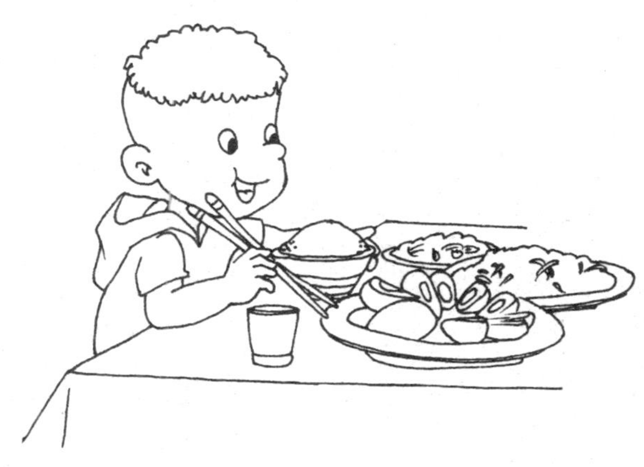

有些父母认为，菠菜中含有丰富的铁，多吃不但可以补血，还可以预防贫血和便秘的发生，对宝宝的生长发育及排泄大有益处。

菠菜中含有丰富的铁，但不易被

人体充分吸收利用。而且，菠菜中还含有一定量的草酸，草酸很容易与人体消化道中的钙结合成不易溶解的草酸钙，影响人体对钙的吸收和利用。经常让宝宝吃菠菜，容易引起缺钙，从而产生一系列缺钙的症状。

通常在食用菠菜之前，将其先在热水中烫一下，但这样会流失其中的一部分维生素。因此，父母如果想给宝宝补铁，可以让宝宝多吃一些蛋黄、瘦肉、肝泥、菜泥等同样富含铁的食物。

忌多吃蜂蜜

蜂蜜味道香甜，而且空腹冲喝还可以治疗便秘，一般的人都爱吃。许多父母喜欢在宝宝吃的牛奶、副食品或饮用水中添加蜂蜜，其目的不仅想给宝宝增加甜味、增加营养、提高食欲，也想使宝宝的大便更加通畅等。父母的这种动机和愿望是好的，但好的愿望不一定会有好的效果。

蜂蜜很容易遭受多种细菌的污染，成人的胃肠道尚且可以抵御外界进入的细菌，而宝宝的胃肠功能尚未发育成熟，许多细菌（尤其是会转呈孢子形态存在的细菌）并不能被彻底消除，还有可能在肠道中继续繁殖及分泌毒素，当被胃肠黏膜吸收进入体内后，会破坏其原本脆弱的防御系统而致病。

婴幼儿食用蜂蜜而致病的案例不鲜见，除了一般胃肠反应的呕吐及腹泻症

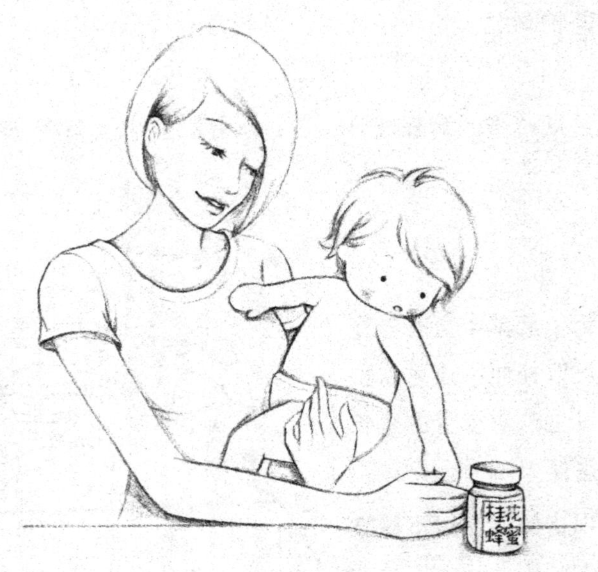

外，其中的“肉毒杆菌”所产生的危险性最为严重，它可以释放出特殊的神经毒素，造成宝宝呕吐、神志不清、语言障碍、吞咽困难、视力模糊、瞳孔放大及呼吸困难等。

因此，父母最好不要给不满1周岁的宝宝食用蜂蜜。

忌多吃甘蔗

甘蔗香甜可口，很多宝宝都很喜欢吃。但是，在吃甘蔗时，向外拉掰、撅等用力过猛的动作，会使宝宝的牙床组织受到一定的损害，还会使新长出来的牙齿向经常用力的方向长，这样会导致牙齿长歪，牙列不齐。所以在换牙的年龄中最好不要让吃甘蔗，尤其在宝宝恒牙刚长出来的时候。

此外，甘蔗含糖分很高，如果晚上或睡觉前吃了，又没有刷牙，糖分经过细菌发酵会变成酸类物质，侵蚀牙釉质，慢慢形成龋齿。

忌多吃味精

味精（谷氨酸钠）是一种调味食品。一些父母为了增进宝宝的食欲，在烧菜时会加入较多的味精。从科学的角度来说，这种做法并不可取。

据科学家研究发现，大量摄入味精会加重宝宝缺锌，因味精能使血液中的锌转变成谷氨酸锌从尿中排出体外。所以，长期食用味精，反而会加重宝宝厌食。

如果宝宝经常厌食，而且生长缓慢时，应考虑宝宝体内是否缺锌。若发现缺锌，要及时治疗，可在医生指导下服用一些补锌的药品，一般短期内就能治愈。平时应给宝宝常吃富含锌的食物，如牡蛎、猪心、牛心、瘦猪肉、牛肉、豆制品、虾皮等。

忌多吃果冻

果冻类食品，虽以果字命名，却并非来源于水果，而是来源于海藻与其他植物，从中提取其主要成分海藻酸钠加色素制成的。忌吃果冻主要有以下几种原因：

◆ 在人工制造的过程中，经过酸、碱、漂白等处理，许多维生素、矿物质等成分几乎完全丧失。

◆ 其中所含的海藻酸钠、琼脂等都属于膳食纤维，不易被人体消化吸收，如果吃得过多，会影响人体对蛋白质、脂肪的消化吸收，也会降低对铁、锌等无机盐的吸收率。

◆ 制作果冻时，还会添加人工合成色素、食用香甜味剂、酸味剂等，对宝宝的生长发育也会有一定危害。

◆ 果冻滑软而有弹性，但不易溶解于消化液中，若误入气管后易堵塞气道而使宝宝窒息，且不易取出。

忌多吃彩色食品

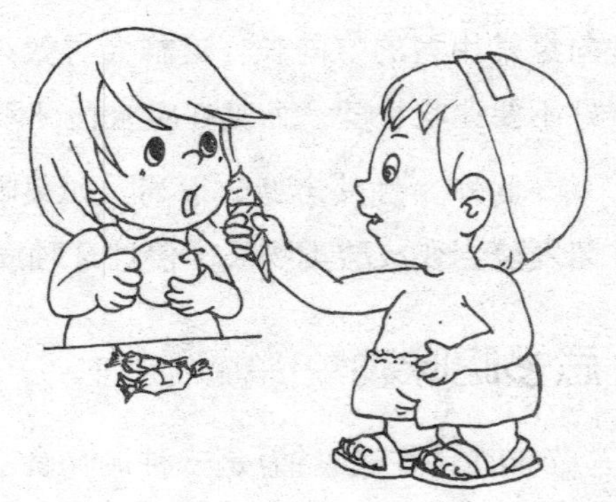

成品彩色食品所用的染料是合成色素，它是从石油或煤焦油中提炼出来后，经化学方法合成的，有一定的毒性。

首先，食用染料能消耗体内的解毒物质，干扰体内的正常代谢反应；其次，合成色素若积蓄在体内，会导致慢性中毒，如附着胃肠壁或者泌尿器官时，则易引起病变或结石；再次，宝宝体内各器官组织比较脆弱，对化学物质较为敏感，过多食用合成色素会影响其神经系统的发育而造成多动症。

忌多吃菠萝

有的宝宝吃了菠萝后，大概半小时左右后就会大叫肚子疼，随之出现呕吐、皮肤瘙痒、潮红、四肢及口唇发麻、多汗，甚至出现风疹块、眼结膜出血等症状，严重者可见突发性血压降低、休克、心跳加速、面色苍白、意识不清等症状。

为什么会发生这样的情况呢？这是因为菠萝内含有一种菠萝蛋白酶，大多数宝宝吃了菠萝后没有任何症状，但有部分宝宝会对此类酶发生过敏而发病，医学上把此病称为“菠萝过敏症”。要预防这种现象的发生，只要把菠萝切成片浸泡于淡盐水中1～2小时，然后放在锅中煮沸即可。经过这样处理的菠萝蛋白酶会被破坏，就不容易发生“菠萝过敏症”了。

忌多吃荔枝

我国广东、海南一带常常有人因大量食入荔枝而发生“荔枝病”的。开始时由于大量吃荔枝而使饭量锐减，常于次日早晨突然发生头晕目眩、面色苍白、四肢无力、大汗淋漓等症状。如不及时治疗，几分钟后便可出现神志不清、抽筋、血压下降和呼吸衰竭，甚至死亡。此时，如化验病人的血液，会发现其血中葡萄糖浓度极度降低，往往每升只有1.1～2.2毫摩尔，而正常人应为每升4.4～6.7毫摩尔。

导致荔枝病的原因是，荔枝肉中含有α次甲基环丙基甘氨酸，会引起血糖过低和肝脏脂肪变性。宝宝若进食大量荔枝，正常的膳食便会吃得很少，更易诱发低血糖的发生。

一旦发生荔枝病，应该立即静脉注射葡萄糖水或口服较大量的葡萄糖溶液，并给予保肝药物，严重的病人还要用肾上腺皮质激素治疗。一般来说只要治疗及时，病情就能迅速改善。但该病容易反复发作，故宝宝忌多吃荔枝。

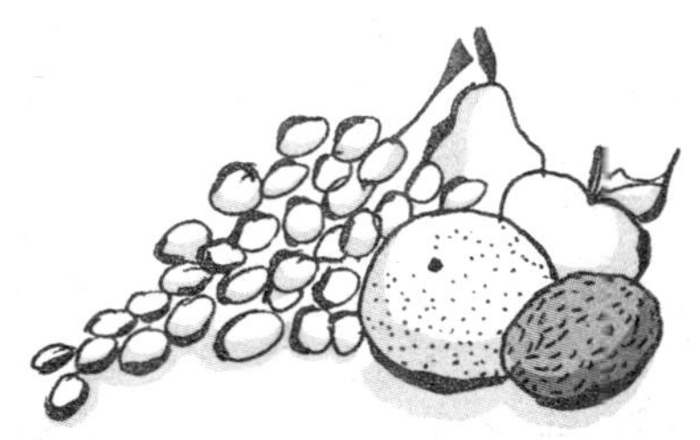

忌多吃西瓜

西瓜营养丰富，味甘，具有清热解渴、利小便的功效。尤其在夏季，吃西瓜可解暑，但西瓜也不能多吃，吃多了也会对身体造成一些不利的影响。

西瓜属于寒性水果，多食容易引起腹胀、加重腹泻、影响食欲，严重时还可能积寒助湿，引起其他的疾病。尤其对于脾胃虚寒、腹泻、消化功能不好的宝宝，父母一定要控制其食用量。而且，西瓜中含水分丰富，一次食用过多，其中所含的大量水分会稀释胃液，引起消化不良并降低胃肠道的抵抗力。

另外，宝宝如果正在患感冒，最好不要吃西瓜，否则会加重感冒的症状并延长患病的时间。

忌多吃柿子

柿子不但味道鲜美，而且营养丰富，大多数宝宝都非常爱吃。据测定结果知柿子除富含糖类外，还含有维生素C、钾、钠、镁、磷、铁等矿物质及微量元素。不仅如此，柿子还有一定的药用价值，能清热、润肠、止血；柿饼上的柿霜还有清咽利喉、润肺止咳、生津的作用。虽然柿子营养丰富，但也不能多吃，宝宝吃柿子应注意以下几点：

◆ 不宜与红薯同吃，因为红薯可促进消化，使胃酸增多，但与柿子同吃会导致形成难以消化的“胃柿石”。

◆ 患有缺铁性贫血的宝宝不宜食用。因为柿子中含有酸性物质单宁，易与铁质结合，从而妨碍人体对铁的吸收，过多食用会加重贫血的症状。

◆ 空腹时不宜食用。因柿子中含有14%的胶酚、7%的果胶等物质，由于空腹时胃酸多，这些物质容易与胃酸结合凝成小块，形成石头状难以消化的物质。小者如杏核，大者如鸭蛋。还容易发生头晕、恶心、呕吐、厌食、胃肠炎，严重时甚至会引起消化道出血、胃穿孔、肠梗阻等疾病。因此，不宜在空腹时吃柿子，尤其胃有酸水的宝宝更宜少吃。

忌多吃山楂

山楂，又名红果，是药食两用的果品。山楂及山楂制品富含糖类、柠檬酸、磷、钙、铁、胡萝卜素以及维生素C、维生素B_1、维生素B_2等多种营养素。宝宝适当吃些山楂不仅可以增添多种营养，而且具有帮助消化、增加食欲的的作用。

因山楂有破气散淤的作用，多吃容易引起胀气，故脾胃虚弱的宝宝要少吃。另外，山楂制品中含糖量较高，吃多了既会影响食欲，也会有损牙齿的健康。

忌多吃白果

白果又称银杏，炒熟了的白果肉质香糯可口，且能止咳化痰，解痉平喘。然而，如果吃得过多或吃生白果5～10粒就会引起中毒。因为生白果肉中含有白果酸和白果二酸，它们不仅对皮肤和黏膜有强烈的刺激作用，而且对人体的神经系统有毒性作用。轻者引起神情呆钝、恶心、呕吐、腹泻、发热、昏睡，重者四肢痉挛、昏迷、呼吸循环衰竭导致死亡。生白果经加热(炒熟或煮熟)后可以使其中的白果酸和白果二酸部分分解，所以熟的白果毒性较小，但也忌多吃。

忌多吃罐头类食品

现代生活的节奏越来越快，很多父母由于忙于工作而没有时间给宝宝做饭。于是，就让宝宝吃一些速食食品。而罐头类食品具有食用方便、不易变质、味道鲜美的特点，很受人们的欢迎。有些人甚至用罐头来代替新鲜的蔬菜和水果，因为他们认为，罐头同样有丰富的营养，而且易于保存，特别是有一些水果罐头，可弥补产地、季节的缺陷。但宝宝不宜经常食用罐头。这是因为：

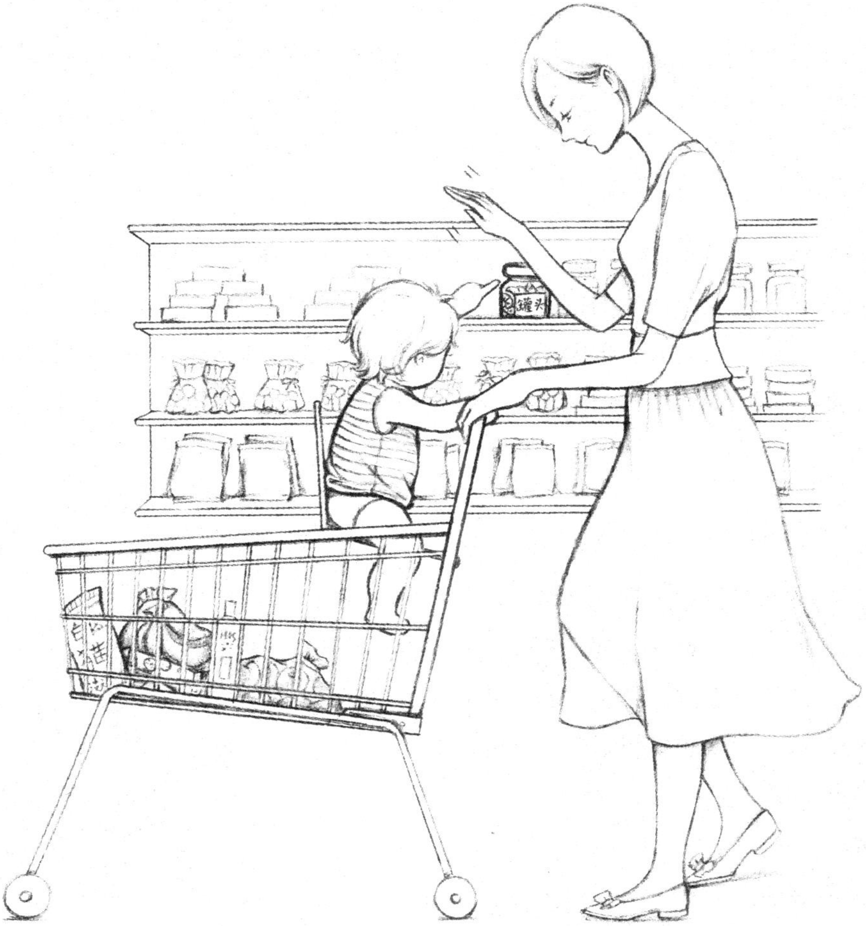

◆ 尽管各地、各厂家的罐头种类繁多，原料不一，但在制作过程中的工艺却是相同的。为达到色味俱佳及长期储存的目的，罐头中都要加入一定量的添加剂，如人工合成色素、香精、防腐剂、人工调味剂等。这些人工合成物，对成人的健康影响不大，但是，由于宝宝的发育尚未成熟，身体各组织对化学物质的反应及解毒功能较成人低下。若食用的罐头食品过多，则会加重脏器的解毒排毒负担。如果超过了处理这些物质的限期，则会严重影响身体的生长发育，甚至还可因某些化学物质的逐渐积蓄，而出现慢性中毒。

◆ 损失维生素。罐头中，食物原有的很多维生素类会被大量损失，如维生素A损失15%～20%，维生素B_1损失20%～80%，维生素B_2约损失10%，维生素C损失有10%～60%，泛酸损失20%～30%。因此，目前市场上的一些罐头类食品，在营养方面还存在着一定的缺陷。父母不能用罐头来代替新鲜的蔬菜和水果给宝宝吃，而应以新鲜食品为主。

忌吃未成熟的西红柿

西红柿营养丰富，味道鲜美，是宝宝喜爱的食品之一。但西红柿一次不能吃得过多，更不要吃未成熟的西红柿。因为未熟的西红柿中含有对人体有害的番茄碱，人若短时间内摄入大量的番茄碱，就会出现恶心、呕吐、头昏等中毒症状。另外，现在个体市场上出售加色素的西红柿，外表看起来鲜红，里面却是生的，吃了也对身体有害。

忌多吃脂肪含量高的食品

脂肪是体内重要的供热物质，所供的热能约占总数的35%。脂肪还有利于脂溶性维生素的吸收，是宝宝生长发育必需的营养素之一。但是长期摄入含脂肪多的肥肉，对宝宝生长发育很不利，其主要表现如下：

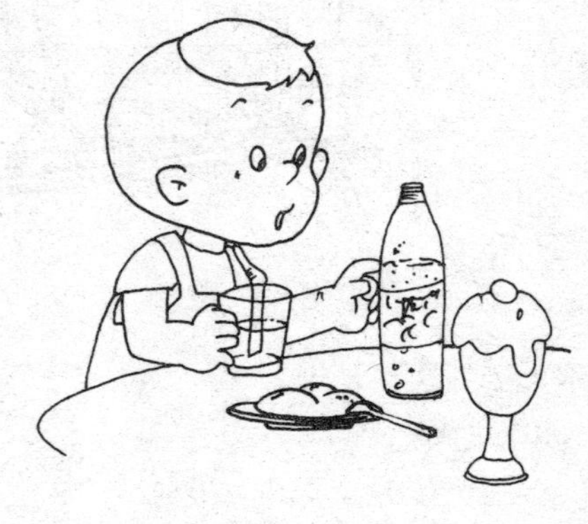

◆ 由于脂肪约含90%的动物脂肪，而脂肪消化所需的时间较长，在胃内停留时间久，吃后容易产生饱腹感。所以，过多进食脂肪，

会影响其他食品的进食量。

◆ 高脂肪饮食影响钙的吸收，因为脂肪消化后与钙形成不溶性的脂酸钙，从而阻止钙的吸收。

◆ 脂肪摄入过多，会使血中胆固醇与甘油三酯含量增高。这两种物质是形成动脉硬化，导致冠心病、心肌梗死等心血管疾病的主要致病物质。据报道，10岁以内的宝宝也可因脂肪摄入过多而发生动脉粥样硬化。

◆ 脂肪进食过多，可使脂肪细胞由于体积增大、数量增多而导致肥胖。肥胖的宝宝，心脏的负担增加；同时，由于体重增加，两足负重也增加，容易形成扁平足。

忌多吃烧烤

众所周知，烧鸡、烤鸭、烤鱼、烤羊肉串等烧烤食品不仅色鲜、肉嫩、味浓，而且爽口健胃，十分受人们的欢迎，许多年轻的父母经常买给宝宝吃。然而，从医学和营养的角度来说，吃烧烤食物对身体会产生危害，尤其是宝宝更不宜多食。

烧烤食物在制作过程中，总是要先在食物上涂些烧烤汁、麦芽糖等作料，然后再在炭火上烧烤。当烤到肉类表面焦黄时，其中的蛋白质和糖类在热的激活作用下易发生化学反应，会散发出诱人的芳香气味，这种烧烤虽有极可口的滋味，但同时其中的维生素、蛋白质与脂肪已被破坏，也容易发生变性。这样，就大大降低了肉类中蛋白质和氨基酸的利用率。

鸡、鸭、鱼等食物的核糖与大多数氨基酸在加热时会产生一种基因突变物质，食用后很可能诱发宝宝某些癌症；烧烤时的炭火、木料等燃料也会产生致癌作用较强的一种物质，这种物质可通过消化道、呼吸道及皮肤等途径进入体内，容易诱发肺癌、白血病等；烧烤时，鸡、鸭的油脂滴落在炭火中燃烧产生的烟雾也有大量致癌物。

宝宝正处于生长发育的旺盛阶段，体内各器官的功能尚未健全，肝脏的解毒能力弱，身体的抵抗力差，吃烘烤食物后更易诱发多种疾病。所以，父母最好不要让宝宝吃烧烤食物。

忌多吃腌制品

父母最好不要给宝宝经常吃一些咸鱼类腌制的肉制品。因为：

◆ 腌制品中大多比较咸，含盐量很高，而长期进食高盐饮食会加重宝宝肾的排毒负担，成年后还易患高血压病。

◆ 腌制品中含有大量的亚硝酸盐、黄曲霉素、苯丙芘等，这些都属于致癌成分，如果宝宝经常食用腌制的肉类食物，成年以后将比一般人患癌症的概率高很多。

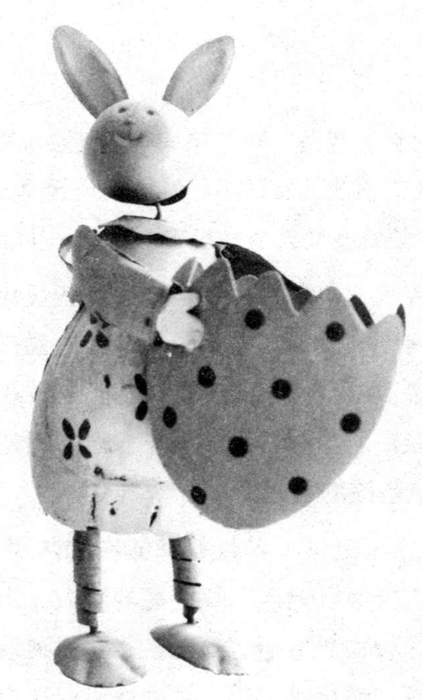

THE FIVE

第五章

打造营养益智的宝宝餐

父母精心为宝宝打造的营养餐中蕴涵着盈盈的爱意，这里有可口的汁水泥糊，有黏稠香甜的粥羹面汤，有益智滋补的营养菜系，还有均衡营养的美味佳肴。相信宝宝一定会在美味中享受到父母浓浓的爱意，成长为最幸福、最健康的孩子。

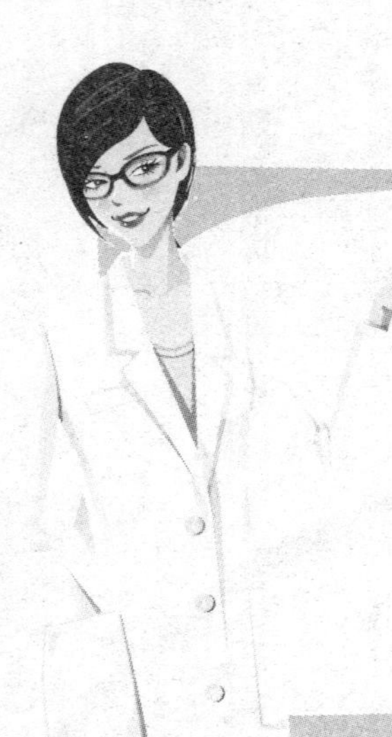

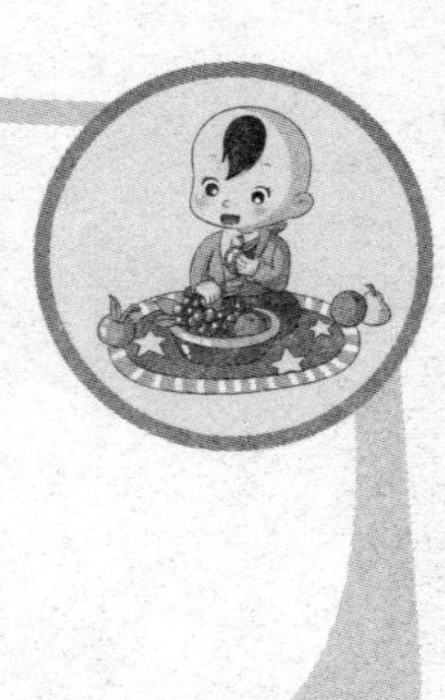

泥糊汁水
更美味

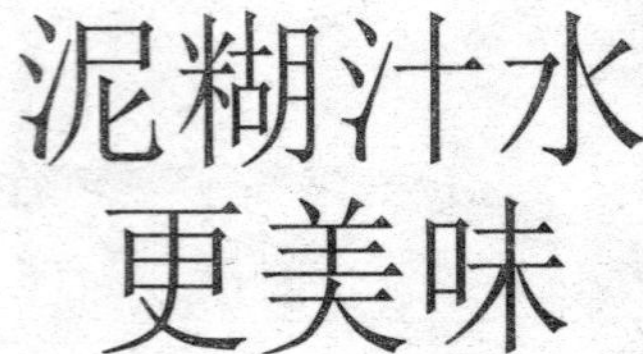

苹果汁

原料 苹果1～2个。

做法 将苹果削去皮和核，用擦菜板擦出丝，用干净纱布包住苹果丝挤出汁。

餐桌小叮咛

苹果汁分为熟制和生制两种，熟制即将苹果煮熟后过滤出汁。熟苹果汁适合于胃肠道弱，消化不良的宝宝；生苹果汁适合消化功能好，大便正常的宝宝。

草莓汁

原料 草莓3～4个，水1勺。

做法 将草莓洗净，切碎，放入小碗，用勺碾碎，然后倒入过滤漏勺，用勺挤出汁，加凉开水拌匀。

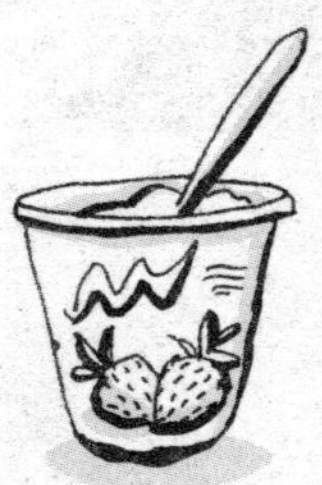

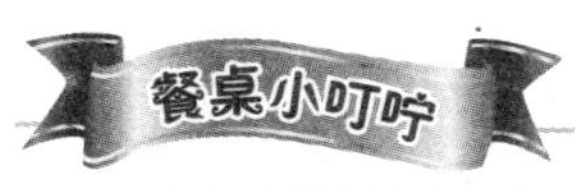

如果用榨汁机制成的果汁会有一层沫，要用小勺舀去，再加凉开水调和。

猕猴桃汁

原料 猕猴桃1个，水1勺。

做法 将熟透的猕猴桃剥皮切开切碎，放入小碗，用勺碾碎，倒入过滤漏勺中，挤出汁，加凉开水拌匀。

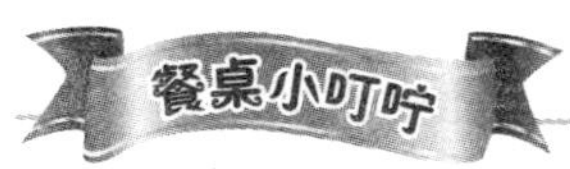

容易便秘的宝宝喝点儿猕猴桃汁可以败火助消化。

枣汁

原料 红枣10～20枚。

做法 1.将干红枣泡入水中1小时，新鲜的红枣只需洗净备用。

2.把红枣捞出放入碗内，放入蒸锅内，开锅后再蒸15～20分钟。

3.煮好后将碗内红枣汁倒入小杯给宝宝食用。

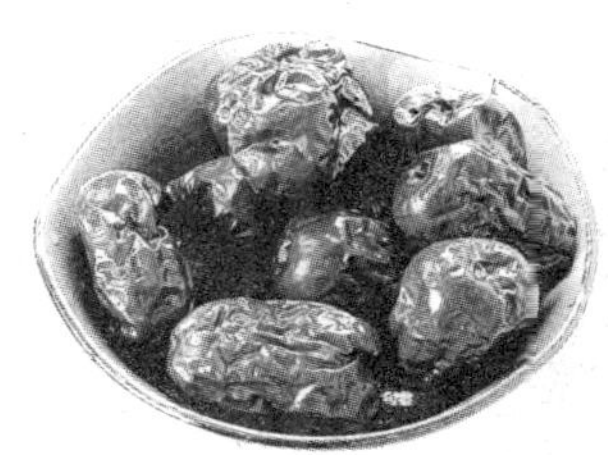

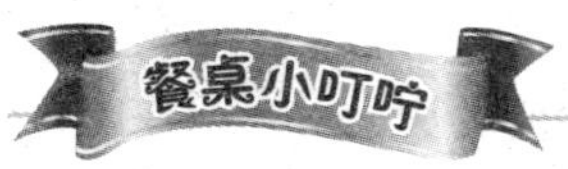

如果用干枣，其表面皱皱巴巴的，不好清洗，一定要充分泡发后再清洗干净。

胡萝卜苹果汁

原料 苹果1个，胡萝卜1/2条，菠萝片1份（约20克），凉开水1杯。

做法 1.将胡萝卜洗净、切丁、榨汁去渣。

2.将苹果洗净、切丁，并与菠萝片及少量凉开水一起加入果汁机中磨碎榨汁（也可不去渣），待搅拌均匀，倒入杯中即可饮用。

餐桌小叮咛

此果汁可以提供丰富的胡萝卜素、维生素C及膳食纤维。

胡萝卜汁

原料 胡萝卜1根，水30～50毫升。

做法 1.将胡萝卜洗净，切小块。

2.把胡萝卜放入小锅内，滴3～5滴香油或橄榄油加水煮沸，用小火煮10分钟。

3.过滤后将汁倒入小碗。

餐桌小叮咛

胡萝卜直接生长在土壤中，易受到污染，建议皮削厚一点儿，只留下心作为原料。

油菜汁

原料 油菜叶6片，水50毫升。

做法 1.在小锅内加水煮沸。

2.将洗净的油菜叶切碎后放入小锅内沸水中，煮1分钟后关火。

3.晾温后，过滤出油菜叶，将汁倒入小碗。

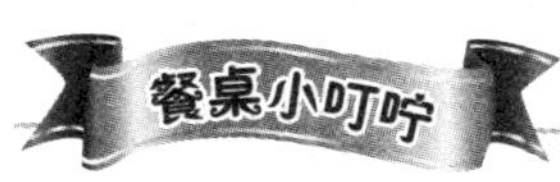

油菜叶洗净后，再在清水中泡20分钟左右，以除去残余农药。

黄瓜汁

原料 黄瓜1根。

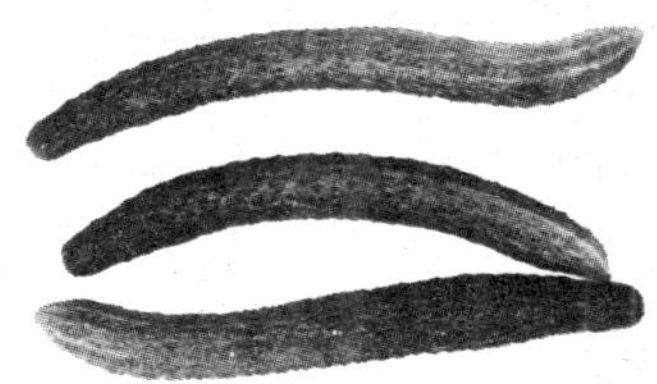

做法 1.将黄瓜去皮，用擦菜板擦丝。

2.用干净纱布包住黄瓜丝挤出汁来，也可用榨汁机榨。

餐桌小叮咛

黄瓜皮层有很多小棱和毛刺，并且多数呈弯曲状，沟槽内藏有大量杂物，因此，黄瓜需用硬毛刷刷洗，再用清水洗净方可食用。

米汤

原料 大米1勺，水1杯。

做法 1.将米洗净后泡2小时，再入锅加水煮沸，文火煮至水减半时将火关掉。

2.将煮好的米粥过滤只留米汤。

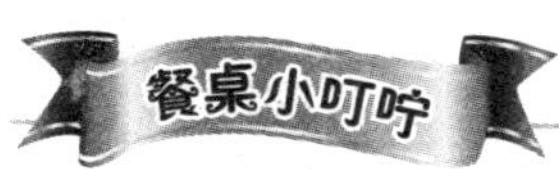

开始喂米汤也可以将之加在奶里喂，量要逐渐增加。

玉米汁

原料 新鲜玉米100克，豌豆50克，水少许。

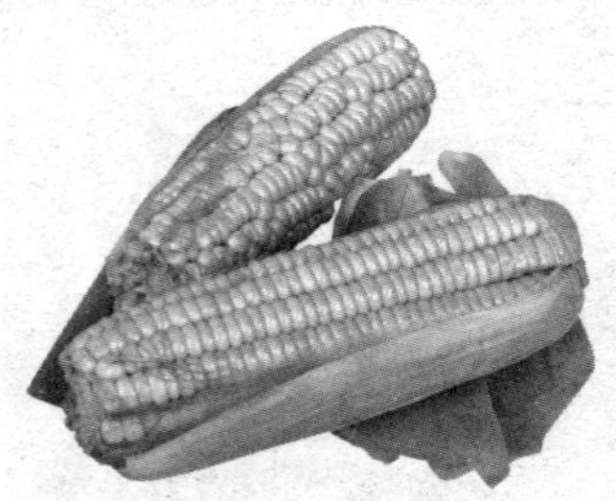

做法 将玉米、豌豆打成汁，只取汁，加一点儿水入锅煮，10分钟后即可。

餐桌小叮咛

玉米一定要选择新鲜的，用刀削时胚芽也一定要削下来；玉米最好不单吃，而与豆类等混着吃。

胡萝卜泥

原料 胡萝卜半根，水2勺。

做法 1.将胡萝卜蒸软或煮软后，剥皮。

2.用勺或研磨器将胡萝卜碾成细泥，再加凉开水拌匀。

餐桌小叮咛

胡萝卜泥中可以加一点黄油，这样不仅口感好，而且有利于胡萝卜素被吸收。

茄子泥

原料 嫩茄子1/2个。

做法 1.将茄子切成1厘米的细条。

2.把茄子条蒸10分钟左右蒸烂。

3.将蒸烂的茄子用勺通过滤网挤成茄泥。

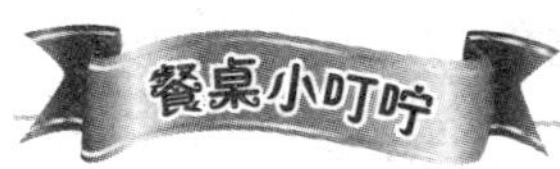

茄子一定选择嫩的，老茄子的子不易宝宝吞咽，还可能造成气管异物。

土豆泥

原料 土豆1/4个，水1勺。

做法 1.将土豆蒸熟或煮软，剥皮。

2.用勺把土豆碾成细泥后加凉开水拌匀。

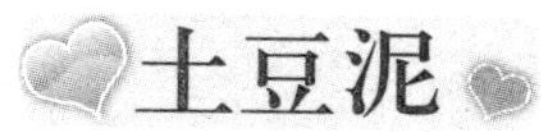

给宝宝吃土豆不必担心脂肪过剩，因为它只含有0.1%的脂肪。

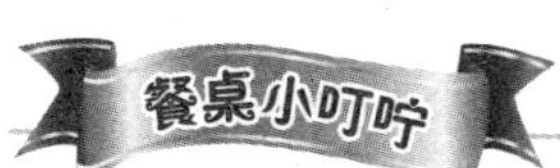

南瓜泥

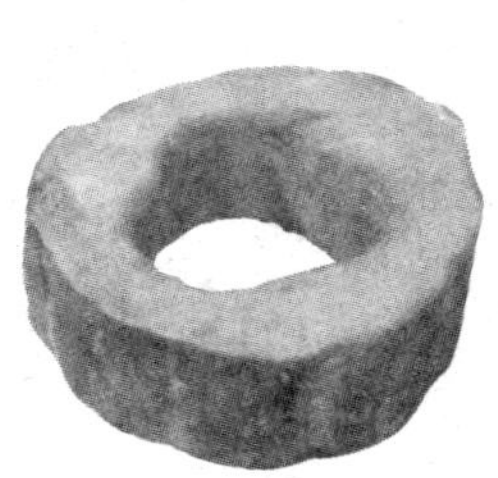

原料 南瓜20克，米汤2勺，盐和油各适量。

做法 1.将南瓜削皮，去子。

2.淋点油，撒一点点盐清蒸（不加油会影响胡萝卜素的吸收），不要加水，蒸好后研成泥加汤调和，也可将南瓜和米汤放入锅内用文火煮。

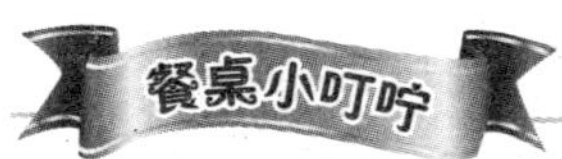

刚加辅食的宝宝吃南瓜泥较好，一般不会过敏，安全而且营养全面，含有丰富的叶酸、胡萝卜素等，还有润肺的作用。

鲜红薯泥

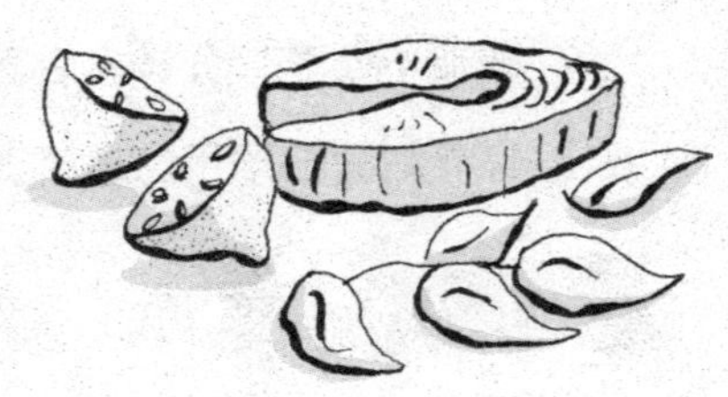

原料 红薯50克，白糖少许，水适量。

做法 1.将红薯洗净，去皮，切碎捣烂。

2.稍加温水，放入锅内煮15分钟左右至烂熟。

3.加入白糖少许，稍煮即可。

蛋黄泥

原料 鸡蛋1个，水或奶2勺。

做法 1.将鸡蛋放入凉水中煮沸，中火再煮5～10分钟。

2.放入凉水中略浸泡，然后剥壳取出蛋黄。

3.用勺压碎后加入水或奶，用勺调成泥状。

餐桌小叮咛

如果宝宝对蛋黄过敏，食用后会产生皮疹、腹泻、气喘等，就暂停喂蛋黄，要等到7～8个月时再添加，不要因此而放弃。

香蕉泥

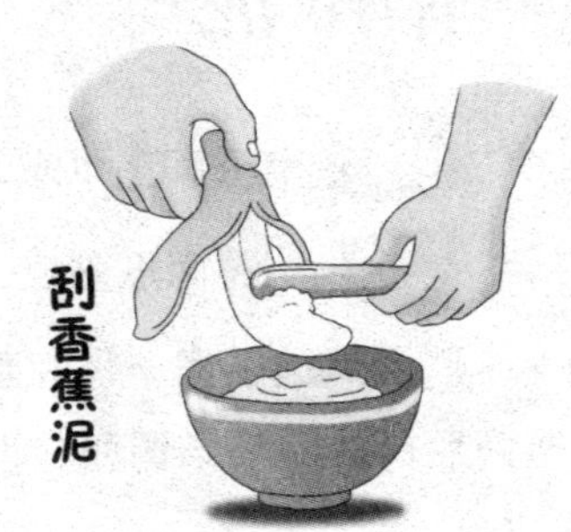

原料 香蕉1/5根（最好是香蕉的中段）。

做法 香蕉切碎放入小碗，用勺碾成泥。

餐桌小叮咛

水果泥制作简单，味道也比较好，宝宝会很爱吃，但不要让宝宝吃得太多，造成膳食不平衡，每次2～4勺比较合适。香蕉一定要选熟透的，要现吃现做，注意宝宝吃太多会拉肚子。

苹果泥

原料 苹果1/2个。

做法 用小勺轻刮苹果面，刮出细泥。

餐桌小叮咛

苹果泥一定要现吃现做，不要放置太久，否则易氧化变色；不要吃太多，否则宝宝会出现便秘。

枣泥

原料 红枣3～6枚。

做法 将红枣蒸熟或煮熟；去皮去核，碾成枣泥。

餐桌小叮咛

父母做枣泥的时候一定要注意去除枣核儿，同时还要把枣皮去净。

猪肝泥

原料 猪肝20克，米汤2勺，油适量。

做法 1.将猪肝洗净，煮熟，去筋。

2.将熟肝剁成泥状。

3.起油锅，放入肝泥清炒，加米汤煮一下即可。

餐桌小叮咛

可将肝泥调到米汤、粥、蔬菜汁或泥中来喂。

肉泥

原料 里脊肉或排骨肉10～20克。

做法 将里脊肉或排骨肉洗净，锅内放少许水煮5分钟，然后取出，切成小丁，放在榨汁机内打成泥，可以拌在煮好的粥里再煮一下食用，也可以直接食用，或加点菜泥食用。

餐桌小叮咛

做肉泥的同时，可以加个扁豆或别的青菜一起煮了打成泥，这样可以使营养更加均衡。

虾泥

原料 鲜海虾2只，油少许，水适量。

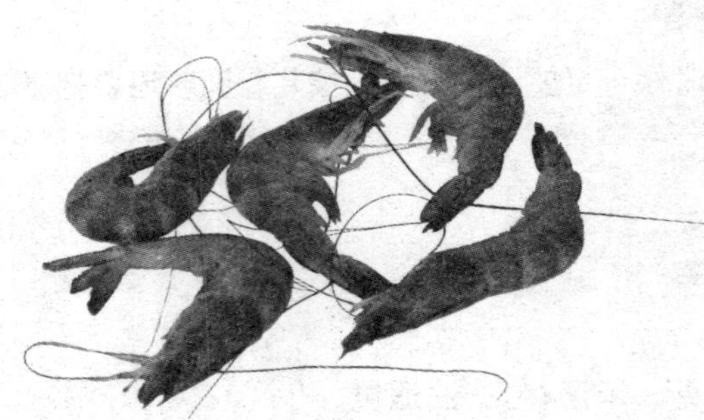

做法 1.把虾仁剥出来，去除虾线，清洗干净。

2.用刀背打成泥，放少量水，淋上油，上锅蒸10分钟即可。

餐桌小叮咛

选活虾时不要选发白发黄的，要选背部有点泛青的；选冰鲜虾时，要先看头再看皮，假如虾头发黑、虾皮松懈、头身分离，说明虾已不新鲜，不能购买。

虾糜蒸蛋

原料 虾2只，蛋黄1只，水、盐、油各适量。

做法 1.取出虾线，清洗干净，放少量水煮5分钟，取出，去皮。

2.用勺子压住碾一下，再用刀剁碎，蛋黄打开后，待煮虾的水稍凉，连虾糜一起放入调匀，加少许盐、油，锅内水烧热，将蛋放入，先搅拌几下然后盖上，开锅后用小火蒸7分钟左右即可。

餐桌小叮咛

虾仁富含高蛋白，钙、磷含量也相对较高，营养丰富。由于蛋黄嫩滑，虾糜鲜香，此道菜十分美味。

鲑鱼菠菜糊

原料 鲑鱼20克，菠菜5克，金针菇5克，水、盐、米粉或面粉各适量。

做法 1.菠菜用水烫软，过水去涩味（去除草酸），取汁。

2.将金针菇研碎。

3.水煮开，倒入鲑鱼，煮熟后加入菠菜汁及金针菇，加少许盐调味，适当放点儿米粉或面粉调成稍稠的汁。

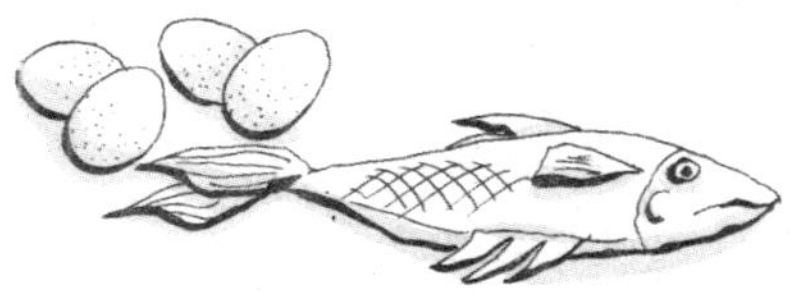

餐桌小叮咛

由于DHA是高度不饱和脂肪酸，非常容易氧化，因此鱼肉买回家后应及早烹煮，而且要采用清蒸或烤的方式，避免油炸，以保留最多的DHA。此外，选购鱼类时应注意：肉质要有弹性，鱼鳃呈淡红色或鲜红色，眼球微凸且黑白清晰，外观完整，鳞片无脱落，无腥臭味等。在喂宝宝吃鱼时，一定要剔除鱼刺，以免鱼刺卡破咽喉。

米糊

原料 营养米粉1勺，奶或水6勺。

做法 1.先将奶或水加热至沸腾，然后倒入碗中略晾温。

2.将营养米粉慢慢倒入，一边倒一边搅拌直至黏稠。

餐桌小叮咛

在宝宝习惯了米糊的基础上，可以将菜泥加入米糊中。

菠菜糊

原料 菠菜、米粉各适量，盐、香菇粉、油各少许。

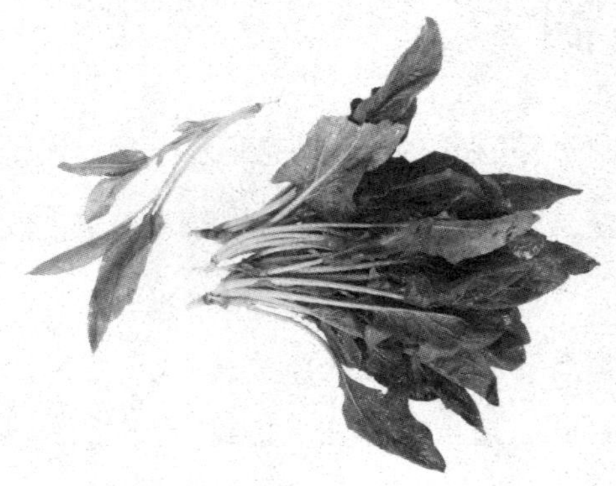

做法 1.菠菜用开水焯过后，打汁。

2.米粉加菠菜汁调成稀糊状。

3.锅内烧少量水，等水开后将调好的糊倒进锅内，边倒边搅拌，沸后加少许盐、香菇粉，淋上油再烧一会儿即可。

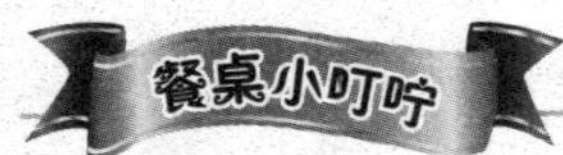

菠菜焯掉草酸后，其含有的丰富的叶酸是宝宝脑部发育不可缺少的营养素。

鱼肉糊

原料 三文鱼、鳕鱼等新鲜海鱼，米粉或面粉、淀粉、盐、油各适量。

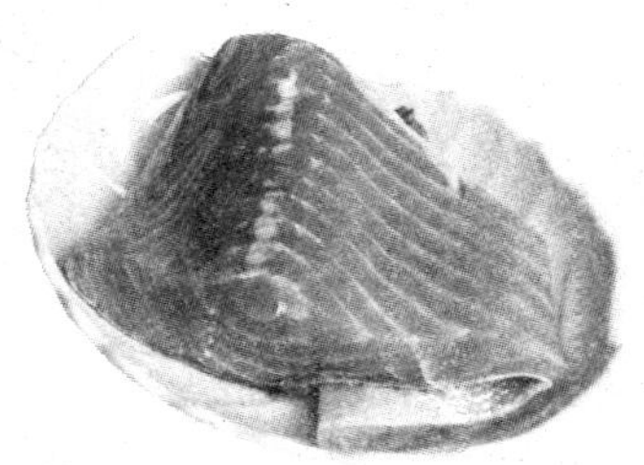

做法 先将鱼肉切条、煮熟，去除骨、刺和鱼皮，研碎；再把鱼汤煮开、下入鱼肉泥，然后用面粉或淀粉勾芡，用盐按成人口味的1/3，滴几滴油来调味。

餐桌小叮咛

加点胡萝卜汁或其他蔬菜汁，口感也不错，同时还能促进吸收。海鱼肉质细腻，含有丰富的蛋白质和珍贵的多不饱和脂肪酸，是促进宝宝大脑发育的绝好营养之一。

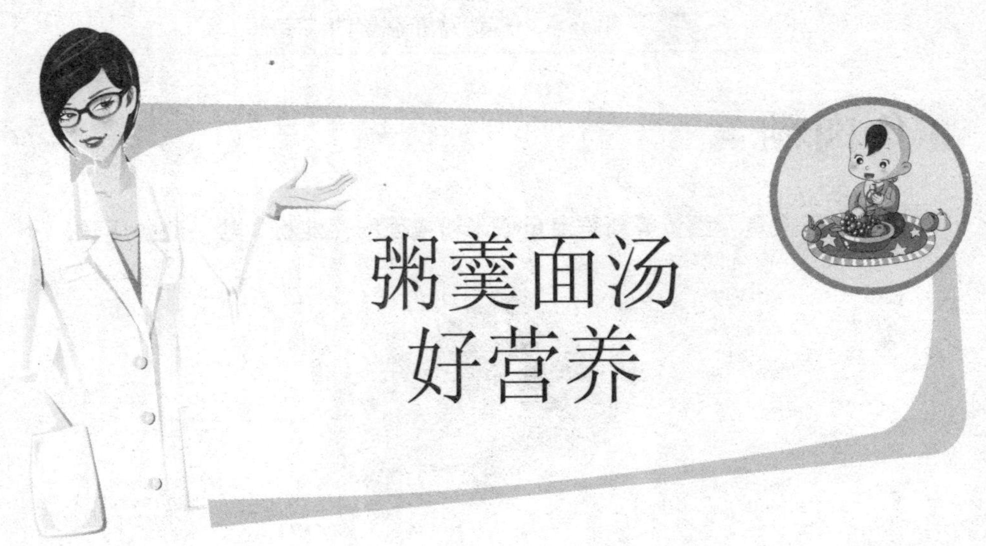

粥羹面汤好营养

蒸水蛋

原料 鸡蛋2个，水、醋、油各适量。

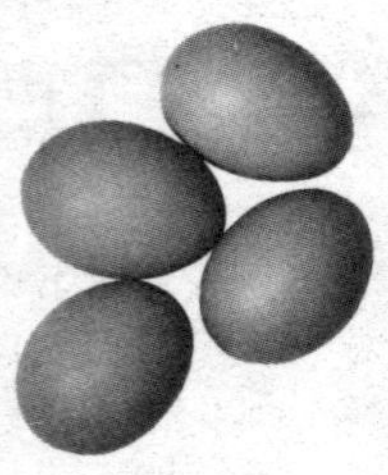

做法 1.将鸡蛋打开放入碗里，加3倍的温水（也可以用鸡汤排骨汤），加1滴醋，几滴油，一起调匀；

2.将蒸锅的水先烧热，再把碗放进去，先用筷子将蛋搅拌几下，防止底部的蛋先老，再盖起来蒸5～6分钟即可。

餐桌小叮咛

放醋是为了蒸出来的蛋不起泡，且水嫩，油最好选择玉米油、葵花子油或橄榄油，这些油营养丰富，且味道适中。香油或花生油味道过浓，宝宝可能会不喜欢。

清甜南瓜粥

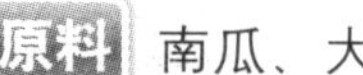

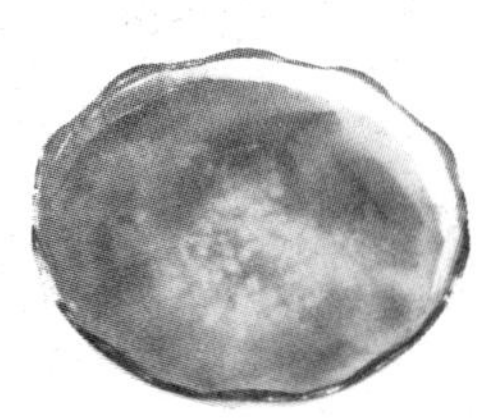

原料 南瓜、大米各适量。

做法 1.将米先放在干粉机内稍加粉碎，煮成稀粥。

2.将南瓜煮熟去皮捣碎成蓉，将南瓜蓉放进稀粥里调匀。

餐桌小叮咛

这道辅食符合宝宝吃粥的要求，清淡适宜。而且南瓜含有热量、水分、蛋白质、糖、纤维、钙质、磷质、铁质和维生素A、维生素B_1、维生素B_2、维生素C，对宝宝生长发育有很大的帮助。

玉米毛豆粥

原料 鲜玉米20克，鲜毛豆10克。

做法 将玉米、毛豆洗净打成糊，入锅煮10分钟即可。

餐桌小叮咛

毛豆营养丰富，其中所含的卵磷脂是宝宝大脑发育不可缺少的营养之一，有助于改善宝宝大脑的记忆力和智力水平。

桃仁粥

原料 核桃仁10克，粳米或糯米30克，水适量。

做法 1.将米洗净用干粉机稍加粉碎，放入锅内，加水后微火煮至半熟；

2.将核桃仁炒熟压成粉状，择去皮后放入粥里，煮至黏稠状后即可食用。

餐桌小叮咛

核桃仁富含蛋白质、脂肪、钙、磷、锌等微量元素，特别是所含的多种不饱和脂肪酸对宝宝的大脑发育极为有益。但核桃含油脂较多，一次不要给宝宝吃太多，以免损伤其脾胃功能。

胡萝卜奶羹

原料 胡萝卜25克，炼乳10克，婴儿米粉25克。

做法 1.将胡萝卜切丝，蒸熟，捣成泥状。

2.米粉加炼乳和胡萝卜泥调成糊状即可食用。

餐桌小叮咛

这道辅食可提供能量130千卡，提供膳食纤维0.5克。其中的钙、磷、β胡萝卜素、脂肪、碳水化合物和蛋白质含量都较丰富。

豌豆粥

原料 豌豆50克，梨2片，鲜玉米50克，水少许。

做法 1.豌豆加少量水煮熟，轻搓去皮，压成泥后再继续煮熟。

2.梨去皮，切成小丁，与玉米一起打成汁后倒入锅内与豌豆泥同煮，稍成糊状即可。

餐桌小叮咛

豌豆蛋白质含量较高，对宝宝的身体发育十分有益。

糯米芝麻粥

原料 糯米50克，芝麻10克，核桃1个，花生15颗。

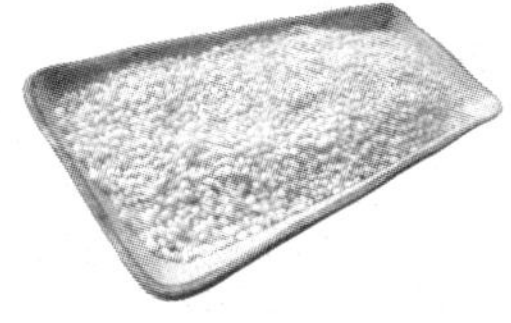

做法 1.将糯米先浸泡1小时。

2.将核桃、花生切碎，与芝麻一起放在锅内炒熟，待凉后用干粉机打成粉。

3.糯米煮开后，加入芝麻、花生粉、核桃粉，小火煮1小时煮熟即可。

餐桌小叮咛

此粥软糯可口，具有润肺化痰，润肠通便的辅助作用；芝麻含有钙、铁、锌等微量元素，可补血、益肝、润肠。

龙眼莲子粥

原料 龙眼肉2个，莲子10克，红枣3～5个，糯米或大米30克，水适量。

做法 1.把米先放在干粉机内打碎，洗净。

2.莲子去心，用干粉机磨碎，把红枣去核，龙眼肉剁成碎末。

3.把洗净的米和莲子放入锅内，加清水用微火煮。

4.粥快熟时把龙眼肉、红枣一起放入，煮沸即可。

餐桌小叮咛

龙眼、莲子富含蛋白质、葡萄糖、磷、钙、铁及维生素A、B族维生素等，这些都是宝宝大脑细胞生长代谢所必需的物质，还可开胃健脾，很适合宝宝。米中含有糖、脂肪、蛋白质、适量的矿物质、纤维及丰富的B族维生素。

鸭肾粥

原料 鸭肾1～2个，小米3汤匙，水适量。

做法 1.将小米洗净晾干，再放在干粉机内打成稍碎后浸泡半小时。

2.鸭肾切开洗净。

3.把米与鸭肾一起下锅加水煮，水开后用慢火煲至稀糊状。

4.把鸭肾取出后用粥喂宝宝。

餐桌小叮咛

此粥营养丰富，适合生长发育期的宝宝食用，鸭肾含铁质高，还有少许胆固醇，而胆固醇也是宝宝所需的。

牡蛎粥

原料 牡蛎50克，大米100克，胡萝卜3片，姜1片，葱1段，水、油、盐、香菇粉各适量，碎青菜少许。

做法 1.将大米洗净浸泡1小时。

2.锅内放少量油，加入姜、葱煸炒一下后放入牡蛎和胡萝卜片继续煸片刻，将大米连水一起倒入锅中，用大火煮开，然后小火煮1小时左右，放入少量盐、香菇粉，放一点儿碎青菜调味即可。

餐桌小叮咛

牡蛎含锌量高、含钙磷等微量元素也很丰富。放葱一是为了去腥调味，二是为了防止宝宝过胖，葱有防止脂肪堆积的作用，但不可放太多。

扇贝粥

原料 扇贝1只，大米50克，葱1段，姜1片。

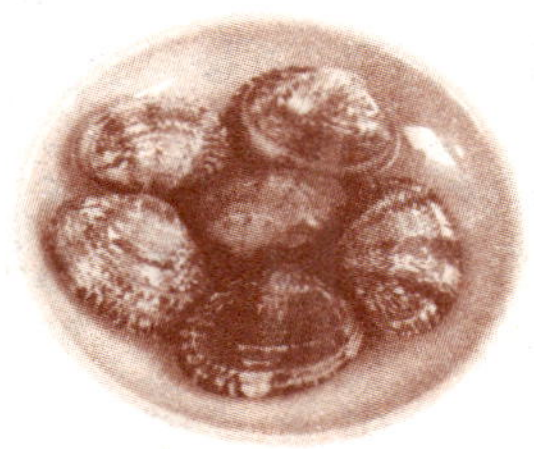

做法 1.将大米浸泡半小时左右。

2.将扇贝洗净（去掉黑色的部分）同米一起放入锅中，姜、葱也放入，大火煮开用小火炖1小时左右即可。

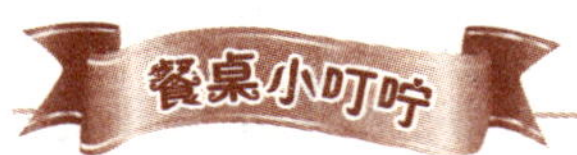

餐桌小叮咛

宝宝吃时，用小勺就可将扇贝研碎成粉状，便于消化吸收。

扇贝小米粥

原料 扇贝2个，小米50克。

做法 1.将小米洗净晾干，放入干粉机内打碎后取出在碗里浸泡30分钟。

2.扇贝只取扇贝肌（就是与两壳连接的白色的圆柱，也叫贝柱），煮10分钟后取出研碎，再放入汤中。

3.泡好的小米放入扇贝汤中同煮成糊状即可，不用加盐。

餐桌小叮咛

扇贝鲜香，钙、铁、锌等微量元素含量高，属健脑辅食之一；海产品属寒性，不能与同属寒性的食物同煮，小米属温性，所以刚好互补，小米还是健脑食品，含大脑所需的丰富的营养物质。

萝卜猪肉粥

原料 排骨肉或里脊肉20克，红皮小水萝卜20克，大米、水各适量，盐少许。

做法 1.将大米放入干粉机中打成小颗粒状，取出放碗里用温水泡15分钟左右待用。

2.将肉切成小丁，萝卜切成小丁，锅内放适量的水，将肉和萝卜一起放入煮5分钟。

3.上述食材捞出晾凉后放入榨汁机打成泥，待用。

4.将泡好的米倒入煮肉的锅内煮30分钟，再将打好的泥倒入锅中同煮，煮开后，加入少许盐，再煮1分钟即可。

餐桌小叮咛

萝卜具有健胃消食、化痰、顺气等功效，此菜适宜胃满肚胀、食积不消和便秘的宝宝。

胡萝卜牛肉粥

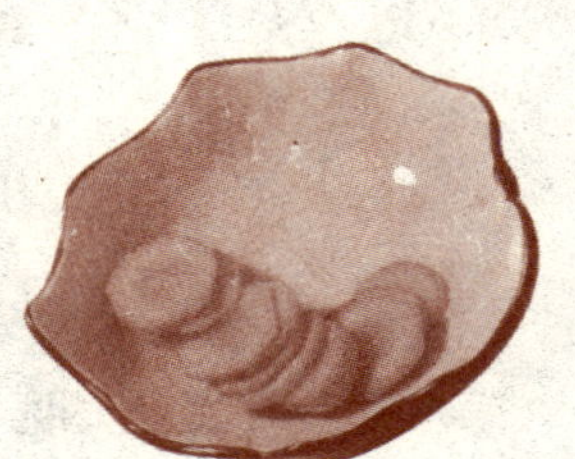

原料 胡萝卜3～4片，碎牛肉1～2汤匙，米适量。

做法 1.先将米打碎，再将米浸泡30分钟左右。

2.将胡萝卜磨成蓉。

3.将米下锅加水煲，水滚后用慢火煲至稀糊。

4.加入胡萝卜蓉和碎牛肉，再煲片刻即可。

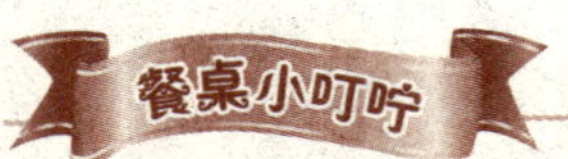

胡萝卜富含胡萝卜素，对宝宝的皮肤和眼睛十分有益；牛肉含有丰富的铁质；米中含淀粉质等多种微量元素，能为宝宝的身体提供能量。

荞麦胡萝卜瘦肉粥

原料 荞麦、胡萝卜、瘦肉各适量，盐、油、鸡汤各少许。

做法 1.将荞麦洗净晾干，再放在干粉机内打碎，浸泡10分钟，加鸡汤煮。

2.将胡萝卜、瘦肉切碎，待荞麦煮30分钟后加入一同煮熟。

3.加入少许盐，淋入油稍煮即可。

餐桌小叮咛

凡加胡萝卜的菜，都别忘了滴几滴油，胡萝卜的营养需要油才能释放、吸收。荞麦营养丰富，与胡萝卜同煮可以促进宝宝脑部的营养吸收。

西红柿鸡蛋面

原料 西红柿1个，鸡蛋1个，葱、细挂面各适量，青菜少许，盐、酱油、油各少许。

做法 1.将西红柿用开水烫一下，去皮，切成小丁待用。

2.将鸡蛋打散，加适量凉开水（这样可使鸡蛋滑嫩一些）。

3.将葱、绿色青菜切细。

4.油烧热，放入葱爆香，鸡蛋液倒入锅中即刻翻炒成小块，注意火候，不要太硬，接着放入西红柿丁翻炒几下，倒入适量清水，开锅后放入青菜、盐、酱油，加盖至材料熟透。

5.细挂面煮烂（下锅之前可以掰成小段），捞出沥干水分。

6.将西红柿鸡蛋汤汁浇到面条上即可。

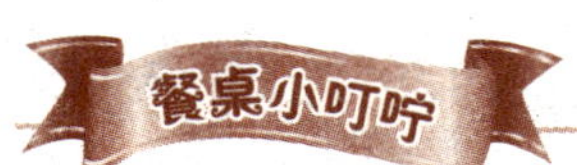

此面开胃合口，营养丰富，适合1岁左右的宝宝。

扁豆排骨面

原料 扁豆30克，肉排骨1块，黑木耳1朵，排骨汤1碗，婴儿面适量，盐少许。

做法 1.面条用干粉机打成颗粒状，或用手掰碎。

2.将扁豆、排骨肉、黑木耳一起放在榨汁机内打碎（按宝宝的饮食习惯而定，稍大的宝宝可以不用打成泥状）。

3.把排骨汤放在锅内烧开，面条放入锅内，打好的扁豆等也一起放入，煮10分钟后放点盐即可。

餐桌小叮咛

扁豆、黑木耳是富含铁的食品，煮好后有淡淡的青菜香味，是宝宝喜欢的食物。

鳕鱼面

原料 鳕鱼50克，婴儿面、油各适量。

做法 1.面条用干粉机打成颗粒状，或用手掰碎。

2.将鳕鱼连皮一起放入锅中煮10分钟，然后取出，去皮去刺。将不粘锅内放少许油，把鱼肉放入稍煎一下用铲子压碎，再放回汤中。

3.把面条放入鱼汤中煮10分钟即可。

餐桌小叮咛

鳕鱼含丰富的蛋白质、维生素A、维生素D及钙、镁、硒等营养元素，此面营养丰富，肉味甘美。

猪肉蘑菇面

原料 猪肉20克，蘑菇20克，婴儿面、排骨汤或鸡汤、盐各适量（面条可用干粉机打成颗粒状，也可用手掰碎）。

做法 1.将猪肉、蘑菇切碎，一起放入榨汁机内打碎。

2.锅内放一碗排骨汤或鸡汤，将打好的汁倒入一起煮。

3.开锅后将面条放入，煮7～8分钟左右，放入少许盐调味即可。

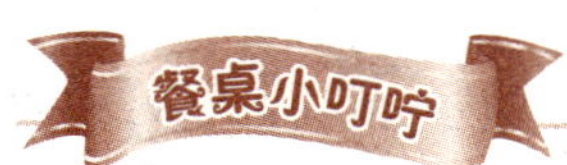

蘑菇富含易被人体吸收的蛋白质、氨基酸、维生素等，具有益气、润燥化痰等功效。

鸡肉香菇面

原料 鸡肉20克，香菇1个，菜心15克，婴儿面适量。

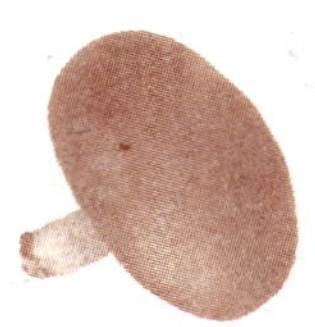

做法 1.面条用干粉机打成颗粒状，或用手掰碎。

2.将鸡肉先放入锅内煮5分钟，放凉，切丁，连同洗好的香菇、菜心一起放入榨汁机打成泥。

3.保留煮肉的汤，将打好的泥和面条一起在肉汤中煮7～8分钟即可。

餐桌小叮咛

鸡肉含丰富的优质蛋白，香菇含大量B族维生素，两种食物都能增强宝宝的抵抗力。

肉糜芦笋面

原料 里脊肉或排骨肉20克，芦笋尖4个，奶酪1/2片，婴儿面、水各适量，油、盐各少许。

做法 1.面条用干粉机打成颗粒状，或用手掰碎。

2.将肉、芦笋洗净，锅内放少许水煮5分钟，然后取出切碎。

3.将面放在煮肉的水中煮3～4分钟，然后将切好后的肉菜糜放入锅内，奶酪也放入，煮开加少许油盐即可。

餐桌小叮咛

这道营养面能为宝宝提供有效的优质蛋白以及铁、锌等矿物质，可以促进宝宝身体的发育。

猪肉萝卜面

原料 排骨肉或小里脊肉20克，红皮小水萝卜20克，奶酪半片，婴儿面、水各适量，盐、油各少许。

做法 1.面条用干粉机打成颗粒状，或用手掰碎。

2.将肉切小丁，萝卜切小丁，锅内放少量水，将肉、萝卜一起放入煮5分钟，捞出待凉后放入榨汁机打成泥。

3.将掰好的面入锅先煮5分钟，将打好的泥倒入锅中同煮，煮开后，加入少许盐、油、奶酪，再煮1～2分钟即可。

餐桌小叮咛

之所以选用红皮小水萝卜，是因为白萝卜味道太浓，一般不太适合宝宝食用。

玉米青豆汤

原料 新鲜玉米100克，青豆50克，排骨150克，姜1片，葱1段，蒜1个，水适量。

做法 1.排骨用热水焯一下。

2.锅内加适量的水（不要太多，汤浓一点），将其余原料一起放入，煮开后用小火炖1小时，肉可以研碎与汤同喂宝宝。

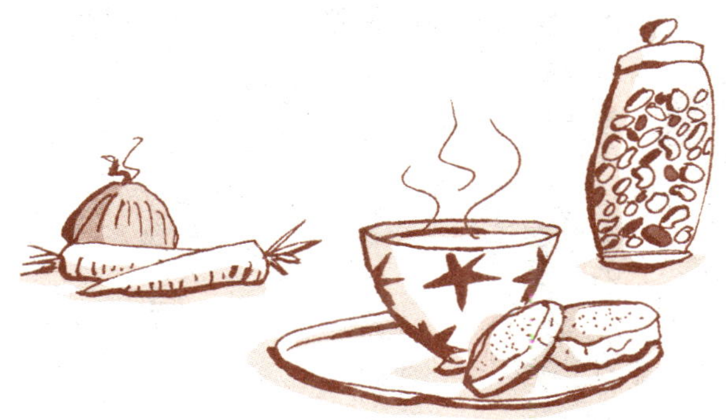

餐桌小叮咛

清香不油腻，玉米所含的营养成分可以帮助宝宝在消化方面渐渐适应后面添加的辅食。

南瓜浓汤

原料 南瓜连皮（去子）200克，水或高汤120毫升，脱脂或低脂鲜奶40毫升，小麦胚芽1大匙，盐少许。

做法 1.将南瓜洗净、切丁，并放入调理机中，加入水或高汤以及小麦胚芽一同打成泥状。

2.将南瓜泥倒入锅中，加入牛奶，用小火煮开。

3.添加少许盐调味，待搅拌均匀，即可食用。

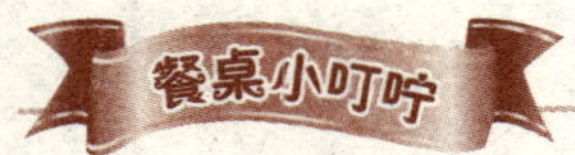

此汤汁可以提供丰富的胡萝卜素、B族维生素、维生素C和蛋白质等。

苦瓜香梨鸡汤

原料 苦瓜4片，梨4片，菠萝1片，土鸡、水各适量，姜1片，葱1段，蒜1瓣。

做法 锅内放适量水，将所有原料一起加入，炖1小时即可。

餐桌小叮咛

此汤具有清燥润肺的功效，对宝宝具有滋补的作用。

玉米排骨汤

原料 瘦的纯小排、新鲜的玉米、姜、葱、蒜、水各适量，盐少许。

做法 将原料一起放入盛有凉水的锅中，加姜、葱、蒜同煮，用小火煮1小时，或者用砂锅慢煲2小时左右更好，然后加少许盐调味。

餐桌小叮咛

最初放水不要太多，不然汤会过清；当中不要加水，这样汤才更香。

排骨金针菇汤

原料 排骨100克，金针菇50克，大葱2节，姜2片，大蒜1瓣，水适量，盐、芹菜末各少许。

做法 1.将排骨、大葱、姜、大蒜一起放入盛有凉水的锅内，不用加油，大火煮沸。

2.加入金针菇，小火慢炖30分钟（1小时更好），放盐和芹菜末即可。

餐桌小叮咛

金针菇又称智力菇，其营养成分丰富；煮时水不要加太多，煮的过程当中不要加水；排骨要瘦一点儿的小排好，不要选太大的、太白的金针菇，不超过15厘米的，菇头要不是散开的，大小均匀的最好。

鸡汁白菇汤

原料 煮好的浓鸡汤1碗，新鲜白菇3～4个。

做法 1.鸡汤先煮。

2.白菇切片。

3.等鸡汤煮沸后，加入白菇，煮5～6分钟，调好味即可。

餐桌小叮咛

白菇能起到抗感染、抗病毒的作用。选白菇时，要选择个儿小的、白的、没有黑点的、底部伞与柄没有裂开的较好。

鸡汁草菇汤

原料 煮好的浓鸡汤1碗，新鲜草菇5～6个。

做法 1.鸡汤先煮。

2.草菇切片。

3.等鸡汤沸后，加入草菇，煮5～6分钟，调好味即可。

餐桌小叮咛

草菇有排除体内污染、毒素的作用，可排出铅及有害元素，选取时，要选小一点儿的草菇。

羊肉清汤

原料 羊腿肉瘦肉100克，葱1段，料酒1小勺，姜1小片，水适量，盐、香菜叶各少许。

做法 羊肉切块后用水焯过，锅内放少量水与所有的材料一起煮10分钟，放少许盐，点几片香菜叶（不要太多，不然味过浓）去腥即可。

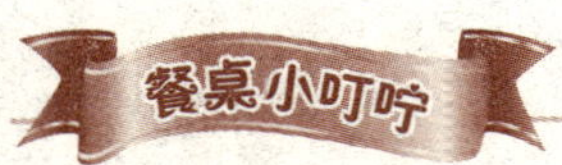

宝宝肠胃不好，或吃辅食消化不好，可喝点儿此汤，此汤具有清肠胃的作用。

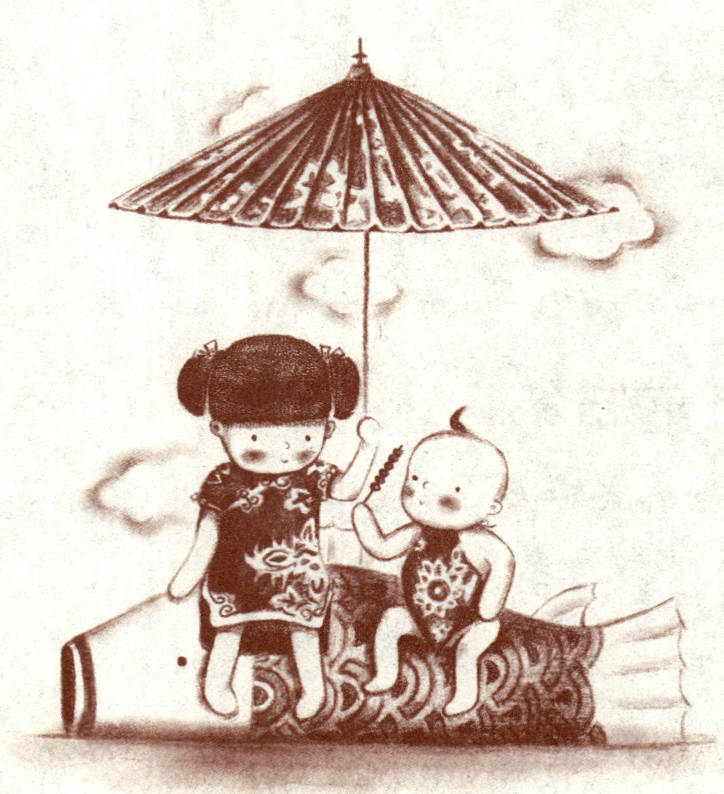

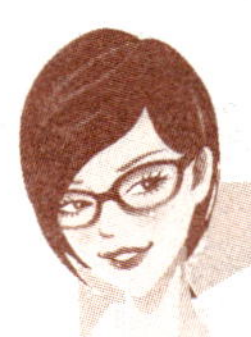

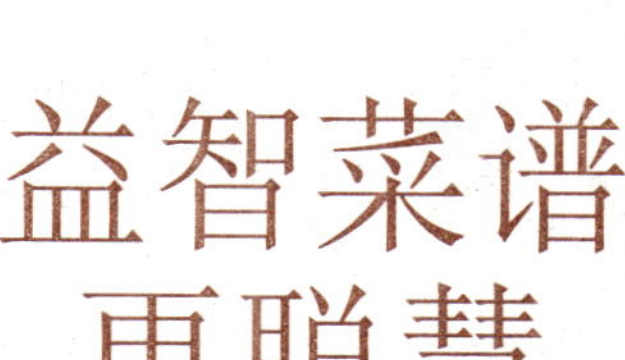

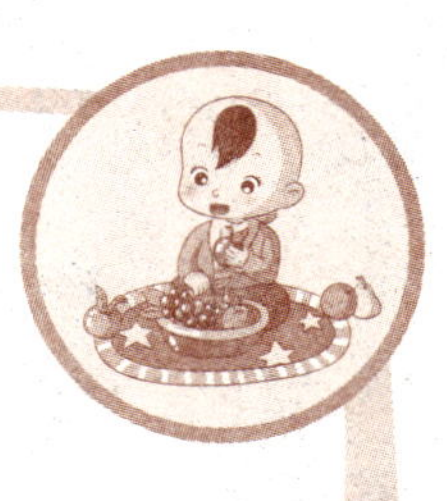

益智菜谱更聪慧

核桃汁

原料 核桃仁100克，白糖30克，水或牛奶适量。

做法 1.把核桃仁放入温水中浸泡5～6分钟后，去皮。

2.然后把核桃仁磨碎成浆汁，用干净的纱布过滤，使核桃汁流入小盆内。

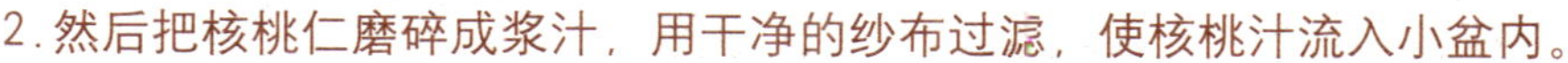

3.把核桃汁倒入锅内，加适量的水或牛奶，加入白糖烧沸，待温后即可喂食。

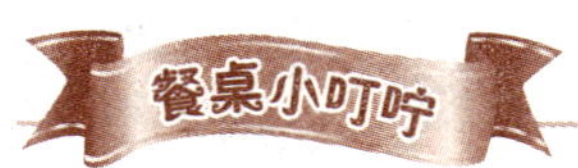

核桃仁去皮要净，要磨得细，以免宝宝吞咽不适。

红枣奶茶

原料 红枣20枚，鲜牛奶250毫升，水适量。

做法 1.红枣洗净，剖开，放入锅中，加入适量的水，浓煎2次，每次30分钟。

2.合并2次煎液，用小火浓缩至150克，再把煮沸的牛奶冲入，调匀即可。

萝卜豆浆

原料 胡萝卜100克，黄豆40克，柠檬汁5克，香油10克。

做法 1.胡萝卜洗净，切片，与浸泡后的黄豆一起放入粉碎机中磨碎，搅拌取汁。

2.将胡萝卜和黄豆汁煮沸后倒入杯中，加入柠檬汁及香油搅匀即可。

芝麻豆奶

原料 黄豆40克，黑芝麻粉15克，白糖30克。

做法 1.黄豆淘洗干净，用清水浸泡1天，磨成豆浆，用洁净纱布滤去豆渣。

2.豆浆倒入锅内煮沸后，改用小火煮20分钟，加入白糖和黑芝麻粉，搅匀后即可饮用。

牛奶鸡蛋羹

原料 牛奶200毫升，鸡蛋1个，白糖适量。

做法 将鸡蛋、牛奶、白糖调匀，隔水用慢火炖熟，即可食用。

桑葚红枣羹

原料 桑葚50克，红枣8枚，冰糖、水各适量。

做法 1.将红枣洗净，用温水泡发后去核。

2.桑葚去杂质及根部，洗净，与红枣一同放入锅中，加适量的水，煮沸后用文火煮烂，再加入冰糖适量，待冰糖溶化后搅匀即可。

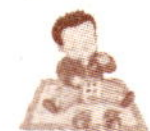

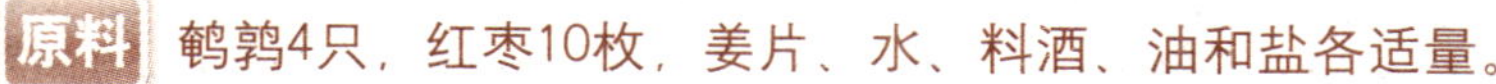

鹌鹑枣汤

原料 鹌鹑4只，红枣10枚，姜片、水、料酒、油和盐各适量。

做法 1.将鹌鹑毛和内脏去除，洗净后切成小方块，用姜片、料酒和盐腌制10分钟。

2.锅置旺火上，放入油烧至冒烟，放入鹌鹑块翻炒到变色，加入适量的水和红枣煮到肉烂熟即可。

玉米肉汤

原料 瘦肉、鸡蛋和甜玉米各100克，红枣10克，淀粉、姜片、水、酱油和盐各适量。

做法 1.瘦肉洗净切碎，与淀粉、姜片和酱油腌渍10分钟。

2.甜玉米洗净，鸡蛋打入碗中搅匀。

3.清水煮沸加入红枣、瘦肉和甜玉米一起煮熟，倒入鸡蛋搅匀，撒入盐调味即可。

泥鳅紫菜汤

原料 泥鳅100克，紫菜5克，盐、水各适量。

做法 1.泥鳅用清水清洗干净，紫菜用清水浸泡洗净。

2.将锅中的水烧开，将泥鳅倒入，迅速加盖煮20分钟，再加入紫菜煮10分钟，加盐调味，即可食用。

核桃芝麻糕

原料 核桃仁、黑芝麻各150克，红糖、水各适量。

做法 1.将核桃仁、黑芝麻洗净，入锅用文火炒香。

2.把红糖加水适量，搅匀，入锅用旺火煮沸，再用文火熬稠。

3.在熬稠的红糖水中加入核桃仁与黑芝麻，迅速搅拌均匀，倒入涂有香油的盘，待凉后切块食用。

小米鸡蛋粥

原料 小米30克，鸡蛋1个，水、白糖或盐各适量。

做法 1.锅中放小米，加适量清水煲粥。

2.粥煲好后，加入鸡蛋，用盐或白糖调味，即可食用。

虾仁海带粥

原料 鲜虾150克，海带100克，豆腐25克，小米、大米各25克，水适量，葱花、盐各少许。

做法 1.鲜虾清洗干净，去壳去虾线，剁成细蓉状。

2.海带泡发后洗净，切成小丁，放入碗中，上屉蒸10分钟后取出。

3.豆腐用沸水焯一下后捣烂。

4.将小米、大米淘洗干净后放入锅中，加入适量的水煮至八成熟时，加入虾蓉、豆腐泥、海带丁，直至熟烂后，加入葱花、盐即可。

杏仁豆腐

原料 杏仁150克，琼脂粉10克，牛奶200毫升，鸡蛋1个，水800毫升，白糖适量。

做法 1.将杏仁浸泡后剥去外皮，加水在搅拌机里磨成稀糊。

2. 将鸡蛋加少许水打散。

3. 锅上火，倒入水，放入少量白糖，把鸡蛋倒入锅内，待水开后撇去浮沫，倒出一半晾凉，待用。

4. 将琼脂粉放碗内加水蒸化。

5. 把磨好的杏仁糊、琼脂粉、牛奶放入锅内，不断搅动，再用细纱布滤去杏仁糊中的渣，倒入盘内晾凉后，凝结成细嫩的豆腐状。

6. 把凝结的“豆腐”，用刀在盘中划成菱形块，晾凉的另一半糖水缓慢地沿盘边倒入，待“豆腐”漂起时，即可食用。

西红柿鱼泥

原料 新鲜鱼（一般选用鱼刺少的海鱼）1条，鱼汤2大勺，淀粉、西红柿酱、盐各少许。

做法 1. 先将新鲜鱼清洗干净，放入热水中煮熟，加适量的盐。

2. 锅内捞出鱼，去骨刺和鱼皮，然后放入小碗内，用勺背研碎。

3. 把研碎的鱼肉和鱼汤一起放入锅内煮，淀粉加水，并加入少许西红柿酱调匀，倒入锅中搅拌，煮至黏稠状停火，即可食用。

银鱼炒蛋

原料 银鱼100克，鸡蛋2个，莴笋50克，葱花、油、料酒、盐各适量。

做法 1. 鸡蛋打入碗中搅匀。

2. 银鱼洗净，放入少量料酒浸泡片刻。

3. 莴笋去皮洗净，切丁待用。

4. 银鱼、莴笋丁一同放入鸡蛋液中，加入少许盐、葱花搅拌。

5. 锅中倒入油烧至五成热时，倒入鸡蛋液，待周边凝结时，立即翻转，片刻即可。

枸杞子炖猪肝

原料 枸杞子6克，猪肝50克，盐少许，水适量。

做法 1.将猪肝切片，与枸杞子同放入炖盅内，加适量开水，盖好。

2.隔水炖50分钟，加少许盐调味，即可食用。

枸杞子炖猪脑

原料 枸杞子6克，猪脑1个，盐少许。

做法 猪脑剔去红筋膜，与枸杞子同放入碗内，加适量开水，隔水炖1小时，加少许盐，即可食用。

蛋皮寿司

原料 鸡蛋、蔬菜、米饭、西红柿、胡萝卜、洋葱、油、盐各适量。

做法 1.先摊蛋皮一张，并把蔬菜切成碎末。

2.在炒锅中加油炒胡萝卜和洋葱末，然后加入米饭和西红柿，炒好后用盐调味。

3.平铺蛋皮，将炒好的米饭摊在上面，然后卷好，切小段食用。

煎小鱼饼

原料 鱼肉50克，鸡蛋1个，牛奶50毫升，洋葱少许，油、盐、淀粉各适量。

做法 1.把鱼肉去骨刺剁成泥，洋葱切末。

2.把鱼泥加洋葱末、淀粉、牛奶、鸡蛋、盐搅成糊状有黏性的鱼馅。

3.平底锅置于火上烧热，倒入油，将鱼馅制成小圆饼放入锅里煎熟。

虾仁蛋饺

原料 虾仁100克，鸡蛋2个，小白菜50克，油、盐、料酒、葱花各适量。

做法 1.将虾仁洗净切成丁，放入碗中，加适量盐、料酒、葱花搅拌均匀。

2.小白菜洗净去根切碎，与虾仁放在一起搅匀。

3.鸡蛋打入碗中，搅拌均匀。

4.锅中倒入油烧至五成热时，倒入部分蛋液，炒熟捣碎，放入虾仁中拌成馅。

5.取平锅，放少许油，油热后，舀一勺蛋液放入平底锅中，把蛋液逐一摊成圆皮，每个皮中放一份馅，将蛋皮反折，包成蛋饺。

6.把蛋饺放入蒸锅中蒸10分钟左右即可。

西红柿蛋花汤

原料 西红柿1个，鸡蛋1个，油少许，水200毫升，盐、葱花各少许。

做法 1.将西红柿切碎，鸡蛋打散。

2.在炒锅里放少许油，将西红柿放在炒锅里略炒一下。

3.放入水，略煮一下，然后放入调好的鸡蛋（注意不要让水烧开），一边煮，一边用勺搅，煮到汤开为止，再放少许盐。

4.盛出来，在汤面上撒点葱花，即可食用。

蛋皮拌菠菜

原料 鸡蛋1个，菠菜100克，油适量，香油、盐、白糖、胡椒粉、芝麻各少许。

做法 1.将鸡蛋打散，加少许盐摊成蛋皮。

2.将菠菜洗净，入开水锅内稍烫即捞出，切成小段，放入盘内加入盐、白糖、胡椒粉。

3.将油烧热，浇在盘内，加少许香油拌匀，把蛋皮切成细丝围在菠菜旁边，最后撒一点芝麻即可。

醋熘白菜

原料 嫩大白菜帮100克，花椒、葱段、姜片各少许，油、料酒、酱油、盐、白糖、水、醋、淀粉各适量。

做法 1.把大白菜嫩帮切成菱形块。

2.锅置火上，放油烧至七成热时，放入白菜块熘一下后取出待用。

3.锅内留少许油，放入花椒、葱段、姜片炸至深紫色，捞出不要，放入白菜、料酒、酱油、盐、白糖和适量清水，烧沸后烹入醋，用水淀粉勾芡，出锅装在盘里即可。

西红柿荷包蛋

原料 西红柿25克，菠菜10克，鸡蛋1个，油、葱丝、姜丝、水、盐、白糖、淀粉各适量。

做法 1.西红柿洗净，去皮去子，切成小片。

2.菠菜择洗干净，切成2厘米长的段。

3.锅置火上，加适量水烧开，放入鸡蛋，煮熟即成荷包蛋。

4.另取一净锅，放入油，烧热，下入葱丝、姜丝炝锅，再下入西红柿，煸炒一会儿，将煮熟的荷包蛋及水一起倒入，加入精盐、白糖、菠菜段，开锅后，用水淀粉勾芡，盛入碗内即成。

黄豆芽

原料 肉丁10克，黄豆芽40克，胡萝卜10克，木耳10克，青椒丁10克，油、酱油、葱末、盐、花椒粉、水各适量。

做法 1.锅内放入少许油，将肉丁入锅炒，稍后加少许酱油、葱末，炒香后倒入黄豆芽和胡萝卜，再炒，放入盐、花椒粉调味，加水稍焖3分钟左右。

2.最后加入木耳、青椒丁再炒，熟后即可。

酸菜烧带鱼

原料 带鱼100克，酸菜40克，油、水各适量，姜丝、酱油各少许。

做法 1.将油烧热，带鱼切块入锅煎熟，再用开水冲掉油分。

2.另起油锅，爆香姜丝，加入酱油、酸菜、带鱼，略加水，用小火煮至入味即可。

鱼丸汤

原料 鱼肉150克，土豆、胡萝卜、海带清汤少量，淀粉、盐各少许。

做法 1.将鱼剖开剔除鱼刺，鱼肉切碎与淀粉、盐在一起搅拌。

2.将和好的鱼肉制成鱼丸。

3.将土豆、胡萝卜切成碎块，加海带清汤煮。

4.将蔬菜煮烂后，再放入鱼丸同煮，熟后食用。

西红柿豆腐

原料 豆腐100克，西红柿100克，油适量，葱段少许。

做法 1.豆腐切小丁，葱洗净切段，西红柿去蒂和皮切块。

2.豆腐入滚水中烫后捞起沥干水分。

3.起油锅，下葱爆香，加入西红柿爆炒片刻后放入豆腐同煮6～8分钟，调好味，加入西红柿汁，勾芡，再加入葱即可。

豆腐凉菜

原料 卷心菜叶少量，胡萝卜少量，豆腐少量，盐、酱油各适量。

做法 1.将卷心菜叶、胡萝卜焯一下并切碎。

2.将豆腐捣碎之后除去水分，与切好的蔬菜一起拌好，加盐和酱油调味即可。

凉拌豆角

原料 豆角100克，盐、醋、蒜汁、香油、芝麻酱各少许。

做法 1.将豆角洗净，切成小段，锅内烧开水，放入豆角烫熟，捞出晾凉。

2.碗内放入盐、醋、蒜汁等少许，香油抖匀，浇在豆角上即可，也可以放些芝麻酱。

空心粉西红柿汤

原料 空心粉150克，西红柿1/2个，味精少许，水1/4杯，干酪粉1/2匙。

做法 1.把空心粉煮熟之后切成5毫米长的段；将西红柿去皮去子之后榨成汁。

2.将鸡精用水调匀。

3.将空心粉、西红柿汁入锅中同煮，煮沸之后撒上味精、干酪粉即可。

内酯豆腐

原料 内酯豆腐100克，油少许，花椒及其他调味料各少许。

做法 1.内酯豆腐切成小丁，放在盘子里。

2.锅里倒入少许油，油热后，停火，放入花椒爆锅，然后略加各种调味料。

3.把做好的汤汁慢慢地浇在豆腐上。

雪菜豆腐汤

原料 豆腐100克，雪菜20克，盐、葱花各少许。

做法 1.豆腐下沸水中稍焯后，切为1厘米见方的小丁。

2.雪菜洗净切细。

3.用旺火烧热油锅，放入葱花煸炒，炒出香味后放入适量的水，待水沸后放入雪菜、豆腐丁，改小火炖15分钟，加盐即可。

香葱蛋饼

原料 鸡蛋1个，面粉10克，葱20克，火腿肠10克，油适量。

做法 1.鸡蛋打散，搅匀，加入面粉做成面浆。

2.葱洗净切成碎末，火腿肠切成小丁，加入面浆混合均匀。

3.平底锅烧热，加少许油，舀入1大勺面浆，摊成小圆饼，煎至两面金黄即可。

乳酪蛋松

原料 鸡蛋1个，乳酪1片，油少许。

做法 1.将鸡蛋打散。

2.把平底锅烧热，放入油，锅热后把鸡蛋倒入，迅速搅拌，搅到鸡蛋成碎末，熟后盛出。

3.趁热加乳酪进去继续搅匀，乳酪慢慢溶化后和鸡蛋拌在一起。

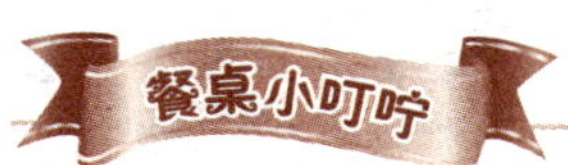

做好的蛋松可以直接吃，也可以抹在面包上吃。

凉拌茄子

原料 茄子100克，盐及其他调味料各少许。

做法 1.茄子切开后泡在盐水里（防止变黑及除涩味）。

2.倒出盐水，但让茄子上留一些水分，包好保鲜膜或放入带盖的容器里，微波炉高火加热约6～8分钟。

3.煮好晾凉，根据宝宝的喜好加入调味料即可。

清香蛋丝

原料 鸡蛋3个，香菇3克，青椒20克，胡萝卜20克，盐、淀粉、油各少许。

做法 1.将鸡蛋的蛋清、蛋黄分别打入2个盛器内，打散后加入少许水淀粉打匀（不可打起泡），分别放入涂油的方盘中，入锅中小火隔水蒸熟，冷却后取出，分别用刀切成成蛋白丝和蛋黄丝。

2.香菇用温水浸泡变软；青椒洗净挖去子；胡萝卜洗净，分别切成丝。

3.炒锅中入油，放入胡萝卜丝、香菇丝、青椒丝，煸炒至熟，放入蛋白丝和蛋黄丝。

4.加入盐，翻炒均匀即可。

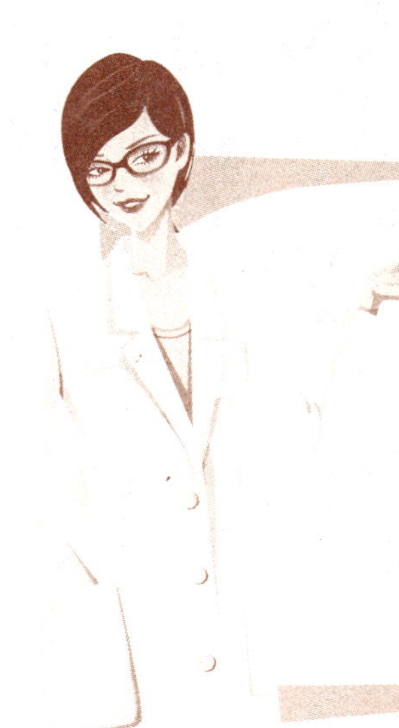

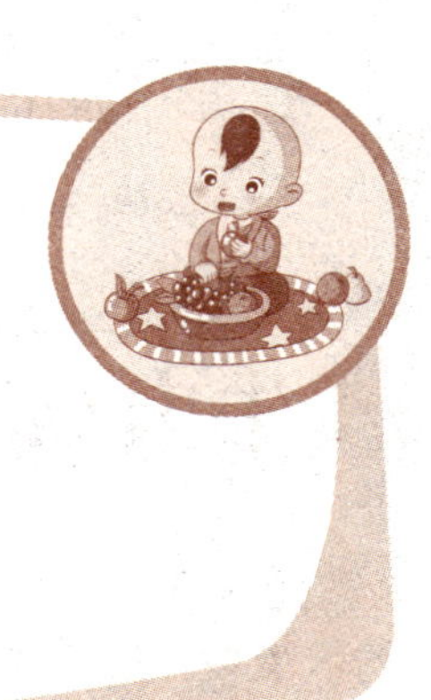

钙铁锌均衡营养

海米冬瓜

原料 冬瓜100克，海米10克，油、葱末、姜末、鸡精、料酒、盐、水、淀粉各适量。

做法 1.将冬瓜削去外皮，去瓤、去子，洗净切成片，用少许盐腌10分钟左右，沥干水分待用。将海米用温水泡软待用。

2.炒锅置旺火上，放油烧至六成热，倒入冬瓜片，待冬瓜色变翠绿时捞出沥干油待用。

3.炒锅留少许底油，烧热，爆香葱末、姜末，加入半杯水、鸡精、绍酒、盐和海米，烧开后放入冬瓜片，用旺火烧开，转用小火焖烧，冬瓜熟透且入味后，放入水淀粉勾芡，炒匀即可出锅。

豆腐汤

原料 豆腐150克，肉汤2大匙，酱油少量。

做法 1.将豆腐焯一下后捣碎。

2.将捣碎的豆腐和肉汤一起倒入锅中煮，用少量酱油调味。

牛肉豆腐饼

原料 牛肉20克，胡萝卜1/5根，洋葱1/5个，豆腐1/6块，油、牛奶、面包粉、蛋黄、盐各适量。

做法 1.将牛肉切碎，胡萝卜、洋葱洗净切碎。

2.将碎牛肉、豆腐、碎胡萝卜、碎洋葱、牛奶、面包粉、蛋黄、盐等拌在一起搅拌匀至有韧性。

3.将拌好的材料捏成扁平状的小饼，用煎锅将饼煎好。

杏仁豆腐羹

原料 甜杏仁50克，蘑菇2只，木耳2朵，水、淀粉、盐、糖各适量。

做法 1.先将甜杏仁在水中浸泡一下，取出剥皮捣碎并磨细，然后放适量水和匀；将杏仁浆盛入纱布袋，挤压出浓汁；杏仁汁加水煮开，放入淀粉拌匀（切勿煮沸），盛入盘中；待冷却凝固后，切成数方块。

2.锅中放适量水煮沸，倒入蘑菇、木耳再煮开；放入杏仁、豆腐，加盐调味煮透，再放糖拌匀即可。

草鱼烧豆腐

原料 草鱼肉100克，豆腐100克，笋10克，油、葱、姜、料酒、酱油、盐各适量。

做法 1.将草鱼肉洗净，剖开，切成1厘米见方的丁；豆腐也切成同样大小的丁；笋切成小薄方片。

2.锅置火上，放油烧至八成热时，下鱼丁煎黄，烹入料酒，加盖略焖，加入葱、姜、酱油、盐，上色后，倒入鲜汤烧开，加盖转小火煨3分钟，下入豆腐、笋片，再焖3分钟，转旺火烧稠汤汁，盛盘内即可。

核桃豆腐丸

原料 豆腐50克，鸡蛋1/2个，核桃仁适量，油、盐、淀粉、面粉、胡椒粉各少许。

做法 1.将豆腐用勺子压碎，打入鸡蛋，加盐、淀粉、面粉、胡椒粉拌匀，做6～8个丸子，每个丸子中间夹1个核桃仁。

2.旺火烧油锅，烧至六成热，下丸子炸熟即可。

骨枣汤

原料 猪棒骨或脊骨50克，红枣3～5枚，生姜、水、调味料各适量。

做法 1.将棒骨或脊骨洗净捣碎，红枣洗净泡开。

2.红枣、生姜与猪棒骨或脊骨同置炖盅内，加水适量，用旺火烧沸，后用文火烧2小时以上，汤稠之后，调味即可。

酱炒大头菜

原料 大头菜60克，胡萝卜6克，肉末10克，油适量，甜面酱1小勺，姜末、盐各少许。

做法 1.大头菜切块，胡萝卜切小片，放入开水里烫一下，捞出后沥水，加少许盐拌匀，然后装盘。

2.肉末和姜末均匀搅拌，用手抓一抓。

3.炒勺里倒入适量油，油微热时加入肉末，用筷子划散，等变色后加入甜面酱，略微翻炒，然后趁热倒进大头菜盘中即可。

莲藕薏米排骨汤

原料 莲藕100克，薏米100克，排骨120克，盐少许。

做法 1.莲藕洗净，切厚片；薏米洗净。

2.排骨汆水去腥，水开后将材料全部放入，用慢火煮2小时，最后放盐调味即可。

虾皮紫菜蛋汤

原料 虾皮5克，紫菜2克，香菜5克，鸡蛋1/2个，姜末、水、香油、盐、葱花各适量。

做法 1.把虾皮洗净，将紫菜撕成小片，把香菜择洗干净切小段；将鸡蛋打散。

2.用姜末炝锅，下入虾皮略炒，加水适量，烧开后淋入鸡蛋液；随即放入紫菜、香菜，并加香油、盐、葱花适量即可。

排骨冬瓜汤

原料 冬瓜100克，排骨100克，生姜10克，盐少许。

做法 1.将冬瓜、排骨切成小块，姜切细丝。

2.取一只大汤碗，盛1/4碗热开水，将冬瓜块、排骨块及姜丝放入，以微波高段火力煮15～20分钟，取出加盐调味即可。

鸡蛋软饼

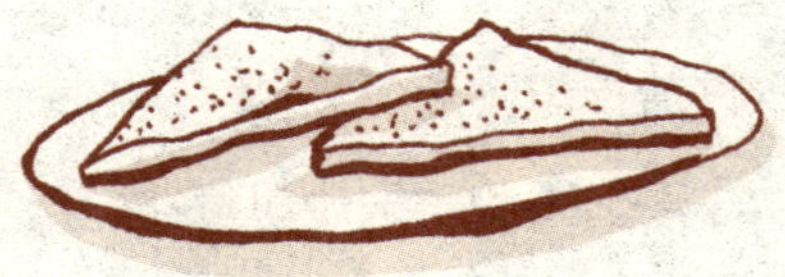

原料 鸡蛋1个，面粉30克，食用油、白糖、盐、水各适量。

做法 1.将鸡蛋打散待用。

2.在面粉中加入鸡蛋，放入适量的白糖、盐和水，调匀成稀糊状。

3.平锅内擦少许油烧熟，将调好的鸡蛋面粉糊放入摊开，摊成软饼，烙透即可。

炖双皮蛋

原料 鲜奶100毫升，白糖10克，鸡蛋1个，姜汁、白醋各适量。

做法 1.将鲜奶倒入容器中煮至将沸，盛在小碗内至表面结成一层奶皮时，从碗边缘用牙签挑起奶皮，倒出奶液，将奶皮留置碗底。

2.将白糖放入奶液中，加入姜汁、白醋拌匀。

3.蛋白打匀加入调好的奶液中，再次搅匀后轻轻倒入装有奶皮的小碗中置入微波炉，高火1分钟左右，至凝固即可。

水炒鸡蛋

原料 鸡蛋1个，韭黄100克，油、葱末、香菜各少许。

做法 1.将鸡蛋打碎，加少量水拌匀，锅内放油，加葱末炒香。

2.倒入鸡蛋液，开锅后用勺慢慢推至蛋液凝固，放盐和韭黄。

3.出锅前放少许香菜，装盘即可。

黑木耳炒黄花菜

原料 黑木耳5克，黄花菜20克，油、豆芽汤、葱花、淀粉各适量。

做法 1.将黑木耳泡发洗净，撕成片；把黄花菜用冷水泡发，洗净，挤出水分。

2.锅中放油烧热，放入葱花煸香，再放入木耳、黄花菜煸炒，加入豆芽汤煮至木耳、黄花菜熟入味，用水淀粉勾芡，出锅即可。

豆腐鸡蛋饼

原料 豆腐1/8块，鸡蛋1个，西红柿、柿子椒各半个，盐适量。

做法 1.将豆腐水分除去并捣碎，放入适量盐调味。

2.将鸡蛋打入碗中，加适量盐搅匀。

3.将西红柿和柿子椒切成小碎块。

4.将鸡蛋糊倒入煎锅煎咸蛋饼，半熟时将其余材料放在上面。

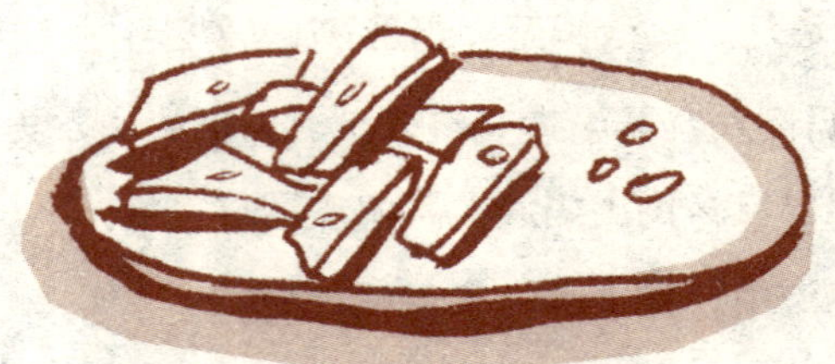

蛋黄豆腐

原料 鸡胸脯肉10克，熟咸鸭蛋黄1/2个，豆腐25克，油适量，盐、淀粉、鲜汤、香油各少许。

做法 1.将鸡胸脯肉剁成泥，加入鲜汤调匀；熟咸鸭蛋黄研成细泥，豆腐用开水烫过后用刀抹成细泥，加入鲜汤调成糊。

2.将鸡胸脯肉泥、咸鸭蛋泥、豆腐泥放在一起，加入精盐、淀粉和少许鲜汤，搅成泥糊。

3.锅置旺火上，放少许油烧热，下入葱花稍炸一下，随即放入一半泥糊，略炒一下；放入油和另一半泥糊，炒至熟，淋上香油即可。

菠菜豆腐

原料 胡萝卜1/3根，豆腐1/8块，菠菜4片，芝麻盐少许。

做法 1.将胡萝卜切成细条状，用开水焯一下。

2.把豆腐块用温水泡一下，捣碎。

3.将菠菜焯一下捞出切碎。

4.将菠菜和豆腐用芝麻盐凉拌。

奶油菠菜

原料 菠菜30克，奶油调味汁1/2杯，盐适量。

做法 1.将菠菜洗净，用开水焯一下取出切碎。

2.将菠菜和奶油调味汁一起煮透，之后加入适量的盐调味。

什锦鸡蛋羹

原料 鸡蛋1个，海米末3克，焯过的菠菜末12克，西红柿酱12克，温开水100毫升，清水250毫升，盐、香油、淀粉各少许。

做法 1.将鸡蛋磕入碗内，加盐和半碗温开水搅匀待用。

2.锅内加水，放在旺火上烧开，把鸡蛋碗放入屉内，上锅蒸15分钟，直至成豆腐脑状。

3.炒锅内放入清水，水开后放入海米末、菠菜末、西红柿酱、盐少许。

4.菜熟后用水淀粉勾芡，淋上香油即可，吃时将菜汁浇在蛋羹上。

炒萝卜鸡蛋

原料 萝卜50克，鸡蛋1个，水1汤匙，黄油适量。

做法 1.将萝卜切成细丝，鸡蛋打好后再加入少许水。

2.用黄油把萝卜炒熟后，倒入鸡蛋接着炒；至鸡蛋完全炒熟后即可。

果子糊

原料 栗子50克，大米50克，水、白糖各适量。

做法 将栗子肉研成粉末，用栗子粉加适量水及白糖，再加入少许大米煮成稀糊状即可。

三豆粥

原料 绿豆、黑豆和赤豆适量，大米、糖或盐少许。

做法 将绿豆、黑豆和赤豆加少许大米洗净后同煮，煮烂后加入糖或盐即可。

肉蛋羹

原料 猪里脊肉适量，鸡蛋1个，水、盐、香油、香菜少许。

做法 1.将猪里脊肉（1寸见方）剁成泥。

2.将鸡蛋打入碗中，加入和鸡蛋液一样多的凉白开水，加入肉泥，放一点儿盐，一个方向搅匀，然后上锅蒸15分钟。

3.出锅后，淋上一点香油，撒上些香菜点缀。

虾米花蛤蒸蛋羹

原料 虾米、花蛤蜊各适量，鸡蛋2个，水、黄酒、盐、葱各少许。

做法 1.虾米切碎，放在黄酒里浸泡10分钟。

2.花蛤蜊洗净，用开水烫后使壳打开。

3.鸡蛋打碎加盐、虾米、花蛤蜊和温水，放入葱花，大火急蒸，蒸至结膏后即可。